BIBLIOTECA MEDICA CONTEMPORANEA

Dr. EDOARDO KAUFMANN
Professore di Anatomia Patologica e Patologia generale
nell'Univ. di Gottinga

TRATTATO
DI
Anatomia Patologica Speciale
PER
MEDICI E STUDENTI

Seconda edizione italiana sulla sesta ed ultima tedesca

TRADUZIONE
DEL
Dottor MARIO SAPEGNO
Assistente nell'Istituto di Anatomia Patologica della Regia Università di Torino

CON PREFAZIONE
DEL
Sen. PIO FOA
Professore di Anatomia Patologica nella R. Univ. di Torino

Con 703 figure in nero ed a colori e 2 tavole

PARTE SECONDA

N. B. — Nella prossima puntata verranno pubblicate la bibliografia e gli indici.

Casa Editrice
DOTTOR FRANCESCO VALLARDI
MILANO
BOLOGNA - CAGLIARI - CATANIA - FIRENZE
GENOVA - NAPOLI - PADOVA - PALERMO - PISA - ROMA - SASSARI - TORINO
ALESSANDRIA D'EGITTO
BUENOS AIRES - MONTEVIDEO - RIO JANEIRO - SAN PAULO - TRIESTE
1911

si trova bensì il muso di tinca fuori della vulva, ma il *fondo presso a poco al suo livello normale* e l'utero per lo più, ma non sempre, retroverso (fig. 566). *L'utero è adunque enormemente allungato;* esso può misurare 12-15 cm. Qui, secondo SCHRÖDER, *il fatto primitivo è per lo più un prolasso della vagina,* comprendente la sua parete anteriore oppure questa e la posteriore. La vagina, rilas-

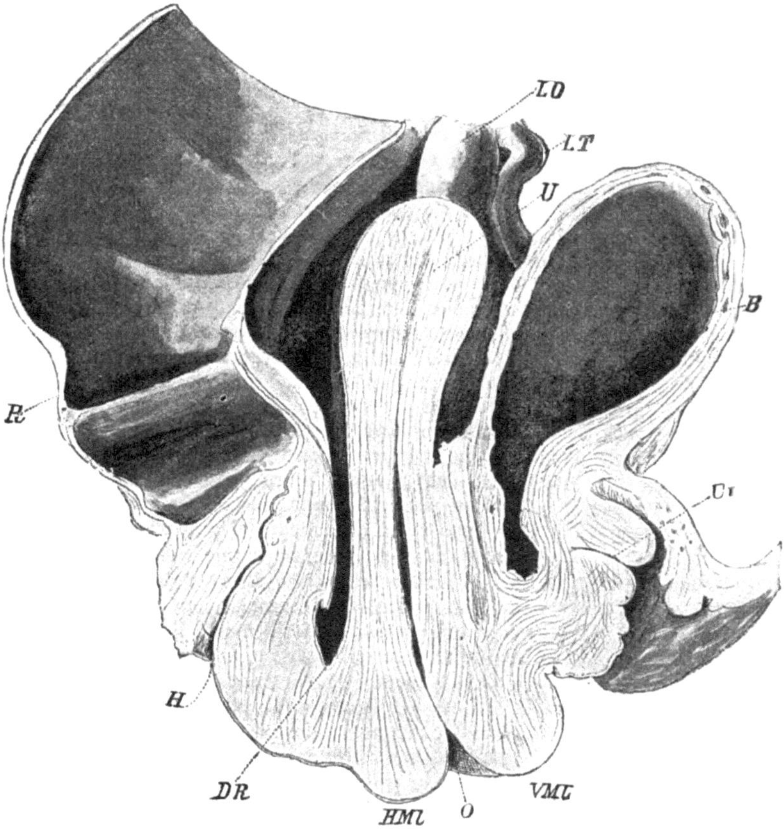

Fig. 566.

Sezione sagittale non del tutto mediana attraverso un *prolasso della vagina, specialmente della sua parete anteriore, con abbassamento dell'utero lungo 12 cm.* (*U*). Ipertrofia della portio media cervicalis. *VML*. Labbro anteriore dell'orificio uterino, che si continua nella parete vaginale anteriore invertita e ispessita. *HML* Labbro posteriore. *O* Orificio esterno dell'utero; sta fuori della vulva. *H* fornice vaginale posteriore ancor conservato; è limitato anteriormente dalla parte invertita della parete vaginale posteriore che si continua in *HML*. *Ur* uretra colpita dalla sezione solo anteriormente. *B* vescica con cistocele. *R* retto. *LO* ovaio sinistro. *LT* tuba sinistra. *DR* punto più basso dello spazio di Douglas. Raccolta di Breslavia. $^2/_3$ del naturale.

sata o lacerata per es. in seguito a parto, esercita una trazione in basso sulla cervice e questa risponde con ipertrofia.

Le 3 porzioni della cervice (v. pag. 1070) possono partecipare assai diversamente all'ipertrofia. Se prolabisce solo la parete anteriore della vagina, si produce ipertrofia della porzione media; se prolabiscono la parete anteriore e la posteriore, si ingrossa e si allunga sempre più la porzione sopravaginale, ma anche la porzione vaginale può essere molto ingrossata. Il *fondo dell'utero discende poco o punto,* essendo fissato o normalmente o patologicamente (aderenze, tumori) nella sua posizione normale. Il *muso di tinca* segue poco per volta la vagina che lo trae *fuori della vulva.* La vagina arrovesciata è ispessita. Se ora intervengono delle cause che compromettono la permanenza del fondo al suo livello normale (rilassamento dell'apparato di fissazione, quale si produce subito dopo il parto, aumentato peso dell'organo e forte pressione) o se l'utero ipertrofico si atrofizza (per involuzione senile o protratta ritenzione con pessario), all'abbassamento della vagina tien dietro l'abbassamento dell'utero, una nuova tappa *che può condurre al completo prolasso.* In altri casi si ha prolasso per *primitivo abbassamento dell'utero* con inversione secondaria della vagina; ciò accade sopratutto *negli uteri retroflessi o retroversi,* poichè qui la pressione addominale non si fa sentire, come negli uteri a posizione normale, sulla parete superiore (con tendenza ad esagerare l'antiversione), ma si esercita sul fondo o addirittura sulla parete uterina inferiore e perciò tende a esagerare sempre più la retroversione ed a *cacciare l'organo fuori del bacino* (KÜSTNER). L'utero mentre discende arrovescia sempre più la vagina. Per le stesse ragioni la retroversio-flexio è sempre accompagnata da un certo grado di descensus. Si può produrre *di colpo un prolasso totale* se la pressione aumenta per una causa qualsiasi (portare, sollevare pesi); non occorre che l'utero sia aumentato di peso e di volume, ma ciò costituisce certamente un elemento favorevole al prolasso. Se questo si *sviluppa poco per volta,* l'utero, e specialmente il collo, può diventare ipertrofico. L'*ipertrofia* è dovuta a stasi venosa, che può essere prodotta da torsione dei legamenti o da strozzamento per parte della vulva; in parte non è che *edema* rimovibile, in parte anche vera *ipertrofia fibrosa,* un esempio di iperplasia in seguito a stasi venosa e ad edema cronico. Se i tessuti che fissano l'utero sono rilassati, il cellulare del bacino afflosciato per scomparsa del grasso, l'utero grosso e pesante, oppure la vagina eccessivamente stirata (da un pessario troppo grosso), per aumento della pressione addominale molto forte e improvviso o replicato si può produrre un prolasso totale *di colpo o poco per volta.* HALBAN e TANDLER hanno richiamato l'attenzione sull'importanza grande che ha la funzione normale o alterata della muscolatura del bacino sulla produzione del prolasso. Si considera essenzialmente il *diaframma pelvis* costituito dal levator ani, attraverso cui passano posteriormente il retto, anteriormente la vagina e l'uretra (hiatus genitalis) e su cui riposano la porzione superiore della parete vaginale posteriore e la cervice mentre la parete vaginale anteriore e la parte posteriore del fondo vescicale che sta al disopra della plica interureterica riposano invece al disopra del hiatus genitale. Se questo si allarga o si rompono le branche del levator che comprendono il hiatus stesso (in seguito a parto), si hanno le condizioni per uno spostamento in basso, in primo luogo, di quelle parti della vagina e della vescica che stanno al disopra del hiatus; in seguito si abbassa anche l'utero e spesso solo la portio. Se la porzione superiore dell'utero rimane fissata sul piano del levator, quella inferiore è stirata in lunghezza e ispessita. MARTIN (Lett.) per contro insiste di nuovo sull' importanza preponderante dei *legamenti* e delle *fascie* come apparato di sostegno dei genitali femminili.

L'**inversio uteri** è anzitutto un'*inversione* (1.° grado) del fondo nel cavo; questa può aumentare fino all'*inversione* completa (2.° grado) e allora il fondo fuoriesce dall'orificio uterino e finalmente si ha *prolasso* dell'utero invertito (3.° grado). Esaminando la parte dalla cavità addominale aperta si vede profondamente nel bacino un'estroflessione a saccoccia, entro cui giacciono tube ed ovaia. *Cause*: inversioni acute si hanno nel parto o nel puerperio, per es. per trazione del cordone sulla placenta. Per lo più si producono (secondo SCHROEDER) poco per volta come effetto di tumori impiantati con larga base sul fondo e che conducono ivi ad atrofia del tessuto uterino. Così si produce una specie di lacuna nella volta uterina; questo punto si affonda e il tumore lo attrae, coll'aiuto delle contrazioni uterine, sempre più in basso. Contrazioni molto intense possono accelerare assai il processo.

2 — Stenosi ed atresie del canale genitale e loro conseguenze. Rottura e lacerazioni dell'utero.

Stenosi ed atresie del canale genitale **(ginatresie)** possono essere *congenite*, od *acquisite* come conseguenza di una tumefazione infiammatoria della portio vaginalis o di alterazioni ulcerative con esito in stenosi, per es. vaginite cancrenosa nelle malattie infettive (per es. difterite) nella fanciullezza, o di traumi con successive cicatrici (causticazione profonda, amputazione della portio) o finalmente di tumori, ecc. Nell'atresia totale (= obliterazione) non esiste più alcun lume. È frequente l'*obliterazione senile* in corrispondenza dell'orificio esterno o interno o di un punto qualsiasi del corpo. Ciò avviene pel fatto che, dopo scomparsa dell'epitelio, la mucosa produce del tessuto di granulazione, che conduce a concrescenza. Per lo più queste aderenze rimangono latenti fino all'autopsia e si trova solo una leggiera *hydro- o pyometra (vetularum)*.

Le ginatresie acquistano importanza con la comparsa della mestruazione, perchè il sangue si raccoglie al di sopra dell'occlusione e produce dilatazione. Se la vagina è chiusa in corrispondenza dell'imene *(atresia vaginae hymenalis)*, il sangue distende fortemente la vagina stessa **(ematocolpo)**. Il sangue è simile a catrame o a cioccolata, o nero e ispessito. Più tardi si dilata anche l'utero e precisamente la cervice. *Se la sede dell'atresia vaginale è più in alto*, la cervice prende parte subito alla dilatazione e più tardi si distende anche il corpo **(ematometra)**. *Se è occluso l'orificio uterino esterno*, l'intiero utero può dilatarsi fino al volume di una testa d'uomo. *Se è occluso l'orificio uterino interno*, la cervice rimane inalterata, il corpo si distende a sfera. Anche le tube possono partecipare alla dilatazione **(ematosalpinge)**: ciò avviene non tanto pel riflusso di sangue dall'utero (poichè la parte interstiziale delle tube può essere ristrettissima), quanto per *emorragia* (mestruale ?) *autoctona* nelle tube stesse, essendo chiuso l'ostio addominale; se questo è aperto, il sangue fluisce nell'addome. *Se l'occlusione del muso di tinca avviene soltanto dopo la menopausa*, il liquido che si raccoglie nell'utero è sieroso e mucoso, talora simile a miele **(idrometra)**. La distensione è per lo più piccola, sempre minore che nella ematometra. Raramente si trova l'utero atresico, alquanto dilatato, ripieno di una massa opaca, bianca, simile a semola (*colesteatoma dell'utero*, vedi pag. 1057 e 929). Nella **piometra** esiste un catarro purulento. Una speciale forma di piometra, di volume molto piccolo, si produce spesso nelle vecchie per raccolta di liquido mucopurulento al disopra dell'orificio interno divenuto atresico *(piometra senile)*. Se il contenuto purulento o emorragico-purulento si decompone, si icorizza con sviluppo di gas, si produce la **fisometra** (rara), con forte dilatazione globosa dell'utero.

Anche per penetrazione d'aria nell'utero durante il parto, come pure per sviluppo di gas da parte di batterî, si può produrre fisometra *(tympania uteri)*. Vedi affezioni puerperali.

Esiti dell'*emato- pio-* e *fisometra*. Può avvenire una *perforazione nel punto occluso*, dopo che questo sia divenuto cancrenoso o necrotico; ciò può avvenire, ad es., nell'atresia imenale spontaneamente o dopo una trauma: oppure l'organo dilatato (utero o vagina) scoppia e il contenuto si versa nel cavo addominale o nel tessuto parametrico e può eventualmente in seguito farsi strada nella vescica, nel retto o all'esterno. Anche un'*ematosalpinge* può, in seguito a un *trauma* accidentale, rompersi; ne può seguire profuso versamento sanguigno con peritonite consecutiva o formazione di un ematocele. Quando esista *raddoppiamento del canal genitale* con *ginatresia unilaterale*, si può avere ematometra e ematocolpo unilaterale; contemporaneamente vi può essere ematosalpinge.

Rottura e lacerazione dell'utero.

Talora si produce nell'*utero delle partorienti* una *rottura spontanea*, che risiede quasi sempre nella cervice; è la più grave fra le lesioni che possono colpirlo ed è dovuta al *lacerarsi del collo iperdisteso* o a grave *contusione* di esso. Sono causa di ciò le gravi distocie in seguito a sproporzione di volume fra feto e bacino, quindi sopratutto in casi di bacino ristretto, presentazione trasversale, idrocefalo (forse anco alterazioni locali della parete uterina — cicatrici antiche, villi placentari penetrati profondamente — cfr. FÜTH). La *conformazione* e la *sede* della lacerazione sono diverse: nei bacini ristretti è trasversale ed alta, nelle presentazioni oblique è laterale, nelle contusioni per forte compressione contro al promontorio è rotonda. Altre rotture durante il *parto*, che si possono chiamare con v. WINCKEL, *rotture violente*, sono dovute a strumenti (forcipe, uncini). Talora anche una rottura spontanea, in seguito a interventi poco violenti (introduzione della mano pel rivolgimento), diviene completa. Rare sono le rotture in un diverticolo uterino in seguito a *parto* (SCHICKELE) o a infezioni settiche (HELLENDALL).

Anche l'*ematometra* può, come già fu accennato, condurre a rottura. *Tumori* (miomi, sarcomi, carcinomi) nella compagine dell'utero possono, durante la gravidanza o senza di essa, produrre rottura, la quale allora avviene per lo più nel corpo. Sono importanti le *profonde lacerazioni laterali della cervice*, che colpiscono il collo e spesso anche la linea di inserzione della vagina, aprono il tessuto cellulare parametrico e si producono nel *passaggio troppo rapido del feto*. Possono seguire emorragie gravi ed anche mortali (a. uterina) o formazione di ematomi intralegamentosi, oppure insorge un'infezione puerperale. Possono anche risultarne deformità. Le *lacerazioni superficiali* nei margini dell'orificio uterino sono assai frequenti nel parto.

3 — Alterazioni circolatorie ed emorragie dell'utero.

L'endometrio. *Anatomia:* La cavità dell'utero è tappezzata da una mucosa che aderisce nel modo più intimo alla muscolare; è rivestita da un semplice strato di epitelio vibratile (sec. MANDL esso non sarebbe sempre e ovunque vibratile; il movimento della ciglia si fa dall'interno all'esterno, HOFMEIER) ed è attraversata da numerose ghiandole tubulari anch'esse provviste di ciglia, con membrana propria fibroso-cellulare (ispessimento simile a membrana di fibre collagene, zona fibrillare di confine di HÖRMANN). Il tessuto fondamentale interglandolare è molto molle, costituito da cellule rotondo-ovali, con scarso protoplasma, contenute in una rete connettivale fibrosa, finissima, non facile a vedersi; corpo e contorni della cellula d'ordinario si distinguono difficilmente nelle sezioni microscopiche, domina invece il nucleo; la grossezza della cellula è circa quella di un corpuscolo bianco. Nell'endometrio infantile predominano cellule rotonde, più tardi fusate (sec. HÖRMANN esiste un reticolo intercellulare di fibre di sostegno e un reticolo cellulare costituito dai prolungamenti delle cellule stesse). Siccome le ghiandole perforano la intera mucosa, parte in direzione perpendicolare, parte in direzione obliqua (qua e là qualche ghiandola arriva fino alla muscolare), così si vedono in ogni sezione lumi ghiandolari tagliati longitudinalmente o trasversalmente o obliquamente. Le ghiandole secernono un muco tenue, normalmente sterile. Sui v. linfatici cfr. KROEMER, v. FRANQUÉ. Il *canale cervicale* presenta, nei suoi due terzi inferiori, ghiandole rotondeggianti, acinose, ramificate; nel terzo superiore esse sono invece cilindriche, soltanto più corte che nell'utero. Le ghiandole cervicali secernono un muco denso, vitreo (normalmente privo di germi e fortemente battericida). Per le numerose pieghe, *plicae palmatae* dell'*arbor vitae*, la superficie secretoria cervicale è relativamente grande e fornisce più secreto del corpo. L'epitelio cilindrico del canal cervicale è più alto di quello del corpo; in questo i nuclei sono situati alla metà, nel primo alla parte basale della cellula. Sul *glicogeno* negli epitelî e nelle cellule dello stroma, v. WEGELIN.

Iperemia attiva dell' utero si osserva nelle infiammazioni, ed anche, come stato fisiologico, durante la *mestruazione*.

L'*endometrio* del corpo, in contrasto col suo colorito ordinariamente pallido, appare molto arrossato, molle, tumido, succoso, spesso coperto di sangue. La mucosa della cervice è pallida. Anche la parete dell'utero è più molle, più succosa della normale. Anzi gli interi genitali interni sono iperemici. (Una vera mestruazione nella tuba non esiste, CZYZEWICS). Nell'ovaio si trovano le tracce dell'avvenuta ovulazione (scoppio di un follicolo e fuoriuscita dell'ovulo, il che, secondo LEOPOLD, avviene d'ordinario parecchi giorni prima della mestruazione).

Processi che si svolgono nell'emorragia mestruale e nei disturbi della stessa.

L'emorragia mestruale dell'utero è un processo che si ripete a intervalli regolari, ogni 3 $^1/_2$ - 4 settimane. (La quantità di sangue che fuoriesce in una persona giovine normale è di circa 37 cc., HOPPE-SEYLER; ignoriamo il perchè della non coagulabilità del sangue mestruale; cfr. OSTEN). L'inizio della mestruazione nei nostri climi si ha verso i 13-15 anni, la menopausa si verifica verso i 45-50. Il significato della mestruazione è quello di una preparazione della mucosa uterina a ricevere un uovo fecondato (JÖSSEL-WALDEYER, HITSCHMANN e ADLER). Sulla mestruazione e ovulazione, v. pag. 1004. La *mucosa uterina* e più precisamente quella del corpo, solo in scarsissima misura quella della cervice, si tumefà, come dimostrarono le ricerche di LEOPOLD, dopo un breve periodo di completo riposo, con forte riempimento dei capillari, altrimenti appena visibili (cioè nel periodo premestruale, circa 10 giorni prima della mestruazione); la mucosa, come una decidua, si divide in uno strato superficiale compatto e in uno profondo spongioso: gli epitelî ghiandolari si ingrossano (si fan più alti e sottili), le ghiandole si dilatano, divengono tortuose, mandano prolungamenti, e si presentano ripiene di secreto prodotto dagli epitelî; il connettivo superficiale si rigonfia, le cellule hanno un protoplasma più abbondante, simile a quelli deciduali, il nucleo si fa meno tingibile. Gli epitelî, le cellule dello stroma e spesso anche i lumi ghiandolari contengono numerosi granuli di glicogeno (v. WEGELIN, Lett.). Frequenti sono gli accumuli di cellule rotonde per lo più vicine alla muscolatura (HITSCHMANN, ADLER, ivi particolari e Lett., v. anche HARTJE, JWASE). Si ritiene che nei cambiamenti premestruali della mucosa, anche la secrezione di glicogeno non sia che un fatto preparatorio per accogliere l'uovo fecondato.

Nel punto culminante della congestione si ha uscita del sangue dai vasi per diapedesin ed anche per rhexin: questo sangue infiltra il tessuto interstiziale, passa qua e là tra gli epiteli nel lume ghiandolare, solleva in alcuni punti l'epitelio di rivestimento e *perviene nel cavo,* donde è poi espulso per ripetute contrazioni dell'utero (avviene pure una maggior formazione di secreto mucoso, v. in SCHRÖDER particolarità istologiche). La stessa sorte tocca, secondo taluni (per es. v. KAHLDEN), agli strati superficialissimi della mucosa, fatto sostenuto anche da HITSCHMANN e ADLER che pure respinsero l'osservazione di GEBHARD, che cioè neppure il rivestimento epiteliale vada distrutto. Però questi frammenti di tessuto sono addirittura microscopici. All'emorragia segue una detumefazione, le ghiandole collabiscono, si restringono, si fan rette e il tessuto eventualmente distrutto si rigenera di nuovo: il glicogeno sparisce (*stadio postmestruale*, periodo di rigenerazione). Il secreto diviene più mucoso, torbido, poi più chiaro, più scarso e alla fine scompare. Segue il periodo dell'*intervallo*. L'emorragia mestruale (che dura normalmente 3-4 giorni) può durare molto di più per malattie costituzionali (clorosi, anemia) e locali (alterazioni di posizioni, infiammazioni, spec. metriti, tumori) e farsi assai più copiosa: si parla allora di **menorragia.**

Le emorragie dei genitali che talora si verificano nei neonati sono dette impropriamente *mestruazioni precoci*; esse sono conseguenze di stasi venose o di processi infettivi (cfr. ZAPPERT).

Col nome di **dismenorrea membranacea** si intende *l'eliminazione di membrane, a lembi e a pezzi, insieme col sangue mestruale,* accompagnata per lo più da disturbi soggettivi e da dolori colici. La *struttura* di queste membrane, la cui conoscenza è molto importante in pratica, può essere *diversa*: *a)* Si tratta di una vera esfogliazione di una parte della mucosa uterina **(endometritis exfoliativa o decidua menstrualis)**. Talora si può eliminare persino un vero stampo dell'utero (un sacco a tre punte), che all'esterno è ruvido, villoso, con numerosi fini fori corrispondenti alle ghiandole uterine, all'interno è liscio. Al *microscopio* le membrane sono costituite da mucosa uterina ed il reperto è diverso a seconda dello stato della mucosa nel momento della mestruazione. Essa è sempre già malata, per lo più in forma di *endometrite iperplastica* (pag. 1058), e perciò la mucosa è spessa, molle e infiltrata di leucociti, cosicchè nella mestruazione si possono distaccare facilmente parti abbastanza grosse e spesse della mucosa. Si trovano allora al microscopio reti e viluppi di fibrina; corpuscoli rossi e bianchi e *lembetti di mucosa,* in cui si riconoscono ghiandole uterine con epitelio alto *inalterato*, oppure in via di desquamazione e di sfacelo, e un tessuto fondamentale spesso assai ricco di cellule rotonde e grosse (abbastanza somiglianti a quelle deciduali giovani), con punti emorragici e degenerati in grasso. La end. esf. è rara e si osserva anche nelle vergini. Talora è un'affezione familiare. HITSCHMANN e ADLER (Lett.) pongono la ragione di questo distacco della mucosa mestruale nella sua particolare costituzione, che consta di una parte compatta e di una parte edematosa e spongiosa, per cui è facilitato il distacco: quando essa ostacola il deflusso del sangue mestruale attraverso il ristretto orifizio int., si producono allora forti contrazioni uterine dolorose. Gli AA. mettono poi in dubbio la base infiammatoria dell'affezione: i leucociti contenuti nelle membrane compaiono con l'iniziarsi della mestruazione, non sono preesistenti e non costituiscono che un fenomeno parziale del processo mestruale. *b*) Le membrane sono costitiute da **uno o più strati di epiteli pavimentosi**; esse presentano, in alcuni casi, dei fini fori, che corrispondono a *lumi ghiandolari* e che sono circondati di epiteli pavimentosi disposti concentricamente e in più strati. Queste membrane, *poichè sono costituite da soli epiteli pavimentosi*, possono derivare dalla *vagina* o dalla *portio. c)* Le membrane sono costituite da fibrina, da corpuscoli rossi e bianchi e rappresentano perciò un prodotto di coagulazione, cioè **densi coaguli sanguigni**. Esse possono talvolta far completamente l'impressione di vere membrane organizzate. Si sospetta che esse provengano dalla mestruazione precedente e che *sieno rimaste giacenti nell'utero ove si sono addensate. d)* Sono rari gli *stampi di fibrina quasi pura, solidi o cavi,* lisci esternamente, ineguali all'interno e prodotti da una **exfoliatio fibrinosa o mucosa**: non sempre si tratta di processi infiammatori: ne fu osservata la comparsa familiare, ereditaria (Lett. in MEYER, LÖHLEIN) (WALLART in un caso di miomi uterini in una donna di 59 anni da 7 anni entrata nella menopausa, osservò l'emissione ripetuta di coaguli fibrinosi, poliposi, commisti a epiteli piatti — *fibrinorrhoea plastica* —).

Dietro a una *dismenorrea pseudomembranosa* si nasconde talvolta un **aborto**. Il decidere se i lembi misti a sangue rappresentino *residui placentari* di un aborto, ciò che può avere la massima importanza pratica, si fonda, per ciò che riguarda l'esame microscopico, sopratutto sulla constatazione dei *villi coriali* caratteristici (fig. 595). Più difficile è la *diagnosi differenziale* se nei frammenti di tessuto, che possono essere emessi spontaneamente persino sotto forma di un *sacco a tre punte,* si tratti di una **decidua menstrualis** o di una **decidua graviditatis** delle prime settimane, la cui eliminazione può esser prodotta dall'interruzione tanto di una gravidanza extrauterina, quanto di una gravidanza intrauterina per morte dell'embrione. Talvolta, anche nella *decidua menstrualis*, le cellule del tessuto interstiziale *assumono in alcuni punti forme grosse*, simili a quelle della *decidua graviditatis*, benchè in questa le cellule deciduali grosse (sopratutto ingrossate nel corpo) e angolose (simili a epitelî piatti) *dominino dappertutto;* inoltre i vasi sanguigni sono più dilatati che nella decidua menstrualis. Sopratutto poi gli *epitelî* di rivestimento e quelli delle ghiandole, nella decidua menstrualis sono inalterati, *alti*, cilindrici, nella decidua graviditatis invece bassi, cubici e persino *piatti* come endotelî. Ma in una gravidanza affatto iniziale, possono mancare questi caratteri: si ricerchi allora la presenza dell'uovo (v. l'osservazione di HITSCHMANN). Sulla decidua vedasi pag. 1111.

Nella diatesi emorragica e nel decorso di diverse malattie infettive (colera, tifo, vaiuolo), nell'intossicazione da fosforo ed inoltre nelle infiammazioni e sopratutto nei *tumori* dell'utero (miomi, polipi mucosi, carcinomi) avvengono, anche fuori della mestruazione, *metrorragie* più o meno intense, che sono dette anche *emorragie atipiche*, poichè si verificano fuori del periodo mestruale, della gravidanza e del puerperio.

Si possono trovare nell'*utero stravasi sanguigni* solidi, consistenti, continuantisi, con due esili prolungamenti, anche nelle tube. Queste masse possono essere *eliminate* per poi formarsi di nuovo.

Nell'età inoltrata si hanno emorragie nella mucosa (per lo più non libere nel cavo uterino) assai frequenti, e furono già da CRUVEILHIER indicate col nome di **apoplexia uteri**. Esse sono dovute a disturbi di nutrizione, a *sclerosi ed a calcificazione delle arterie dell'utero* (v. KAHLDEN, SIMMONDS, KOHN e KARAKI). Di regola non hanno importanza clinica; tuttavia — come osservò anche l'A. — vi hanno casi in cui tali emorragie sono minacciose e richiedono persino l'estirpazione totale dell'utero. Si è anche affermato che la sclerosi delle arterie del punto placentare può condurre a emorragie mortali *post partum* (KÜSTNER). Si deve ricordare che le *arterie uterine* divengono sclerotiche molto precocemente, forse prime fra tutte le arterie (v. pag. 71). Per un buon numero di *emorragie uterine* si riteneva un tempo che la causa risiedesse ora in lesioni arteriose, ora in processi di endometrite, ora in una anomala funzionalità ovarica: ora sappiamo dalle ricerche sistematiche di THEILHABER (Lett.) e dei suoi allievi, che la causa vera è da ricercarsi in un comportamento anomalo della muscolatura uterina; si tratta non solo di un'anomalia di costituzione anatomica, ma di un'anomalia vera funzionale, della muscolatura, portante all'atonia uterina.

Iperemia da stasi si osserva nelle diverse anomalie di posizione (pag. 1048), e sopratutto nei vizî di cuore. L'utero è ingrossato, duro al tatto, spesso di color grigio azzurro; la mucosa è percorsa da vene dilatate, rosso scura, umida, tumida, sovente disseminata di emorragie.

Talvolta si vedono **flebectasie** nell'utero non ingrossato; esse possono essere cospicue così che la parete uterina appare come cavernosa, e la superficie dell'organo privato di sangue presenta delle fossette; nei *plessi venosi* (spermat. ed utero-vesc.) si possono allora scorgere delle vene grosse come il pollice. Una tale flebectasia generalizzata dell'utero può svilupparsi durante la gravidanza, analogamente alle varici del cervello (pag. 111) e a quelle che possono condurre al thrombus vaginae (pag. 1104). L'*Autore* pubblicò un caso (pag. 111) in cui una flebectasia generalizzata condusse a *atonia dell'utero appena sgravato,* ed a *morte per dissanguamento.*

Delle emorragie nel cavo peritoneale nei dintorni dell'utero, la più importante, l' **haematocele retrouterina**, già fu accennata a proposito della gravidanza tubaria (pag. 1046). L'**ematoma del legamento largo** fu pure ricordato (pag. 1046); anche per *rottura di una varice* si può ivi produrre un ematoma. Emorragie nel *tessuto cellulare retroperitoneale,* che possono anche infiltrare la sierosa peritoneale stessa, si producono anche per *contusione* dell'utero durante il parto o per rottura dell'utero.

4 — Infiammazioni dell'utero e delle parti vicine (comprese le infezioni puerperali).

L'intima connessione dei costituenti dell'utero fa sì che raramente le infiammazioni siano limitate ad una sola parte; così in una infiammazione della mucosa **(endometrite)** sono per lo più partecipi gli strati contigui del connettivo intermuscolare **(metrite)** e d'altra parte in una metrite spesso sono pure infiammati l'endometrio e il peritoneo indivisibilmente unito alla muscolatura; l'infiammazione del peritoneo prende il nome di **perimetrite**. Tuttavia è utile in pratica scegliere il nome a seconda della lesione predominante dell'una o dell'altra parte.

A. Infiammazioni della mucosa uterina. Endometrite.

a) Endometrite acuta.

La mucosa è tumida, iperemica, anche più molle del solito, è infiltrata di cellule e può presentare delle emorragie puntiformi. Talora l' alterazione colpisce solo il corpo o solo il collo. La secrezione è aumentata. Il secreto della cervice è mucoso-purulento, quello del corpo è più tenue. La cervice produce più secreto del corpo (v. pag. 1052)

Il **quadro istologico** è caratterizzato da iperemia, essudazione nel connettivo interstiziale di un liquido sieroso contenente fibrina e numerosi leucociti, e da leucociti nei lumi ghiandolari e sulla superficie (Istologia dell'infiammazione gonorroica, v. pag. 1036).

Eziologia. — L'endometrite acuta può tener dietro alla *mestruazione,* al *puerperio,* a *medicazioni uterine;* raramente è propagata dalla *vagina* (tamponi infetti, pessarî). Molto spesso l'*endometrite è di natura gonorroica e si localizza allora per lo più alla cervice,* benchè, secondo Wertheim, essa possa oltrepassare prontamente l'orificio uterino interno; secondo W., il reperto ordinario della gonorrea uterina è una *endometrite interstiziale* associata a catarro purulento, spesso anche con aumento delle ghiandole. Anche il connettivo che sta fra gli strati muscolari più superficiali partecipa generalmente all'endometrite gonococcica, esiste cioè anche metrite. Una *endometrite emorragica* del corpo, con infiltrazione cellulare, stravasi nel tessuto ed emorragie atipiche, si osserva talora nelle *malattie infettive acute* (colera, polmonite, tifo, scarlattina).

b) Endometrite cronica.

Si osserva molto più spesso dell'acuta, può colpire tutto l'utero, o prevalentemente il corpo od il collo. Essa si presenta in diverse forme, ed è una delle più comuni malattie delle donne.

In seguito a lavori su cui torneremo in seguito, e specialmente dopo quelli di HITSCHMANN e ADLER (pag. 1059 e seg.) si venne a una revisione del processo endometritico.

L'endometrite cronica può presentarsi come catarro cronico, manifestantesi sopratutto con *ipersecrezione* **(catarro dell'utero)** che di solito si sviluppa contemporaneamente come catarro del corpo e del collo, assai frequente sopratutto nelle fanciulle clorotiche e nelle donne sterili. Anche dopo aborti, dopo parti normali o nel mioma, si può avere catarro uterino. Una **endometrite emorragica cronica** con tumefazione, iperemia venosa ed emorragie, è un reperto comunissimo nei *vizî cardiaci.* Le emorragie, la cui causa non si deve sempre riporre nell'endometrio, (v. pag. 1055) si lasciano dietro delle pigmentazioni grigie. Spesso un'**endometrite gonorroica** diviene cronica e, pel suo propagarsi alle *tube* e al *perimetrio,* da origine (specialmente nelle puellae publicae) a un quadro molto frequente e caratteristico: o uno *stiramento* ed ispessimento delle tube fino a formare un tubo della lunghezza e dello spessore di un dito, ripieno di pus, o una *tortuosità delle tube,* con otturamento delle loro estremità ed *aderenze d'ogni natura* fra gli annessi, l'utero e il retto.

Nella **endometrite atrofizzante** l'epitelio e le ghiandole scompaiono in parte a poco a poco, e la mucosa si riduce ad una sottile membrana; le sue cellule rotonde divengono fusate; alla fine essa è costituita da tessuto fibroso. Spesso è chiazzata di grigio o di bruno, e frequentemente alcuni residui di ghiandole si trasformano in piccole cisti **(end. cronica cistica)**. L'endometrite atrofizzante può rappresentare lo stadio terminale o di retrazione di quelle forme di *endometrite iperplastica* in cui prolifera sopratutto il tessuto interstiziale **(endometrite interstiziale** C. RUGE) e in cui, dopo un ispessimento iniziale, si ha un raggrinzamento del tessuto proliferato con atrofia ed obliquità e talora anche con strozzamento e dilatazione cistica delle ghiandole. L'endometrite atrofizzante si può anche avere come *alterazione senile;* se l'utero è anche atresico, la sua cavità ripiena di liquido mucopurulento si dilata *(pyometra senilis).* La parete è molto *assottigliata* (involuzione senile e per di più distensione).

Metaplasia dell'epitelio. — La *trasformazione* dell'epitelio cilindrico dell'utero *in epitelio pavimentoso stratificato,* che può *corneificare,* è così rara nelle endometriti croniche, contrariamente alla opinione di ZELLER, che l'evenienza sua, in tali condizioni, noi possiamo addirittura negare con HITSCHMANN. Quando, specialmente nell'età senile, troviamo una tale *epidermizzazione* (VEIT) nell'utero, bisogna sempre attentamente indagare se non si tratta di carcinomi. Vi sono però dei casi in cui si tratta solo di reperto di epiteli pavimentosi al posto di epiteli cilindrici (cfr. A. in C. f. Schw. 7, 1906). Si deve però notare a questo proposito, che esso non si può senz'altro riportare a metaplasia, poichè anche normalmente e anche nei bambini (cfr. FRIEDLÄNDER, R. MEYER) si possono trovare nell'utero isole di epitelio pavimentoso, e che d'altra parte si può avere anche un'invasione dell'epitelio della portio nel collo e nella cavità dell'utero. Si parla di *colesteatoma* dell'utero, quando abbiamo una cavità uterina dilatata, a parete assottigliata ripiena di una pappa ateromatosa costituita di colesterina e di epiteli pavimentosi in disfacimento, mentre la mucosa si presenta atrofizzata con scarsi residui ghiandolari e tappezzata da epitelio pluristratificato, pavimentoso, corneificato. Questi casi segnano il confine ai carcinomi a epitelio piatto (v. pag. 1095).

Solo nei *polipi* si trovano spesso metaplasie dell'epitelio, vale a dire un soppiantamento degli epiteli cilindrici per opera di quelli pavimentosi, che si spingono sotto ai primi, o che si formano in situ al disotto dell'e. cilindrico, da elementi cellulari indifferenti.

Ricordiamo ancora per incidenza che la *pluristratificazione* degli epiteli (2-3 ordini) senza metaplasia, non è cosa assolutamente rara negli adulti. Una pluristratificazione maggiore, ugualmente senza metaplasia è per contro rara (HENGGE) e importante per l'eventuale scambio col carcinoma: ci salvaguardia da tale errore l'uniformità della pluristratificazione cellulare.

Nella portio e nella superficie interna del collo si trova talora una *pluristratificazione di epitelî pavimentosi atipici*, che si distinguono per la grossezza e la ricchezza in cromatina del nucleo, per la disposizione poco regolare degli elementi fittamente stipati, per la mancanza della divisione dagli epiteli pavimentosi tipici; essi hanno anche la tendenza di spingersi lungo i dotti escretori ghiandolari come un mantello stretto o largo, e a stratificarsi al disotto dei loro epiteli. Parecchi AA. ritengono queste formazioni come maligne. La differenziazione è spesso difficile (v. SCHAUENSTEIN) come già osservò l'A. per le analoghe proliferazioni epiteliali dei polipi (v. pag. 1063).

Cosidetta Endometrite cronica iperplastica (*fungosa,* OLSHAUSEN).

In questa forma molto frequente, che particolarmente ci è dato osservare per i raschiamenti dei ginecologi, ritenuta un tempo come l'espressione di uno stato flogistico dell'endometrio, con tendenza all' emorragia, si ha una proliferazione della mucosa a cui partecipano tutti i suoi costituenti, epitelio, ghiandole e tessuto interstiziale. La mucosa è ricca di sangue, facile alle emorragie, e forma un cuscinetto spesso parecchi millimetri e persino 1 cm., molle, facilmente lacerabile, presentante in alcuni punti una trama assai lassa, quasi porosa (fig. 567).

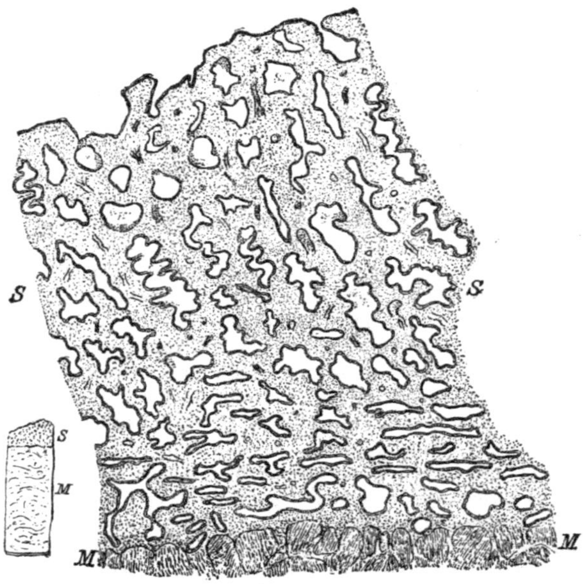

Fig. 567.
Cosidetta **Endometrite ghiandolare iperplastica,** meglio **iperplasia ghiandolare della mucosa.** *S* mucosa ispessita in cui si vedono ghiandole dilatate, tortuose, immerse in tessuto interghiandolare ricco di cellule; *M* muscolatura. Debole ingrandimento.
La figura piccola dimostra, in $^3/_4$ del naturale, il rapporto dello spessore della mucosa con quello dell'intiera parete.

Poichè l' iperplasia è spesso diversamente intensa nei diversi punti, la faccia interna dell'utero è talora ineguale, quasi villosa; le prominenze più spiccate, che spesso contengono cisti, sono considerate come *polipi* (*e. poliposa*).

Sulle emorragie v. pag. 1055.

Le **ghiandole proliferate** presentano numerose mitosi. La moltiplicazione degli epiteli ghiandolari non ha per conseguenza che essi si stratifichino gli uni sugli altri, ma produce invece un *ingrandimento della superficie* delle ghiandole, ciò che conduce anzitutto a *dilatazione* e ad *aumento di volume*, poi a *tortuosità* delle ghiandole stesse, cosicchè si formano *estroflessioni* ed *introflessioni* a guisa di speroni nel lume glandolare, e le sezioni longitudinali assumono una *forma a cavaturaccioli o a sega* (fig. 567). Le proliferazioni epiteliali che fanno prominenza nel lume appaiono, nelle sezioni, in profilo, come papille; ma si tratta soltanto di creste, di rilievi lineari (*). Spesso si vedono anche delle *invaginazioni* nelle ghiandole, onde sulle sezioni trasversali appaiono 2-3 anelli epiteliali l'uno dentro l'altro. Oltre a queste proliferazioni dirette verso il lume (secondo GEBHARDT, *accrescimento invertito)* si osserva anche talora la formazione di nuovi prolungamenti ghiandolari (secondo GEBHARDT, *accrescimento evertito)* per cui risultano delle *forme a grappolo.* Le ghiandole proliferate si trovano più avvicinate fra loro (normalmente la distanza è di 4, 5 volte la sezione trasversa della ghiandola). Il *contenuto delle ghiandole* è formato da muco, talora misto ad epiteli desquamati, a leucociti e a sangue. Talvolta parecchie ghiandole sono distese dal secreto raccoltosi, e formano delle *cisti.*

Il **tessuto interghiandolare** è imbevuto di siero, ricco di sangue, con capillari dilatati. *Emorragie nel tessuto,* come nella mestruazione, sono assai frequenti. Il tessuto interglandolare è infiltrato di piccole cellule rotonde; le cellule proprie del tessuto sono proliferate e possono qua e là assumere aspetto epitelioide (deciduale), senza per altro che se ne trovino accumulate in tanta copia come nella decidua. *Allorchè domina la proliferazione del tessuto interstiziale,* abbiamo l'**end. interstiziale** (v. RUGE) in cui le ghiandole, specialmente alla loro parte inferiore, si trovano allontanate le une dalle altre e in cui le cellule fusate possono qua e là predominare; questa infiammazione, che nella sua forma cronica è di natura per lo più gonococcica, può portare all'atrofia della mucosa (pag. 1057).

L'**epitelio superficiale** può avere l'aspetto ordinario o trasformarsi in epitelio cilindrico basso, *privo di ciglia,* od anche subire la già accennata *metaplasia* in epitelio pavimentoso stratificato. In alcuni punti esso va perduto.

La parte spettante alla proliferazione delle ghiandole, e quella appartenente alla proliferazione del tessuto interstiziale nel processo proliferativo, sono assai variabili. Alle volte entrambi i costituenti sono del pari proliferati — e si parlava finora di *end. iperplastica semplice* —; altre volte le ghiandole sopratutto sono in proliferazione — e allora si parlava di *end. iperplastica ghiandolare* —. Se domina la proliferazione del tessuto interstiziale, abbiamo l'*end. interstiziale.*

Secondo le ricerche di HITSCHMANN-ADLER (v. anche HARTJE, THEILHABER e MEYER) l'interpretazione degli accennati reperti conosciuti col nome di *endometrite* iperplastica o iperplastica ghiandolare, non sarebbe esatta, poichè queste alterazioni corrispondono semplicemente *allo stato premestruale dell'endometrio* (v. pag. 1053) — *hyperplasia mucosae glandolaris* — che nulla hanno a che fare con un processo flogistico. Secondo i ricordati AA. ugual dubbio deve elevarsi per la diagnosi di *endometrite interstiziale*: anche qui i cambiamenti premestruali, in particolar modo la

(*) L'aspetto più chiaro delle *pseudopapille* ce lo fornisce l'esame di una *sezione trasversale della tuba*; qui non si vedranno mai figure rotonde in cui lo stroma sia circondato tutto attorno dall'epitelio, poichè nella tuba non vi sono papille, ma solo pieghe che possono complicarsi per lo sviluppo di pieghe accessorie.

divisione della mucosa in una parte compatta e in una parte spongiosa, potrebbero simulare una endometrite.

Sarebbe solo decisiva per la diagnosi di endometrite interstiziale o semplicemente di endometrite, l'infiltrazione di cellule rotonde nel connettivo e particolarmente di *plasmacellule* che *costantemente* e caratteristicamente *si accompagnano al processo flogistico,* così che si deve ritenere che *il reperto di numerose plasmacellule* sia il *criterio essenziale per la diagnosi di endometrite.* Invece il reperto di cellule fusate non avrebbe importanza diagnostica per l'endometrite interstiziale.

Altri, ad es. WEISHAUPT (Lett.), non convengono in questa idea dell'importanza assoluta dell'infiltrazione plasmacellulare; W. osservò a volte *nello stadio postmestruale*, una proliferazione ghiandolare accanto a indici d'infiammazione interstiziale, ciò che è da ritenersi tuttavia come patologico. L'A. non può che confermare. W. fissò una forma di endometrite desquamativa e anche una forma di end. ghiandolare cistica, di più riconosce un'importanza patologica alle cellule fusate nello stroma di un endometrio giovanile, nel caso che soppiantino in modo evidente il tessuto normale. THEILHABER e MEYER (v. anche KELLER, Lett.) non si fondano egualmente solo sul reperto di plasmacellule, ma considerano anche quello di cellule rotonde e di corpuscoli purulenti se abbondanti, come criteri per decidere dell'esistenza di una infiammazione della mucosa uterina. Anche ALBRECHT trovò plasmacellule solo nel 75 % dei casi di sicura endometrite cronica caratterizzata da infiltrazione dello stroma e da alterazioni vasali. SCHICKELE vuole conservata la denominazione di *endometrite ghiandolare* particolarmente per le alterazioni della mucosa *secondarie* a *stasi* venosa, in casi di malattia dell'utero (cosidetta metroendometrite cronica, miomi sottomucosi o intramurali, carcinomi), lesioni infiammatorie degli annessi, spostamenti, ecc., per quanto essa nulla abbia a che fare con un processo flogistico; vi si osservano esempi di proliferazioni ghiandolari all'*infuori* dell'epoca premestruale e anche una grande abbondanza di elementi cellulari nel tessuto interghiandolare.

Secondo l A. si devono far qui due categorie:

1. La *vera endometrite cronica*, nella quale si trovano, specialmente nello *stroma* e nei *vasi*, le alterazioni caratteristiche del processo flogistico non consistenti nella sola presenza di plasmacellule e che assai frequentemente si accompagnano con iperplasia ghiandolare (mitosi, cisti). Diverso è il grado con cui partecipano al processo le ghiandole e il tessuto interstiziale: se essi vi partecipano in egual misura si parla di *E. iperplastica cronica semplice;* altre volte predominano le proliferazioni ghiandolari e allora si parla di *E. iperplastica cronica ghiandolare:* se invece predomina la proliferazione infiammatoria del connettivo interstiziale, si avrà la *E. cronica interstiziale.* Se le alterazioni si riscontrano nella menopausa, eo ipso è eliminata la confusione con il quadro mestruale, mentre prima di essa la trasformazione ciclica della mucosa non avviene più in modo evidente (v. anche ALBRECHT). ALBRECHT dà pure particolare importanza al fatto ben noto della proliferazione in profondità della mucosa contenente ghiandole quale esempio sicuro di una iperplasia infiammatoria. Sec. WEGELIN l'infiltrazione flogistica comporta solo un moderato accumulo di glicogeno, che invece è abbondantissimo nell'epoca premestruale.

2. L'*iperplasia cronica della mucosa uterina* da svariate condizioni patologiche, senza segni di infiammazione. Anche essa si riscontra fuori dell'epoca premestruale e si distingue dal quadro della mestruazione per l'abbondanza di mitosi e l'irregolare forma delle ghiandole proliferate. La causa di essa risiede nelle ricordate alterazioni dell'utero, nelle lesioni degli annessi, in spostamenti (v. sopra in SCHICKELE, e cfr. anche PANKOW), fors'anco in speciali influenze dell'ovaio (cfr. BÜTTNER).

c) **Endometrite cervicale.**

La superficie interna del collo può ammalare isolatamente in modo acuto o cronico, senza alcuna partecipazione del corpo uterino. L'infiammazione è per lo più propagata dalla vagina e si arresta all'orificio uterino interno.

Anche l'*infezione gonorroica* si localizza molto spesso durevolmente nella cervice, senza oltrepassare l'orificio uterino interno, benchè ciò sia di gran lunga meno frequente di quanto si volle ammettere (Wertheim); vedi pag. 1056. In altri casi il catarro cervicale è una manifestazione parziale di una metrite ed endometrite, la cui origine risale ad un puerperio.

Nel **catarro cervicale** la mucosa è ispessita, rilassata; il tessuto in infiltrazione cellulare, il secreto per lo più vitreo, mucoso. Se il catarro è cronico, le *glandole* dilatate, ingrossate anche nei loro elementi, *proliferano* nella profondità della mucosa, infiltrata di cellule, e persino nella muscolatura, onde la superficie della mucosa diventa vellutata e ineguale. Anche qui si osservano, come nel corpo, ipertrofie circoscritte delle papille in forma di **polipi** *(endometrite cervicale poliposa)*. Molto spesso si sviluppano delle piccole **cisti da ritenzione (ovula Nabothi)**, raramente più grandi di un pisello, che nella cervice però raggiungono d'ordinario un volume maggiore che nel corpo. La ritenzione può essere dovuta: ad un secreto ispessito, tenace (il lume ghiandolare dilatandosi si chiude per la stessa dilatazione a livello del canale di sbocco), a tumefazione del dotto escretore o a costrizione cicatriziale in seguito a lacerazioni, ecc. Il *contenuto della cisti* è vitreo, incoloro o bianco opaco o purulento, giallo; le cisti sono trasparenti ma, per presenza di pus, divengono anche opache; per emorragie acquistano una trasparenza azzurrognola o bruniccia. L'A. vi trovò talora piccolissimi granuli calcari stratificati. *Nel loro successivo sviluppo* le cisti si possono spingere verso la superficie, e ciò nei punti in cui il tessuto circostante è molle; dove le parti vicine resistenti non si lasciano spostare, in parte esse sono in certo modo spinte fuori, in parte rimangono nella loro sede profonda. Quest'ultimo fatto può avvenire in singole cisti o, più raramente, in grandi gruppi di glandole dilatate, nel qual caso la portio subisce una vera *trasformazione cavernosa*, ed è attraversata in tutti i sensi da piccole cisti ripiene di muco. Questa affezione può simulare l'aspetto di un tumore maligno procedente dalle glandole ed infiltrante il tessuto in cui si è originato Le cisti che si sono spinte alla superficie del canal cervicale possono sollevarsi, insieme con un poco di tessuto mucoso, sul livello delle parti circostanti e far prominenza in forma di *polipi cistici*.

Riguardo alle **erosioni** della porzione cervicale, all'**ectropium** e all'**ipertrofia del collo**, vedi pag. 1064, 1066 e 1070.

Eziologia dell'endometrite acuta e cronica.

Le forme *acute* (e precisamente emorragiche) possono insorgere nelle malattie infettive acute, come morbillo, influenza, polmonite, tifo, ecc.; altre sono dovute a medicazioni intrauterine; altre ad *infezione settica nel puerperio* o ad *infezione gonorroica*. Queste ultime due forme possono passare a *forme croniche*. Nei casi molto cronici non si possono più dimostrare gli agenti infettanti. Le *endometriti croniche* cosidette spontanee (come assai spesso quelle delle *clorotiche)* non sono di origine batterica (confr. Doederlein), benchè secondariamente possano giungervi batterî della vagina. Allorchè una abbondante secrezione dell'utero ha attenuata o neutralizzata la reazione acida del secreto vaginale, i microrganismi che altrimenti sarebbero resi innocui dal secreto vaginale, (vedi vagina), vegetano rigogliosamente e giungono nella cervice. Il fatto è favorito dalle fessure della cervice e dall'ectropio (pag. 1066). Sono di origine non batterica, e spesso durevolmente prive di germi, specialmente quelle cosidette endometriti croniche produttive (sintomo capitale: metrorragia) che si sviluppano sopra una *iperemia patologica*. Si può trattare di *iperemia passiva* di origine centrale o da spostamenti dell'utero o da altre cause locali, tumori, ecc., oppure di *iperemia attiva* provocata, in via riflessa, dalle ovaie. Appartiene a questo gruppo anche la cosidetta *endometrite iperplastica nel mioma* (che taluni già prima consideravano come *pura* iperplasia *semplice)*.

L'end. iperplastica tien dietro in altri casi al *puerperio* o all'**aborto**. Come dimostrarono Winter e Puppe negli aborti assai precoci (per esempio alla 4.ª–5ª settimana) si può eliminare soltanto l'uovo, mentre la decidua si involve nuovamente in mucosa uterina. L'involuzione può essere incompleta; la mucosa male involuta rimane spessa, facile alle emorragie. A questa forma, che consiste essenzialmente in una *involuzione incompleta*, si dà il nome di **endometrite deciduale.** Può anche avvenire che la decidua colle sue cellule poligonali fittamente ammassate, persista solo in alcuni punti, a guisa di isole nel tessuto della mucosa (in questi punti mancano allora le ghiandole), mentre la mucosa circostante è fortemente infiltrata. L'affezione può anche essere scambiata con una endometrite iperplastica; vi possono predominare proliferazioni ora interstiziali ora ghiandolari (cfr. anche le formazioni ghiandolari ritenute a torto da Opitz come caratteristiche di un aborto pregresso, nel cap. Aborto, pag. 1126), o aversi la formazione di *polipi* a larga base o di parziali iperplasie della mucosa (cosidetta *End. decidua tuberosa* o *polyposa)*. Anche *ematomi subcoriali* (cfr. pag. 1126), possono scambiarsi con proliferazioni polipose deciduali (Breus). Se rimangono nell'utero *ammassi coriali*, che diventino ialini, si formano a volte i cosidetti *polipi placentari*, v. pag. 1129 fig. 596 e 597.

d) Ipertrofie circoscritte (polipi) della mucosa.

Proliferazioni circoscritte della mucosa simili a tumori, in forma di polipi, sono molto frequenti e possono avere vario aspetto. *Nel corpo dell'utero* sono per lo più molli (molluscum), a larga base, piatte od emisferiche (fig. 568), spesso a tre angoli, per effetto della pressione dell'utero; esse prediligono gli angoli. *Nella cervice* sono spesso più dure, a lungo peduncolo, stirate; sono spinte fuori dal muso di tinca e possono pendere in forma di pera, con l'estremità grossa nella vagina, dove talvolta raggiungono un volume notevole. Rari sono i polipi cervicali elegantemente papillari. Il *volume* dei polipi è assai vario; raramente sono grossi come una noce, ma ve n'hanno anche di grossi come un uovo o come la testa di un bambino. Molto spesso vi si vedono delle *cisti*, che, nei polipi del corpo, sono generalmente piccole ed hanno un contenuto fluido; nei polipi del collo, dove raggiungono talora il volume di un pisello, hanno un contenuto più denso e dipendono da ritenzione del secreto.

Talora si producono dei veri *polipi cistici*. Nella cervice le uova di Naboth spesso si convertono in polipi peduncolati.

Non raramente nella superficie si riscontrano degli *infossamenti* che dipendono da cisti scoppiate o da lumi ghiandolari beanti.

I *polipi mucosi semplici* sono quelli in cui sono ugualmente rappresentate tutte le parti della mucosa (*end. poliposa*). Nei così detti *polipi adenomatosi* prevale la proliferazione ghiandolare; sulla sezione essi appaiono perforati come un crivello. Altri polipi sono *cistici* (fig. 574), altri *teleangectasici.*

(Polipo è qui, come in altri casi, un'espressione puramente formale, non istologica. Oltre ai polipi mucosi, vi sono anche dei *miomi*, dei *sarcomi*, dei *carcinomi poliposi*).

La **superficie dei polipi**, se provengono dalla mucosa del corpo o del collo, è ricoperta da *epitelio cilindrico*. I polipi che provengono dalla faccia vaginale della portio sono ricoperti da *epitelio pavimentoso*, quelli che si sviluppano nel punto di passaggio dall'epitelio cilindrico al pavimentoso, sono ricoperti dalle *due sorta di epitelio*. Anche polipi della cavità uterina possono presentare un epitelio pavimentoso (BILLROTH, KÜSTNER, v. pag. 1057: ha importanza in questi casi la *metaplasia* di cui s'è parlato a pag. 1057). La trasformazione o l'invasione di epitelî che si

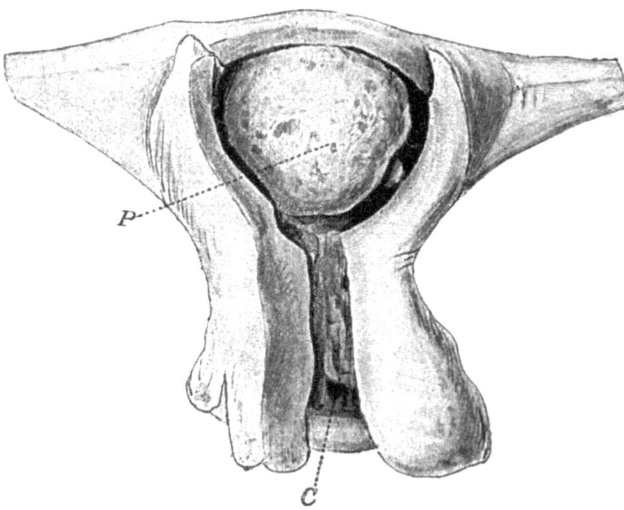

Fig. 568.

Polipo della mucosa *(P)* **nella parete posteriore dell' utero** con piccoli infossamenti e cisti sulla superficie: a sinistra un altro più piccolo. Cavità uterina dilatata. Ipertrofia imbutiforme della cervice. Canale cervicale *(c)* con le plicae palmatae. Gr. nat. Breslavia.

osserva in questi casi tanto sulla superficie che nelle ghiandole dei polipi (l'epitelio superficiale che per metaplasia si trasforma in pavimentoso in parte penetra nel lume ghiandolare, in parte si stratifica sotto quello cilindrico sia che vi si insinui sia che ivi si sviluppi in modo autoctono da elementi cellulari indifferenti distruggendolo) ci danno dei quadri complicatissimi, studiati dal mio allievo OERI (Lett.), e che possono trarci in inganno facendoci pensare a un *carcinoma* (cfr. pag. 1057 e v. HENGGE e SCHAVENSTEIN). — Si osserva però anche la **degenerazione cancerigna di questi polipi**, il cui punto di partenza sarebbe tanto nell'epitelio superficiale, quanto nel ghiandolare o in tutti e due insieme. Il primo inizio di questi carcinomi non è facile a osservarsi, per la complicazione di quadri data dalla metaplasia e dalla proliferazione epiteliale atipica. Per poter stabilire la diagnosi di carcinoma, il quadro deve essere ben evidente e indiscutibile, per così dire grossolano (confr. Diagnostica del cancro uterino). I polipi si manifestano con *emorragie*, le quali sovente rappresentano soltanto una *esagerazione dell'emorragia mestruale*. Si dànno però anche *emorragie atipiche* che conducono a gravi *anemie* (GUSSEROW).

Per i **tumori misti poliposi** maligni **del collo uterino** (pag. 1024), WILMS ammette un'origine *congenita*, da ricercarsi in un *germe aberrante* separatosi nella divisione dei foglietti, pel fatto che alcune cellule del mesoderma e del mesenchima non ancor differenziate, dal loro punto di origine nel segmento primitivo furono trascinate nei genitali dal dotto di WOLF, sviluppantesi in direzione caudale, e poscia si differenziarono, dando luogo a diversi tessuti (Lett. in R. MEYER).

e) Erosione della portio, ulcera erosiva ed ectropion.

La così detta **erosione della portio** è un'affezione straordinariamente comune ed importante praticamente, che il più spesso è una conseguenza di un catarro cervicale.

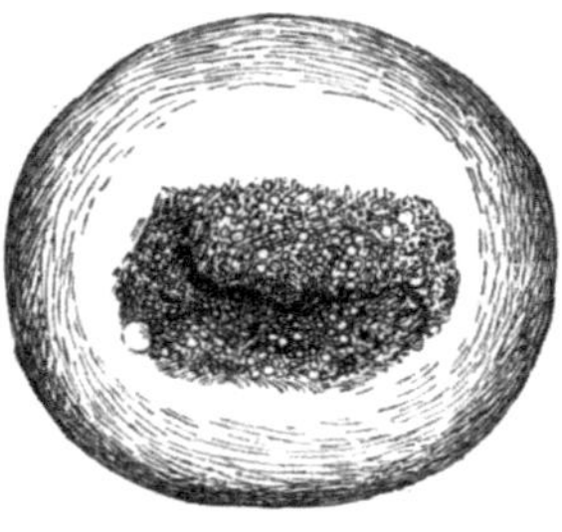

Fig. 569.

Cosidetta **erosione della portio** *prevalentemente papillare*; a sinistra nel punto di passaggio al rivestimento ad epitelio piatto della portio ispessita una piccola cisti da ritenzione. Da un utero estirpato con la diagnosi di carcinoma della portio. Gran. naturale. Istologicamente benigno.

Una *conoscienza microscopica esatta dell'erosione* è necessaria sopratutto pel fatto che talora anche dei carcinomi possono iniziarsi con un quadro macroscopicamente molto simile a un'erosione. Perciò spesso si escidono frammenti di erosioni sospette, allo scopo di stabilirne la diagnosi istologica.

Il *quadro ordinario della cosidetta erosione della portio* è il seguente. Si trova sulla portio, su uno o su entrambi i labbri, un tratto grande o piccolo, intensamente arrossato e lucente, che per lo più forma come un alone attorno all'orificio uterino, si continua con la mucosa cervicale ed ha generalmente confine netto verso la mucosa vaginale della portio, grigia o rosso-azzurrastra, distinguendosi talora anche per il diverso livello.

Talvolta tali tratti rossi sono isolati, insulari, situati a distanza dalla bocca dell'utero. Raramente l'erosione si estende dall'orifizio sopra le due labbra fino ai fornici vaginali. La superficie dei punti rossi è vellutata o sagrinata, talora anche come papillomatosa (fig. 569), e appunto dei casi di quest'ultima specie possono essere scambiati col carcinoma.

Si potrebbe aspettarsi che si trattasse qui di un'ordinaria ulcerazione con granulazioni recenti. Ma la cosa non sta così.

Veramente si hanno sulla portio anche delle *vere ulcerazioni*, **ulceri erosive**, **erosioni granuleggianti o vere**, come dimostrò FISCHEL. *Manca l'epitelio superficiale e vi predomina un ammasso omogeneo di granulazioni*; *mancano le ghiandole*; in rari casi i corpi papillari denudati proliferano più intensamente, cosicchè si ha una superficie ruvida. Queste ulceri sono frequenti alla superficie di grossi prolassi, nei punti che sono traumatizzati nel camminare (ulcera da decubito): possono anche essere ricoperti da *pus* o da *fibrina*.

Ma nella maggior parte dei casi si tratta, nell'*erosione della portio*, di qualcosa di totalmente diverso. Come hanno dimostrato J. VEIT e RUGE, all' esame microscopico (fig. 570) si trova, nei tratti arrossati, un semplice strato di epitelio cilindrico; lo stroma della mucosa è molto vascolarizzato, infiltrato di cellule ed in proliferazione; vi si vedono degli infossamenti, a guisa di ghiandole, dell'epitelio superficiale e, reperto importante, degli interi gruppi di ghiandole come nella cervice.

In complesso l'erosione ha la massima somiglianza con una mucosa cervicale infiammata, molto vascolarizzata; soltanto non vi si trova epi-

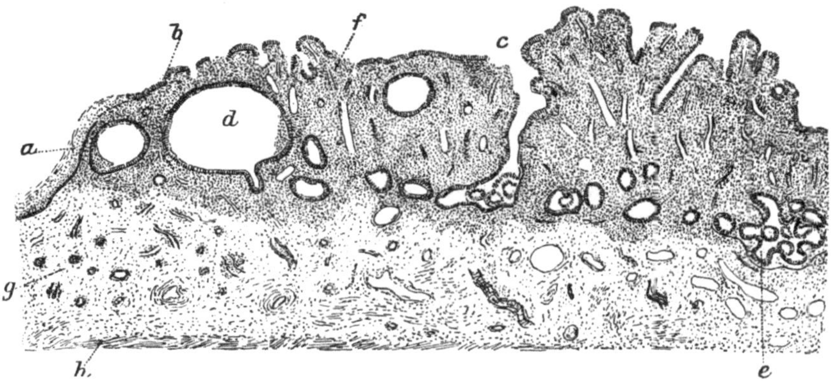

Fig. 570.

Cosidetta erosione della portio vaginalis, in parte cistica in parte papillare, *a*, epitelio piatto della portio pluristratificato (lo strato più profondo è cilindrico); *b*, epitelio cilindrico a uno strato; *c*, apertura di una ghiandola; *d*, cisti da ritenzione *e*, grossa ghiandola in proliferazione invertita, *f*. tessuto della mucosa ricco di cellule e di vasi, *g*, connettivo della portio con numerosi vasi, *h*, fibrocellule muscolari liscie. Ingr. medio.

telio vibratile. Il *comportamento delle ghiandole* varia nei varî casi; perciò si modifica l'*aspetto macroscopico dell'erosione*, ciò che condusse a descrivere diversi tipi, i quali presentano però tutte le possibili forme di passaggio. Si distinguono:

Erosioni semplici: liscie o vellutate; relativamente poche e piccole ghiandole nello stroma. *Erosione papillare*: finemente granulosa o papillare; numerose ghiandole decorrono, come otricoli o tubi ramificati assai vicini gli uni agli altri, in profondità, e perciò, come pel rilevarsi dello stroma, si producono papille. *Erosione ghiandolare*, con numerose ghiandole, ed *erosione ghiandolare cistica*, con aspetto spugnoso, poroso, trasparente; numerose ghiandole sono dilatate e ripiene di muco. Le cisti sono per la loro origine analoghe alle uova di Naboth della cervice, sono cisti da ritenzione; alcune possono raggiungere il volume di un pisello; il loro epitelio è molto alto e sottile, e in molte è disposto a manipoli sopra rilievi lineari; spesso vi si vedono cellule caliciformi.

[Una forma (prossima all'adenoma) di *ipertrofia ghiandolare-cistica della portio* è l'**ipertrofia follicolare** (SCHROEDER). Si forma tutto intorno alla portio, o solo al labbro anteriore, un tumore rotondo con ineguaglianze della superficie ricordante la tonsilla, che nel corso di anni può raggiungere il volume di un pugno e pendere dai genitali esterni, mentre alcuni otricoli ghiandolari possono essere stirati in tubi spessi come un dito, pieni di muco. A ciò può associarsi una ipertrofia della portio in toto]. PETERS (Lett.), descrisse una appendice poliposa della portio vaginale grossa quanto una piccola pera, del tutto simile a un cistoma multiloculare.

Istogenesi dell'erosione. Quanto è chiara l'anatomia delle erosioni, altrettanto controversa è la loro istogenesi, sopratutto rispetto alle ghiandole che in esse si trovano. Si debbono qui distinguere due gruppi principali: (1), **Genesi flogistica**: *a)* Ha ancora parecchi fautori l'opinione che l'*epitelio cilindrico* proliferante del canal cervicale *si spinga sopra la portio,* dopo che il rivestimento pavimentoso stratificato di questa fu macerato da secreti patologici. Si tratterebbe quindi del rivestimento di una vera erosione *b).* Altri invece ammettono che l'*epitelio cilindrico* che riveste l'erosione *si produca in sito*, pel fatto che dell'epitelio stratificato rimanga in seguito a desquamazione degli strati più superficiali per macerazione da parte dei secreti, lo *strato inferiore* germinativo, il quale persisterebbe come *strato autonomo di epitelio cilindrico* (RUGE-VEIT). Secondo le opinioni accennate in *a)* e *b)*, l'epitelio cilindrico sarebbe capace, *spingendosi in profondità*, anche in seguito a leggiere irritazioni, di produrre le *formazioni ghiandolari (ghiandole dell'erosione).* Anzi le ghiandole dell'erosione si formerebbero in un periodo in cui ancora sarebbe conservato l'epitelio pavimentoso per il prolungarsi delle ghiandole cervicali nel connettivo sotto la superficie della portio: quando in essa si formi un'erosione superficiale, l'epitelio ghiandolare può aprirsi in queste regioni. SCHOTTLÄNDER (Lett.), ritiene che si conservino profondamente nella portio ghiandole isolate, private del loro dotto escretore, originarie dalla mucosa cervicale infiammata, e che poi, proliferando attivamente, si ricongiungano con la superficie dove potrebbero aprirsi soppiantando l'epitelio pavimentoso e dando così il quadro della erosione cistica: R. MEYER per contro ritiene lo sboccare delle ghiandole nell'epitelio pavimentoso come uno stadio di guarigione: egli considera tutta la cosidetta erosione come uno stadio della guarigione della erosione vera, dell'ulcerazione. (2) **Genesi embrionale.** Essa si fonda sulla *persistenza dell'epitelio cilindrico che originariamente esiste sulla portio*, ed anche su di una *persistenza di una struttura totalmente cervicale* (epitelio cilindrico semplice e ghiandole), nella portio, non di rado assai grossa, ciò che altri del resto ritengono non come un arresto di sviluppo, ma come uno sviluppo embrionale eccessivo dell'epitelio (V. R. MEYER). FISCHER osservò nel 36 °/₀ dei neonati questo carattere cervicale della portio, e dà a questo fatto il nome di *ectropion istologico congenito* (meglio si direbbe, anzi che ectropion, cosidetta *erosione*). Come rileva ORTH, è naturale ammettere che in tali casi *le ghiandole originariamente esistenti si conservino talora nella profondità*, anche quando l'epitelio di rivestimento ha preso il carattere pavimentoso; *quando più tardi l'epitelio pavimentoso va perduto per macerazione, la portio proliferante presenta tosto la struttura della mucosa cervicale.* Perciò non è necessario di considerare come neoformate patologicamente tutte le ghiandole che si trovano nella portio (FRIEDLÄNDER). (3), Taluni ritengono la *maggior parte dei casi di cosidetta erosione per eversioni (ectropion)* della parte inferiore del canal cervicale. In questo argomento vi è però ancora parecchio buio (v. SCHOTTLÄNDER, GOTTSCHALK, MEYER).

Guarigione delle cosidette erosioni: Sotto l'azione degli astringenti (acido acetico) si osserva una rapida sostituzione dell'epitelio cilindrico delle erosioni con epitelio pavimentoso, con scomparsa delle ghiandole (KÜSTNER, HOFMEIER), le quali con la sostituzione dell'epitelio pavimentoso al cilindrico ne sono totalmente zaffate: questi accumuli cellulari si eguagliano per il livello della superficie, ciò che equivale alla guarigione definitiva (MEYER). Col cessare del catarro cervicale, che ne è la causa, l'erosione guarisce durevolmente. La guarigione spontanea è rara.

Nell'**ectropion** o *eversione* la mucosa cervicale arrossata, molle, tumida, protrude dall'orificio esterno, talora anche virginalmente stretto, e si rendono così visibili le pliche dell'arbor vitae *(ectropion infiammatorio o ectropion della mucosa)*; oppure, ciò che è più frequente, si producono delle incisure, la cervice si apre (ciò che avviene nella maggior parte delle pluripare) e, pel ripiegarsi di uno o di entrambi i labbri della portio, parti mucosa cervicale vengono ad estroflettersi *(ectropion da lacerazione, cicatriziale, parietale)*.

Le parti di mucosa così arrovesciate vanno soggette a traumatismi ed infezioni dalla vagina, e perciò sono disposte ad una ipersecrezione infiammatoria ed a proliferazione. Un esempio grossolano lo vediamo nell'*ectropion nel prolasso uterino*. Qui la bocca dell'utero subisce una dilatazione per la trazione circolare che esercitano dall'alto i fornici vaginali, e la mucosa cervicale è arrovesciata e in certo modo sempre più assorbita nella vagina, cosicchè l'orificio interno può persino avanzarsi ad occupare il posto dell'esterno. La mucosa cervicale evertita *assume* (tutto all'opposto dell'erosione) *un carattere epidermoidale (vaginale)*. Anche nella retroflessione, ed in molti carcinòmi della portio, si verifica eversione (Küstner). Sulle vere *ulcerazioni erosive* nei prolassi (Kermauner) v. pag. 1048.

f) Infiammazioni pseudomembranose dell'endometrio.

Le infiammazioni *crupose* e *difteriche* si sviluppano talora, oltre che nel puerperio (*), nelle gravi malattie infettive (tifo, colera, scarlattina).

g) Granulomi infettivi.

a) **Tubercolosi dell'utero.** Può essere *primitiva* (rarissima) o *secondaria* a tubercolosi della tuba o, per via ematogena, a tubercolosi polmonare o delle ghiandole peribronchiali, od a tubercolosi generalizzata, e si osserva in tutte le età (vedi fig. 565, da una bambina di 5 anni) e qualche volta anche all'utero di gravide o di puerpere (Lett. in Kraus).

Si osservano anzitutto dei *noduli miliari*, talora molto piatti, grigi o gialli, caseosi, spesso disposti a serie o a reti, in parte anche confluenti ed allora ulcerati.

La localizzazione dei tubercoli è alcune volte strettamente legata alle ghiandole, il cui epitelio è in proliferazione (v. Franquè), ma per lo più essi sono irregolarmente disseminati nel tessuto interstiziale. Lo stesso v. Franquè ha per il primo fatto osservare l'estesa metaplasia epiteliale e la stratificazione irregolare dell'epitelio ghiandolare e superficiale particolarmente negli stadi precoci della tubercolosi uterina; l'A. e altri (ad es. Alterthun) poterono confermare tale reperto. (Sec. Schöttländer gli stessi quadri ghiandolari si troverebbero nei primi stadi della gravidanza e anche nella infezione gonococcica). Per la diagnosi è decisivo solo il ritrovare tubercoli. Sulla tubercolosi ascendente dalla vagina, v. le esperienze di Jung, Engelhorn: cfr. anche pag. 1040.

In altri casi la mucosa negli strati superficiali o in tutto il suo spessore è diffusamente trasformata in un *ammasso di granulazioni*

(*) Per le malattie infettive puerperali, vedi la fine del capitolo.

caseose ulcerate, molto tumefatta e anfrattuosa, e la cavità è ripiena di una poltiglia o di un pus caseosi (fig. 571). L'orificio interno o l'esterno possono essere occlusi e la cavità fortemente dilatata (fino al volume di una palla da bigliardo), con parete molto assottigliata *(piometra tubercolare)* e ciò si osserva per lo più in donne di età avanzata; oppure sono aperti, ciò che è più frequente, e si trovano allora tubercoli o ulceri anche nella portio e nella vagina.

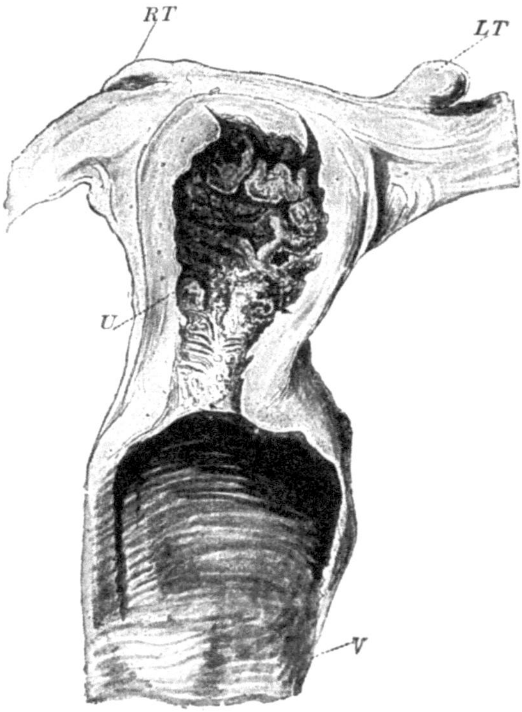

Fig. 571.

Tubercolosi caseosa-ulcerosa dell'endometrio del corpo uterino (*u*); noduli miliari nella cervice, tubercolosi caseosa delle tube *(RT* e *LT)*, *V*, vagina. Da una ragazza con tubercolosi generalizzata. $^4/_5$ gr. nat. Museo di Breslavia.

Nell'endometrite *caseosa* può talora non esser più possibile il reperto istologico puro caratteristico della lesione tubercolare. Assicura la diagnosi il reperto di bacilli tubercolari (spesso anche il reperto di tubercoli sulla sierosa). (Del resto non esiste altra affezione dell'endometrio che possa assumere tale aspetto, poichè l'esistenza di una endometrite gommosa è da mettersi in dubbio).

Dall'endometrio la tubercolosi può propagarsi anche al *miometrio*. Generalmente ciò avviene in piccolo grado. L'A. vide questo fatto prodursi in grande estensione in un caso (donna di 24 anni) in cui dall'endometrite tubercolare si era sviluppata, in seguito a parto, una tubercolosi miliare generalizzata (v. anche Weil). I tubercoli erano numerosi anche nella parete dei vasi sanguigni nella profondità del tessuto muscolare uterino. Relativamente rara è la *forma fibrosa-cronica della tubercolosi uterina* (Williams).

Se anche la *cervice* è colpita, ciò che è relativamente raro, ciò avviene per lo più sotto forma di tubercoli miliari. Molto raramente la cervice ammala in *modo primitivo*; l'A. ne descrisse un caso (donna di 79 anni) in cui la superficie interna *con infiltrazione fibro-caseosa* rassomigliava macroscopicamente ad un carcinoma cavitario torpido, e l'orificio uterino interno ed esterno erano intatti (Amann ritiene questo caso come l'unico di tubercolosi uterina primitiva). In casi di tubercolosi diffusa altrove, la tubercolosi della cervice può raramente presentare una forma *papillare* che ricorda in modo sorprendente un cancro a cavolfiore (Eug. Fränckel, Glochner, Maly, Chaton, Lett., Everling, Cova, Lett.), mentre il corpo può esser risparmiato. In un caso di Emanuel il tumore tubercolare granuloso fu ritenuto per un sarcoma.

La piometra tubercolare si osserva di regola in donne molte vecchie (l'A. la vide in una donna di 81 anni) in cui l'atresia è fenomeno senile preesistente (v. Krzywicki). In rari casi si osservò contemporaneamente *tubercolosi* e *carcinoma* dell'utero (v. Franqué).

L'A. ne vide un caso in un raschiamento (donna di 50 anni, adenocarcinoma), e una seconda volta nel caso rappresentato nella fig. 579, in cui tubercolosi e cancro infiltravano il tessuto della cervice fin nella sua profondità: questi due casi furono descritti da Wallart (Lett.): v. anche Schütze, Lett. Si possono trovare anche dei *polipi uterini con tubercoli* (Zahn, Michaelis): la stessa osservazione fu pure fatta dall'A.

Tubercolosi in un *adenomioma*, v. Grünbaum (Lett.).

b) Alterazioni sifilitiche dell'utero.

L'*ulcera dura* si osserva sulla portio (spec. sul labbro ant.) (come pure l'*ulcera molle* non sifilitica): lo stesso dicasi della sifilide maculo-papulosa e delle gomme. Tali reperti sono però rari al tavolo anatomico. Secondo Neumann invece, l'ulcera dura costituirebbe il 15 $^{0}/_{0}$ di tutti i sifilomi primitivi. Essa può essere confusa col sarcoma (Neisser): v. fig. di casi clinici in Oppenheim.

c) **Actinomicosi** dell'utero è affatto rara: nel caso di Verocay, l'utero sino alla portio era trasformato in tessuto spugnoso.

B. Infiammazioni e stati ipertrofici del miometrio.

a) Metrite acuta.

All'infuori del puerperio, si può produrre un'infiammazione del connettivo situato fra la muscolatura dell'utero, per infezioni in seguito a *traumatismi* (sondamenti, tagli, raschiamenti) o in seguito a *ritenzione di secreti decomposti* (per applicazioni di spugne, compresse, di laminaria) o come conseguenza di gonorrea (v. pag. 1057). L'utero a seconda della gravità della infezione si tumefà solo localmente o in toto, spesso assai intensamente; in seguito all'invasione batterica, si sviluppa infiltrazione cellulare e sierosa del tessuto interstiziale, sopratutto attorno ai vasi. Ascessi interstiziali spesso dissecanti, parziale suppurazione e necrosi della muscolatura ed anche peritonite possono esserne la conseguenza. Non è mai affetto il solo miometro, ma coesistono sempre endometrite e perimetrite.

b) Metrite cronica e stati ipertrofici dell'utero.

Col nome di metrite cronica si intende una *iperplasia connettivale diffusa* dell'utero (accompagnata da sensibilità alla pressione); essa può associarsi ad ipertrofia della muscolatura. L'ingrossamento (chiamato prima infarto uterino) ora interessa la sola cervice, ora l'intiero utero.

Nei primi stadî il tessuto dell'utero, considerevolmente ingrossato, è molle, succolento, rossiccio. All'autopsia si osserva di solito uno *stadio più inoltrato*; il miometrio è allora pallido, tenace come tessuto cicatriziale, stridente al taglio. L'ingrossamento è per lo più solo mediocre. Lo stadio molle corrisponde a un'infiltrazione leucocitaria, con formazione di tessuto di granulazione negli interstizî; lo stadio duro alla trasformazione in tessuto fibroso, consistente. Vi ha pure uno *stadio terminale,* in cui, pel retrarsi del connettivo, si produce un'*atrofia fibrosa* dell'organo. Questo quadro, che corrisponde a quello di tutte le ordinarie infiammazioni interstiziali, è completato da una *endometrite* che non manca quasi mai, e spesso da *erosioni* e da *ispessimento del peritoneo che ricopre l'utero.* Talora la superficie dell'utero e gli annessi sono fittamente avvolti da pseudolegamenti *(perimetrite adesiva).*

(Lett., sul concetto assai dicusso di metrite, che alcuni rifiutano decisamente, mentre altri, ad es., HOFMEIR, mantengono per la sintomatologia clinica dell'infiammazione (dolore, tumefazione, emorragia), v. THEILHABER, SHAW, AHREINER, HUETER, HIRSCH (Lett.), PANKOW, UNTEBERGER).

Spesso coesiste con la iperplasia diffusa del connettivo una *ipertrofia della muscolatura.*

Questa si può sviluppare *a)* perchè l'**utero dopo un parto o un aborto subisce un'involuzione incompleta.** Questo è in pari tempo *il più frequente momento eziologico* della metrite. L'*involuzione incompleta* può essere dovuta a *infiammazioni* puerperali dell'utero o del peri- e parametrio, od anche a *disturbi non infiammatorî* di varia specie durante il puerperio, retroversioni post-puerperali, stitichezza cronica, ecc. Può darsi che l'*involuzione sia insufficiente,* cioè che la degenerazione grassa e il riassorbimento delle fibre muscolari si facciano in modo incompleto, oppure che la *sostituzione rigenerativa* delle fibre scomparse avvenga *in misura molto esagerata*: in entrambi i casi l'utero è ingrossato. Se l'incompleta involuzione è dovuta a processi infiammatorî, *esiste fin da principio una metrite.* In altri casi la *metrite può svilupparsi secondariamente nell'utero male involuto,* e manifestarsi con tumefazione e sensibilità. *b)* In altri casi l'ipertrofia della muscolatura si sviluppa in un utero, che, per l'*esistenza di processi infiammatori,* endometrite o metrite, è stimolato *spesso* a **intense contrazioni.** *c)* Altre cause di metrite cronica sono: **endometrite,** specialmente *gonorroica,* **iperemie** di lunga durata o ripetute, sia attive, sia passive. All'iperemia attiva appartengono le *congestioni* per coito troppo frequente, per coito imperfetto e per onania, si debbono inoltre ricordare i disturbi della mestruazione che mantengono una iperemia dell'utero e i trattamenti terapeutici.

L'*iperemia venosa cronica* è spesso dovuta a spostamenti, sopratutto retroflessione e prolasso, o a tumori nei dintorni dell'utero (fra cui si possono comprendere anche il retto e la vescica eccessivamente ripieni). Se la stasi è di lunga durata, si produce, come avviene anche in altri organi, *induramento fibroso cianotico.* (Sulle contemporanee alterazioni dell'endometrio, cfr. pag. 1060).

Casi di **pura ipertrofia muscolare** acquisita si osservano con la massima frequenza in seguito a *neoplasmi,* sopratutto *fibromiomi,* specialmente sottomucosi, mentre nei miomi interstiziali vi sarebbe contemporaneamente anche aumento del connettivo (BERTELSMANN). Nelle pure ipertrofie muscolari, che si sviluppano anche in altri tumori dell'utero (carcinoma, sarcoma, corion-epitelioma maligno) ed anche nell'ematometra, il tessuto è smagliato, lamellare come nella gravidanza. L'abnorme contenuto e il distendimento della parete, provocano contrazioni e queste alla loro volta una vera ipertrofia.

Ipertrofia della cervice.

Per orientarsi sulle varie **parti della cervice** può valere la divisione di SCHROEDER in: **portio vaginalis** che giace totalmente nella vagina; **portio media** contenuta nella vagina solo posteriormente; **portio supravaginalis,** tutta situata al di sopra della vagina.

(Sul cosidetto **istmo** che sta fra collo e corpo, cfr. K. HEGAR e v. pag. 1111).

Esiste una ipertrofia della portio che è *congenita* e consiste in un allungamento (Elongatio colli congenita, cfr. HEGAR), il quale può essere così considerevole che, mentre il corpo occupa il suo livello normale nel bacino, la bocca dell'utero si trova all'imene (così detto prolasso senza abbassamento). Se questo allungamento interessa un sol labbro, per lo più l'anteriore, ne risulta un'ipertrofia in forma di proboscide. Per diffettoso sviluppo del corpo uterino può formarsi una portio relativamente lunga. Altre ipertrofie della cervice sono *conseguenza di spostamenti* dell'utero e della vagina, che producono stasi, o di infiammazioni, metrite e catarro cervicale.

L'**ipertrofia della portio vaginalis**, quale conseguenza di metrite e di altri processi infiammatorî, consiste essenzialmente in un ispessimento; questo può essere omogeneo o a nodi. L'**ipertrofia della portio supravaginalis** si osserva con la massima frequenza nel prolasso della parete vaginale anteriore e posteriore. L'**ipertrofia della portio media** dipende dal prolasso della parete vaginale anteriore (accorciamento del fornice vaginale anteriore). La vescica orinaria, che viene spinta in basso dal pezzo mediano ipertrofico del labbro anteriore, si estroflette formando una specie di diverticolo. Il fornice vaginale posteriore è conservato (fig. 560). La cervice ipertrofica può far prominenza fuori della vulva ed apparire come un ordinario prolasso. Come fu ricordato a pag. 1030, si può sviluppare in seguito un vero prolasso.

C) Infiammazione del perimetrio (rispett. del peritoneo del bacino) e del parametrio.

a) Perimetrite o pelviperitonite.

Si chiama perimetrite l'infiammazione del rivestimento sieroso dell'utero; però, siccome non manca quasi mai una partecipazione delle parti vicine del peritoneo pelvico, così è preferibile la denominazione di *pelviperitonite*.

L'**eziologia** della perimetrite è assai varia. Infiammazioni dell'*utero*, delle *tube*, delle *ovaie*, *parametriti*, *proctiti*, *cistiti*, persino infiammazioni delle parti ossee e muscolari del *bacino* (coxite, psoite, nello spondilartrocace) possono propagarsi al peritoneo del bacino. Anche una *peritiflite* può esser causa di pelviperitonite. Le infiammazioni generalizzate a *tutto il peritoneo* colpiscono naturalmente anche il pelvico.

Carattere dell'infiammazione: L'infiammazione specialmente nelle forme puerperali o consecutive ad operazioni, ha carattere *purulento* o *putrido*; per lo più ne segue una peritonite generalizzata, mortale, o si formano focolaî purulenti capsulati (caverne addominali). In altri casi si ha un'infiammazione *fibrinosa* o *fibrino-purulenta*, che generalmente conduce a saldamento delle parti. Le infiammazioni *produttive* croniche sono molto frequenti e conducono ad aderenze. Sopratutto nella salpingite ed ooforite blenorragica si vedono l'utero e gli annessi ricoperti da membrane simili a tele di ragno, fittissime.

Gli *organi spostati* possono, laddove riposano sul peritoneo, eccitare un'*infiammazione produttiva*. Lievi alterazioni del peritoneo, la caduta delle sue cellule di rivestimento, possono condurre ad adesione delle faccie contrapposte. Se allora l'organo ritorna, spontaneamente o artificialmente, alla sua primitiva posizione, si producono aderenze in forma di cordoni; ciò si osserva nella retroflessione dell'utero, negli spostamenti delle ovaie ingrossate, aumentate di peso. Il *sangue* che, da una tuba scoppiata, perviene nel peritoneo e quivi coagula, dà luogo ad una infiammazione del peritoneo circostante (vedi *Ematocele retrouterino*). Anche i *neoplasmi* irritano il peritoneo; perdita locale delle cellule di rivestimento, iperemia, aderenze lasse o tenaci, ne sono conseguenze. Se permane dell'*essudato fra le aderenze*, si possono produrre *formazioni pseudocistiche.*

b) Parametrite.

Col nome di parametrite si intende un'*infiammazione del tessuto cellulare del bacino, che sta* **sotto** *al peritoneo, non solo nel dominio del « parametrio » propriamente detto* (che si trova ai margini laterali dell'utero fra i foglietti del *legamento largo* e al disopra del diaphragma pelvis, e contiene connettivo, tessuto adiposo, muscoli, vasi, nervi), *ma anche del connettivo situato fra il diaphragma pelvis e la vagina.*

Queste infiammazioni si producono spesso in seguito a traumatismi durante il parto, sopratutto nella cervice. Se questa si lacera o se si è formata una profonda ulcera, il parametrio può esserne infettato. In altri casi la porta d'entrata si trova in profonde lacerazioni della vagina o della vulva. Il propagarsi dell'infiammazione, che è spesso prodotta da streptococchi, si fa in forma di una *tromboflebite*, di una *linfangite*, rispettivam. di un *flemmone.* Il rilasciamento e la succulenza degli organi puerperali forniscono una comoda via al progredire dell'infezione.

Per maggiori particolari vedi Infezioni puerperali dell'utero.

La parametrite non puerperale è per lo più strettamente localizzata all'utero. Essa si produce in seguito ad interventi terapeutici settici sulla cervice e sulla vagina. Si possono formare tumefazioni rotondeggianti che raggiungono il volume di una testa di bambino. Più raramente insorge parametrite come conseguenza di tumori del retto, proctite ulcerosa, peritiflite, carie delle ossa del bacino.

L'infiammazione può produrre essudato *siero-cellulare o siero-emorragico,* altre volte ha il carattere di un *flemmone ;* quest'ultimo può consistere in una tumefazione *edematoso gelatinosa* e in una intensa infiltrazione del connettivo, di colore gialliccio o di miele, dura, ricca di fibrina, oppure condurre a *fusione purulenta dei tessuti,* e a formazione di ascessi, che si perforano talora nel peritoneo o in un organo vicino. Allorchè una infiammazione essudativa diviene *cronica,* essa prende un *carattere indurativo* e si formano ispessimenti callosi. (Particolari istologici v. in BUSSE).

Decorso: Se la parametrite essudativa è acuta, e l'essudato quasi totalmente liquido, si può avere *riassorbimento* completo: allorchè la parametrite dura a lungo si lascia addietro per lo più *indurimenti callosi,* che stirano e spostano gli organi pelvici. Gli *ascessi capsulati* presentano talora delle recrudescenze anche dopo molti anni, e gli agenti piogeni possono allora moltiplicarsi enormemente; così può ancora avvenire perforazione negli organi vicini (per es. nell' S romana) o pioemia. Il più grave pericolo della parametrite sta nella *peritonite*.

5 — Tumori dell'utero.

Delle *proliferazioni polipose della mucosa*, simili ai tumori, già si parlò a pag. 1062. I *lipomi*, di una rarità eccezionale (MERKEL, SEYDEL, Lett.), colpiscono per lo più il corpo; si suppone un germe aberrante di tessuto adiposo (v. R. MEYER, KAUFFMANN). WALKOFF descrisse un *liposarcoma*.

a) Miomi dell'utero.

Occorre distinguere: *a)* frequenti **miomi o fibromiomi** semplici, globosi, detti anche leiomiomi (*) (chiamati una volta anche fibroidi); *b)* i più rari **adenomiomi** — sec. CULLEN 5 % dei casi di miomi — che, in contrapposto coi miomi sempre ben circoscritti, hanno carattere infiltrante e in parte localizzazione determinata (pag. 1078). Sec. POLANO non sarebbe possibile *clinicamente* nessuna netta divisione fra queste due forme di miomi, mentre altri ammettono come regola negli adenomiomi aderenze larghe e tenaci (cfr. SITZENFREY) (Rabdomiomi, miomi striocellulari v. nei tumori misti a pag. 1083) (Produzione di miomi multipli nelle vene uterine, v. pag. 115).

Gli ordinarî *fibromiomi* sono i più frequenti tumori dell' utero e si sviluppano a partire dalla pubertà. Sono costituiti da tessuto muscolare liscio, associato, come nella parete uterina, con connettivo fibroso: si ingrossano concentricamente. Per la loro *conformazione globosa* i miomi si rilevano sulla muscolatura uterina; quanto più sono antichi tanto più sono nettamente distinti: parecchi hanno una superficie cerebriforme (mioma gyratum, R. MEYER). Se predominano le *fibre muscolari liscie*, la consistenza è molle, succulenta, il colore leggermente rossiccio; se predomina il *tessuto fibroso*, ciò che dipende verosimilmente da una scarsa formazione di vasi, il tumore è duro, stridente al taglio, di colore biancastro, di una lucentezza speciale, ed allora molte fibre muscolari si atrofizzano ed i nuclei divengono più scarsi. Spesso il connettivo è ialino.

Altre degenerazioni v. pag. 1077. Non si riscontra qui nessun processo comune di cicatrizzazione (che si è voluto porre parallelo al raggrinzamento scirroso della mammella); ne deriva che i fibromiomi *grossi* hanno uno sviluppo notevolissimo della parte fibrosa, mentre i piccoli sono per lo più muscolari. Solo parzialmente si trova una specie di cicatrice, una sostituzione di connettivo alle fibre muscolari distrutte, limitata in alcuni casi frequentemente alla parte centrale.

I fascetti di fibre muscolari sono spesso ondulati ed incrociati, e perciò nel taglio sono sezionati in diversa direzione. Nelle *sezioni tras-*

(*) λεῖος liscio: si parla anche di myoma *laevicellulare*.

verse: allorchè la sezione passa pel nucleo, possono simulare le *cellule rotonde,* da cui si distinguono per la loro sezione poligonale (fig. 572 II); altre sezioni sono prive di nuclei, poichè questi non sono tutti situati allo stesso punto del fascio. La muscolatura è attraversata da travate fibrose, povere di vasi. Masse connettivali dividono i singoli blocchi che compongono il fibromioma e che in molti tumori sporgono anche alla superficie in forma di gibbosità. In altri casi si trovano fibrille connettivali finissime, sparse ovunque, che circondano le singole fibrille muscolari.

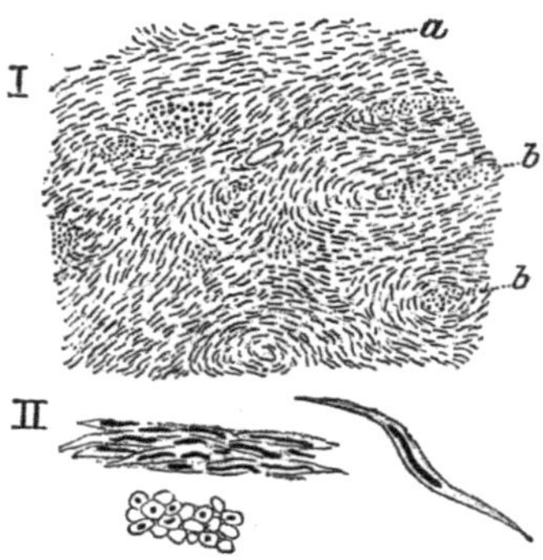

Fig. 572.

I. Da un **Mioma dell'utero** piccolo, molle, rossiccio. Colorazione col carmino. *a* sezioni longitudinali, *b* sezioni trasversali; in altri punti sezioni oblique dei fascetti di fibre muscolari liscie.

II. Sezioni longitudinali e trasversali di fibre muscolari ed una fibra isolata con potassa caustica. Forte ingr.

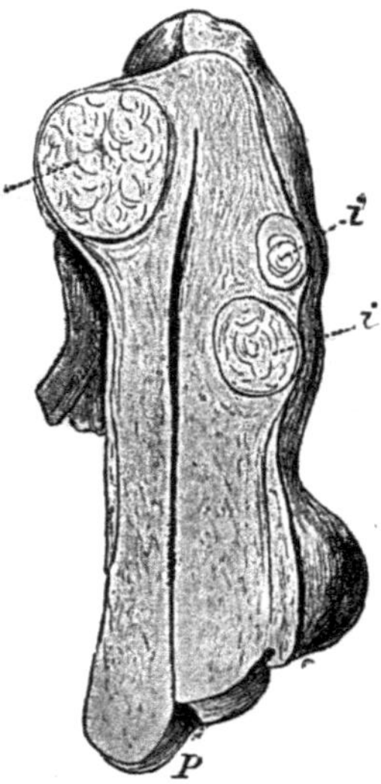

Fig. 573.

Fibromiomi (i) duri, ben circoscritti, piccoli, nella parete dell'utero; sezione sagittale. *P* portio. Grandezza naturale. Raccolta di Breslavia.

Come si può vedere in miomi molto giovani, ancora poco nettamente circoscritti, questi tumori prendono origine dalla muscolatura delle piccole arterie (**Roesger**, **Gottschalk**). Sec. **Cordes** lo sviluppo primitivo del mioma dipenderebbe invece da piccoli ingrossamenti di fasci muscolari. R. **Meyer** ammette invece un *passaggio graduale del tessuto miomatoso al normale,* e il costituirsi solo secondario di un differenziamento vero; la base fondamentale del mioma sarebbe un germe, che ivi normalmente avrebbe sede, ma che non sarebbe stato utilizzato (e non, come sostiene **Ribbert**, un'isola cellulare che atipicamente si è trovata nell'utero). **Sakurai** ritiene di aver visti questi piccolissimi *germi di cellule miomatose,* **Scalone** di aver trovato *gettoni* vascolari circondati da cellule miogene indifferenti. **Faber** ammette un cambiamento delle cellule della muscolatura uterina. Il fatto però che non si riscontrano quasi mai miomi nei bambini, ma solo nell'età tarda, ci lascia ancora dubbiosi, a nostro avviso, su questo concetto del « germe ».

All' **esame microscopico** la **diagnosi differenziale**, specialmente rispetto al **sarcoma a cellule fusate e al fibrosarcoma** (con sostanza interstiziale fibrillare molto sviluppata), *non è sempre molto facile.* Si eviterà di far confusione col **fibroma**, i cui fasci sono anche più incrociati ed intrecciati, servendosi della colorazione di VAN GIESON, che permette di riconoscere nettamente la struttura reticolata finissima, a guisa di spugna, della parte fibrosa dei fibromiomi (il tessuto connettivo si colora in rosso, la muscolatura in giallo-bruniccio). La forma delle fibre connettivali è ondulata, i loro nuclei sono ovali o puntuti, caudati. Nel *mioma* in contrapposto con gli accennati sarcomi, le singole fibre (lunghe 0,2–0,3 mm., secondo GEBHARD) sono disposte regolarmente le une accanto le altre, strettamente raccolte insieme a formare delle eleganti trabecole. I fascetti muscolari sono molto più ricchi di nuclei che non un fascetto connettivale della stessa larghezza; i nuclei sono lunghi, sottili, a bastoncino, arrotondati agli estremi, più uniformi che non nei sarcomi. I nuclei nei sarcomi fusocellulari sono polimorfi e generalmente più

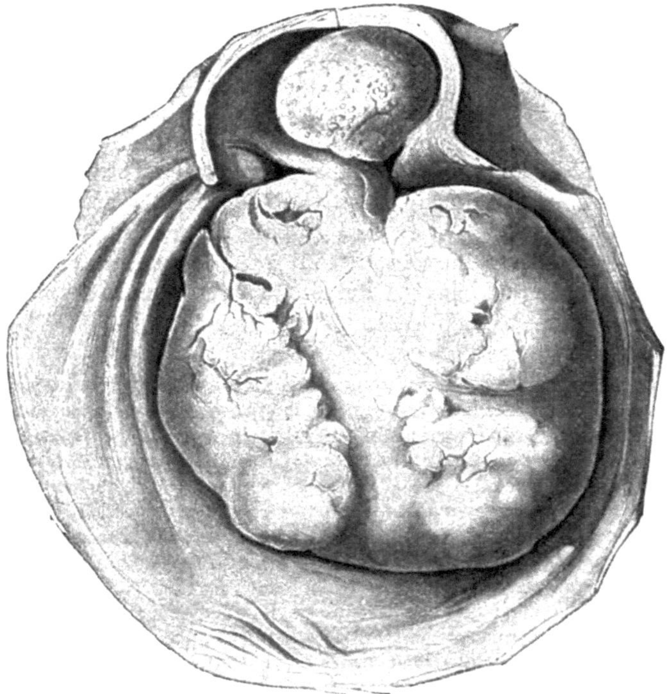

Fig. 574.

Fibromioma peduncolato della parete posteriore dell'utero con superficie bitorzoluta, molto vascolarizzata, sviluppatosi, attraverso alla cervice accorciata ed alla portio quasi totalmente scomparsa, entro la vagina dilatata. Nella cavità dell'utero, a sinistra, un **polipo della mucosa**, tondeggiante, appiattito, **adenomatoso-cistico**. Donna di 52 anni. $^2/_3$ del naturale.

spessi, elittici, [I nuclei nei **neuromi** (*) (si tratta qui degli amielinici, poichè i mielinici si possono ben riconoscere col metodo di WEIGERT) sono più piccoli, elittici, corti; la sezione trasversa delle fibre non è tondeggiante, ma appiattita].

Una speciale difficoltà proviene dal fatto che i *miomi giovani e a rapido sviluppo,* che sono midollari, bianchi o grigio-rossicci, sono formati da cellule corte, ovali o fusate. L'uniformità delle cellule e dei nuclei per volume e conformazione è

(*) Questa diagnosi differenziale può occorrere, ad esempio, nella *cute.*

allora il più valido criterio distintivo rispetto al *sarcoma fusocellulare*, che presenta invece un grande pleomorfismo delle cellule e dei nuclei, e rispetto ad un *mioma con trasformazione sarcomatosa*. Allorchè un mioma si ingrossa durante la gravidanza, le sue cellule possono acquistare il *volume* di quelle dell'utero gravido (Lett. in TROELL).

È importante anche l'*isolamento delle fibre muscolari con potassa caustica* al 33 % (non usare soluzioni vecchie!): vi si lasciano per 20–30 *minuti*, poi si dilacerano nella stessa soluzione, non in acqua poichè le fibre muscolari vi si scioglierebbero totalmente. Se si satura tosto la soluzione di potassa con un eccesso di acido acetico, si può ancora colorare i *nuclei* col carmino. (Dopo che sono rimasti un'ora nella soluzione i fasci si disfanno e le fibre sono così isolate da sè stesse).

In materiale ben conservato si può, con speciali metodi di colorazione (v. BENDA, MEYER, MALLORY, ecc.; così pure OGATA) dimostrare nelle fibre muscolari fibrille finissime *(fibrille miogliari)* che si uniscono, in prossimità dei poli, in fibrille più grosse.

Il volume dei fibromiomi varia da quello di un pisello a quello di una testa d'uomo; ma v'hanno persino tumori del peso di 20 kg. Possono essere unici o multipli (fino a 50). A seconda della sede, si distinguono in *sottomucosi, interstiziali* od intramurali, e *sottosierosi;* risiedono il più spesso nel corpo dell'utero e precisamente nella sua parete posteriore, in vicinanza del fondo; più di rado nella cervice, più di rado ancora nella portio (KOLL, Lett.).

I **miomi submucosi** si sviluppano negli strati più prossimi alla mucosa e crescono verso il cavo dell'utero; sono per lo più molli. Essi possono formare prominenze *emisferiche*, o convertirsi in *polipi* a larga base o *peduncolati* (fig. 574). Questi possono produrre *inversione dell'utero*. Di rado avviene *l'espulsione spontanea*. I **miomi subsierosi** (fig. 573) sono spesso multipli, si distaccano sempre più dall'utero nel loro progressivo sviluppo, e divengono *peduncolati*. Per torsione del peduncolo si può produrre necrosi completa del mioma. I miomi subsierosi possono crescere *fra i foglietti del legamento largo* e il loro peduncolo può atrofizzarsi, cosicchè sembrano essersi ivi sviluppati in modo autonomo. (**I miomi intralegamentosi**, che derivano di preferenza dalle parti del legamento vicine ai margini dell'utero, ricche di fibre muscolari (v. BURKARD), si approfondano spesso nel bacino e sono facilmente enucleabili). Miomi subperitoneali, anche mediocremente grossi, possono produrre *spostamenti, flessioni dell'utero, compressione della cervice*. I grossi tumori *contorcono l'utero* e *stirano in lunghezza la cervice*. Le tube possono essere stirate al disopra del tumore come un fascio lungo, sottile. Anche le ovaia sono talora similmente stirate e allungate. Tali miomi contraggono non di rado aderenze con gli organi vicini. I **miomi interstiziali** di volume considerevole deformano il cavo dell'utero tanto in lunghezza quanto in larghezza; nel medesimo tempo la *muscolatura dell'utero* è spesso notevolmente ispessita, *ipertrofica* ed ha *struttura lamellare*, come nella gravidanza (vedi pag. 1111) (nel vivente questa « capsula » può anche fortemente contrarsi). I miomi si lasciano spesso enucleare facilmente *(enucleazione del mioma)*. *Se si combinano le varie sorta di miomi*, ciò che non è punto raro, la cavità dell'utero ne è spesso straordinariamente deformata e contorta. Rara è la torsione sull'asse (cervice) di un utero miomatoso (B. S. SCHULTZE, Lett., OLOW), e l'atresia da distensione della cervice, talora con conseguente separazione del corpo dal collo per una pura azione di trazione (HEDREN, v. anche THOREL).

Alterazioni secondarie dei fibromiomi.

Edema infiammatorio, infiltrazione purulenta, formazione di trombi, suppurazione ed *icorizzazione* dei miomi si osservano talora spontaneamente nel puerperio, o in seguito a piccoli atti operativi, e anche per infezione ematogena (v. V. FRANQUÉ). Molto frequenti sono: la **degenerazione grassa** associata a rammollimento poltiglioso ed a **degenerazione ialina** (cerea) ed a **necrosi** (colorito grigio-argilloso) delle fibre muscolari. Il mioma può impiccolirsi di molto; sopravvivono le parti fibrose (*trasformazione fibrosa* o induramento). Ciò avviene non di rado nel puerperio, ed il mioma partecipa allora, sopratutto con la degenerazione grassa, all'involuzione dell'utero (MARTIN). — **Petrificazione**: calcificano gli strati superficiali oppure si produce uno scheletro calcare spugnoso, o si ha calcificazione totale anche di miomi grandi come un pugno. Più spesso calcificano i m. sottosierosi, poi gli intramurali, di rado i sottomucosi. La superficie di tali miomi, di durezza lapidea, presenta dei rilievi appianati o simili a circonvoluzioni. L'A. in una donna di 64 anni osservò un mioma intramurale di 17 cm. di diametro, sferico, completamente calcificato, con larghe circonvoluzioni cerebriformi. Si osservò anche l'espulsione di miomi calcificati *(calcoli uterini)* anche nella vescica o nel retto (PAYR, Lett.). v. FRANQUÉ trovò un'espulsione incipiente di un m. intramurale non calcificato nel peritoneo. Nell'interno di fibromiomi calcificati, divisi con la sega, si possono osservare dei focolai di poltiglia molle, ateromatosa o rossa. Dopo decalcificazione (acido cloridrico) si possono ancor riconoscere le fibre muscolari liscie. Per lo più, ma non senza eccezione (cfr. GRÜNBAUM, Lett.), la calcificazione si osserva nelle donne vecchie. Anche dopo un prolungato *trattamento con ergotina* i miomi possono calcificare. Una vera ossificazione è assai rara (FREUND).

Parecchi miomi contengono ampie zone fluide, dànno fluttuazione e possono quindi condurre a equivoci diagnostici con altri tumori addominali cistici. Questi **così detti miomi cistici** possono essere: *a) mixomiomi* in cui il connettivo si converte in tessuto mucoso o si fluidifica in totalità con distruzione delle cellule; si formano così detti spazî cavernosi senza parete propria; i fasci muscolari contigui possono esser rilassati, lacerati o sfibrillati e costituire qua e là i punti nodali compatti, muniti di prolungamenti, di un tessuto reticolato. Alterazioni del tutto simili presentano i *miomi edematosi,* in cui il connettivo è imbevuto di liquido edematoso, mentre le fibre muscolari si atrofizzano; si producono, sulla sezione, delle parti gelatinose gialliccie. L'edema può dipendere, ad es., da torsione del peduncolo (Lett. in PIQUAND). b) *Miomi molli;* per degenerazione grassa, necrosi e dissoluzione delle masse muscolari si producono delle cavità. c) *Miomi linfangectasici;* le cavità sono tappezzate da endotelio e contengono linfa. d) *Miomi teleangectasici* o *cavernosi;* all'opposto dell'ordinario comportamento dei fibromiomi, in cui si trovano pochi capillari, ma arterie con forte muscolatura (non di rado con alterazioni secondarie), si vedono numerosi ed ampî spazî sanguigni capillari, che interessano in parte, o più raramente in totalità, il tumore. Entro ai vasi si può produrre trombosi. Nei legamenti si osserva allora dilatazione enorme (dello spessore di un dito) delle vene. SCHLAGENHAUFER (Lett.) descrisse uno di questi casi con pure *metastasi miomatose (mioma maligno)* nel fegato e nel polmone. I casi di tal genere sono però rari. *e)* Alcune cavità cistiche si possono originare da *emorragie* con consecutiva metamorfosi dello stravaso. f) *Adenocistomi*: vedi in seguito.

Il gruppo degli **adenomiomi** comprende dei tumori infiltranti, in parte piccoli, in parte voluminosi, che sono *costituiti da muscoli lisci e da inclusioni ghiandolari.* Queste ultime, in parte sono immediatamente circondate da fibre muscolari, in parte sono immerse in un tessuto citogeno, ricco di cellule, ricordante l' endometrio, specialmente l'infantile, a cui seguono esternamente i fasci muscolari. Per dilatazione delle ghiandole da parte del secreto possono prodursi **cistadenomi o miomi cistici.** Il rapporto fra il costituente ghiandolare e il miomatoso è assai variabile; l' adenomatoso può talora divenir dominante *(adenomi).* In altri casi le inclusioni epiteliali nel mioma sono invece accidentali.

L'**origine delle inclusioni epiteliali** in questi miomi non è sempre uguale. Per una parte di esse, *adenomiomi mesonefrici* (L. Pick), è certa la **derivazione da residui del rene primitivo (1)** rilevata da Recklinghausen (cfr. Schickele, Ernst, Lett.). Alcune parti (e precisamente le *paraooforali*) del corpo di Wolff si incorporano coi canali di Müller (pag. 956 e 1022). Ce ne fornisce una prova l'esame microscopico che ci rivela una disposizione *pettinata* dei tubuli ghiandolari dovuta alla presenza di un canale principale ampolliforme, in cui si aprono numerosi rami laterali, a decorso pressochè parallelo, con dilatazioni terminali a clava, disposizione questa che corrisponde al rene primitivo e ai suoi residui (parovario, epididimo). Gli epitelî possiedono in parte ciglia vibratili. Fu inoltre notata l'esistenza di granuli di pigmento nel lume dei canalicoli e nello stroma, e la presenza dei così detti *pseudoglomeruli,* in forma di bottoni sferici od emisferici ricchi di vasi, nelle espansioni terminali clavate e nelle ampolle tubulari; essi corrispondono alle forme di involuzione dei glomeruli del rene primitivo, quali furono descritte da A. Czerny nell'organo di Giraldès (pag. 955). La questione del rapporto che intercede fra l'elemento muscolare e l'epiteliale, se cioè entrambi derivino dai tubuli dell'epooforon, che hanno realmente anche una guaina muscolare, oppure se il mioma si sviluppi per uno stimolo esercitato dalla parte ghiandolare, è difficile da decidere. v. Recklinghausen ammette la seconda ipotesi. L. Pick ed R. Meyer attribuiscono alla porzione muscolare una parte secondaria, e ritengono che essa non rappresenti un costituente integrante nella genesi e nello sviluppo del tumore. Mentre Kossmann e Ricker sostengono decisamente tale teoria, Meyer s'avvicina invece all'idea già prima manifestata da v. Franqué, che la morfologia di tutti gli adenomiomi del tipo paraooforale di v. Recklinghausen sin qui non sia sufficiente e che nulla dimostri nè prò nè contro l'origine mesonefrica dell'epitelio, quando anche non sia perciò esclusa la possibilità dell'origine del tumore da germi paraooforali nelle parti uterine delle tube o nei corni uterini o anche nel vertice dello utero, nel senso di v. Recklinghausen. (Cfr. Meyer E. IX 1905 e le obbiezioni di Schickele e v. anche O. Ernst-Cullen che rifiutano recisamente gli adenomiomi mesonefrici. Cfr. anche la monografia recentissima dei miomi uterini di Kelly e Cullen).

Secondo v. Recklinghausen, la sede prediletta degli **adenomiomi da rene primitivo nell'utero** sarebbe la **parete dorsale del corpo** e precisamente negli strati periferici (invasione nel retto v. pag. 1031); oppure essi sarebbero *disseminati,* con molti centri di germinazione, senza limiti netti rispetto ai tessuti vicini e potrebbero anche spingersi negli strati più interni costituendo tumori *centrali.* Allo **angolo tubario** essi prediligono ancora il *lato dorsale* e gli strati esterni. Questa situazione è spiegata da Recklinghausen con la posizione e con la torsione del dotto di Müller nel punto di incrocio col mesonefro, per cui particelle di questo possono penetrare nel dotto di Müller. Schickele trovò nella *tuba stessa,* lateralmente all'angolo tubario, germi aberranti del sistema del rene primitivo e *cisto-adenomiomi.*

Sono pure da riferire a germi del rene primitivo gli *adenomiomi inguinali* (adenofibromiomi o talora soltanto adenofibromi) che, come si notò a pag. 955, sono una dipendenza del legamento inguinale del rene primitivo ossia del **legamento rotondo** (sopra questi e altri tumori del leg. rotondo benigni quasi senza eccezione,

v. Lett. in EMANUEL e CHEVASSU) e di più quelli assai rari del **lig. ovarii proprium** (Lett. in SITZENFREY): altrettanto si dica degli *adenomiomi del* **legamento largo** e di quelli che giacciono più in basso, fino al fornice vaginale (cfr. SCHICKELE): questi ultimi però derivano piuttosto dal dotto di Wolff: v. 2.

Per un'altra parte degli *adenomiomi* e *cistadenomi* si debbono ammettere come punto di partenza **residui del dotto di Wolff** (di GÄRTNER **(2)** (BREUS). Nella porzione cervicale, dove esistono diramazioni del dotto e rami terminali simili a tubi ghiandolari, sono i più frequenti. Si osservano nell'utero anche *semplici cisti del dotto di* GÄRTNER; si tratta per lo più di reperti accidentali (per es. il caso di O. BURCKHARD), più raramente sono grossi e richiedono l'intervento chirurgico (per es. il caso di G. KLEIN); si sviluppano di solito verso il peritoneo e nel legamento largo. *Adenomiomi della vagina,* in vicinanza del fornice, furono pure riferiti al dotto di GÄRTNER (v. HERFF, PFANNENSTIEL, PICK).

Data la relativa frequenza degli *adenomiomi paraooforali* dell'utero (v. sotto 1, pag. 1078) era sorprendente che finora non si fosse osservato sviluppo di adenomiomi in quei punti che notoriamente contengono residui del rene primitivo, quindi nel legamento largo, provenienti dall'epooforon (v. pag. 956 e 1022). Si spiegò la cosa, appoggiandosi a WALDEYER, in base al diverso differenziamento dell'*epooforon* (residuo della parte sessuale) e del *paraooforon* (residuo della parte secernente dal rene primitivo). Tuttavia la legittimità di questa divisione fisiologica fu posta in dubbio (ASCHOFF) e L. PICK ha recentemente descritto un adenoma autoctono del legamento largo che aveva tutte le caratteristiche (pag. 1078) degli accennati *adenomiomi* parooforali e che si doveva riferire all'*epooforon.*

Anche *parti del rene primitivo incluse nelle ovaie* (pag. 1022) sono capaci di sviluppare adenomiomi di tipo ben caratterizzato (vedi letteratura in BABO).

Finalmente **(3)** si debbono prendere in considerazione anche i **dotti di Müller**, rispettivamente la loro *mucosa contenente ghiandole.* Si debbono considerare come punti di partenza, in parte gemme fetali dell'epitelio del dotto di Müller o abnormi proliferazioni in profondità delle sue ghiandole, e all'angolo tubario anche abbozzi multipli del dotto di Müller (v. RECKLINGHAUSEN, RICKER, R. MEYER), in parte germi *embrionali* aberranti della mucosa (R. MEYER, PICK) e cioè ghiandole e tessuto citogeno o dispersione embrionale di abbozzi ghiandolari (BABES, DIESTERWEG, HAUSER), in parte ghiandole uterine isolatesi nel periodo *postembrionale* (SCHROEDER, RUGE) o neoformazione da parte delle ghiandole della mucosa (MEYER) che, crescendo in continuità o affondandosi dall'endometrio, si spingono nella muscolatura. Si può per brevità comprendere i tumori di questo gruppo sotto il nome di **adenomiomi mucosi** della mucosa. Si osservano nell'utero (sec. CULLEN vi formano la maggior parte degli adenomiomi), e nelle *tube* (sec. TUSINI anche nel *legamento largo*) e a tale proposito si discute se gli « adenomiomi » della tuba (per cui la maggioranza sostiene un'origine flogistica, cfr. pag. 1036) di questa natura non siano più frequenti di quelli mesonefrici (cfr. v. FRANQUÉ). *Non si ha nulla di costante nella forma e nella localizzazione di questi adenomiomi* nell'*utero* (cfr. L. LANDAU); in parte però prediligono gli strati centrali del corpo. (AMOS descrive una trasformazione deciduale nelle isole di mucosa di questi adenomiomi).

Dobbiamo ancora ricordare i rari reperti su cui recentemente si è richiamata più volte l'attenzione (R. MEYER, PICK, STEIN, PFORTE), di *formazioni ghiandolari* — sec. MEYER in parte congenite, in parte acquisite — che, *circondate da tessuto citogeno,* si approfondano dalla mucosa *nella parete dell'utero,* così che si puo parlare di *zaffi di mucosa* contenente ghiandole *nello spessore del miometra.* L'A. studiò recentemente in Breslavia (gennaio '98) un caso tipico di questo genere in una donna di 50 anni (pubblicato da SCHEUNEMANN), offrente anche la sintomatologia propria di essi (cfr. OPITZ), poichè si erano avute già da 13 anni menorragie, e, dopo la menopausa (a 46 anni) metrorragie irregolari, a volte imponenti. Dopo ripetuti raschiamenti negli ultimi 4 anni, in seguito alla comparsa di un'anemia facentesi sempre più grave, si decise l'isterectomia. L'utero ingrossato e consistente mostrava già macroscopicamente sulla sua superficie interna liscia *piccoli infossamenti a mo' di cripte*, sparsi ovunque, corrispondenti a quelle regioni in cui la mucosa si approfondiva nel miometra con le sue ghiandole, a mo' di zaffi, così da raggiungere quasi la sierosa: per lo più le ghiandole erano a tubuli isolati allungati e piccoli: di rado si presentavano raggruppate e ramificate: nella profondità si trovavano anche *dilatazioni cistiche*, che potevano contenere sangue o pigmento. Epitelio monostratificato. Recentemente ancora, a Basilea, l'A. studiò l'utero di una donna di 52 a. asportato per sospetto carcinoma e per emorragie, con pareti spesse e infossamenti a cripte nel corpo. Casi di questo genere sono da alcuni (Cullen) classificati fra gli adenomiomi della mucosa con una relativa conservazione del volume normale dell'utero: altri (ad es. Schütze) parlano di « adenoma diffuso » per quanto non vi si possa collegare senza difficoltà il concetto di « tumore » dal momento che troviamo solo un utero a pareti ispessite. Sec. Cullen la mucosa si diffonderebbe quasi negli interstizi del tumore primitivamente formatosi, miomatoso diffuso. All'A. sembra più probabile ammettere una *penetrazione della mucosa flogisticamente irritata* nello spessore del muscolo sotto la spinta dell'epitelio, con iperplasia reattiva del miometra stesso. L'alterazione fa il paio con la cosidetta *salpingite nodosa* (v. pag. 1036). Si potrebbe parlare con Meyer — che del resto fa derivare lo stroma « simile a mucosa » dalle cellule connettivali fisse in seguito a processo flogistico — di una **adenomiometrite** (adenomyositis uteri). Sitzenfrey descrisse dei miomi multipli miliari sotto-mucosi formanti nodicini del volume di un grano di canapa a una lenticchia nella mucosa, formatisi sulla base di un'adenometrite e li ritenne causa di una incessante emorragia uterina.

Finalmente **(4)** esistono degli adenomiomi derivanti dagli *epiteli della sierosa* e che possono anche raggiungere un volume notevole (Lett. in Meyer). Essi hanno sede in parte fra retto e vagina.

Non è rara la degenerazione sarcomatosa di un fibromioma.

Si può trattare di due evenienze: **a)** nell'accrescimento ulteriore del tessuto miomatoso, questo non è più costituito come di regola di muscoli lisci, ma vi si formano cellule sarcomatose, che si allontanano sempre più per la loro forma dal tipo delle fibrocellule muscolari: il nucleo si fa più denso e più corto, meno allungato, polimorfo: lo stesso dicasi delle cellule che giacciono fittamente stipate fra loro senza sostanza interstiziale fino a che giungono a non avere più nessuna somiglianza con le fibrocellule muscolari. (Dalle pure cellule sarcomatose comuni fusate si distinguono per il fatto che queste sono più piccole e più povere di protoplasma). Questo passaggio in sarcoma si può osservare dapprima in molti punti e poi infine in tutto il mioma. Le cellule sarcomatose sono così la conseguenza dell'estremo accrescimento anormale, delle fibrocellule muscolari: si tratta quindi non di metaplasia ma di degenerazione. Questi casi, sec. l'esperienza dell'A. non sono rari. **Degenerazioni sarcomatose** delle parti miomatose di fibromiomi o di un mioma puro furono descritte da v. Kahlden, Williams, Morpurgo, Pick, Mastuy, v. Franqué, ecc., e specialmente da R. Meyer. Le denominazioni sono molteplici: l'A. li chiama con Williams **myoma sarcomatodes** (non esatto sarebbe « sarcoma miomatoso — Meyer — che indicherebbe invece un sarcoma che è o diviene simile a un mioma). **b)** Dalle parti fibrose di un fibromioma si origina un sarcoma (Ricker, v. Franqué, Hansen), — **mio-sarcoma**, poichè qui abbiamo un componente miomatoso e un componente sarcomatoso — talora si può anche parlare di fibro-mio-sarcoma. Si tratta per lo più di un sarcoma a cellule fusate o rotonde o di un Mixosarcoma.

La degenerazione maligna colpisce per lo più, sec. Winter (Lett.) i miomi sottomucosi: talora si trovano solo così degenerate alcune regioni, a volte solo il centro di un vecchio fibromioma. L'A. osservò più volte questo fatto in miomi apparentemente comuni e lo ritiene come non raro (opinione confermata da MEYER). Si tratta essenzialmente del diventar maligno di un antico fibromioma originariamente puro: lo si può riconoscere dalle *alterazioni notevolissime della forma dell'utero* simili a quelle che si osservano nei semplici miomi intramurali estesi e di lunga durata (cavità abolita, pareti generalmente ipertrofiche). Eventualmente si trovano nel contempo ancora altri fibromiomi puri. Del fibromioma originario si possono ancora conservare parti vecchie, calcificate, specialmente alla periferia del tumore. Si possono d'altra parte trovare anche nodi sarcomatosi rigogliosi esternamente alla parete dell'utero invasa.

I *punti sarcomatosi* sono piuttosto omogenei, traslucidi, ricchi di sangue e grigî, chiari-rossicci od anche bianchi-lattei, e di mollezza encefaloide, così da risultarne talora pseudofluttuazione. I sarcomi intramurali molli, in parte necrotici, possono aprirsi nella cavità dell'utero; se ne distaccano allora facilmente dei frammenti. Si può anche osservare un grosso polipo sarcomatoso, molle, pendente nella cavità dilatata dell'utero e nella cervice, impiantato sul tumore principale risiedente nella parete.

Un **cancro entro a nodi miomatosi** si produce raramente *per metastasi* embolica (SCHAPER, SCHMORL): meno rara è la penetrazione di nodi peritoneali cancerigni in un mioma sottosieroso, più frequente ancora quella di un cancro dell'utero in un mioma. Molto importante è il fatto che *dall'epitelio di un adenomioma* si può sviluppare un cancro. Così si spiegano certi casi in cui si trova *entro la parete uterina un adenocarcinoma* che penetra nella muscolatura dell'utero (v. RECKLINGHAUSEN, ROLLY, ecc.). Anche l'A. vide un simile **adenocarcinomioma** della parete posteriore del corpo (donna di 64 anni), che aveva invasi gli strati esterni del retto e prodotta infiltrazione scirrosa, retraente, dello spazio di Douglas (v. anche ROLLY, DILLMANN, SCHWAB, CULLEN, POLANO). Si ricordi però che anche un *adenomioma*, come pure un *adenomiometrite* della parete post. dell'utero possono invadere il retto vicino (Lett. in SITZENFREY).

Un assai raro contrapposto al caso precedente, un **adenomioma dell'utero con degenerazione sarcomatosa**, fu osservato dall'A. in una donna di 72 anni. Il tumore interstiziale, grosso come una testa d'uomo, in parte ancora fibromiomatoso, in massima parte trasformato in mixosarcoma, contenente qua e là anche piccole isole di cartilagine e d'osso, era nel suo interno attraversato da tubuli ghiandolari simili a ghiandole uterine e spesso avvolte da tessuto molle, ricordante l'endometrio (v. anche IWANOFF, BAUEREISEN).

b) Sarcomi dell'utero

Si debbono distinguere: 1) *Sarcomi del corpo dell'utero,* più frequenti e precisamente *a)* quelli che partono dall'*endometrio,* per lo più sarcomi diffusi, che in parte si originano dal *tessuto interstiziale,* ed allora in principio non sono molto facili a distinguersi dalle proliferazioni iperplastiche infiammatorie, in parte procedono dai *vasi sanguigni* (emangiosarcomi); vedi fig. 575. Lo sviluppo avviene generalmente in modo diffuso, e si formano verso la superficie interna delle rilevatezze gibbose, polipose o lobate o a cresta di gallo. Si possono osservare tumori grossi come una testa d'uomo. In altri casi il tumore, che tende a sfacelarsi rapidamente, penetra tosto nella parete uterina e la invade; il peritoneo può allora essere ricoperto, per una grande estensione, da nodi sarcomatosi. In ambo i casi possono essere espulsi dalla vagina frammenti di neoplasma distaccatisi, spesso di apparenza traslucida. La muscolatura uterina è per lo più considerevolmente ipertrofizzata. *b)* Dal *miometrio,* cioè dal parenchima dell' utero partono dei sarcomi, che anch' essi prendono la loro origine in parte dal tessuto interstiziale, in parte dai vasi sanguigni o, ciò che è più frequente, provengono da fibromiomi (fibromiosarcomi) ed allora sono in principio abbastanza simili, esternamente, a puri fibromiomi (pag. 1080). I sarcomi che si originano nel parenchima sono generalmente più duri (fibrosarcomi), nodosi, raramente diffusi; in quest'ultimo caso l'utero può ingros

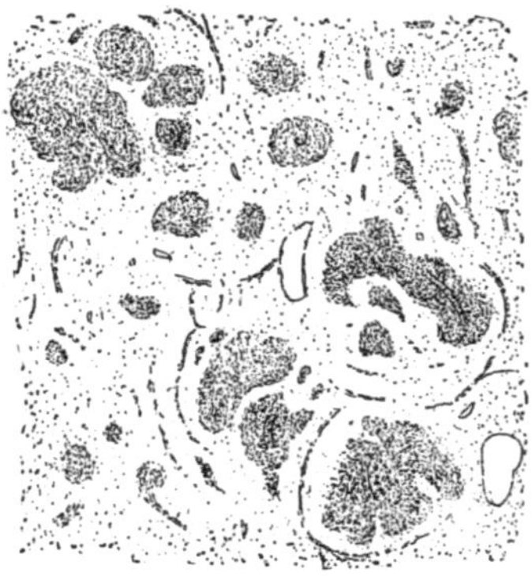

Fig. 575.

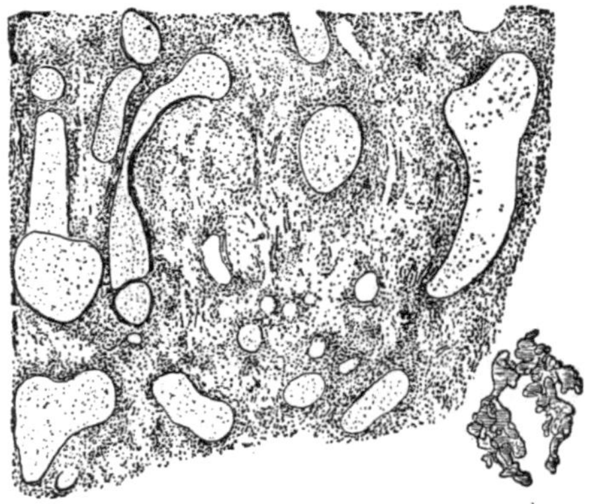

Fig. 576.

Fig. 575. — **Emangiosarcoma dell'utero,** da un raschiamento del corpo. Ammassi di cellule fusate formano spessi involucri attorno ai vasi sanguigni, che ne sono quasi occlusi. Ingrandito con la lente.

Fig. 576. — *a* **Mixosarcoma encondromatoso dell'utero**; da un frammento di tumore spesso, grigio-rosso, in generale assai molle, nel quale si vedevano e si palpavano eleganti masse nodose di cartilagine. Ottenuto col raschiamento (dal cons. sanit. FUHRMANN, Breslavia). Ingrandito colla lente. *b* Masse macroscopiche di cartilagine in un altro condrosarcoma dell' utero.

sarsi enormemente. Un sarcoma parietale può associarsi con un sarcoma diffuso della parete. Un sarcoma può anche penetrare in un mioma (Lett. in GESSNER e fino al '907 in MEYER).

I *sarcomi del corpo* possono invadere la parete, *perforarla* ed avanzarsi nelle parti vicine. Si può avere peritonite, perforazione dell'intestino, perfino perforazione dei tegumenti addominali. Spesso il sarcoma dell'utero rimane a lungo *una lesione locale* e, all'opposto del carcinoma, lascia a lungo liberi i parametrî. Le *metastasi* non sono in generale molto frequenti; tuttavia se ne osservano talora, sopratutto nei polmoni, nel fegato, nella vagina e nello scheletro (v. fig. 761). Nel sarcoma del corpo si possono anche avere, con moderato ingrossamento dell'utero, metastasi grosse come la testa di un bambino nelle due *ovaia.* Nella *vagina,* come del resto nelle vicinanze dell'utero (per es. al meato uretrale), si osservano spesso tumori secondarî. Nodi discontinui in vagina si possono sviluppare per la via sanguigna o, come si ammette, per innesto. Le *recidive* dopo estirpazione possono raggiungere una diffusione straordinaria. La *prognosi* dei fibromiomi con degenerazione sarcomatosa sembra essere talvolta anche peggiore di quella dei sarcomi endometrici.

2. I *sarcomi della cervice,* più rari (sec. Gessner, sul rapporto di 8 : 2), sono spesso poliposi o lobati, a *grappolo* (ciò che di rado si osserva nel corpo, Keitler, Lett.), molli, e in parte sarcomi fusocellulari edematosi, in parte mixomatosi, in parte linfangectasici talora a cellule gigantesche (Lett. in Bormann). I sarcomi della mucosa cervicale hanno tendenza a pendere nella vagina e in tal caso spesso si icorizzano (equivoco con polipi mucosi !). Pel loro rapido sviluppo e per la pronta recidiva sono assai maligni (Lett. Peham, Bäcker e Minich).

Anche nelle labbra dell'orificio uterino si osservano *polipi sarcomatosi.* Rari sono gli *adenomixosarcomi* poliposi della cervice. Sui tumori della portio contenenti fibre muscolari striate e sulle teorie riguardo alla loro produzione v. vagina e Lett. in Kehrer, Berka. Come *linfoendoteliomi* procedenti dall'endotelio dei linfatici o degli spazi linfatici, sono considerati alcuni tumori che si sviluppano, ad es., nella portio, di rado nel corpo, ed hanno struttura simile a quella del cancro (v. Amann, Pepere e altri: Lett. in Kirchgessner): essi sono clinicamente maligni. Solo quando è dimostrabile sicuramente un passaggio dall'endotelio normale (ciò che per altro è difficile) si potrà escludere con certezza la diagnosi di carcinoma. L'A. non ha mai visto questi casi (v. anche Sperber e Meyer). *Proliferazioni* subordinate *degli endotelî dei vasi linfatici* si osservano qua e là nei sarcomi della cervice ed anche nei fibromiomi dell'utero. Talora si osservarono contemporaneamente *sarcoma e carcinoma* dell'utero o l'una forma vicina all'altra, o l'infiltrazione secondaria d'uno di essi (Lett. in App.) o un sarco-carcinoma considerato prima come tumore misto, o una trasformazione sarcomatosa, dello stroma di un carcinoma *(carcinoma sarcomatodes).* Già da molti anni l'A. ha richiamato l'attenzione sul fatto che uno sviluppo diffuso di cellule cancerigne polimorfe può scambiarsi con punti sarcomatosi. Sul *lipomiosarcoma,* v. Sitzenfrey.

All'esame **microscopico** i **sarcomi dell' utero** sono per lo più *rotondocellulari* o *fusocellulari,* a piccole o a grosse cellule; spesso si trovano cellule fusate o rotonde contemporaneamente, o si vedono cellule fusate di volume, grandezza e apparenza nucleare diversissimi che ricordano quelle dei miomi sarcomatosi. Vi si possono trovare anche *cellule gigantesche* isolate o numerose, ramificate, con nucleo gigantesco lobato (ad es. anche nel caso di Felländer, Lett.). Qua e là si produce nel tessuto del tumore una *trasformazione mixomatosa,* fino alla formazione di cisti e, sopratutto nelle forme racemose, anche un *rigonfiamento idropico* da stasi sanguigna: inoltre degenerazione grassa: sulla deg. sarcomatosa dei miomi, v. pag. 1080. (Oltre alle fibre liscie si trovano talora nei sarcomi, sopratutto della cervice, *fibre muscolari striate* e *cartilagine* (Lett. in Läwen, Hunziker). Fra gli *angiosarcomi* si possono distinguere diverse varietà, sarcomi periteliali o perivascolari (fig. 575), (Gottschalk), endoteliomi intravascolari, che si possono facilmente scambiare con carcinomi (Hansen e Beckhaus), ed angiosarcomi con degenerazione ialina della parete vascolare (*), detti da taluno cilindromi (Meyer esprime molti dubbi sugli angio-sarcomi). Polano descrisse un sarcoma angioplastico (Lett.). Si hanno pure sarcomi *teleangectasici.* Assai rari sono i *melanosarcomi.* Raramente nei sarcomi del corpo dell'utero, più spesso nei sarcomi racemosi della cervice, si notano, frammezzo al tessuto molle e ricco di sangue, delle *masse cartilaginee* riconoscibili anche ad occhio nudo e palpabili nella massa molle del tumore (fig. 576) (Seydel nota nel suo caso del connettivo embrionale, da cui si differenzierebbero la cartilagine e le cellule fusate), trasparenti, rosse-azzurre, nodose, coralliformi o ricor-

(*) V. fig. 639 nei tumori delle meningi spinali.

danti la forma di una piccola falange e che nei preparati microscopici si riconoscono per cartilagine ialina. Le masse cartilaginee provengono da germi aberranti (sec. MEYER da germi mesodermici da cui, per metaplasia, si svilupperebbe la cartilagine) oppure si producono per metaplasia del tessuto sarcomatoso, tessuto connettivo giovane, e si trovano anche nelle metastasi (si potrebbero scambiare con residui fetali di un aborto). L'*Autore* trovò, in casi di sarcoma dell'endometrio del corpo, delle masse cartilaginee diagnosticabili ad occhio nudo (fig. 576 *b*). Nello utero, estirpato subito dopo, di uno dei casi, si trovarono ancora abbondanti residui di un sarcoma dell'endometrio a forma diffusa con isole di cartilagine, e inoltre un fibromioma in degenerazione sarcomatosa della grossezza di una piccola mela, nella parete posteriore dell'utero ipertrofico. La sezione della donna straordinariamente anemica non lasciò vedere alcuna metastasi. La fig. 576 *a* proviene da un altro caso. Anche nel caso ricordato a pag. 1081 si trovarono isole di cartilagine. Questi *condrosarcomi* sono molti rari (v. GEBBHARD, DUCHINOFF, Lett., PUECH e MASSABUAN, GAEBELIN). PENKERT descrisse un tumor misto teratoide in cui si trattava di un carcinoma del corpo con stroma mixomatoso, sarcomatoso e cartilagineo.

La **diagnosi microscopica su frammenti ottenuti col raschiamento** può nei **sarcomi**, eccezion fatta per gli angiosarcomi con la loro struttura caratteristica, presentare delle difficoltà. Infatti l'*endometrio* normale ed anche più quello *infiammato e ricco di cellule* hanno una certa somiglianza col sarcoma. Occorre proporsi come regola di non rinunciare mai, se è possibile, al vantaggio di una esatta conoscenza dei dati clinici del caso da esaminare, di fare una accurata impregnazione dei pezzi in celloidina o in paraffina, per poter ottenere buone e sottili sezioni, in cui ci si possa orientare topograficamente e finalmente di esaminare a *debole ingrandimento*. Se, come fanno i principianti, si passa senz'altro a esaminare le cellule isolatamente a forte ingrandimento, è assai facile, davanti a un endometrio con iperplasia infiammatoria (per es. in un utero miomatoso o in caso di carcinoma della portio), diagnosticare erroneamente un sarcoma. *Criterii differenziali:* è molto importante il reperto di isole di cartilagine ialina o quello di cellule giganti. Gli angiosarcomi sono, come si è accennato, facilmente riconoscibili. In un'**endometrite**, in cui sia possibile orientarsi topograficamente, si trovano bensì degli strati diversamente ricchi di cellule e di ghiandole, ma pure i varî strati sono per loro stessi quasi omogenei. Così nell'endometrio nello stato premestruale si trova uno strato super. compatto formato di elementi simili a quelli deciduali, e uno strato spongioso sottostante. Se esiste una iperplasia da stasi, il disegno della mucosa, nonostante la ricchezza di sangue e di elementi cellulari nel tessuto interstiziale è ben conservato (ghiandole, tessuto interstiziale, epitelio superficiale); lo stesso dicasi per i casi di una vera flogosi dell'endometrio con infiltrazione di cellule rotonde o con numerose cellule fusate nel tessuto interstiziale. Nel **sarcoma dell'endometrio** la cosa è diversa. O si trova una completa infiltrazione della mucosa da cellule rotonde o fusate, non dappertutto egualmente abbondanti, non egualmente tingibili, e *nessuna ghiandola* o tutt'al più appena qualche traccia di esse, mentre anche l'epitelio superficiale è scomparso; oppure si osservano, non nei diversi strati ma nel medesimo, qua punti densi di cellule rotonde o fusate, là punti reticolati, qua tratti ben colorabili, là tratti poco o punto tingibili, necrotici e assenza di ghiandole. Quando invece si trovano ghiandole situate a distanza regolare, normale, se anche il tessuto interstiziale è molto ricco di cellule e « sospetto di sarcomatoso », — specialmente allorchè si osserva con forti ingrandimenti, ciò che è assolutamente mal fatto — non si può trattare di *sarcoma* procedente dal tessuto interstiziale. Confusioni con l'aborto non dovrebbero essere possibili. Le grosse cellule deciduali e anche meglio i villi coriali, sono assolutamente caratteristici. *Clinicamente* le emorragie ininterrotte, che divengono più intense appunto dopo la menopausa e sono brunicce, ricordanti il sangue mestruale, distinguono il *sarcoma*, specialmente il fibromiosarcoma dell'utero, dal fibromioma (menorragia, sangue chiaro); inoltre parlano pel sarcoma: cachessia, dolori, rapido sviluppo, invasione delle parti vicine e sfacelo del tumore. L'ingrossamento dello utero con bocca beante, è pure sempre presente nel sarcoma.

c) Adenoma dell'utero.

Già abbiamo accennato, parlando delle *iperplasie infiammatorie,* diffuse o circoscritte, dell'endometrio del corpo e della cervice, che molte proliferazioni infiammatorie della mucosa ricche di ghiandole stanno sul confine dei tumori o più esattamente degli *adenomi.* Altrettanto si dica di alcune *erosioni ricche di ghiandole. L'ipertrofia follicolare della portio* (Schroeder), ricordata a pag. 1065, con le sue cospicue proliferazioni ghiandolari sta in modo così incerto al confine fra le proliferazioni infiammatorie e le adenomatose, che taluni autori (per es. Winckel) la considerano, e non a torto, come *adenoma.* Cfr. Hartmann e Lecène. Labhardt descrive una proliferazione *adenomatosa* diffusa nel tessuto del collo, che egli riporta a una eterotopia congenita della mucosa uterina.

Noi riserviamo il nome di **adenoma** a quei *tumori epiteliali che sono costituiti solo da ghiandole* col loro tessuto di sostegno accompagnante i vasi; così si vedono assai spesso *adenomi poliposi,* che costituiscono dei tumori ghiandolari benigni limitati alla mucosa *(adenoma simplex)* e si trovano tanto nel corpo quanto nel collo: rari sono gli adenomi poliposi così detti maligni (confronta le pagine seguenti). Gli **adenomi diffusi** possono anche essere limitati alla mucosa *(adenoma simplex),* ma per lo più sono già o divengono più tardi *adenomi distruenti o maligni* (dei ginecologi), tumori che sconfinano dalla mucosa, maligni, spesso villosi, a larga base o diffusi, che meglio è chiamare *cancri* e rappresentano *una forma altamente organizzata dell'adenocarcinoma.*

d) Carcinomi dell'utero.

Possiamo distinguere, con Ruge e Veit, a seconda del punto di origine, carcinoma *a)* della *portio, b)* della *cervice* e *c)* del *corpo dell'utero ; a)* e *b)* insieme sono detti anche *carcinomi del collo.*

I *carcinomi della portio* sono i più frequenti; essi si sviluppano con speciale frequenza in donne che hanno partorito. Provengono d'ordinario dall'epitelio superficiale e sono perciò *carcinomi ad epitelio pavimentoso;* possono produrre un forte ingrossamento dell'intera portio o di un labbro, e talora hanno l'aspetto di un cavolfiore.

I carcinomi dell'utero sono frequentissimi: sec. la statistica di Basilea e di Gottinga costituiscono il 14,74 % e il 15,59 % di tutti i casi di cancro. — Talora furono trovati anche nei bambini (Lett. in Engelhorn, Glöckner). Bumm-Aschheim ricordano un caso di carcinoma della cervice sviluppatosi in una bimba di 7 mesi dal labbro posteriore e invadente tutta la vagina.

I **carcinomi della portio** si presentano *istologicamente a)* come un **carcinoma ad epitelio pavimentoso** *della cute.* Taluni di essi contengono enorme quantità di zaffi cancerosi corneificati (così dette perle cancerose), altri presentano piuttosto l'aspetto dei cosidetti *cancri delle cellule basali* (v. pelle) con elementi cilindrici od angolari per pressione reciproca, formanti zaffi che contengono spesso, nelle parti centrali, masse di detriti necrotici o sono infiltrati da numerosissimi leucociti, che talora hanno un aspetto ghiandolare senza *corneificazione*. β) Taluni sono **adeno-carcinomi** provenienti dalle ghiandole delle erosioni o da parti ghiandolari che giacciono profondamente (pag. 1066), ed allora si sviluppa un *nodo profondo*, che, situato in un labbro, lo distende fortemente e poi lo perfora (fig. 577). Il labbro può essere addirittura scavato. γ) **Carcinoma papillare** *(cancro a cavolfiore)*; è per lo più un carcinoma a epitelio pavimentoso, raramente a epitelio cilindrico. È frequente l'icorizzazione superficiale (vi hanno anche *tumori papillari benigni* della portio; oltre all'*erosione papillare* si osservano verruche cornee dure e *condilomi acuminati* (che sono però sempre multipli), come pure semplici *fibromi papillari* peduncolati; questi raggiungono talora un volume notevole e possono esternamente assomigliare al cancro papillare). I **carcinomi della cervice** sono istologicamente di regola *adeno-carcinomi*, più di rado *carcinomi ad epitelio pavimentoso*, che si sviluppano o dall'epitelio delle ghiandole, dopo che esso è trasformato in epitelio pavimentoso, o dall'epitelio cilindrico di rivestimento che ha subìto una metaplasia o che tale è divenuto per la proliferazione cancerigna. *Cancri gelatinosi* del collo dell'utero (adeno-carcinomi o cancri a epitelio piatto) sono assai rari.

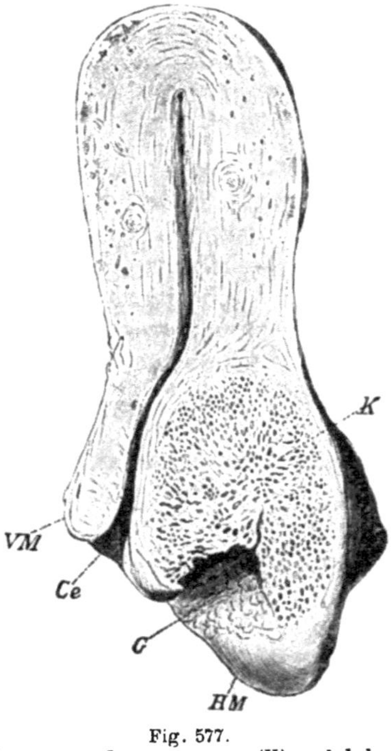

Fig. 577.
Spesso nodo canceroso (K) **nel labbro posteriore** (*HM*) con un' ulcera crateriforme (*G*). Labbro anteriore (*VM*). Adito alla cervice (*Ce*). Nella parete uterina 2 piccoli miomi. Sezione sagittale mediana dell'utero estirpato. Raccolta di Breslavia. $^3/_4$ del naturale.

Modo di diffondersi dei **carcinomi del collo.** Il *carcinoma della portio* invade tosto la parete vaginale e la profondità della portio stessa e si diffonde, per la via linfatica, nel tessuto submucoso (parametrale), mentre si propaga di solito soltanto più tardi al canal cervicale e più raramente alla mucosa del corpo. Le masse cancerose sono bianche, granulose e dapprima dure; quando degenerano in grasso o subiscono l'infiltrazione purulenta, per una facile infezione batterica dall'esterno, se ne può spremere una poltiglia cremosa. Di regola le parti infiltrate dal cancro si sfacelano per icorizzazione e si producono perdite di sostanza ulcerose, spesso assai ampie. Le ulceri cancerigne secernono per lo più un liquido sieroso, e che molto spesso subisce la decomposizione icorosa, e danno luogo a emorragie che possono essere imponenti, per quanto non direttamente mortali, quando è eroso un grosso vaso. Le emorragie sono anzi spesso il primo sintomo clinico. Il canale cervicale può (come nella fig. 581) sporgere con le parti immediatamente contigue, a guisa di un tubo nudo, nel fornice vaginale ulcerato dal cancro. Ma si possono anche osservare dei casi in cui il carcinoma infiltrante della portio si propaga, senza distruzioni macroscopiche, tanto verso la vagina e la vescica, quanto nella parete della cervice, stenosando il canal cervicale e producendo piometra (v. fig. 578). Il *carcinoma della cervice,* sfacelandosi, *scava la cervice* stessa e si propaga per lo più subito ai parametrî fino alle ossa del bacino (vedi spiegazione della fig. 581), mentre l'orificio uterino esterno può essere ancor conservato e stretto, oppure può rimaner lungo tempo localizzato alla cervice escavata (fig. 579). Se la distruzione per opera del cancro è già molto avanzata, non si può più riconoscere se il punto di partenza sia stato nella portio o nella mucosa cervicale. Si parla allora semplicemente di *carcinoma del collo;* spesso si trova distrutto l'intiero collo e i parametrî rigidamente infiltrati di grosse masse cancerose, cosicchè gli organi pelvici sono come murati nel bacino: da ciò, molto comunemente, una compressione dall'esterno degli ureteri con gravi conseguenze e produzione di forti dolori; oppure i parametrî si aprono, come due ampie cavità cancerose, icorizzate, che spesso giungono fino alla parete ossea posteriore del bacino, nella vagina; retto e vescica possono aprirsi quivi come in una cloaca. Dell'utero è conservato spesso totalmente, talora solo in parte, il corpo, che forma superiormente nella linea mediana, come una volta, separando la cavità cancerosa dal cavo peritoneale. Molto spesso vi contribuiscono anche organi vicini (parti dell'intestino) che hanno contratto aderenze.

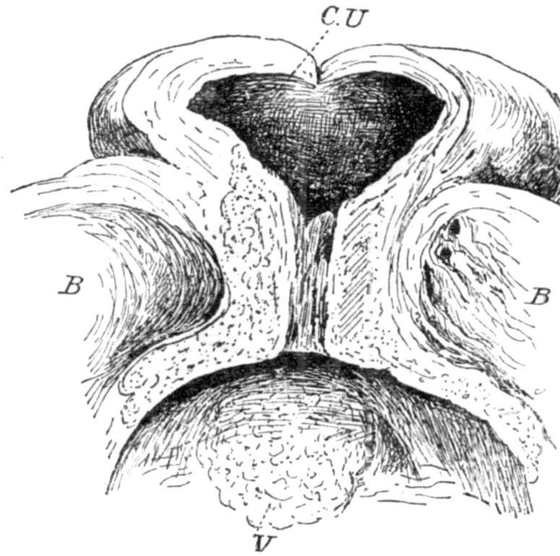

Fig. 578.
Carcinoma infiltrante della portio (carcinoma ad epitelio piatto) con piccola ulcerazione, *stenosante la cervice* (piometra) ed invadente la vescica (*B*). *CU* cavità dell'utero. *V* focolaio canceroso nella vagina separato dal tumore per mezzo di una zona sana. Sezione sagittale mediana. Donna di 67 anni. Nessuna infiltrazione delle ghiandole linfatiche.

Dopo una amputazione sopravaginale si può sviluppare dal *moncone* uterino un carcinoma. L'A. fin dal '98 comunicò un caso in cui un carcinoma s'era sviluppato sul moncone cervicale 5 anni dopo l'amputazione sopravaginale di un utero miomatoso (Lett. in WINTER, BURCKHARD, UHL., ecc).

La **parete del corpo** può apparire *macroscopicamente* esente da cancro, dura e rossa, oppure è notevolmente, anche totalmente invasa da cordoni cancerosi bianchi e talora assai ispessita, fino al volume di un pugno. All'*esame microscopico* si trovano, fin dallo stadio apparentemente iniziale del cancro del collo, degli zaffi cancerosi che *si spingono a distanza* nel *corpo*, sopratutto negli strati muscolari più esterni, mentre la mucosa rimane a lungo indenne. La diffusione avviene per la via linfatica, anzitutto pei linfatici che seguono i vasi, poi per quelli intermuscolari (SEELIG). Nell'*endometrio del corpo* può trovarsi, in casi di carcinomi della cervice, una pluristratificazione dell'epitelio superficiale che può anche assumere il carattere di epitelio piatto. Il primo reperto è ritenuto da KRAUS come sospetto, per uno stadio precedente il cancro, il secondo era già stato descritto come un cancro propagatosi dal collo o metastaticamente trapiantato. KRAUS (Lett.) però nei casi da lui descritti di cancro del collo con piometra, parla di un carcinoma a epitelio piatto del corpo, primitivo e pluricentrico. Talora la cavità dell' utero è dilatata e piena di pus (*piometra*), v. fig. 578. **L'infiltrazione dei parametrî**, che si trova in più della metà dei casi (KOBLANK) e in cui le cellule cancerose arrivate nelle vie linfatiche, si raccolgono per lo più, in un primo tempo, in piccoli gangli linfatici capsulati (KUNDRAT), conduce molto spesso a *stenosi degli ureteri*, ad *idronefrosi* (pag. 923) e a *pielonefrite* che porta tanto spesso a *uremia cronica*, per cui muore la maggior parte degli affetti. Gli ureteri possono anche aprirsi liberamente nella cavità di sfacelo parametrica. L'infiltrazione dei parametrî può, anche dopo estirpazione totale, produrre gravi *stenosi*, per es. della parte inferiore del *crasso* (confr. l'osservazione a pag. 561). Se il carcinoma invade la parete vescicale o rettale, si producono ampie **fistole** fra vescica, retto e vagina; si può avere perforazione anche nel colon discendente. Il **peritoneo** che ricopre in alto i parametrî può esser spinto in su; lo spazio del Douglas quasi scompare. Spesso si trovano saldature, pseudomembrane, talora nodi cancerosi, alle volte in gran numero, nel peritoneo. Si può anche produrre una carcinosi peritoneale diffusa. L'A. osservò, in una donna di 58 anni, un nodo canceroso, grosso come un uovo di gallina, in un'ernia inguinale destra; si era fatta l'erniotomia perchè i fenomeni di arresto delle feci facevano pensare all'incarcerazione. La causa dell'occlusione era l'utero carcinomatoso più grosso di una testa di bambino (carcinoma del corpo) fortemente compresso nel bacino. Le **ghiandole linfatiche** (Lett. in BRUHNS e KROEMER) e specialmente le ipogastriche, sacrali, iliache e lombari possono essere infiltrate (sec. WERTHEIM e altri nel 35 % dei casi). Per il collo le ipogastriche e le sacrali costituiscono la prima stazione ghiandolare (PEISER); anche le più lontane (portali, bronchiali, tracheali, sopraclavicolari) a destra e a sinistra possono talora essere invase. Importante per la *diagnosi differenziale* sono le *formazioni epiteliali ghiandolari, tubulari* che si trovano

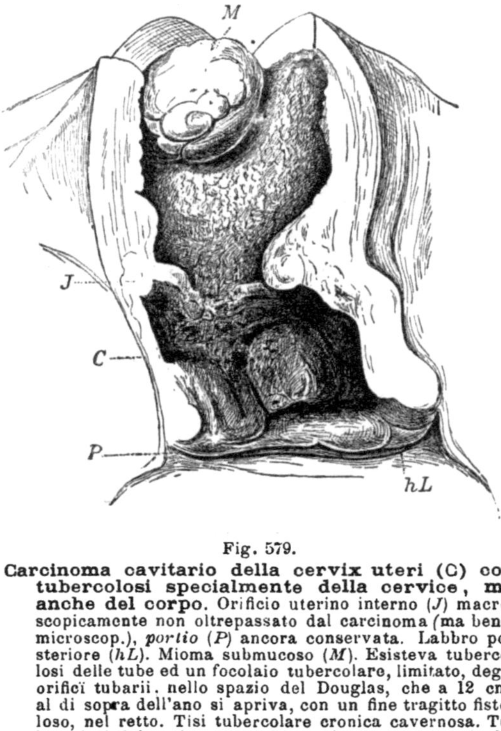

Fig. 579.

Carcinoma cavitario della cervix uteri (C) con tubercolosi specialmente della cervice, ma anche del corpo. Orificio uterino interno (*J*) macroscopicamente non oltrepassato dal carcinoma (ma bensì microscop.), *portio* (*P*) ancora conservata. Labbro posteriore (*hL*). Mioma submucoso (*M*). Esisteva tubercolosi delle tube ed un focolaio tubercolare, limitato, degli orificî tubarii, nello spazio del Douglas, che a 12 cm. al di sopra dell'ano si apriva, con un fine tragitto fistoloso, nel retto. Tisi tubercolare cronica cavernosa. Tubercolosi del peritoneo. Nessuna ulcerazione intestinale. Donna 50 anni, $^3/_4$ gr. nat.

nei gangli linfatici regionali in casi di cancri uterini e che si possono trovare anche nei casi in cui il tumore primitivo è un cancro a epitelio piatto. Esse risultano dalla trasformazione degli endotelî in cellule simili alle epiteliali, talora anche vibratili, e nella loro proliferazione. La rassomiglianza di questi dotti e tubi spesso anche ramificati con l'adenocarcinoma può essere grandissima. WERTHEIM trovò queste

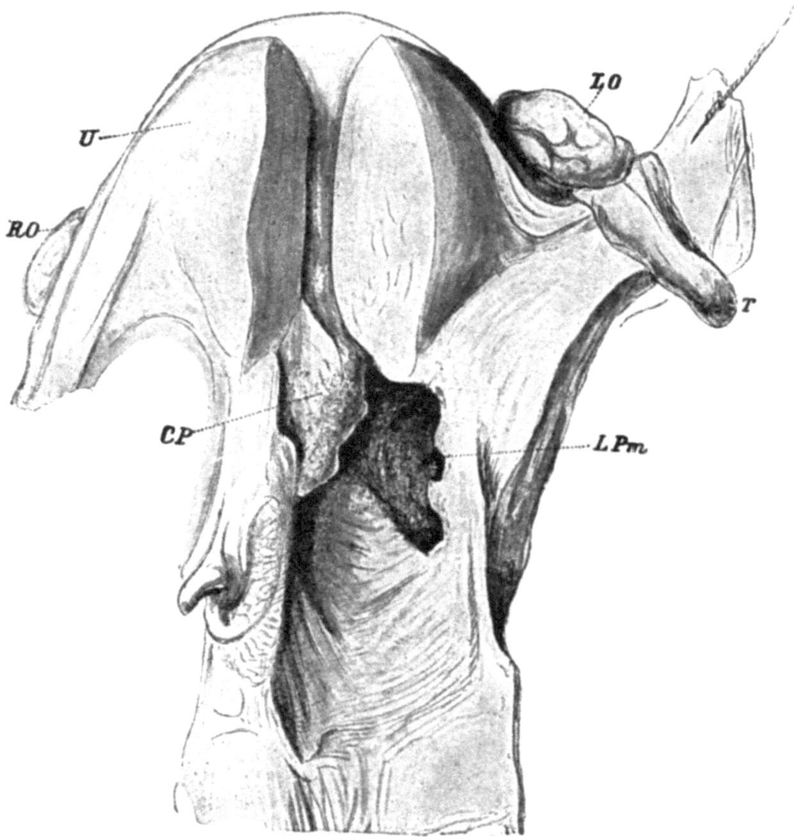

Fig. 580.

Cancro ulceroso del collo. Resto della porzione vaginale della cervice (*CP*). Il cancro penetra nel parametrio sinistro (*LPm*) che si apre nella vagina, sino al di là della linea innominata, sullo psoasiliaco. Ivi esistevano ascessi icorosi con migrazione, trombosi della vena ipogastrica ed iliaca, e trasformazione fibro-cancerigna del tessuto cellulare del bacino. Corpo dell'utero (*U*) fortemente ingrandito, e, specialmente, aumentato di spessore (*metrite cronica*). (*LO*) ovaio sinistro con la tromba (*T*) artificialmente spostata in avanti. (*LR*) legamento rotondo di destra; (*Ll*) legamento rotondo di sinistra. (*RO*) ovaio destro. Raccolta di Breslavia, 3/4 del nat.

figure descritte già prima da altri (RIESS, KROEMER, BORST, e a.) nel 13 % dei casi di carcinoma dell'utero e li ritenne dapprima per cancro. Altri (RIESS, WÜLFFING, BORST) emisero l'ipotesi che si trattasse di germi aberranti e persistenti dei corpi di WOLFF. Però MEYER trovò queste formazioni simil-adenocarcinomatose anche in casi di flogosi delle ghiandole inguinali in *cui non esisteva nessuna traccia di cancro*. Ciò fu confermato da FALKNER, BRUNET e altri (Lett. in SITZENFREY: v. anche ALBRECHT e ARZT): anche l'A. potè osservare tali cavità tappezzate da epitelio cilindrico in gh. linfatiche (ascellari, cervicali, inguinali) in casi di suppurazione nel territorio delle loro radici: forse nella stessa guisa agiscono i prodotti del ricambio del carcinoma, producendo uno stimolo irritativo particolarmente intenso. Dobbiamo ancora ricordare che, come dimostrò SITZENFREY, da queste proliferazioni possono derivare cisti retroperitoneali cigliate, linfangioendoteliomi, sec. BRUNET, e forsanco, come dubitano SICK e MEYER, forsanco carcinomi.

Sulle alterazioni reattive-infiammatorie che si formano nei gangli linfatici in

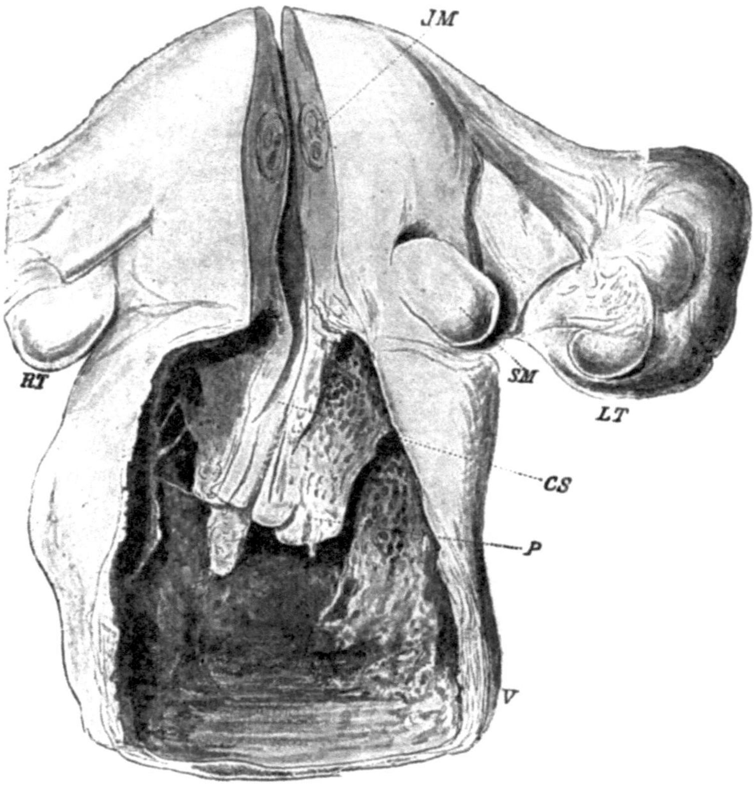

Fig. 581.

Cancro ulceroso icorizzato della regione cervicale (*P*) con *infiltrazione estesa alla mucosa vaginale*. — Tuba sin. (*LT*) trasformata in una sactosalpinge purulenta, aderente; (*RT*), tuba destra ugualmente dilatata. Gli strati esterni della regione cervicale sono distrutti, gli interni si prolungano nella cavità vaginale; (*CS*) mucosa della cervice; (*IM*, mioma intra-murale; (*SM*), mioma sottosieroso; *V*. Vagina, $^3/_4$ gr. nat. Raccolte di Breslavia.

casi di carcinomi del collo, e che possono portare talora a un incapsulamento e alla distruzione degli elementi cancerigni, v. il lavoro di FROMME. Le **metastasi** a distanza sono relativamente rare, ma, stando al materiale di Basilea, si trovano tuttavia in $^1/_3$ dei casi. I clinici le ritengono naturalmente come più rare (per FRITSCH si troverebbero nel 3 $^0/_0$ dei casi). Le più frequenti sono quelle nel fegato e nei polmoni. Assai insolita era in un caso qui sezionato (donna di 39 anni) una metastasi nell'estremità inferiore del femore con estesa infiltrazione cancerosa dell'*articolazione del ginocchio*, che presentava una tumefazione fusiforme. (In un caso di SCHILLER erano colpite entrambe le articolazioni). Anche il *dotto toracico* si trova non troppo raramente colpito. Dati statistici sulle metastasi del carcinoma dell'utero, v. in OFFERGELD).

Degne di nota, sopratutto in riguardo al trattamento operativo, sono le *metastasi per innesto* (WINTER) che possono prodursi per impianto di particelle del tumore nei tessuti divisi nell'operazione (parametrî, vagina) oppure si sviluppano apparentemente spontanee in *vagina* e talora anche al *meato uretrale*. Secondo l'opinione di SÄNGER, VEIT, VON HERFF e dell'*Autore*, si tratta generalmente di metastasi per la via linfatica e più raramente (in parte in via retrograda) per la via sanguigna.

Il **carcinoma del corpo** (10–12 %) è la forma più rara del carcinoma uterino. D'ordinario esso parte dall' epitelio ghiandolare, e nel suo ulteriore sviluppo può formare delle imitazioni ghiandolari più o meno perfette (adenocarcinoma), oppure degli zaffi compatti (carcinoma solido o semplice). Più raramente il cancro parte dall'epitelio di rivestimento. Questo può essersi prima trasformato in epitelio pavimentoso, che per lo più abbondantemente corneifica. Anche dall'epitelio ghiandolare può originarsi, come osservò l'A., un carcinoma ad epitelio pavimentoso, dopo metaplasia dell'epitelio stesso. Il carcinoma forma delle masse spugnose, nodose, multiple, a larga base ; più di rado tumori villosi e talora anche infiltrati diffusi. L' utero può non essere molto ingrossato, ma talora raggiunge il volume di una testa di bambino. La sua muscolatura si ipertrofizza notevolmente (confr. pag. 1070).

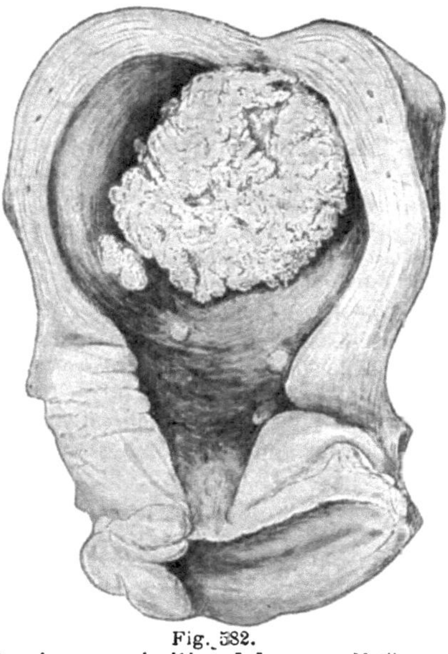

Fig. 582.
Carcimona primitivo del corpo. Nullipara di 65 anni; da due anni emorragie atipiche, dopo che le mestruazioni erano cessate da 14 anni. Flusso purisimile. Frammenti ottenuti col raschiamento e l'utero estirpato furono all'A. consegrati dal Dott. ROSENSTEIN (Breslavia). Adenocarcinoma con imitazioni ghiandolari molto imperfette e molti punti di carcinoma solido. Epitelio superficiale con trasformazione epidermoidale (perle cornee). 3/4 del naturale.

I **carcinomi del corpo** crescono con relativa lentezza, spesso dànno luogo a *metastasi* regionali nella *mucosa del corpo* e penetrano nella *muscolatura* mentre si sfacelano internamente. Gli strati muscolari esterni, che sono sollevati in gibbosità, rimangono per lo più lungo tempo intatti. I *parametrî* possono essere fortemente infiltrati. Le *metastasi* son rare; al più se ne osservano nelle *ghiandole lombari*, sul peritoneo e nell'ovaio. [Raramente si trovano *numerosissime metastasi* nei più varî organi ed anche nelle ossa. L'*Autore* osservò questo fatto in una donna di 73 anni; l'utero era piccolo, la portio e la cervice risparmiate; nodi e cordoni cancerosi in vagina. Nessun esame ginecologico, poichè vi erano stati solo dolori reumatici nella regione cervicale. Oltre a metastasi nel fegato, nei polmoni, nei reni, nella tiroide, si trovò infiltrazione cancerosa quasi diffusa della colonna vertebrale (da ciò i dolori) e dei due femori].

Solo tardi può essere invasa la cervice e la portio o la vagina. Si formano ivi *nodi cancerosi secondarî*, ciò che si manifesta talora con una prominenza di tratti di tessuto, che appare esternamente sano (fig. 578).

Molti considerano questi focolaî come *metastasi da innesto* (HOFMEIER, PFANNENSTIEL). Se, con l'esame dell'intero tratto compreso fra il tumore principale e la metastasi, si può escludere la presenza di cordoni che stabiliscono in un qualsiasi punto profondo la continuità dei nodi, e se si può anche escludere una dipendenza discontinua per trasporto di particelle cancerose per la via dei linfatici, si può considerare il focolaio secondario come una *metastasi da innesto*. Ma di regola si tratta anche qui di metastasi per la via linfatica o sanguigna (confr. pag. 1091).

Un *carcinoma dell'endometrio del corpo* può anche svilupparsi *secondariamente* per propagazione e diffusione superficiale di un cancroide della cervice.

PFANNENSTIEL ammette anche la possibilità che un cancro della cervice possa essere trasmesso meccanicamente o persino per *innesto spontaneo* alla mucosa del corpo (così persino nella piometra (!) delle cellule distaccatesi da un carcinoma cervicale potrebbero fissarsi sul fondo dell'utero). Parecchi ginecologi dànno alla presenza di nodi cancerosi separati nel corpo o nella cervice o nella portio il nome di « *carcinoma doppio* ». Questa denominazione non è raccomandabile, poichè si potrebbe pensare che si trattasse di due cancri indipendenti, mentre in realtà uno dei focolai si può riconoscere come *primitivo* e da esso provengono l'altro o gli altri nodi, che si possono trovare anche in *vagina*. È rara la coesistenza di un *altro carcinoma primitivo* in un altro organo. Così l'*Autore* osservò contemporaneo carcinoma della portio e dello stomaco (donna di 64 anni), della portio della cistifellea (donna di 74 anni).

Istologia dei carcinomi della mucosa uterina.

1. *Carcinomi provenienti dall'epitelio ghiandolare:* **a)** Raramente si osserva quella forma di **adenocarcinoma** a cui specialmente i ginecologi dànno il nome di *Adenoma maligno o distruente*. Esso è, secondo la definizione di RUGE, *un carcinoma ghiandolare con determinata forma delle cellule e speciale struttura*, e se ne descrivono (GEBHARD) diversi tipi: α) come forma caratteristica, quella che ci presenta un *inestricabile convoluto di cordoni epiteliali* ad **un sol strato** fittamente addossati gli uni agli altri (fig. 583), cosicchè furono paragonati ad un labirinto o ad un gomitolo di lombrici. Questa forma si osserva, oltre che nel *corpo*, anche raramente nella *portio*, ove si sviluppa dalle ghiandole delle erosioni. β) Un'altra forma (che si osserva di solito alla *cervice*), presenta *una quantità di ghiandole le une accanto le altre, regolarmente ordinate*. Ma occorre subito notare che queste ghiandole hanno forme affatto *atipiche*, nessuna membrana propria e sono *fittamente*

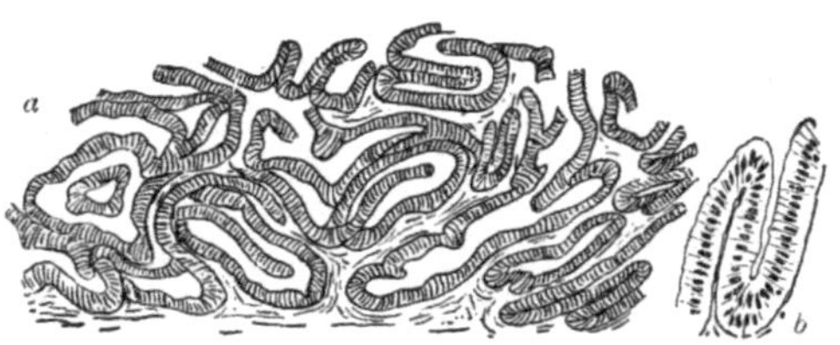

Fig. 583.
a) **Così detto adenoma maligno della mucosa uterina** (secondo SCHROEDER, Handbuch der weiblichen Geschlechtsorgane, 5 Ediz. 1881, pag. 265).
b) Frammenti dell'epitelio di un così detto adenoma maligno (riprodotto da C. RUGE, Zeitschrift für Geburtsh., 31 Bd.).

stipate. Il *nucleo* relativamente grande *degli epitelî uniformi è situato nel mezzo* (fig. 583 *b*) *del corpo cellulare cilindrico o cubico,* per lo più sottile e anch'esso fortemente colorabile: Mirabeau parla di epitelio cilindrico alto a un solo strato, ma

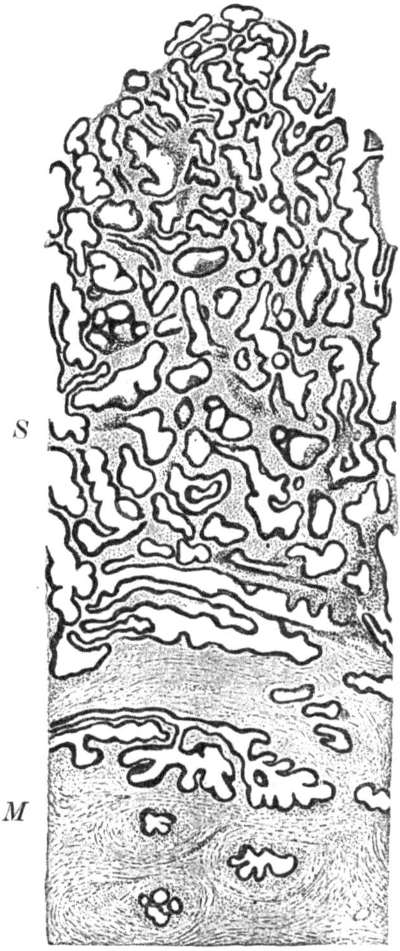

Fig. 584.
Adenocarcinoma del corpo dell'utero.
Le imitazioni ghiandolari sono disseminate in gran numero nella mucosa (*S*) in cui si nota una abbondante infiltrazione parvicellulare e sono già penetrate nella muscolatura (*M*) Figura semischematica. Debole ingrand.

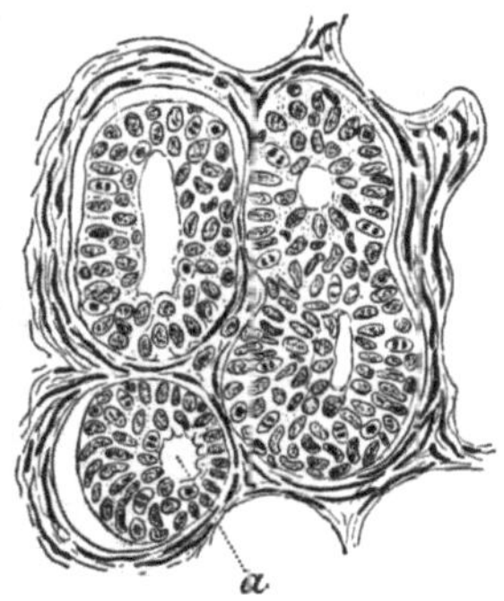

Fig. 585.
Adenocarcinoma del corpo dell'utero.
Imitazioni ghiandolari risiedenti nella muscolatura. *a* lume. Le due masse epiteliali degli alveoli situati a sinistra si sono in parte distaccate dalla parete nell' allestimento del preparato. Forte ingrandimento.

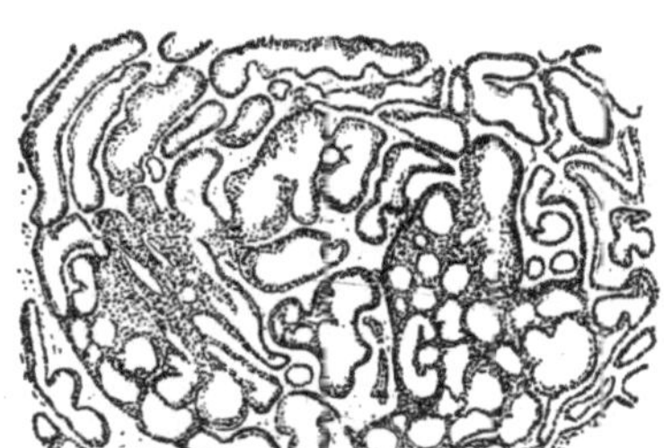

Fig 586.
Adenocarcinoma del corpo dell'utero.
Imitazioni glandolari molto atipiche, interrotte in molti punti da parti cancerose solide. Debole ingrandimento.

a più file (v. anche Klinger). *Il tumore si caratterizza come neoformazione epiteliale maligna cancerosa pel fatto che invade la mucosa, penetra nella muscolare e dà metastasi.*

Secondo il nostro modo di vedere, si tratta qui soltanto di un *carcinoma a cellule cilindriche con imitazioni ghiandolari relativamente perfette,* di un *adenocarcinoma.* Per quel che riguarda la *portio* — il numero dei casi pubblicati non è ancor grande e vi è ancora bisogno di controllo — l'A. potè dimostrare che forme così pure, da corrispondere ai criterî accennati, non esistono o per lo meno non si trovano nell'intiero tumore. Si osservano sempre forme di passaggio a strutture più tipiche, quando veramente si tratti di un tumore maligno. D'altra parte non è neppur raro che in *certi adenocarcinomi* che, per il polimorfismo delle cellule e la loro disposizione in più strati si caratterizzano per *adenocarcinomi ordinarî*, quali abbiamo appreso a conoscere in altri organi, per es. nello stomaco, si trovino qua e là dei punti che presentano il quadro più completo dell'adenoma maligno. Inoltre si possono anche spesso trovare nello stesso tumore delle forme di passaggio a *nidi cellulari solidi* (ciò che alcuni chiamano a torto vero o puro carcinoma, poichè anche il neoplasma che, per le sue imitazioni ghiandolari, è detto adenocarcinoma, è anch'esso un vero carcinoma). Ma nello stesso modo che possono mancare le forme di passaggio fra l'adenocarcinoma ed il carcinoma solido, può anche un adenocarcinoma presentare alcune volte delle forme ghiandolari abbastanza complete, altre volte delle forme meno riuscite, e conservare le prime a lungo durante il suo sviluppo. Sono questi tumori che hanno condotto al concetto dell'« adenoma maligno », concetto che porta soltanto della confusione e che non risponde alla pratica. Perciò, persone competenti, come Winter, hanno ricondotto l'adenoma maligno nel gruppo degli adenocarcinomi.

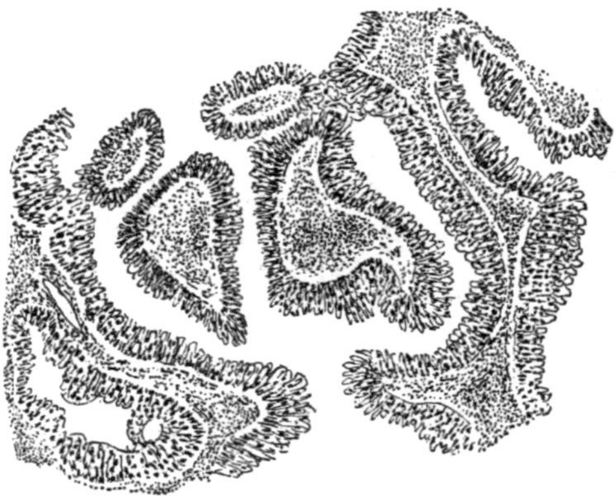

Fig. 587.
Adenocarcinoma papillare dell'utero. Epitelio polimorfo a più strati: tessuto di sostegno con infiltrazione parvicellulare. Medio ingrand.

b) Nelle forme tipiche, *ordinarie*, a sviluppo meno elevato, dell'**adenocarcinoma** si vedono delle ghiandole che hanno assunto nel modo più grossolano il tipo canceroso. Delle cellule epiteliali limitano un lume e presentano ancora in parte la forma normale, cilindrica, mentre in altri punti *la natura carcinomatosa si rivela col polimorfismo dell'epitelio e con la sua disposizione in più strati* (da non scambiarsi colla disposizione « in più linee », in cui i nuclei soltanto giacciono a diverso livello, ma vi ha un solo strato di cellule), con la considerevole differenza nella grossezza e nella quantità di cromatina nei *nuclei*, talora con la presenza di più nuclei, con la situazione irregolare del piano di divisione nucleare (Amann), con la distruzione o con la completa assenza della membrana propria, con la mancante limitazione per parte di cellule muscolari a decorso longitudinale e con le frequenti *comunicazioni delle formazioni ghiandolari fra loro* (facendo astrazione dalla proliferazione invertita ed evertita di alcuni tubuli glandolari; v. pag. 1059). La diagnosi di carcinoma è poi completamente sicura quando *la proliferazione epiteliale è penetrata negli strati muscolari profondi della parete* (figg. 584 e 585); assai spesso i convoluti ghiandolari penetrati in profondità sono circondati da infiltrazione cellulare (reattiva). In altri casi *il carattere ghiandolare va sempre più scomparendo.* Talora si tratta in certo modo solo di reminiscenze di ghiandole. Si vede un *intricato sistema di cavità di ampiezza assai diversa,* che talora non rappresentano più che delle fessure o dei fori entro le masse epiteliali massicce (fig. 586). Gli *epitelî* attorno al lume sono del tutto *disordinati*, non formano più un *rivestimento continuo.* Non mancano nidi e zaffi epiteliali solidi (forme di passaggio al carcinoma solido). **c)** Taluni adenocarcinomi hanno in qualche punto una struttura villosa, papillare (**adenocarcinoma papillare**) e talora sono molto somiglianti ai cancri villosi della vescica (fig. 587). Sopra sottili papille fibrose o talvolta quasi direttamente sopra un ampio vaso a sottile parete, riposa un rivestimento epiteliale a più strati, di ineguale spessore, a cellule polimorfe. Altri punti possono presentare la struttura dell'ordinario adenocarcinoma. Anche qui si può avere la trasformazione in epitelio piatto (v. ad es. PEES). **d)** In altri casi si può ancora qua e là rilevare la provenienza del carcinoma dalle ghiandole, ma la maggior parte del neoplasma è costituita secondo il tipo del **carcinoma solido**, semplice, midollare o scirroso, con una notevole polimorfia degli elementi cellulari. All'intorno degli zaffi si osserva una intensa infiltrazione parvicellulare. **e)** Non raramente si

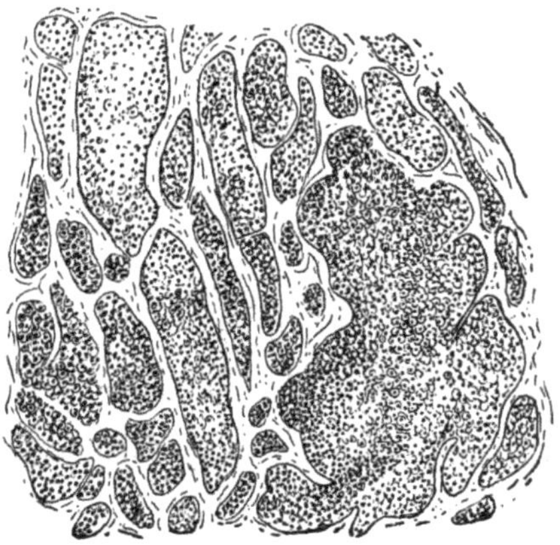

Fig. 588.

Carcinoma a epitelio pavimentoso del corpo dell'utero (senza perle cornee) originatosi dall'epitelio superficiale metaplasico, a più strati. Sezione da un utero estirpato in totalità dal Dott. ROSENSTEIN, Breslavia, in una donna di 52 anni. Medio ingrandimento.

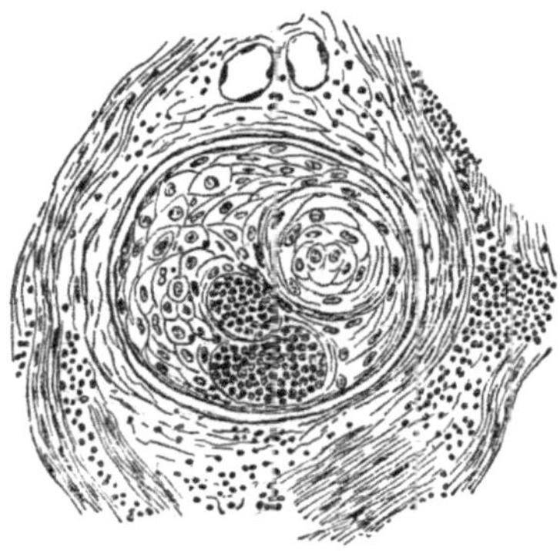

Fig. 589.

Zaffo canceroso corneo nella parete uterina, entro un vaso linfatico dilatato: leucociti all'intorno e dentro allo zaffo canceroso; esternamente muscolatura. Dal caso riferito di contemporaneo adenocarcinoma primitivo e carcinoma corneo del corpo dell'utero Donna di 64 anni, operata dal Dott. WEINHOLD, Breslavia. Forte ingrandimento.

osserva negli adenocarcinomi del corpo una scarsa, meno spesso una estesa, **metaplasia** cellulare (sec. SCHRIDDE prosoplasia, cfr. R. MEYER), una trasformazione in **carcinoma a epitelio pavimentoso corneificante o no** analogamente a ciò che avviene nella cervice. In un recente caso noi abbiamo potuto, con sezioni in serie, ben constatare come in singoli punti, entro le masse di cellule cilindriche delle imitazioni ghiandolari, si differenzino l'epitelio pavimentoso stratificato e le perle cornee (cfr. anche FRÄNKEL e WIENER e HITSCHMANN, Lett., DUSE, ORSOS). Le masse di epitelio piatto possono essere così sovrabbondanti che a potiori si può parlare di *cancro a epitelio pavimentoso*. In altri casi (cfr. EMANUEL) si può parlare di due diverse forme istologiche, però geneticamente uniche. Le cellule degli epiteli colpiti da metaplasia ma non corneificati sono, negli adenocarcinomi, per lo più piccole, chiare, rotondeggianti, fino ad aver contorno poliedrico, talora con limiti poco netti.

2. I *carcinomi che provengono dall'epitelio superficiale* presentano anch'essi parecchie varietà. Sopratutto interessanti sono i casi in cui l'epitelio si era prima trasformato in pavimentoso, nel qual caso spesso, ma non sempre, presenta corneificazione, e diviene poscia punto di partenza di un **carcinoma a epitelio pavimentoso.** Questi casi riguardano in gran parte individui di età avanzata e sono relativamente rari. Zaffi di cellule epiteliali, che per lo più corneificano tosto al centro e si stratificano a formare delle perle, ma in parte anche possono non avere alcuna tendenza a tali formazioni (come nel caso della fig. 588) si colorano intensamente con l'eosina, hanno un nucleo poco tingibile, si mostrano talora a contorni poco netti e invece si sfacelano precocemente nella zona centrale, penetrano in profondità e invadono i tessuti. Nel tessuto interstiziale si osserva spesso una intensissima infiltrazione parvicellulare, talora anche indipendente dagli zaffi cancerosi (fig. 589). La superficie del carcinoma può apparire papillare, verrucosa. Le ghiandole possono scomparire totalmente. Oltre a questo carcinoma primitivo, a epitelio pavimentoso, del corpo, anche un cancroide proveniente dalla cervice può crescere superficialmente (come un getto di zucchero, RUGE) alla faccia interna del corpo (BENCKISER e a.): HITSCHMANN ritiene questa evenienza come assai difficile a concepirsi: per SCHAUENSTEIN però essa non è impossibile poichè si possono osservare carcinomi del collo che possono diffondersi per grandi tratti e fino al corpo quasi solo in forma superficiale, da cui solo qua e là si origina un accrescimento distruttivo in profondità dall'epitelio superficiale fattosi carcinomatoso. (Per PRONAI non si tratterebbe qui sempre e solo del diffondersi di cellule cancerose, ma anche l'epitelio superficiale normale delle parti vicine al carcinoma potrebbe trasformarsi gradatamente in cancerigno, reperti notati pure dall'A. e da lui interpretati nello stesso senso). Come *criteri* per diagnosticare un cancro del rivestimento epiteliale superficiale si danno: confine cellulare non netto specialmente nella zona basale, nuclei grandi, irregolari, massicci, ricchi di cromatina, polimorfismo cellulare, mancanza della disposizione a palizzata delle cellule basali cilindriche, ecc.. Sec. KRAUS il rapporto potrebbesi anche concepire in questo modo, che cioè accanto al carcinoma della cervice si sviluppi un secondo carcinoma primitivo pluricentrico (cfr. pag. 1088). La trasformazione dell'epitelio cilindrico in epitelio pavimentoso stratificato che può corneificare (ichthyosis, psoriasis uterina, pag. 1057) è ritenuta *sospetta*, *fors'anche come uno stadio precursore del carcinoma corneo* (C. RUGE, v. ROSTHORN); presenza di più strati epiteliali e corneificazione, ed anche qua e là formazione di una o più « perle epiteliali », situate nell'epitelio superficiale ispessito o persino sviluppantisi entro una ghiandola (nel qual caso si può anche pensare a metaplasia), si trovano non tanto raramente accanto o sopra un adenocarcinoma del corpo. L'*Autore* osservò pel primo un caso in cui l'*epitelio superficiale ispessito, metaplasico, del corpo* aveva proliferato in modo atipico *contemporaneamente allo svilupparsi di un cancro proveniente dalle ghiandole,* cosicchè esistevano nello stesso tempo un *adenocarcinoma del corpo*, ed un *cancro corneificante dell'epitelio di rivestimento del corpo,* un vero *doppio carcinoma.* [Le due forme di carcinoma crescevano in modo autonomo, però prevalevano le imitazioni ghiandolari dell'adenocarcinoma. Il cancro dell'epitelio di rivestimento formava uno strato superficiale, spesso e ricco di perle cornee, dal quale partivano prolungamenti che si affondavano nella parete. La fig. 589 mostra uno zaffo canceroso corneo che, circondato e compenetrato da leucociti, risiede in un vaso linfatico nella muscolatura. Ma ciò che complicava ancora il caso, era una *metamorfosi in epitelio pavimentoso corneo entro le imitazioni ghiandolari dell'adenocarcinoma,* in alcuni punti assai considerevole; alterazione che si riscontra anche in altri casi (pag. 1095) negli adenocarcinomi, senza che per questo si tratti di due carcinomi primitivi, caso assai raro, (HITSCHMANN va però troppo in là quando nega addirittura questa evenienza: e ciò perchè tra i suoi casi non ne trovò alcuno che corrispondesse a quelli descritti dall'A., da HOFMEIER e a. riguardo al comportamento dell'epitelio superficiale. Dalla comparsa di una metaplasia nelle formazioni adenocarcinomatose non ne consegue però ancora che perciò anche il cancro a epitelio pavimentoso derivante dall'ep. superficiale possa originarsi anche dalle ghiandole, come ritengono ECKARDT ed EMANUEL). In altra sede (C. f. Schw. Nr. 7, 1906) l'A. notò che l'*ipotesi sua del « doppio » carcinoma si può modificare* nel senso che si può ammettere invece un'*origine pluricentrica del carcinoma* (epitelio superficiale e ghiandolare, considerato come *una* superficie), per cui le regioni colpite da quella causa ignota che determina l'insorgenza del carcinoma, in parte subiscono un processo di metaplasia in parte no, di modo che si possono avere contemporaneamente tanto formazioni cancerigne a epitelio pavimentoso quanto a epitelio cilindrico: questi, nel decorso ulteriore dell'affezione possono ancora, per metaplasia, assumere il carattere di produzione cancerosa a epitelio pavimentoso.

Raramente si sviluppano nelle cellule cancerose degenerate degli adenocarcinomi (SCHMIDT) o nei cancri a epitelio pavimentoso (HITSCHMANN), o nelle loro massule di secreto (nella forma senza corneificazione, v. KROEMER) o dai vasellini in degenerazione ialina, o dalle cellule connettivali a disposizione concentrica (SCHÜLTZE) dei *concrementi calcarei*, dei *corpi psammomatosi*; si parla allora di *carcinoma psammosum*. Sui rari *cancri gelatinosi* dell'utero, v. HENKEL e cfr. pag. 1086. Sui *carcinosarcomi*, v. pag. 1083.

Sulla combinazione del *cancro* con la *tubercolosi* cfr. pag. 1069 (Lett. in WALLART).

(Riguardo ai **corionepiteliomi maligni**, v. pag. 1129; sulle rare forme di *carcinomi* sviluppantisi da **adenomiomi**, v. pag. 1081).

I carcinomi metastatici della mucosa uterina (altri si trovano nella muscolatura) sono rari, e si trovano sotto forma di infiltrato o di noduli: per lo più sono d'origine *ematogena*. CHIARI li trovò particolarmente in casi di carcinomi della mammella. L'A. in un caso di carcinoma bronchiale (adenocarcinoma) in una donna di 58 a. con metastasi in molti organi, trovò un'infiltrazione cancerigna appiattita e rotondeggiante nella mucosa uterina. v. FRANQUÉ richiamò l'attenzione sull'*iniezione retrograda dei linfatici* della mucosa in casi di carcinomi delle tube: non rara è una tale iniezione retrograda delle vie linfatiche sottosierose e intermuscolari da carcinoma ovarico (ROMER, GLOCKNER; v. anche OFFERGELD, Lett., ARZT).

Diagnosi differenziale macroscopica e modo di preparare i frammenti ottenuti col raschiamento dell'utero pel successivo esame microscopico.

I frammenti di tessuto ottenuti col raschiamento, sono in generale, nel *carcinoma*, relativamente duri, friabili, torbidi, opachi, bianchi o bianco-grigi, talvolta finissimamente granulosi (alveolari); nel *sarcoma*, molli come masse di cervello emorragico, bianchi o bianco-rossi, fioccosi; nell'*endometrite fungosa*, membranosi compressibili come muco, vitrei, quasi trasparenti. Riguardo al giudizio sui così detti « *adenomi maligni* » confr. pag. 1094; buone sezioni, assai sottili, sono qui indispensabili. Le *masse miomatose* necrotiche o icorizzate o i *residui di aborto* si possono facilmente riconoscere al microscopio; i principianti possono scambiare col carcinoma delle isole di tessuto deciduale nell'aborto, giacenti fra villi coriali ialini o privi di nuclei; bisogna pure tener conto, per evitare errori, delle alterazioni di forma delle cellule ghiandolari nella rigenerazione post-mestruale, ingrossamento, abbondanza di cromatina ed anche fusione delle cellule (formazione di sincizi): inoltre delle così dette proliferazioni epiteliali atipiche, la cui dignità istologica è assai difficile da interpretare.

Poichè la diagnosi macroscopica è insufficiente, si deve ricorrere, in regola generale, all'**esame microscopico** in tutti i casi e possibilmente su tutte le particelle raschiate. Volendo fare in seguito l'**impregnazione** si metta subito il materiale *in buon alcool* o per alcune ore in formalina al 10 %. In tal modo si può spedirlo per l'esame microscopico se non lo si vuol fare da sè. Se l'esaminatore risiede nello stesso luogo, si può anche mandargli le masse fresche, insieme col sangue, impaccandole in materiale impermeabile. L'esaminatore può asportare il sangue e il muco e raccogliere i pezzetti di tessuto per il trattamento successivo. Non si getti via alcuna particella di tessuto, se anche macroscopicamente appaia normale; potrebbero essere appunto le più importanti e qualche volta, solo dopo aver esaminato invano molti pezzetti, si cade alla fine su di *un* punto carcinomatoso caratteristico. *Se l'esame deve esser fatto rapidamente*, come accade il più delle volte, si mettano i pezzetti in molto e buon alcool (96 %), che si rinnoverà frequentemente. È ben fatto tenere il recipiente al caldo, poichè ciò accelera l'indurimento. Poi dall'alcool si passano i pezzi in alcool-etere (ana) per alcune ore, poi in *soluzione di celloidina*, dapprima molle, poi sempre più densa. Quindi si versino in una capsulina profonda o in una scatoletta di carta; si lasci evaporare fino a consistenza di cartilagine; si tagli, si fissi con collodio su dadi di legno, si immerga nello spirito (70 %) e si tagli al microtomo. In 12-24 ore e anche prima, ove si disponga di buone soluzioni e di un buon coltello, si possono ottenere delle sezioni assai soddisfacenti. Non occorre sezionare in serie. Si darà la preferenza ad una colorazione di uso comune: l'ematossilina-eosina o l'ematossilina ferrica seguita da v. Gieson sono assai convenienti. Esistono anche dei metodi più rapidi, ma meno buoni. Taluni preferiscono l'*inclusione in paraffina*. (Noi usiamo pure, quando si abbia molta premura, il metodo rapido di Henke e Zeller, all'acetone-paraffina: i risultati sono però meno buoni).

6 — Macroparassiti dell'utero.

Si osservano **echinococchi**, che per lo più hanno sede sottomucosa e possono anche essere espulsi spontaneamente. Anche nei parametrî, nei legamenti larghi e nel rimanente peritoneo pelvico si possono talora osservare echinococchi.

V — Vagina.

La vagina, che comincia dietro l'imene, misura ordinariamente 7-8 cm. di lunghezza. È un tubo fibro-muscolare, che possiede all'interno una robusta mucosa provvista di rilievi verrucosi *(columnae rugarum)*. La mucosa è tappezzata da *epitelio pavimentoso, il cui strato più profondo è cilindrico, come nell'epidermide*. Di regola *non esistono ghiandole;* le formazioni che si potrebbero scambiare con esse sono, secondo Eppinger, soltanto infossamenti dell'epitelio in forma di cripte: Veit però osservò nel fornix vaginae « ghiandole cervicali aberranti », e R. Meyer (Lett.) ritrovò tali formazioni nei feti e nei neonati. Anche Höhne raffigura questa « gh. eterotope cervicali », v. Preuschen, v. Herff, Widmer (Lett.) sostengono la presenza di ghiandole tappezzate da epitelio cilindrico, per lo meno in alcuni individui. *La mucosa vaginale non è dunque una vera mucosa,* ma piuttosto un'epidermide. Nel connettivo, che è ricco di *vasi sanguigni* a decorso superficiale, stanno dei piccoli focolai di *tessuto linfoide.*

Il *liquido* che mantiene umida la vagina proviene dall'utero e dalle ghiandole del Bartolino.

Il « secreto » prodotto dalla vagina stessa è una patina farinosa, asciutta, costituita essenzialmente da epitelio pavimentoso desquamato. Il *contenuto normale* della vagina è, secondo Doederlein, fortemente *acido,* non contiene alcun batterio patogeno, nemmeno nelle gravide (Bergholm), ma invece, già nelle bambine, il bacillo anaerobio facoltativo descritto da Doederlein (produce acido lattico). *Patologicamente il secreto vaginale,* allorchè contiene leucociti, ha reazione acida debole ed anche neutra, ed è denso, giallo verdastro, purisimile o invece acquoso, schiumoso. Esso contiene allora costantemente *diverse specie batteriche* (anche anaerobiche) e talora anche gli streptococchi, tanto importanti per l'eziologia della febbre puerperale. Questo secreto si trova, secondo Doederlein, ad es., nell'erosione della portio, nel catarro cervicale purulento, nella vaginite granulosa, ecc. Il *secreto vaginale* esercita una **azione battericida** *(autodisinfezione della vagina,* Menge, Krönig), la quale, secondo Doederlein, è dovuta sopratutto all'acido lattico prodotto dai bacilli, secondo Menge e Krönig, all'azione degli anaerobii che abitano la vagina e ai loro prodotti di ricambio. Streptococchi furono trovati da Doederlein solo nel secreto neutro od alcalino. *Tutto ciò che attenua la reazione acida,* mestruazione, puerperio, corpi estranei, eccessi venerei, ecc. modificano la flora della vagina per modo da ostacolare la moltiplicazione degli speciali bacilli della vagina e da favorire invece lo sviluppo dei germi patogeni e saprofitici (vedasi anche febbre puerperale, pag. 1134).

Altri particolari sulle *micosi della vagina* si troveranno a pag. 1100. A batterî produttori di gas si attribuisce, anche per considerazioni teoriche (VEIT), la così detta *garrulitas vulvae*, lo svolgersi di gas dalla vagina. Nelle *cisti gasose* della vagina (pag. 1102) il reperto dei batterî patogeni è ben accertato.

Il *potere di riassorbimento della vagina* può venire in discussione negli *avvelenamenti*. L'*Autore* vide prodursi un avvelenamento mortale da sublimato dalla vagina completamente chiusa in alto, dopo una estirpazione totale dell'utero. HABERDA riferisce avvelenamenti arsenicali dalla vagina.

Malformazioni pag. 959 e seguenti.

1 — Infiammazione della vagina. Vaginite o colpite.

Ve n'hanno diverse forme. La *colpite acuta* è caratterizzata da rossore, tumefazione, rilassamento e intensa desquamazione epiteliale; a tali infiammazioni si dà anche il nome di catarrali, benchè a differenza dei catarri delle vere mucose, non vi sia produzione di muco. Invece si ha un'eliminazione di un liquido sieroso o lattiginoso o purulento, che può anche, come nei catarri delle mucose, essere assai abbondante *(fluor albus)*.

Se l'epitelio è completamente desquamato, si formano *ulceri erosive* rosse, vellutate. Rara è la formazione di vescicole nell'epitelio *(vaginite vescicolosa)*.

Il *catarro cronico* è spesso accompagnato da intensa secrezione cremosa o purulenta; la mucosa può essere liscia, chiazzata di grigio o di bruno; oppure è tumida, arrossata, ed in essa si è svolta un' infiltrazione o una produzione di tessuto.

Raramente la proliferazione è diffusa e conduce ad ispessimento e a turgore; per lo più è circoscritta, e si producono **ipertrofie papillari**, in parte simili a *verruche dure*, che in questa forma si osservano anche sulla portio vaginalis, oppure sono molli ed allora sono simili a *condilomi acuminati*. Numerose ipertrofie papillari dànno alla vagina un'apparenza ruvida, simile a quella di una lima. Si possono anche produrre dei piccoli rigonfiamenti dovuti a raccolta di cellule linfoidi nel tessuto papillare e subpapillare. Essi rassomigliano molto a follicoli linfatici **(colpitis granularis s. nodularis)**. I granuli possono per caduta dell'epitelio trasformarsi in piccole *ulceri erosive*. Allorchè queste guariscono o i grani si involvono, ne residuano delle macchie grigio-brune, spesso in gran numero, così dette macchie di HALLER, cosicchè la vagina può prendere un aspetto tigrato. La colpite granulare può anche condurre a **colpite adesiva** che si osserva sopratutto nelle vecchie **(colpitis vetularum)**, in cui parti contrapposte, private d'epitelio e granuleggianti, aderiscono fra loro; molto frequentemente si osserva l'aderenza della portio col fornice vaginale, o parziale, per mezzo di alcuni cordoni, o totale, cosicchè la portio non è quasi più visibile, come nell'involuzione senile. Rara è la *vaginite esfogliativa* in cui nel periodo mestruale si eliminano lembi di epitelî; essa può associarsi alla endometrite esfogliativa.

Riguardo all'**eziologia**, si debbono prendere in considerazione le più svariate cause: La vaginite può svilupparsi in modo *primitivo* per irritazioni provenienti dall'esterno, di varia natura, come irrigazioni fredde o calde, causticazioni, corpi estranei (fra questi tamponi), pessarî inadatti, oxyuris vermicularis (confr. pag. 580), infezione gonorroica (per lo più nelle bambine v. anche pag. 1100). I catarri vaginali *secondari*, che sono i più frequenti, si sviluppano per irritazione da liquidi provenienti dall'utero malato, o da orina e da feci nelle fistole vaginali. Anche nelle malattie infettive acute (morbillo, scarlattina, vaiuolo ed altre) si sviluppa vaginite. Una causa frequente della colpite è la **gonorrea**. Non si deve però ritenere che di regola il gonococco si stabilisca primitivamente in vagina, penetri nella mucosa e così susciti un'infiammazione purulenta; ciò si osserva solo nella vagina delicata, più somigliante ad una mucosa, delle bambine *(vulvovaginite delle fanciulline)*. (v. STICKER: pericolo di una consecutiva proctite gon. v. FLÜGEL, Lett.). Più tardi la vagina per la sua struttura simile ad epidermide e per la proprietà battericida del suo secreto normale (pag. 1098) è per lo più resistente all'infezione gonorroica, ed il secreto purulento che proviene dalla vagina stessa non contiene gonococchi; la vaginite è allora piuttosto un effetto dell'irritazione e macerazione da parte del pus gonococcico proveniente dall'uretra o dalla cervice (pag. 1061). Tuttavia, oltre alla tenera età, anche la gravidanza e la pregressa irritazione da parte di secreti cervicali sono condizioni che possono qualche volta favorire una vera *vaginite blenorragica* (confr. FRITSCH).

Colpite pseudomembranosa e necrotizzante.

Può presentare talora un carattere *essudativo superficiale*, talora *necrotizzante (difterico)*. Essa si associa qualche volta alla *difterite faringea genuina*. L'*Autore* sezionò un caso (bambina di 1 anno e $^1/_2$) in cui una *vulvovaginite* cancrenosa **(noma genitalium)** aveva distrutto in gran parte le piccole labbra e totalmente l'imene, mentre la vagina era ulcerata e ricoperta da un intonaco di aspetto sporco; si poterono isolare bacilli difterici (DR. STICKER) dalla vagina e dalla faringe, in cui si era localizzata l'infezione primitiva e che era ancora arrossata, granulosa, mentre le tonsille presentavano il quadro dell'angina lacunare: il caso presentava grande interesse, poichè si sospettava una lesione criminosa dei genitali. FREIMUTH e PETRUSCHKY trovarono in due casi simili di *vulvite cancrenosa* bacilli difterici e poterono ottenere la guarigione mediante il siero di BEHRING. CONES riferisce un caso analogo in una bambina di 8 mesi con una difteria della vulva (cfr. v. MARSCHALKÒ, sulla vera difteria cutanea). Noi abbiamo osservato di tali gravi colpiti anche nella *difteria scarlattinosa* ed in altre *malattie infettive acute dei bambini*, specialmente nel vaiuolo. Anche nel *colera, tifo, dissenteria* (EPPINGER) può svilupparsi vaginite (per infezione dal retto). In altri casi si tratta della così detta *difteria delle ferite*, una infezione puerperale dovuta per lo più a streptococchi, che dà luogo a produzione di *intonachi grigi*; oppure si tratta dell'*azione causticante di tumori icorizzati* dell'utero, o di *orina decomposta* nelle fistole vescico-vaginali, o ancora dell'effetto di un pessario molto irritante, nel qual caso si produce spesso contemporaneamente necrosi profonda della vagina.

Convien guardarsi dalle possibili *confusioni col mughetto*, che può formare patine massiccie. Gravidanza, età avanzata, stagione calda ne favoriscono l'attecchimento. Raramente si osservano altri parassiti (monilia candida, leptothrix) (v. HERFF). VAN DE VELDE potè isolare dei *blastomiceti* nel secreto della cervice e della vagina nelle flogosi dei genitali; il loro potere patogeno è però qui assai discutibile.

Nella colpite pseudomembranosa la mucosa è tumida e rilevata, arrossata solo alla sommità delle pieghe o più diffusamente, e ricoperta di escare grigio-chiare o verdi. Col distacco delle escare si formano delle ulceri. In rari casi di infiammazione necrotizzante profonda si distacca rapidamente per cancrena un grosso tratto di vagina; avvenendo la guarigione ne risultano *stenosi* od *atresie*.

La **perivaginite flemmonosa** è una suppurazione o icorizzazione del connettivo perivaginale che può propagarsi rapidamente in alto nel cellulare del bacino *(perivaginite ascendente)*. Allorchè il tubo muscolare della vagina viene ad essere isolato in totalità o per un lungo tratto *(perivaginite flemmonosa dissecante), la vagina cade in cancrena.* Un flemmone perivaginale può tener dietro a gravi *contusioni* (forcipe) o a causticazioni (sesquicloruro di ferro, cloruro di zinco, BUSSE). Sec. KRETSCHMAR questa forma che meglio si potrebbe chiamare « cancrena idiopatica della vagina », sarebbe una malattia infettiva sui generis prodotta da un anaerobio obbligato. La parete si necrotizza; si produce una perdita di sostanza sfrangiata, bruniccia, fetida, che può attraversare tutto lo spessore della parete ed aprirsi nel connettivo perivaginale.

Una rara affezione è l'**ulcera rotonda o semplice della vagina**, attribuita da ZAHN, BEUTTNER ed altri ad una primitiva lesione vascolare. Si presenta come un'ulcera rotonda a margini netti, non induriti, e fondo rosso ricoperto di pus. Altri, come anche VEIT, ritengono condizioni necessarie alla produzione di quest'ulcera delle azioni esterne e un'infezione, e vedono nella lesione dei vasi e nella senilità solo una condizione favorevole. Come stadio precursore di quest'ulcera si può osservare una *zona* circondata di rosso, *necrotica*, giallastra. L'A. ne trovò in gran numero in una vecchia di 87 a.

2 — Granulomi infettivi della vagina.

a) **Tubercolosi**. Si possono trovare numerosi noduli disseminati nella tubercolosi dell'utero delle piccole bambine (v. fig. 565); anche in casi di gravi tubercolosi vescicali in bambine, l'A. potè riscontrare numerosissimi nodicini miliari nella parte sup. della vagina. Nelle adulte si osservano raramente ulceri lenticolari; esse risiedono per lo più in vicinanza dell'utero e si associano alla tubercolosi dell'endometrio, raramente alla tubercolosi (lupus) della vulva e degli organi orinarî o a fistole rettali. Anche la *tubercolosi miliare ematogena* (nelle tubercolosi polmonari o delle ghiandole peribronchiali) come pure la tubercolosi isolata primitiva possono svilupparsi nella vagina (molto rare), specialmente nei bambini: anche l'A. potè osservare alcuni casi del genere (v. anche SPRINGER): in un caso, ragazza di 15 a., oltre a numerosi tubercoli miliari nella vagina, si trovò pure un piccolo focolaio caseoso nell'utero al disopra dell'orificio int. (tube e addome integri: imene intatto).

b) **Sifilide**. In corrispondenza dell'introito si possono osservare *sclerosi* e queste possono diffondersi nella vulva (più rare che nella portio). Le *gomme* od anche una *colpite gommosa*, in cui la vagina è riempita di masse gommose, friabili (v. WINCKEL), sono assai rare e incerte; così pure la *perivaginite gommosa* (BIRCH-HIRSCHFELD).

3 — Cisti della vagina.

1. Le **cisti voluminose** nella parete vaginale son rare e di diversa genesi. Se ne osservano del volume di una noce, per lo più isolate, raramente multiple, situate il più delle volte anteriormente e lateralmente, rotondeggianti, rivestite di epitelio, con un contenuto mucoso o sieroso, chiaro come acqua o colorito in rosso o in bruno da pigmento ematico. Esse provengono: **a)** da un **dotto di Müller** (FREUND) e sono vagine doppie rudimentali che non oltrepassano in alto i limiti del fornice vaginale; **b)** oppure sono residui del **dotto di Wolff** (di GÄRTNER) (G. VEIT) ed arrivano di solito più in alto delle precedenti, talora fin nei dintorni del parovario. Per la *diagnosi* delle cisti del dotto di WOLFF ha valore la struttura della parete (epitelio cilindrico ad uno o due strati, uno strato di connettivo, uno muscolare) come pure il decorso tortuoso caratterizzato dalla sua topografia (G. KLEIN). Le cisti di questo dotto possono svilupparsi lungo l'intiero suo decorso, il quale si estende dal parovario al corpo dell'utero, decorre nella parete di questo lateralmente

o lateralmente e in avanti, passa poi nella parete anteriore della vagina, in alto più lateralmente, in basso anteriormente (DOHRN, RIEDER). Le cisti paraovariche (pag. 1023) sono omologhe alle cisti vaginali **c)** Cisti di un certo volume si possono anche originare dai *linfatici* o da *stravasi paravaginali*: si osservano anche talora *cisti da echinococco*; **d)** infine si possono produr cisti anche dalle *ghiandole vaginali* (v. pag. 1098).

II. Nella **colpoiperplasia cistica** (V. WINCKEL) si osservano alla superficie numerose e piccole cisti poco rilevate, che contengono gas e che perciò sono anche dette **cisti gasose** o *cisti aeree della vagina* (SCHRÖDER) o **vaginite enfisematosa** (ZWEIFEL). In parte sarebbero tappezzate da *epitelio* e si produrrebbero, secondo v. WINCKEL, per inclusione di gas da decomposizione endovaginali (trimetilamina) fra *pliche della vagina che hanno aderito fra loro,* secondo altri (ZWEIFEL) da ghiandole vaginali (pag. 1098). Altri non trovarono epitelio nelle cisti gasose. CHIARI dimostrò la loro origine dai *vasi linfatici*; talora gli endotelî possono, come osservò anche l'*Autore*, trasformarsi in cellule giganti. La produzione di gas è, secondo EISENLOHR, G. KLEIN ed altri, l'effetto di un *bacillo gasogeno (bacillus emphysematis vaginae)*. La vagina iperemica e rilassata delle gravide sembra fornire al bacillo un terreno molto opportuno [LINDENTHAL potè riprodurre con culture pure in animali gravidi una lesione molto somigliante all'*emphysema vaginae*]. Lett. in E. FRAENCKEL, NOWICHI: v. anche AICHEL (cfr. pneumatosis cystoides intestini v. pag. 525).

4 — Tumori della vagina.

Fibro epiteliomi papillari (condilomi acuminati) furono ricordati a pag. 1099. I *fibromi* (Lett. KEHRER) e i *fibromixomi* non hanno importanza e son rari. I *miomi* (leiomiomi) ed i *fibromiomi*, sopratutto nella parete anteriore, sono abbastanza rari, ma possono raggiungere il volume di una testa di bambino; in parte sono *adenomiomi* (pag. 1079). Si osservano pure *rabdomiomi* (rari) e rabdomiosarcomi. Sono rari i *sarcomi* (Lett. in app.). Unico è il caso di *neuroma* di SCHMAUCH.

Nelle bambine si osservano dei *mixosarcomi* o dei *sarcomi edematosi*, spesso *racemosi*, poliposi, che sono sempre congeniti e rassomigliano ai sarcomi racemosi della cervice delle adulte. Questi sarcomi prediligono la parete vaginale anteriore e possono perforare la vescica. Il museo di Breslavia possiede un tale preparato di una bambina di 2 anni e $^1/_2$ (pubblicato da SOLTMANN). Possono contenere cartilagine e fibre muscolari striate e la loro struttura complicata lascia pensare a *germi aberrati* (pag. 1064). (WILMS è d'opinione che tutti i tumori contenenti *fibre muscolari striate* derivino dal *miotomo*, e che quelli della vagina come quelli della cervice, derivino da germi dislocati nella sfera genitale, per l'accrescimento caudale del dotto di WOLFF: cfr. anche R. MEYER). Si osservano sarcomi a cellule rotonde e polimorfe o a cellule giganti ed anche angiosarcomi, come pure *sarcomi pigmentati*. **Nelle adulte** i sarcomi si comportano in modo del tutto diverso (HAUSER, KOLISKO); vi hanno sarcomi primitivi che infiltrano l'intera vagina *diffusamente*, altri che formano dei *nodi*. Si osservano sarcomi fusocellulari e s. alveolari. L'*Autore* sezionò un sarcoma alveolare del fornice, *teleangectasico-emorragico*, con numerose metastasi nella vagina, nei polmoni, nei reni. Sarcomi vaginali *secondarî* si osservano talvolta nel sarcoma dell'utero (pag. 1083).

Carcinomi. I *secondarî* sono molti frequenti. Assai spesso si propaga alla vagina un cancro della portio vaginalis o del retto (fig. 581). I cancri della vulva invece invadono raramente la vagina.

Nel carcinoma dell'utero si osservano anche *nodi discontinui* nella vagina (fig. 578). Molti tendono a considerarli metastasi da innesto (FISCHER). Però converrà prestar maggior attenzione al trasporto retrogrado per la via linfatica o sanguigna. Anche l'A. potè, in un caso esattamente studiato, accertare questo modo di propagazione, e altri casi simili potè spesso ritrovare: MILMER (Lett.) dubita addirittura dell'esistenza di carcinomi da innesto nella vagina.

I *carcinomi primitivi,* cancri ad epitelio pavimentoso corneificato, sono abbastanza rari; essi formano dei nodi a cavolfiore, oppure si ulcerano subito e si trovano allora di preferenza nella parete posteriore in alto: altre volte formano infiltrazioni diffuse.

Eccezionali sono gli adenocarcinomi: si originano o dal dotto di GÄRTNER, o, come dimostrò HÖHNE (Lett.), da gh. cervicali eterotope (v. pag. 1098).

Frequente è la diffusione alla vulva, rara quella all'utero: infine si può avere la diffusione alla vescica e al retto con formazione di fistole. Il decorso è per lo più rapido, circa di 1 $^1/_2$ anno sec. WILLIAMS. Se la sede ne è profonda, sono infiltrate in primo luogo le ghiandole inguinali, se invece è superficiale, i $^2/_3$ sup. delle ghiandole retto-vescicali (KRÖNIG). Interessanti eziologicamente sono quei cancri della vagina a cui è preceduta una *leucoplasia* (RECLUS): di rado essi hanno una grande estensione (v. FRANQUÉ). (Per la diag. diff. si prendano in considerazione: ulceri molli — per lo più multiple —, gomme, e le rare ulceri dure).

Frequentemente si trovano metastasi vaginali di **corionepiteliomi maligni dell'utero** (pag. 1129) o, più di rado, della *tuba* (WASSMER): per i primi si ammette un'embolia retrograda nelle vene vaginali (PICK). Si tratta più spesso di tumori rosso-brunastri, rotondi. Si trovano talora anche dei *corionepiteliomi maligni della vagina* anche nei casi in cui esista nell' utero una mola vescicolare maligna (BRENNER Lett.) o senza caratteri di malignità (PICK, NEUMANN, POTEN-WASSMER, SCHICKELE). Però si possono osservare, specie nel primo mese dopo il parto, o anche, meno spesso, durante la gravidanza, anche i così detti tumori vaginali corionepiteliomatosi **primitivi (ectopici)** anche con placenta normale nell' utero, o in seguito a mola vescicolare, senza produzione di tumore nell'utero o nelle tube; v. SCHMORL, HÜBL (Lett.). SCHMAUCH, MARULLAZ, RISEL (che trovò contemporaneamente masse tumorali nel polmone) HICKS e a. e cfr. pag. 1132 dove e ricordato anche il caso di WALTHARD, con integrità sicuramente constatata della placenta. In questi casi, dopo l'*asportazione del tumore vaginale*, l' utero può restare indenne anche quando in esso si trovava una mola vescicolare: in tali casi ci si potè convincere anche con raschiamenti ripetuti che l'utero tale si manteneva durevolmente. I criteri indispensabili per la diagnosi microscopica, v. pag. 1133.

5 — Parassiti della vagina.

Il *trichomonas vaginalis* (pag. 582) si riscontra frequentemente nella vagina; così pure il *fungo del mughetto,* che fu riscontrato con particolare frequenza nelle gravide (pag. 1100). L'*oxyuris vermicularis* può emigrare dal retto in vagina (v. pag. 580).

6 — Anomalie di posizione.

Quando la vagina dopo un puerperio è rilassata ed incompletamente involuta, o negli abbassamenti dell'utero, si osserva spesso una **inversio vaginae**, un invaginamento della parete anteriore o posteriore entro il lume. Allorchè la parete invertita protrude dalla vulva, si parla di **prolasso della vagina**. Questo è sovente anulare, *totale,* e talora è un epifenomeno od una conseguenza di un retroflessione dell'utero. Un *prolasso parziale* si osserva nei parziali difetti del perineo. Contemporaneamente può essere estroflessa e trascinata insieme in basso la parete posteriore della vescica (cistocele) e l'anteriore del retto (rettocele). La dilatazione della vescica e del retto possono talvolta divenir causa di una *inversione della vagina.* Più raramente questa è prodotta da tumori ovarici *(ovariocele vaginale),* da anse intestinali *(enterocele vaginale),* da essudati nello spazio del Douglas *(idro-* o *piocolpocele vaginale).*

7. — Soluzioni di continuità spontanee o traumatiche. Corpi estranei.

Lesioni di varia specie, **contusioni** e **lacerazioni**, si producono spesso *durante il parto,* sia esso spontaneo od aiutato dall'intervento medico. Le **conseguenze** più importanti, astrazion fatta dalle gravi emorragie, sono: *a)* l'eventuale consecutiva **infezione** puerperale **della ferita**; *b)* produzione di **fessure** permanenti o di abnormi comunicazioni della vagina con organi vicini, **fistole**. Le **lacerazioni della vagina** sono il più delle volte conseguenza di una iperdistensione (la testa fetale si avanza troppo rapidamente nella vagina), o spesso non sono che il prolungamento di **lacerazioni perineali** (pag. 1105) o dell'**orifizio uterino.** Hanno per lo più *direzione longitudinale* e risiedono *nella parete posteriore*, rare sono le *lacerazioni trasversali del fornice vaginale posteriore* penetranti nel peritoneo: per lo più si producono *fistole retto-vaginali.* Anche per opera di istrumenti, cranioclasti, può la vagina, come nota Kaltenbach, essere addirittura dilaniata. — Per la pressione delle parti fetali incuneate sopra le parti molli situate fra esse ed il margine posteriore e superiore della sinfisi, si producono il più spesso **fistole vescico-vaginali,** più raramente fistole **uretro-vaginali.**

La *rottura di vasi* durante il parto dà luogo all'**ematoma o trombo della vagina e della vulva**, un versamento sanguigno nel connettivo perivaginale e dentro le labbra. La rottura può essere conseguenza di una *contusione istrumentale,* oppure si verifica una *crepatura* e *lacerazione diretta,* durante gli sforzi eccessivi del secondo periodo del parto. Le *varici,* che si formano nella gravidanza, sono assai soggette a queste rotture. *Si possono produrre ematomi assai grossi, persino del volume di una testa di bambino.* La rottura della sacca sanguigna, che può avvenire primitivamente o in seguito a necrosi della parete, può esser causa di *morte da dissanguamento ;* in altri casi l'*ematoma si icorizza,* oppure *si prosciuga* per riassorbimento. L'*Autore* sezionò una donna di 29 anni, in cui un ematoma della vagina, ripieno di coaguli sanguigni molli, grande quasi come un pugno, si era evidentemente formato per la rottura di una *varice* del plesso utero-vaginale; l'ematoma produceva una prominenza emisferica entro il lume vaginale, in corrispondenza della parete vaginale posteriore, e si era perforato anteriormente con una fessura beante che dava adito a due dita; una profusa emorragia, combinata con embolia gasosa, era stata causa di morte repentina. Lett. in Reich, Wimpfheimer.

Oltre a queste lesioni da parto, si osservano pure **altri traumi** di varia natura. Spesso essi sono causati cronicamente da *pessarî;* questi producono necrosi da compressione, che può condurre a perforazione della parete vaginale. Gravi conseguenze possono produrre specialmente i pessarî sferici (come tali servono in Slesia, come osservò l'A., persino coloquintidi); l'intera parete vaginale può essere necrotizzata e sfaldata, in modo da ricordare i più gravi casi di decubito rettale nella coprostasi. Anche altri **corpi estranei** introdotti in vagina (Lett. in Veit, Hofmeier) possono esser causa di lesioni gravi anche della vescica e del retto. Le **soluzioni di continuità spontanee** sono il più delle volte dovute a *tumori maligni,* sopratutto a *carcinomi;* più raramente ad infiammazioni cancrenose. Spesso si producono fistole verso la vescica, il retto, l'uretra.

V — Vulva.

Anatomia. La vulva (cunnus) è costituita da due pliche anulari concentriche, le grandi e le piccole labbra, fra cui è compresa la rima pudenda, che contiene gli sbocchi dell'uretra e della vagina. Le **grandi labbra** sono insieme congiunte, in corrispondenza del perineo, dal frenulum labiorum. Sotto al frenulo si trova la *fossa navicularis.* In alto le grandi labbra si continuano nel mons Veneris. Al pari di questo e della cute circostante, si ricoprono di peli all'apparire della pubertà. Le **piccole labbra** o ninfe, prive di peli, da una parte si congiungono verso il perineo, dall'altra parte si prolungano in avanti verso il *clitoride,* pendente dall'arco del pube, e quivi si dividono in due piccole pliche, una delle quali, il *frenulum clitoridis,* si inserisce alla faccia inferiore del *glans clitoridis,* l'altra risale al di sopra di esso per congiungersi con la piccola plica corrispondente del lato opposto, per formare il *praeputium clitoridis.* Lo spazio compreso fra le faccie interne delle ninfe, che si prolunga verso il basso sopra l'orificio uretrale fino all'ingresso della vagina, prende il nome di *vestibulum vaginae.* Sotto la mucosa del vestibolo si trovano dei plessi venosi che si continuano nei *corpora cavernosa clitoridis.* La superficie interna delle ninfe ed il vestibolo non hanno più il carattere della cute esterna, e sono ricche di grosse glandole sebacee. La mucosa è provvista di papille, e rivestita di epitelio pavimentoso stratificato. Sulle ghiandole del *clitoride,* v. Boyd.

L'**imene** (confr. pag. 956) è una duplicatura semilunare della mucosa, ricca di vasi. Allorchè essa è lacerata nel coito o da altra violenza *(defloratio)*, ne permangono dei pezzetti che si epidermizzano e che prendono il nome di *carunculae myrtiformes.* L'*imene fimbriato,* una delle tante varietà dell'imene, si presenta (senza che sia avvenuta la deflorazione) lobato o frangiato per l'esistenza di profonde intaccature.

1 — Disordini circolatori e lesioni violente.

L'**iperemia** insorge come iperemia *attiva* in seguito ai più diversi stimoli (nelle infiammazioni), e, come *iperemia venosa,* talora nei disturbi generalizzati della circolazione, talora per stasi locali nel bacino. Allorchè la stasi raggiunge un grado elevato, si produce l'**edema da stasi,** in cui le grandi labbra infiltrate di liquido si tumefanno fino a prendere l'aspetto di piccoli sacchi. Nelle gravide e nelle puerpere la vulva è di regola edematosa. L'**edema infiammatorio** si produce intorno alle ulcerazioni, alle lacerazioni infette della vulva (così dette *ulceri puerperali*) ed anche talvolta in seguito ad infiammazioni profonde delle parti molli o delle ossa del bacino. Le **varici** si producono per lo più in seguito alla pressione dell'utero gravido. Nelle gravide possono rompersi e cagionare emorragie mortali. — **Emorragie:** facendo astrazione dalle *emorragie esterne* alla superficie dei genitali, che son prodotte da ulcerazioni, da varici, da traumi e che, specialmente dopo il parto, per il grande rilassamento e per l'iperemia dei tessuti, possono avere esito letale, si tratta di emorragie provenienti per lo più dai cospicui plessi venosi e risiedenti il più delle volte nel *tessuto cellulare* delle grandi labbra. **Haematoma s. thrombus vulvae** (confr. *haematoma vaginalis,* pag. 1104). — **Lesioni violente.** Allorchè si infettano piccole fessure della vulva durante il parto, si producono le così dette *ulceri puerperali.* — **Lacerazioni del perineo.** Quando durante il parto il feto si avanza troppo rapidamente o con diametri grandi attraverso alla rima pudenda troppo ristretta, il perineo si lacera. La maggior parte delle lacerazioni perineali colpiscono, oltre al perineo propriamente detto, anche la vagina, che di solito si lacera nel punto di passaggio fra la parete posteriore e la laterale. Le lacerazioni si distinguono in *superficiali o incomplete* e in *profonde o complete.* Nelle *incomplete* si lacerano i tegumenti del perineo, il constrictor cunni e i transversi perinei. La lacerazione comincia alla commessura posteriore od anche in vagina. Le *lacerazioni perineali complete* passano, attraverso lo sphincter ani, più o meno profondamente nel septum rectovaginale; in rari casi arrivano fin nel retto, più spesso lateralmente ad esso. Allorchè, in via eccezionale, non si lacerano per primi il frenulo e l'ano, ma si lacera invece dapprima la *parte mediana* del perineo, si produce una fistola vagino-perineale, attraverso alla quale può persino farsi strada il feto *(lacerazione perineale centrale).*

3 — Infiammazioni.

Occorre distinguere le infiammazioni delle parti cutanee da quelle delle parti mucose. Le prime sono diverse forme di infiammazioni della cute (eritema, eczema, erpete, acne, foruncoli, ecc.; vedi Cute); le seconde sono comprese in generale sotto il nome di *vulvite.*

Varie forme di vulvite: **vulvite acuta (catarrale),** caratterizzata da tumefazione, rilassamento, rossore, talvolta anche da secrezione purulenta; può svolgersi primitiva in seguito a masturbazione, a irritazione meccanica nel camminare, a poca pulizia; oppure è conseguenza di un'infezione gonococcica, tanto nelle adulte quanto nelle bambine. In queste si tratta di una **vulvovaginite** *gonorroica primitiva* (che si propaga spesso al retto e all'uretra, quasi mai alla vescica, Flügel); nelle adulte invece di una irritazione *secondaria* da parte del pus che proviene dall'utero, dalla vescica e dalle ghiandole del Bartolino e che bagna la vulva. Anche altre forme di catarro dell'utero, e i secreti di neoplasmi dell'utero e della vagina in via di sfacelo, possono produrre infiammazioni secondarie della vulva. La **vulvite cronica** può avere come conseguenza un' *ipertrofia diffusa* della vulva od una intensa proliferazione del corpo papillare, *ipertrofia papillare* (forma di passaggio ai condilomi acuminati) come anche alla *leucoplachia* (Bonney). La **leucoplachia** si sviluppa di frequente sulla superficie esterna delle grandi labbra e si propaga spesso sulla pelle delle coscie o del perineo. Il suo sintomo principale e spesso unico è il *prurito.* Istologicamente consiste in un ispessimento diffuso dell'epitelio con tendenza all'accrescimento in profondità: nel connettivo che s'ispessisce secondariamente e porta all'aumento di volume della parte, si riscontrano infiltrati linfocitari: le fibre elastiche spariscono negli strati superiori. Spesso sulla base di una leucoplachia si sviluppa un *carcinoma* (*), talora *primitivamente multiplo* (cfr. caso di Fromme: prurito da 6 mesi). Nella **kraurosis** (**) **vulvae** (Breisky), si verifica, (dopo uno stadio infiammatorio-ipertrofico?) atrofia e raggrinzamento dei tessuti. Questo può essere così intenso che le grandi labbra si appiattiscono ed impallidiscono, le piccole labbra e la clitoride scompaiono. Sono pure colpite le vicinanze dell'orifizio uretrale e la vagina: l'apertura vaginale si restringe. Nella craurosi la mucosa diviene dura, biancastra o chiazzata di grigio rossiccio pallido e di bianco, asciutta, lucida, infiltrata da linfociti e da plasmacellule, qua e là percorsa da vasellini ectasici e, per le piccole fessure che si formano, molto facile agli eczemi ed alla produzione di piccole ulcerazioni. Ghiandole sebacee, grasso, vasi, connettivo e nervi scompaiono negli strati più profondi del tessuto, mentre nei superficiali si sviluppano processi ipertrofici, specialmente ipercheratosi (confr. Heller); questi reperti non sono però costanti (Darger) e le nuove ricerche di Berkeley e Bonney, che portarono a una divisione netta fra craurosi e leucoplachia (v. anche Iayle) dimo-

(*) V. anche *vagina, cavità buccale, pene.*
(**) κραυρός duro, asciutto, retratto.

strano nella prima, specialmente sopra le macchie rosse, un epitelio abnormemente sottile. Mentre A. MARTIN sostiene l'opinione che il tessuto craurotico possa formar la base su cui si sviluppa il cancro — opinione molto diffusa — BERKELEY e BONNEY, negano ogni rapporto fra l'una e l'altra affezione, mentre considerano la leucoplachia come lo stadio precursore più frequente del carc. vulvae, e portano casi in cui l'uno e l'altro processo era unito. Per l'*eziologia* si debbono prendere in considerazione irritazioni di natura assai varia, fors' anche chimiche (Cfr. JUNG, v. LINCK, Lett.). JAYLE ritiene come fattore precipuo la mancata funzione ovarica (castrazione, atrofia). Le **infiammazioni pseudomembranose e difteriche necrotizzanti** possono svilupparsi sopra lesioni puerperali o nella difterite faringea (per infezione dalle pseudomembrane faringee, a mezzo della dita). Confr. *vulvo-vaginite difterica,* pag. 1100.

L'**infiammazione cancrenosa** può insorgere nelle gravi malattie infettive e sopratutto in seguito a lesioni puerperali. Parimente può svilupparsi da *processi ulcerativi specifici,* allorchè un' ulcera molle si trasforma in *ulcera fagedenica:* questa può assumere un carattere gravemente distruttivo. L'infezione *difterica* può dar luogo ad una *vulvite cancrenosa* o *noma vulvae* (pag. 1100).

L'**infiammazione purulenta**, sopratutto nelle grandi labbra, può essere propagata da flemmoni degli organi del bacino o svilupparsi come conseguenza di ulcerazioni puerperali. Ulceri vulvari o vaginali si osservarono anche in casi gravi di tifo: reperto bacillare specifico, positivo (LARTIGAU).

3 — Granulomi infettivi della vulva.

a) **Sifilide.** Si osservano *sclerosi iniziali* con consecutive *ulceri dure,* od anche, secondariamente, *papule;* sede di predilezione sono il vestibolo, le ninfe, le commessure. Elefantiasi, v. sotto. *b)* **Tubercolosi (Lupus)** è assai rara. Le distruzioni prodotte da *forme* prevalentemente *ulcerose,* possono essere assai cospicue, nelle *forme ipertrofiche* del lupus invece, si formano talora dei tumori che raggiungono il volume di un uovo di piccione (Lett. in BENDER). Il lupus ha una certa *somiglianza coi processi sifilitici e col carcinoma iniziale* e può portare anche all'elefantiasi della vulva (JESIONEK). La tubercolosi è qui quasi sempre secondaria, ciò che clinicamente non si può decidere (v. caso di KROEMER). *c)* L'**actinomicosi** si osserva, in rari casi, primitiva in un labbro (BONGARTZ).

4 — Iperplasia e tumori della vulva.

Nella *elephantiasis vulvae* si ispessisce il tessuto cutaneo o sottocutaneo; il corpo papillare e l'epidermide possono o no partecipare all'ipertrofia. L'affezione colpisce l'intiera vulva o solo parti di essa, sopratutto le grandi labbra e il clitoride. Furono descritte formazioni che superavano le 20 libbre di peso e penzolavano fino al livello del ginocchio. Le parti ingrossate sono costituite da connettivo duro, lardaceo oppure gelatinoso-edematoso; la cute non si può più separare dal tessuto sottostante. Si possono formare *ispessimenti* diffusi, lisci, duri o molli, oppure formazioni tuberose, bernoccolute, spesso in *forma di mollusco* pendulo, con superficie pressochè liscia o rugosa come uno scroto, o con superficie papillare. Le papille possono essere spesse o sottili; nell' ultimo caso i tumori hanno aspetto di cavolfiore, sono colossali, simili a condilomi acuminati, ma generalmente più duri e più pallidi di questi *(condilomi bianchi).* Alla superficie si possono produrre ulcerazioni (meccanicamente, da decubito, ecc.). Si osservano anche forme linforragiche. Allorchè vi ha un abbondante sviluppo di tessuto adiposo negli strati profondi, si possono produrre *lipomi penduli* (Lett. in App.).

Per l'*eziologia* dobbiamo prendere in considerazione: *a) Disposizioni congenite*, per es. in forma di *linfangectasia congenita*, oppure si tratta di un *linfangioma cistico*, nel cui dominio si sviluppa l'elefantiasi. *b)* Più frequente è l'*elefantiasi acquisita*, dipendente da tutte quelle cause *che possono produrre stasi linfatica*, come sarebbero: infiammazioni acute (risipola) e croniche con obliterazioni dei linfatici: atrofia o sclerosi di ghiandole linfatiche (per infiammazioni *purulente*, processi specifici, tumori); traumi; anche alla *sifilide* sembra spetti una parte (Cfr. BAMBERG Lett.): secondo MATZENALER manca però a tale affezione ogni carattere luetico. Sulla *elefantiasi tubercolare* v. FORGUE e MASSABUAU (Lett.). Fu pure incriminata la *masturbazione*. (F. KOCH dà all'affezione associata con ulcerazione il nome di « *ulcus vulvae* » in analogia coll'ulcus cruris chron. e coi processi ulcerosi stenosanti del retto).

I **condilomi acuminati** si osservano spesso nella gravidanza inoltrata ed anche in donne affette da gonorrea; sono papillomi infiammatorî, a rapido sviluppo; delle papille ricche di vasi sono ricoperte da uno spesso strato epiteliale. Possono raggiungere il volume di una mela e sono costituiti da innumerevoli papille granulose. Si osservano dei casi in cui i condilomi diventano *cancerosi* o recidivano come *cancro*. (L'A. studiò il caso seguente in una donna di 37 anni: in seguito a gonorrea si svilupparono dei condilomi acuminati nelle pieghe anali: questi sono estirpati. L'anno seguente, nella stessa sede, un cancro papillare a epitelio pavimentoso. Si estirpa. Tosto enorme recidiva in forma di un'ulcera grossa quanto un piatto da minestra. Morte nello stesso anno. Metastasi nel clitoride. Controllo istologico in tutti i singoli casi).

I **fibromi, fibromixomi, fibromiomi** prendono per lo più origine dalle grandi labbra (rapporti eventuali con il leg. rot.) e dal clitoride. I tumori circoscritti, duri, tuberosi o poliposi, possono anche divenir *penduli*, piriformi e più grossi della testa di un bambino. La pelle che ricopre il tumore può essere liscia o papillare, ruvida. I **lipomi** possono rassomigliare esternamente ai fibromi e divenire anch'essi penduli (cutis pendula). **Angiomi, condromi, neuromi** sono assai rari. PICK e GROSS (Lett.) descrissero degli **hidradenoma** *nodulari*, in parte multipli: una forma speciale di adenoma di ghiandole sudorifere, a struttura ghiandolare semplice o intracanalicolare. L'A. potè avere tale reperto in diversi casi: in una donna di 51 anni il tumore grosso quanto un pisello era completamente isolato nel corion: nelle sue formazioni ghiandolari una duplice stratificazione di elementi del tipo delle sudorifere, e una membrana elastica limitante (guardarsi dallo scambiarli con metastasi adenocarcinomatose!). (Nel clitoride si osserva anche, in seguito a ritenzione dello smegma, un indurimento a guisa di tumore).

Tumori maligni.

I *sarcomi* della vulva e specialmente del clitoride sono rari. Si osservano sarcomi fusocellulari duri e, con relativa frequenza, sarcomi pigmentati. I *carcinomi* sono più frequenti e partono dall'epitelio pavimentoso superficiale (relativamente spesso da una leucoplachia, v. pag. 1106) o dalle ghiandole. Si localizzano il più spesso al clitoride ed alle pliche linfolabiali, possono dar luogo subito ad ulceri icorose, spesso molto ampie, oppure a masse papillari o tuberose, simili a mollusco (Lett. in App.).

Spesso essi *presentano una speciale malignità* (KÜSTNER), invadono precocemente le *ghiandole inguinali* e dànno luogo a pronte recidive locali. Tuttavia l'*Autore* osservò anche dei casi in cui la durata della malattia, malgrado le replicate recidive, raggiunse i 6 e, una volta, persino i 16 anni (cfr. anche TELLER); nel primo caso, donna di 26 anni, osservò la 3 recidiva 6 anni dopo che era stato asportato un carcinoma della vulva (met. inguinali) e 4 anni dopo che si erano asportati i gangli inguinali infiltrati. Talora si produce un' ulcerazione carcinomatosa in un punto contrapposto; queste, come anche le mestatasi che, nel carcinoma dell'utero, si sviluppano spontanee nella vagina e nella vulva, sono state considerate, per lo più a torto, come *metastasi da innesto* (confr. pag. 1091): si producono invece per lo più per via sanguigna o linfatica, e hanno sede sottoepiteliale.

Rari sono invece i *tumori metastatici* (Lett. in GRÄFENBERG).

5 — Formazioni cistiche della vulva.

a) Alle *cisti da ritenzione delle ghiandole sebacee* si dà il nome di *milium* e di *comedoni* della vulva; se sono più grosse, di *ateromi (b)*. *c)* Più rare sono le *cisti dermoidi*. *d) Ematomi trasformati in cisti* (false) si osservano nelle grandi labbra. *e)* Cisti che derivano da tratti strozzati e dilatati del canale di NUCK o *idrocele del canale di* NUCK (riguardo all'*hydrocele muliebris*, confr. FÖDERL). *f) Adenofibromi* o *adenofibromiomi cistici* del legamento rotondo, che si debbono riferire a germi del rene primitivo (pag. 1078), dei quali anche l' A. osservò un caso. *g) Linfangiomi cistici* si osservano nel grande labbro. *h)* Per le *cisti delle ghiandole del* BARTOLINO, vedi più avanti; *i)* PICK (Lett.) descrisse un adenocistoma papillifero poliposo peduncolato che egli riporta a una *proliferazione di epitelio entodermico* dal *seno urogenitale*.

6 — Alterazioni delle ghiandole del Bartolino.

Queste ghiandole mucose (glandulae vestibulares majores) del volume di una fava sboccano con un orificio escretore grande come la punta di uno spillo da ambo i lati del vestibolo, all'innanzi dell'imene. Sono completamente analoghe alle ghiandole bulbo-uretrali del maschio (gh. del COWPER).

La principale affezione di queste ghiandole è la *Bartolinite*.

Questa infiammazione è di natura catarrale semplice o purulenta e, in quest'ultimo caso, tien dietro di solito ad una **infezione gonorroica**. Può essere circoscritta ad uno dei condotti escretori oppure colpisce la ghiandola stessa: si può avere allora una raccolta di pus nella ghiandola o la suppurazione di essa *(ascesso)*.

Si forma allora una tumefazione alla base (faccia aderente) della parte inferiore del grande labbro, ed una prominenza sulla sua faccia mediale. Le parti divengono edematose e si arrossano. Il processo può rimaner stazionario per anni. In altri casi *il pus si fa strada all'esterno* e talora anche verso il *retto* ed in esso (v. pag. 574). La bartolinite gonorroica può essere primitiva o, ciò che è più frequente, secondaria a vulvovaginite, uretrite, endometrite gonorroica. COLOMBINI constatò la gonorrea in $^2/_3$ dei casi di bartolinite.

Alla suppurazione della ghiandola stessa può, quando sia occluso il dotto escretore, tener dietro la formazione di una **cisti**, che ha un contenuto siero-mucoso e che può raggiungere un *notevole* volume. Si osservano anche *semplici cisti da ritenzione,* per lo più di piccolo volume, che possono prodursi anche in seguito a *cicatrici* da lesioni avvenute durante il parto (KÜSTNER). **Infiammazioni croniche produttive** possono condurre alla *scomparsa* quasi completa della ghiandola. Dalle ghiandole del BARTOLINO possono anche svilupparsi dei **cancri**: in tal caso si può produrre un'ulcera crateriforme profonda (v. MACKENROTH, CHABOUX, GRAHAM, PAPE che ne osservò un caso in una donna di 91 anni). SITZENFREY descrisse un cancro corneo dei dotti della ghiandola.

IV — L'utero gravido e puerperale e l'uovo.

A) Modificazioni dell'utero nella gravidanza. Decidua.

Con la penetrazione dell'uovo fecondato nell'utero, comincia in questo una *proliferazione della muscolare* (aumento di numero e di volume delle fibre muscolari), un notevole *sviluppo dell'apparato vascolare,* e così pure una *proliferazione della mucosa,* la quale produce le *membrane decidue,* che entrano si istretta relazione col corion.

Della cervice prende parte di regola alla trasformazione deciduale il $^1/_3$ superiore, che si stende sul segmento uterino inferiore: la parte cervicale pura ($^2/_3$ inf.) vi partecipa solo a volte (HOHMEYER, ASCHOFF; cfr. anche BLUMBERG). Questa regione, rivestita dalla mucosa del corpo in contrapposto al *corpo* e alla *cervice* era detta una volta « zona di passaggio »; oggi è chiamata *istmo* o *segmento dell'istmo* (ASCHOFF). Altri ritengono come non necessaria questa divisione in tre parti (ad es. SKUTSCH, ZWEIFEL). V. anche BARBOUR.

Si distinguono nella **decidua** tre porzioni: *a)* la **d. vera**, che riveste la parete della superficie interna, libera, della cavità uterina; *b)* la **d. riflessa** *(o capsulare),* che avvolge l'uovo e risultava, secondo le antiche vedute, dall'espandersi della d. vera dal margine della zona d'inserzione dell'uovo sulla superficie dell'uovo stesso. Rispetto alle idee odierne (secondo le quali essa separa lo spazio sanguigno intervilloso della cavità dell'utero) v. più sotto, al paragrafo sulla fissazione dell'uovo; *c)* la **d. serotina** (basale), che corrisponde al punto dell'endometrio al *quale aderisce l'uovo,* e in cui i suoi villi stabiliscono la prima e più salda congiunzione coi tessuti materni. Dal sesto mese in poi, la *d. riflessa* e *vera* sono così fittamente ade renti, che solo per piccoli tratti si possono dissociare fra loro.

Istologia della decidua. Alle modificazioni che subisce la mucosa nella trasformazione in decidua, partecipano tutte le sue parti. Nel 4.° mese la decidua è assai spessa, sino ad 1 cm. Le *glandole* si allungano e si estroflettono. *L'epitelio della superficie e delle glandole (ad eccezione di quello del loro fondo) diventa più basso,* e vi si trovano tutti i passaggi dalle cellule cubiche sino alle *piatte* a tipo endoteliale, così che, qua e là, le glandole possono venir scambiate con vasi linfatici. L'epitelio cigliato scompare. Le cellule rotonde e fusate del *tessuto interglandulare* si trasformano nelle cosiddette **cellule deciduali**, molto grandi, ricche di protoplasma, fusiformi o poligonali, a tipo epiteliale. Gli epiteli ghiandolari e lo stroma, nelle prime settimane di gravidanza, contengono una quantità enorme di *glicogeno* (MARCHAND), reperto particolarmente interessante anche per il fatto che si ritiene la formazione della decidua come una continuazione dello stato premestruale della mucosa in cui pure si trova abbondante glicogeno (v. WEGELIN). (Sec. ULESKO-STROGANOFF il tessuto deciduale a grosse cellule si formerebbe in parte da cellule epitelioidi derivanti per ipertrofia e iperplasia dalle cellule connettivali fisse, ma in massima parte da mononucleari (linfociti) intensamente proliferanti, preesistenti o penetrati nella mucosa. Gli elementi cellulari possono avere proprietà fagocitarie per la difesa dell'organismo). Secondo LANGHANS, si possono distinguere **nella decidua vera 3 strati:** *a)* Lo *strato interno* **(strato cellulare compatto)** situato verso l'uovo, mostra la più forte proliferazione del tessuto interstiziale, che, fatta astrazione dei vasi sanguigni, *risulta esclusivamente di cellule deciduali;* in esso si trovano gli sbocchi delle glandole, con le loro porzioni corrispondenti, a percorso rettilineo (approssimativamente *perpendicolari alla superficie*) e spesso a lume ristretto. Gli sbocchi sono imbutiformi. *b)* Lo *strato medio* **(strato glandolare spongioso cavernoso, ampollare** od *alveolare*), situato verso il muscolo, contiene delle glandole, che formano delle reti sinuose, ampie, estese *parallelamente alla superficie* e *rivestite di epitelio basso o piatto;* vi si scorgono anche degli epitelî isolati, rigonfi e degenerati in grasso o in muco. Il tessuto interstiziale è relativamente scarso; qua e là forma solo dei sottili setti fra gli spazî glandolari. *c)* Lo *strato esterno*, confinante con la muscolare, contiene in un tessuto fondamentale *compatto* i *fondi glandolari,* il cui epitelio *non* è appiattito. Anche qui, come nella mucosa in riposo, si può dimostrare — impregnazione argentica, met. BIELSCHOWSKI — un reticolo intercellulare di sostegno ben evidente (HÖRMANN). **Verso la fine della gravidanza** la decidua va soggetta ad una progressiva necrobiosi e principalmente alla necrosi da coagulazione. I limiti tra le cellule si rendono poco evidenti già negli stadî avanzati della gravidanza; i nuclei perdono la loro colorabilità. La degenerazione grassa non è costante ed ha un'importanza subordinata (G. KLEIN). **Nel parto** gli strati deciduali si separano. La separazione ha luogo per lo più nello strato cavernoso, talvolta tuttavia più in qua o più in là (v. BAISCH). Dai fondi ciechi rimasti delle glandole, e dai resti del tessuto interstiziale vicino alla muscolare fascicolata, vien rigenerata durante il *puerperio* la nuova mucosa. Nella **riflessa** (che, al pari della **serotina**, ha in generale la struttura della **vera**) gli spazi glandolari hanno una direzione più obbliqua o parallela alla superficie. Verso il 5.° mese, la riflessa si è così assottigliata, per la distensione da parte del feto, che vi scompaiono le glandole e i vasi, e allora alla nutrizione della riflessa provvede la decidua vera, quasi completamente fusa con essa.

Le decidue formano la *parte materna* delle membrane dell'uovo.

Noduli deciduali si trovano molto spesso sul peritoneo, e sempre nell'ovaio. (Sulle particolarità istologiche di altri organi, vagina, vescica, mucosa laringea (?) durante la gravidanza, v. HOFBAUER).

Sulle *cause della formazione della decidua*, v. teoria ed esperienze in LEO LOEB, che da molta importanza alle sostanze chimiche del *corpo luteo.*

B) **Gli involucri del feto, amnios e chorion. Placenta.**

Anatomia comparata e sviluppo e Lett. v. in O. GROSSER.

L'embrione sta in un sacco, ripieno di liquido *(liquido amniotico)*, la cui parete è facilmente separabile in 2 strati, dei quali l'interno è l'*amnios* (sacco amniotico), l'esterno il *corion.*

L'**amnios** (pelle pecorina) è una delicatissima e trasparente membrana, rivestita di un semplice strato di epitelio pavimentoso (sulla sua proprietà secretiva, cfr. MANDL) che si continua dalla superficie interna della placenta sul *cordone ombelicale* che tappezza.

In corrispondenza dell'ombellico del feto, lo strato epiteliale si continua con l'epidermide, il tessuto connettivo col derma.

All'esterno dell'amnios sta il **chorion** (membrana villosa), egualmente trasparente, e risultante di uno strato connettivo in cui decorrono dei vasi *(endochorion)* e di un epitelio esterno. L'endochorion perviene al rivestimento esterno dell'uovo attraverso il peduncolo addominale, insieme coll'allantoide. Il chorion è dapprima esternamente coperto in tutte le sue parti da villi *(chorion frondosum)*; ogni villo è rivestito di un epitelio dapprima stratificato e poi semplice; contiene in uno stroma connettivale un ramuscolo terminale dell'arteria ombellicale, che da origine ad una piccola vena. Dobbiamo ora addentrarci un po' più nello studio embriologico e considerare più particolarmente l'**insediamento dell'ovo.** Questo argomento è stato ben studiato nella cavia (SPEE). Per l'uomo non si hanno tuttora che poche ricerche attendibili, fra le quali le più importanti sono quelle di H. PETERS, IUNG (Lett.) BRYCE e TEACHER, STRAHL e BENEKE. Si ammette che l'*uovo si fissi negli strati superficiali della mucosa.* L'epitelio uterino, nel punto in cui giunge in contatto coll'uovo, va distrutto. Lo spazio che segna la strada percorsa dall'uovo approfondantesi, viene poi chiuso verso la cavità uterina da un tessuto (detto dal PETERS, fungo), che costituisce la d. riflessa. Questa si distende vieppiù, mano mano che l'uovo s'ingrandisce, e si fonde completamente con le membrane ovulari: quivi i villi si atrofizzano. (Fig. in O. GROSSER).

Epitelio dei villi. Il *chorion e i suoi villi* — come hanno dimostrato le ricerche dei primissimi stadî della placenta negli animali e nelle uova umane giovanissime (STRAHL, LANGHANS, ecc.) — possiedono un *epitelio continuo a due strati*, e, precisamente, uno strato inferiore di cellule cubiche, chiare (**strato cellulare di** LANGHANS), che è indubbiamente di origine fetale; e uno *strato esterno protoplasmatico*, che è ricco di nuclei con abbondante cromatina, e quindi molto colorabili, e che vien detto **sincizio** (o *strato di rivestimento* di BONNET). Riguardo alla sua provenienza si hanno due teorie: gli uni lo ritengono un tessuto materno, cioè un epitelio uterino modificato (LANGHANS, STRAHL, KOSSMANN, MERTTENS, ecc.); gli altri invece di origine fetale (KÖLLIKER, LEOPOLD, RUGE, MINOT, HIS, PETERS, KOLLMANN, MAXIMOW, SPEE, LEOPOLD, BONNET, IUNG, ecc.). L'ultima teoria gode ormai più fautori; e si ritiene che *ambedue gli strati derivino dall'ectoderma primario (trofoblasto) della vescicola germinale.* STRAHL e BENEKE però ritengono la questione non ancora completamente delucidata. Sec. PETERS, SIEGENBECK v. HEUKELOM e altri come HITSCHMANN, LINDENTHAL, FRANZ, i villi nei primissimi stadi non sono ancora tappezzati da uno strato cellulare e sinciziale, ma dal rivestimento ectoblastico fetale — trofoblasto —: in seguito si ha la differenziazione in due strati). Per le ragioni esposte da A. KOLMANN e MAXIMOW, si può sicuramente escludere che le glandole uterine diano origine all'epitelio di rivestimento. Negli *stadî ulteriori*, l'epitelio dello strato di LANGHANS diventa più appiattito e non costituisce più una membrana continua dei villi; *nella placenta ben sviluppata* non se ne possono più dimostrare che dei residui, in forma di grandi nuclei ovali, tra lo strato di rivestimento e lo stroma dei villi (MERTTENS). Generalmente si vede solo uno strato *epiteliale semplice*, inegualmente spesso e che si colora assai, con cellule non delimitate tra loro e nuclei ricchi di cromatina *(sincizio)*.

Alla fine del secondo mese, i villi si atrofizzano in ogni parte *(chorion laeve)*, ad eccezione di quei villi che stanno nell'interno della serotina (decidua basale); quivi essi si sviluppano rigogliosamente e formano quella parte della **placenta** che è detta *placenta fetale*. Lo sviluppo della placenta, che è l'organo respiratorio e nutritizio del feto, (v. HOFBAUER) avviene con la partecipazione di una *parte materna* e di una *fetale*: la *prima* è fornita dalla serotina, o ad essa spetta il maggior valore nella determinazione dell'aspetto grossolano dell'organo; la *seconda* proviene dai villi coriali.

Il **rapporto dei villi coriali col tessuto materno**, che rende possibile lo scambio dei gas e degli altri materiali tra il feto e la madre, può esser descritto come segue. Nel punto in cui in i villi sono a contatto con la serotina, si ha una vivace proliferazione dell'ectoblasto e si formano degli aggruppamenti cellulari, che, più tardi, ricevono in parte uno stroma mesodermico. Le cellule ectoblastiche migrano nella mucosa (cfr. pag. 1114) e si estendono in parte alla superficie della serotina. L'epitelio uterino, il quale subisce dapprima una trasformazione sinciziale (che si verifica anche nelle gravidanze extrauterine, pag. 1045), viene respinto e distrutto per l'avanzarsi dell'ectoblasto e dei suoi villi. I villi penetrati nella mucosa corrodono i vasi sanguigni della serotina, e il sangue si versa in uno spazio, **spazio intervilloso** (che rappresenta dapprima una fessura tra la vescicola ovarica e la superficie della serotina, cioè tra il tessuto materno e il fetale), attraverso il quale i villi penetrano dall'uovo nel tessuto materno. Con la formazione di questo spazio intervilloso si ha una certa distinzione fra tessuto fetale e tessuto materno: la zona limitante si trasforma nello *strato fibrinoso* di NITABUCH, in cui finiscono le ultime cellule materne fetali. In seguito, si ha un numero sempre maggiore di *ramificazioni dei villi* che *pescano nello spazio intervilloso,* mentre invece una parte dei villi che partono dal chorion a guisa di larghi tronchi, vengono a formare un gran numero di *villi d'adesione,* che s'inseriscono sulla serotina. Poichè il sangue arterioso si versa così, attraverso le lacune, nello spazio intervilloso, rientrando poi nelle vene, si viene a stabilire il cosiddetto **circolo intervilloso**. Adunque il sangue materno scorre al di fuori dei vasi, e i villi pescano direttamente in essi. Le arterie e le vene sono in rapporto fra loro solo per mezzo di un sistema di lacune anastomizzate, limitate da ogni parte dai villi fetali (cfr. KOLLMANN). [Sul circolo intervilloso dominano varie opinioni. Così SIEGENBEEK VAN HEUKELOM, PETERS e altri ammettono che il rivestimento coriale ectoblastico (troflobasto) che giace direttamente sul tessuto materno *apra i capillari materni* per una sua azione erodente. Il sangue penetrandovi apre degli spazî, delle *lacune* nel trofoblasto che resta così circondato all'intorno da tessuto fetale. JUNG ritiene che gli spazi siano formati dal primissimo germogliare dei villi]. Tra le lacune rimangono delle colonne cellulari (mitosi, JUNG), e in queste secondariamente si spinge (PETERS, JUNG) il mesoblasto con i suoi vasi dalla vescicola germinale. Si forma così un *villo primordiale*; in seguito essi si ramificano o penetrano negli spazi. DUVAL fa penetrare i vasi materni nella proliferazione ectoblastica dei villi fetali: i vasi si allargherebbero in ispazî sanguigni, e perciò i villi verrebbero a poco a poco a trovarsi liberi nel sangue materno, o rispettivamente, nei vasi della madre. Se si accetta questa opinione, vien naturale il considerare il sincizio come un endotelio materno (PFANNESTIEL). La membrana endoteliale sul rivestimento dei villi a 2 strati ammessa da alcuni (MERTENS, KEIBEL, LANGHANS) è messa in dubbio dai più e ancora ultimamente da PALADINO, KOLLMANN, MAXIMOW e JUNG.

La superficie liscia (fetale) della placenta è ricoperta dall'amnios. Nella placenta partorita, la *serotina* forma esternamente uno strato ruvido, spesso circa 2 mm., detto *lamina basale* (WINKLER), dalla quale partono dei setti cuneiformi *(cunei deciduali),* che dividono l'organo in lobi *(cotiledoni)* e in corrispondenza del corion aderiscono fittamente fra loro costituendo la *lamina di chiusura* (WINKLER). Al *margine* della placenta, vi è un *cercine* risultante della lamina basale e di chiusura. Nello strato medio della placenta, il tessuto deciduale vien diviso in piccole isole dagli **spazii sanguigni intervillosi**, i quali formano un largo sistema capillare, che si può iniettare dall'aorta o dall'arteria uterina (WALDEYER, BUMM), e che è interposto tra le arterie e le vene utero-placentari. Le vene utero-placentari in rapporto con gli spazî sanguigni intervillosi, formano una rete che decorre quasi parallelamente alla faccia deciduale della placenta, si svuotano in parte anche lungo la periferia della placenta in un seno venoso circolare *(vena marginale)*, e si gettano nei *seni venosi* a sottile parete *della muscolatura dell'utero.*

Nell'*espulsione della placenta e delle membrane dell'uovo,* il distacco avviene nello *strato cavernoso della decidua.* Una parte di questa rimane aderente alla pla centa ricoprendo, in forma di sottile strato, i villi e gli spazî intervillosi; un'altra parte rimane nell'utero coi vasi utero-placentari lacerati. Il fondo delle glandole uterine permane nell'utero, anche in corrispondenza della placenta (LEOPOLD).

Un'esagerata e anomala aderenza della placenta, **placenta accreta,** dipenderebbe, sec. Baisch, da un anomala inserzione in un utero sano, o in utero sclerotico, metritico. Sec. Wegelin, la mucosa sarebbe atrofica, e così il corion potrebbe penetrar subito profondamente nella muscolare. Così pure dibattuta è la questione di puro interesse ostetrico della **placenta previa** (v. Aschoff che distingue una plac. previa semplice e istmica, a seconda che essa si inserisca in piccola parte o completamente nell'istmo. Sec. Zweifel essa si inserisce solo nel corpo: v. anche Bayer, Jolly).

Specialmente nei primi mesi della gravidanza, accade una *migrazione di numerose cellule fetali* nella mucosa materna e nella muscolare, e questi elementi coriali si avanzano specialmente verso le vene, penetrano sotto l'endotelio e ne perforano la parete. (Questi elementi vengono detti dal Marchand cellule serotinali migranti: altri invece ritengono questi elementi per la massima parte come prodotti di una reazione deciduale del tessuto *materno*, Pinto, Fellner e a.: Lett. in Meyer che ammette la natura coriale delle cellule polimorfe, ma non la loro proprietà migratrice: esse penetrano solo per una progressiva proliferazione degli elementi stessi). Secondo Pels Leusden, questa immigrazione è al suo massimo nel 3.°–6.° mese. L'aspetto di tali cellule può subire molte variazioni; molte diventano *cellule giganti* polinucleate a contorni poco netti. E non solo *singole cellule,* ma anche delle intiere travate cellulari, degli aggruppamenti sinciziali simili a cellule gigantesche, e persino dei *villi,* possono penetrare nella gravidanza normale *nelle vene,* rendendosi liberamente *trasportabili dalla corrente sanguigna,* specialmente nei parti di lunga durata (Schmorl): anzi, sec. Poten, questo trasporto (Veit) di villi coriali, non manca verisimilmente in nessuna gravidanza (cfr. Hitschmann). I villi e gli elementi cellulari singoli trasportati, si distruggono poi senza dar sintomi: si pensa in questi casi all'azione di una *citolisina* (*) nel senso di Ehrlich. Dopo il parto, le cellule giganti situate nella muscolare scompaiono per lo più in 8 giorni; raramente persistono di più, subendo una degenerazione jalina. (Se queste cellule proliferano vivacemente anche dopo molto tempo dal parto, è consigliabile l'asportazione dell'utero. Cfr. corionepitelioma maligno a pag. 1129). Pels Leusden voleva assegnare alle cellule epiteliali, giganti e sinciziali, un valore speciale nella rigenerazione dell'epitelio uterino, ma altri autori non hanno confermata la sua asserzione (cfr. Aschoff), e il loro significato non è ancora ben chiarito. Queste cosiddette *cellule giganti placentari,* che hanno un'unica istogenesi, hanno importanza *nell'eclampsia puerperale* (se anche accidentale, Pels Leusden), poichè, come Schmorl dimostrò, e come venne confermato fra gli altri dal Lubarsch, possono embolizzarsi nei polmoni (capillari e piccole arterie). A questo riguardo debbono prendersi in considerazione gli scuotimenti convulsivi del corpo, che facilitano il distacco delle cellule. (Talora furono osservate anche *cellule gigantesche deciduali.* v. W. H. Schultze, Oberndorfer) (Per le embolie di cellule giganti del midollo delle ossa v. polmone pag. 267).

C) L'utero puerperale.

La **superficie interna dell'utero di recente sgravatosi** è rivestita di uno strato deciduale rosso-bluastro o gialliccio; essa ha un aspetto frastagliato ed è scavata di affondamenti, che corrispondono agli spazî lacerati dello strato cavernoso glandolare, in seno al quale è avvenuta la separazione nel distacco della placenta. Manca un rivestimento d'epitelio alla superficie, e la decidua è quindi *una vera* e

(*) Sec. la teoria di Ehrlich l'organismo avrebbe il potere di formare degli *anticorpi* contro gli elementi cellulari estranei e i prodotti cellulari, le cosidette *citolisine*, eterolisine: Veit chiama *sinciziolisine* gli anticorpi che si formano contro gli elementi e i prodotti cellulari trasportati in circolo nella gravidanza; (cfr. Wormser, Lett.). Si suppone che quando un tale potere agisca, si abbia un impedimento allo sviluppo ulteriore degli elementi trasportati e quindi alla produzione di un tumore maligno *(sincizioma, corionepitelioma maligno)* (cfr. Schmauch).

propria piaga, dalla quale vengono segregati *i lochi*, e che si ripulisce per *l'eliminazione dei brandelli di decidua*, che cadono in necrosi o in degenerazione grassa e vengono emessi coi lochi. Ha luogo anche l'emigrazione di numerosi leucociti, che si mescolano ai frammenti dei tessuti e al liquido lochiale. I *lochi uterini* sono di norma *privi di germi;* i *vaginali*, invece, ne contengono (Cfr. pag. 1135). La guarigione della piaga, che consiste nella *completa rigenerazione della mucosa, ha luogo dalle cellule fusiformi del tessuto interstiziale, dai vasi sanguigni e dal fondo delle glandole degli strati profondi della mucosa.* Dagli epitelî delle glandole si formano nuovi otricoli ghiandolari, come pure un nuovo epitelio superficiale. Tutto ciò si compie di solito in 4-5 settimane (Wormser, Lett.).

Il *tratto su cui s'inserisce la placenta* sporge in totalità, in *plateau*, nella cavità dell'utero, e in corrispondenza di esso si possono riscontrare i seni venosi della serotina e della sottostante muscolare, in parte trombizzati *già prima* del parto, come pure i monconi dei vasi utero-placentari a sottile parete. Il tessuto della serotina è impregnato di sangue. I seni si trombizzano per la maggior parte solo *dopo* la nascita. In seguito, i trombi si organizzano e i vasi si obliterano; la sporgenza scompare, e, dopo alcuni mesi, non si può riconoscere il luogo d'inserzione della placenta. Sec. Frankl e Stolper (Lett.) l'importanza massima per l'*occlusione dei vasi sanguigni dopo il parto* spetterebbe a una penetrazione di decidua che avverrebbe già durante la gravidanza nelle pareti vasali: ne risulterebbero alla fine della gravidanza dei cuscinetti connettivali penetranti nel lume vasale stenosandolo a mo' di valvole (uguali processi si conoscono anche nei vasi ombellicali, cfr. pag. 80). Su ciò si fonda essenzialmente l'obliterazione trombotica organizzante. Sulla base anat. delle *emorragie post partum*, v. Labhardt, Lett.

Della **involuzione della muscolatura dell'utero puerperale** si tenne parola a pag. 1070. Il peso si riduce da 1 Kg. a circa 100 gr. Si ricordi che, secondo Sänger, le fibre muscolari che soggiacciono alla degenerazione grassa non vengono con ciò a distruggersi completamente, ma solo s'impiccioliscono per riassorbimento della massa granulosa, mentre i nuclei si conservano, e da questi può *aversi in seguito* una ricostruzione della muscolare.

Il *glicogeno* che è contenuto durante la gravidanza nelle fibre muscolari e nei vasi, sparisce rapidamente nel puerperio (Broers, Gierke). — Stranissimo è il reperto osservatosi a isole nell'utero puerperale, di fasci di fibre muscolari striate (metaplasia?) (Girode, Nehrkorn, Hofbauer).

1 — Affezioni delle decidue.

Quando esiste prima della gravidanza, o si sviluppa durante essa, una endometrite (di natura gonorroica, o anche, come si ammette, sifilitica), si forma un ispessimento diffuso o poliposo-nodulare delle decidue *(endometrite deciduale iperplastica diffusa* ovvero *poliposa o tuberosa).*

Quest'ultima si ha specialmente nella sifilide (Virchow). Dalle ghiandole uterine proliferate si possono formare delle vescicole peduncolate, che, nella decidua vera distaccata, fanno prominenza all'esterno. La *decidua ispessita* è ricca di vasi e di focolai di cellule rotonde, ed intersecata di tratti fibrosi e linee fibrinose. Le alterazioni si constatano per lo più solo nell'*uovo espulso anzi tempo*. L'**uovo abortivo** vien *espulso insieme con tutta la decidua in forma di sacco a tre punte*, oppure tutta la *decidua* iperplastica *può rimanere nell'utero*; nella placenta emessa manca allora il rivestimento deciduale, e successivamente vien espulso un sacco a tre punte e a spessa parete, cioè il sacco deciduale *vuoto*. La gravidanza può anche *arrivare a termine* (ed allora possono presentarsi l'iperemesi delle gravide ed altri disturbi); nella placenta si trovano poi spesso i cosiddetti *infarti* (pag. 1121) e il *feto* è frequentemente *mal sviluppato.*

Una endometrite infiammatoria vera *impedisce* addirittura la *concezione,* oppure la *normale fissazione dell'uovo*, poichè essa ostacola l'adesione della vera e della riflessa, e la serotina diventa piccola, quasi a guisa di un peduncolo. Come conseguenza, si può avere la morte del feto, l'aborto o la mola sanguigna.

Nell'**idrorrea dell'utero gravido,** che è rarissima e comincia per lo più nel 3.°-4.° mese, non avviene la concrescenza tra la decidua vera e la riflessa, e il secreto catarrale, prodotto dalla vera in preda ad endometrite, può sgorgar fuori dall'utero.

Sull' « *endometrite deciduale* » consecutiva ad aborto cfr. pag. 1062.

2 — Malattie degli annessi fetali.

a) *Malattie dell'Amnios.*

L'*amnios* è la membrana più interna che circonda il feto: in certo modo una parte della parete addominale, una continuazione della sua cute: è formato da uno strato epiteliale (ecto- o epidermico) e da connettivo lasso, il quale ultimo è la lamina mesodermica esterna del corpo. Il liquido *amniotico* è un mezzo di difesa per il feto contro gli urti e le pressioni e gli permette di muoversi liberamente.

α) Quando la quantità del liquido amniotico supera un litro, un litro e mezzo, si parla di *hydramnion*; il liquido può raggiungere i 30 litri (SCHNEIDER).

La placenta può allora essere spessa, pesante (anche 3 volte la norma) ed edematosa.

L'aumento del liquido amniotico può dipendere **dal feto** o **dalla madre.** Si ha idramnio nei disturbi circolatorî *della madre* accompagnati da edemi per cui si ha un aumento di trasudato dalla decidua. Per disturbi di circolo del *feto,* esso si ha nella *stasi della vena ombelicale* (per nodi, torsione o stenosi) avendosi *da parte del circolo fetale una più intensa trasudazione*, che può esser cagionata da vizî di cuore, stenosi del dotto di Botallo, lesioni del fegato e dei polmoni, quali si presentano nella sifilide, ecc. Talora esso dipende anche da un'aumentata secrezione di urina da parte del feto (v. ipertrofia cardiaca nei gemelli monocorii idramniotici), o da alterazioni infiammatorie dell'amnios, o da insufficiente riassorbimento del liquido amniotico stesso. Spesso, *assieme all'idramnio, si hanno* delle *mostruosità* del feto (idrocefalia, anencefalia, spina bifida, piede varo, estrofia della vescica, fessure o fistole nella regione orale) o anche *idrope del feto.* In uno di questi casi, in un feto cianotico edematoso di 47 cm., analogamente al reperto di SCHRIDDE in un ittero congenito generale, l'A. osservò la presenza di enormi focolai ematopoietici ed emosiderosi nel fegato, il prevalere di tessuto mieloide nella milza pesante 30 gr., focolai ematopoietici nei reni: la placenta pesava 1500 gr.: sifilide esclusa. SITZENFREY, trovò lo stesso fatto in gemelli con nefrite acuta congenita ed anasarca. Una *forma acuta d'idramnio spiccatissimo* si presenta in rari casi nelle gravidanze gemellari derivanti da un unico uovo, in cui l'utero può presentare già al 4.°-5.° mese la distensione di una gravidanza avanzata: solo uno dei due sacchi è idramniotico, mentre l'altro contiene una quantità di liquido normale. Il feto del lato con idramnio è più sviluppato ed ha il cuore ed i reni ipertrofici: si ha stasi nel dominio della cava inferiore, e può aversi ascite ed anasarca.

La comparsa dell'idramnio si spiega a questo modo: i territori vascolari delle placente dei gemelli si anastomizzano: quando esse funzionano in modo insufficiente o quando al contrario attraverso ad esse è portata a l'un gemello una quantità troppo grande di sangue, può seguire un sovrariempimento della circolazione del gemello idramniotico e quindi stasi nelle vene ombellicali, ipertrofia cardiaca e aumentata secrezione renale (la percentuale di urea nel liquido idramniotico è più alta; KÜSTNER): Lett. in SEITZ.

β) Una *quantità soverchiamente scarsa di liquido amniotico*, nelle prime epoche delle vita fetale, può cagionare un insufficiente distendimento dell'amnios ed aderenze di esso col corpo del feto (SIMONART). Più tardi, aumentando il liquido amniotico, le aderenze vengono stirate in *briglie amniotiche* o in cordoni: v. fig. 625. [Altri ascrivono queste briglie ad arresti di sviluppo]. Esse possono portare ad aderenze (ad es. delle dita, sindactilia), strozzare le membra o distaccarle completamente (amputazione spontanea), e cagionare anche alterazioni fissurali (per es. nel dominio della faccia), ectopie dei visceri addominali, ernie ombelicali, cerebrali, ecc. (KÜSTNER, KÜMMEL, KLAUSSNER, HAYMANN, Lett., THEODOROW).

Sec. SPEE (ricerche nei roditori: osservazioni dirette sulla prima formazione della cavità amniotica nell'uomo non si hanno ancora) il liquido amniotico si forma come raccolta liquida in un ammasso cellulare prima solido. Nella 4.° settimana il volume dell'embrione è tale (MINOT) da riempire quasi l'intera cavità: essa allora si estende per una abbondante raccolta di liquido in una cavità considerevole, pur rimanendo ancora qua e là aderente al feto. Nelle prime edizioni, l'A. aveva ammesso che le briglie di SIMONART residuassero dalla prima formazione della cavità (cfr. BARDELEBEN), oppure si potrebbe pensare che s'avesse a che fare con la formazione di *aderenze*, che si produrrebbero verso la fine della 4.ª settimana, in seguito ad una *amnionite* (cfr. STRASSMANN), ipotesi che si avvicina a quella di SIMONART della formazione di aderenze *secondarie*. Come *membrane intramniotiche* (MARCHAND, Lett.) si indicano membrane connettivali indipendenti dall'amnios, costituite da fine fibrille e derivanti probabilmente dall'organizzazione di una sostanza coagulabile prodottasi in emorragie del corion.

Quando la quantità del liquido amniotico rimane durevolmente scarsa, viene ostacolato tutto lo sviluppo del feto, e possono conseguirne *gravissime anomalie*, come ciclopia, piede torto congenito, mostruosità sireniche, ecc. (KÜSTNER). Lett. in GOENNER.

b) *Malattie del Corion.*

Mola vescicolare o *idatidea* o *a grappolo*: i villi coriali diventano formazioni vescicolari, trasparenti. Ciò avviene in corrispondenza di tutto il corion, il quale porta originariamente dei villi in ogni punto, (e allora non si può distinguere una placenta); oppure *solo la placenta od alcuni cotiledoni di essa* o, caso non raro negli aborti (e per riguardo al corionepitelioma, importante), *solo singoli villi si cambiano in formazioni vescicolari sferiche o fusiformi*, il cui volume varia da un grano di miglio a quello di un nocciolo di ciliegia, e che sono molte volte fra loro collegate da un peduncolo fibroso filiforme, in guisa da rassomigliare ad un grappolo. Il complesso delle vescicole vien tenuto insieme da una spessa decidua, e *da coaguli sanguigni, quando una tale mola vien partorita*. La mola può raggiungere il peso di 5 libbre e più.

Quando l'affezione comincia *nei 2 primi mesi*, *tutto l'uovo* si trasforma in una mola idatidea in cui non si può distinguere nè feto, nè placenta (mola sterile). Se i villi degenerano in gran numero in un'*epoca più inoltrata*, il feto muore e lo si trova nella cavità dell'uovo, e si può riconoscere la placenta, che è trasformata parzialmente o totalmente in un corpo racemoso. Per lo più la *mola idatidea viene espulsa nel 3.°-5.° mese*, e spesso con emorragie imponenti. Rare sono le mole delle *tube* (Lett. in RISEL). L'**etiologia** è sconosciuta. Si è incolpata una pregressa *endometrite* (cfr. STOFFEL, SEITZ, ecc.): ma i casi di gravidanza gemellare, in cui accanto ad una mola idatidea si trovò un feto ben sviluppato, parlano piuttosto per un'*anomalia primaria dell'uovo* (Lett. in RISEL). Teoria di Durante a pag. 1120. La *malattia* è in complesso *rara*, ma si presenta con relativa frequenza nell'età avanzata: si accompagna per lo più con albuminuria, spesso con nefrite ed edemi. L'utero raggiunge con insolita rapidità un considerevole volume; poi compaiono emorragie irregolari, dipendenti dal fatto che nella tumefazione edematosa vengono sempre a lacerarsi alcuni villi. Dalle osservazioni dell'A. è contraddetta l'affermazione che si accompagni sempre un ingrossamento dell'ovaio (KROEMER, v. pag. 1010). Si è notata anche l'*associazione* della *mola idatidea* con la *mola sanguigna*.

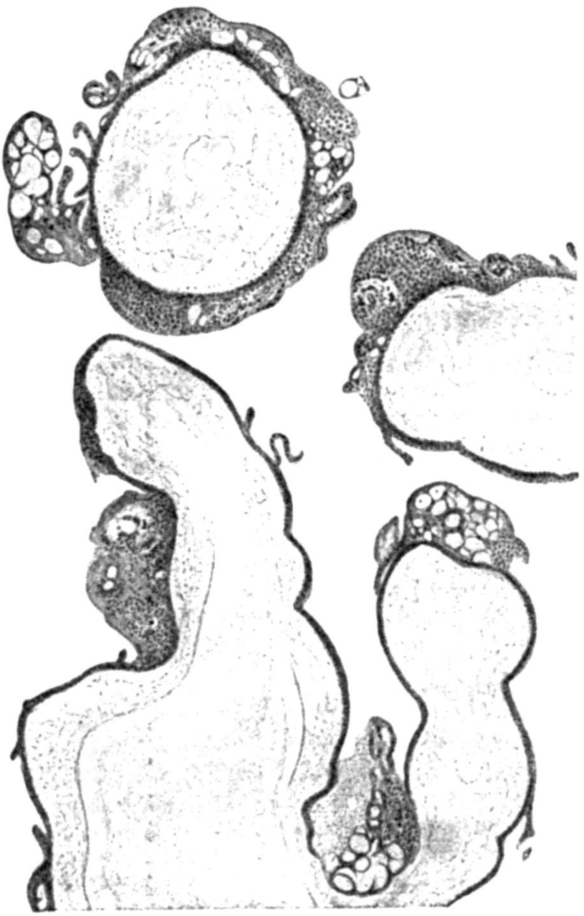

Fig. 590.
Villi di una mola vescicolare con stroma idropico e notevole proliferazione cellulare nel rivestimento e in formazioni sinciziali. Donna di 34 anni che partorì 6 volte. Ultima mestruazione da 10 settimane, emorragie da 4 con emissione di villi, di coaguli e di frustoli di decidua. Donna vivente e sana. Deb. ingr.

Per quanto riguarda *la struttura della mola*, VIRCHOW ammise una proliferazione e degenerazione mucosa, e chiamò l'affezione « *mixoma chorii* »: LANGHANS si pronunzia contro una tale affermazione e ORTH insiste che non si può dimostrare nè chimicamente nè con la colorazione con bleu di metilene o tionina che si tratti realmente di mucina; l'affezione fa piuttosto l'impressione di uno *stato edematoso* (v. FRANQUÉ ammette tuttavia un accrescimento del muco, un'anomalia di secrezione dello strato cellulare di LANGHANS). Secondo le ricerche del MARCHAND,

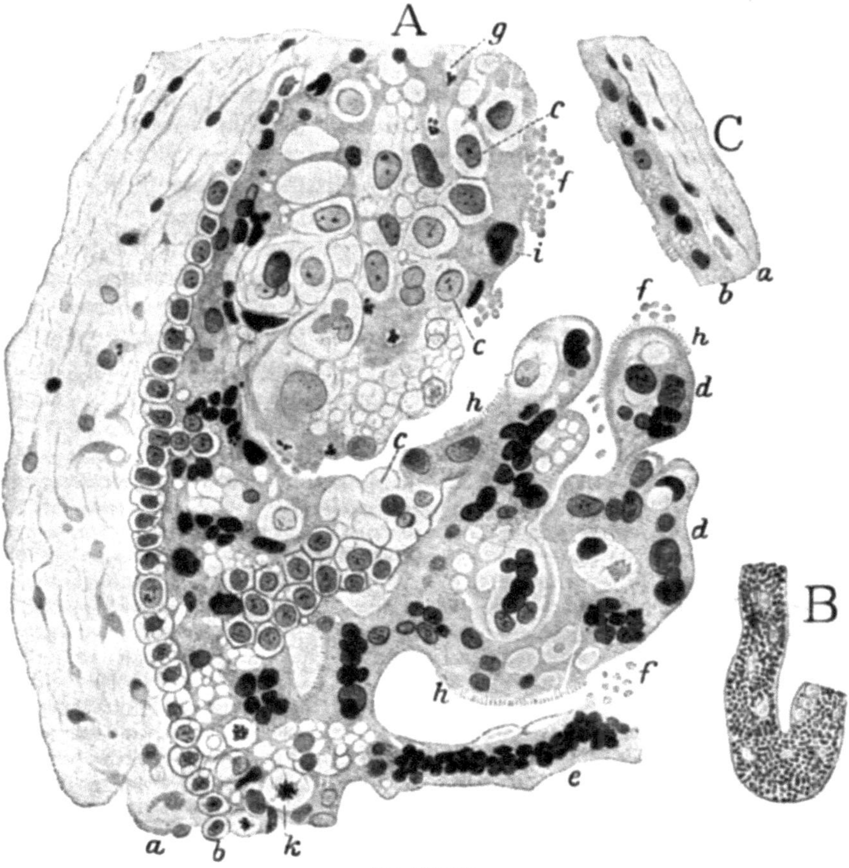

Fig. 591-593

A. Particolare della **mola vescicolare** della fig. 590: margini di un villo *a*) stroma di un villo con cellule, *b*), cellule di LANGHANS contenenti glicogeno, in *c*), fortemente proliferate e ingrossate, con vacuoli, a volte con grossi nuclei (*i*, in degenerazione grassa con nucleo ricco in cromatina), *d*), sincizi con vacuoli e grossi nuclei, *e*), sincizio con ammassi di nuclei fortemente colorati, *f*), corpuscoli rossi in parte confluenti in masse ialine, *g*), leucociti, *h*), orli a spazzola nei sincizi, *k*), mitosi in una cellula di LANGHANS: accanto ad essa, altre 2 cellule in mitosi.

B. Pezzo di sincizio di un altro caso, preparato fissato in FLEMMING: i granuli e le goccioline di grasso sono inbruniti dall'osmio. Qua e là si vedono nuclei: altri sono ricoperti dal grasso.

C. Tratto del rivestimento di un villo; caso A, che mostra in *b*, il passaggio in sincizio della cellula di LANGHANS. Nuclei ancora abbastanza regolarmente distribuiti — orlo a spazzola —: sotto al sincizio, immediatamente, lo stroma mesodermale (*a*) del villo con cellule fusate.

A. B. C. ingr. 283 diam.

con le quali concordano quelle di L. FRAENKEL, la degenerazione idropica, e in parte mucosa, dello *stroma, che produce il rigonfiamento vescicolare dei villi,* non costituisce la base essenziale della malattia; si deve invece dare la massima importanza alle *alterazioni dell'epitelio dei villi*, in cui si nota una certa *proliferazione irregolare*, alla quale partecipa principalmente lo strato *cellulare di* LANGHANS (fetale) (fig. 590-591). La proliferazione, come nel caso di MARCHAND e in quello da noi riportato, può essere notevolissima; in altri casi invece (LANGHANS) essa è minima: nei diversi villi, può assumere anche intensità diverse (fig. 590). All'intensa proliferazione seguono negli ammassi cellulari dei *processi degenerativi*, ai quali partecipa anche il *sincizio*, il cui rapporto genetico con lo strato cellulare ci sembra qui in particolar modo evidente (ad es. fig. *c)*: queste alterazioni degenerative consistono in rigonfiamento vescicolare, idropico, in trasformazione fibrinosa reticolare con disposizione irregolare dei nuclei: in parecchie regioni la proliferazione cellulare si trasforma in un reticolo a piccole maglie, quasi privo di nuclei. Nelle cellule di LANGHANS si può riscontrare del glicogeno, nel sincizio delle gocciole di grasso (fig. B). Nello *stroma connettivale* dei villi privi di vasi, prevalgono i *processi degenerativi;* le parti centrali si fluidificano, le periferiche rimangono conservate: talora i villi rigonfiati si distruggono per necrosi dopo aver perso i nuclei.

DURANTE ammette come causa essenziale della degenerazione vacuolare, una obliterazione successiva dei capillari dei villi in seguito a una *proliferazione degli endotelî* (endocapillarite obliterante da tossine materne): i villi, per mezzo del loro rivestimento cellulare ben conservato, assumono per osmosi sostanze dal sangue materno (la circolazione materna non cessa) e si rigonfiano poichè ne è impedito l'assorbimento per parte del feto data l'ostruzione vasale. Il rivestimento sinciziale ipernutrito non prolifera solo corrispondentemente alla grande estensione del villo, ma oltre ancora. In un secondo lavoro, D. indica la mola come *adenoma villoso*. La stessa spiegazione serve anche per la mola sterile, in cui mancano nei villi i vasi fetali.

Talora compaiono anche nello *stroma* dei grossi elementi (CHALETZKY) che sono interpretati come epitelî fetali trasmigrati (NEUMANN). È particolarmente interessante il fatto che le *masse epiteliali* proliferanti, vescicolari (e principalmente anche le cellule del tipo di LANGHANS), *penetrano*, perforando lo strato fibrinoso (pag. 1112), nella *decidua basale* e persino nel miometrio circostante, e, contrariamente ai reperti fisiologici (pag. 1114), in un modo talmente eccessivo (v. MARCHAND), che il disegno dello strato compatto e cavernoso della decidua può esser totalmente distrutto, i così detti setti deciduali venir a mancare, molti vasi obliterarsi, ed altri infine venir aperti dalla proliferazione cellulare avanzantesi. *In contrapposto alla norma, la proliferazione cellulare è di assai più lunga durata e di assai maggiore intensità ed estensione*: questo comportamento non è però in tutti i casi altrettanto evidente (LANGHANS, CHALETZKY). Molto chiaro diventa così il comportamento della cosiddetta **mola vescicolare interstiziale destruente,** quale fu descritto per la prima volta dal VOLKMANN (v. anche KAUFMANN). Quivi la decidua viene perforata dai villi proliferanti, i quali crescono nelle vie sanguigne della decidua basale, si diffondono nelle vene della muscolatura uterina e possono spingersi fin sotto il peritoneo: ne possono seguire perforazione, peritonite, emorragie interne, o esterne e anche metastasi. (DUNGER ritiene la mola vescicolare destruente come un qualcosa di intermedio fra la mola vescicolare e il corionepitelioma). Così pure le ricerche di MARCHAND ci permettono di renderci ragione di quei casi in cui la mola vescicolare si presenta maligna (ciò può non apparire nei singoli villi, ma si può desumere dal comportamento distruente verso i tessuti circostanti, v. pag. 1133), o in cui dai residui di una mola vescicolare nel dominio di una decidua serotina, si sviluppa un **tumore epiteliale destruente**. Dalle spiccate proliferazioni epiteliali, quali si possono trovare nella mola vescicolare, alla formazione dei tumori maligni la distanza non è molta. Nel polmone in casi di mola vescicolare, si trovano anche degli estesi trasporti cellulari, senza conseguenza (sec. DUNGER essi si distruggono per invasione di connettivo). Parleremo ancora di questo tumore, indicato oggi con il nome di **corionepitelioma maligno** (v. pag. 1129) (Lett. in RISEL e DAELS).

La *placenta marginata*, in cui si forma circolarmente intorno al suo margine per un'infossatura del corion una stria biancastra, come la *pl. circumvallata*, in cui il margine della pl. si ripiega, o in cui sec. altri, per deposizione di fibrina fra i foglietti della reflessa esso si solleva a mo' di vallo, hanno un notevole interesse ostetrico (Lett. e teorie sull'origine in LIEPMANN, SFAMENI e spec. R. MEYER).

3 — Malattie della placenta.

a) **Alterazioni regressive**: La **calcificazione** si trova in ogni placenta a termine e colpisce specialmente gli ammassi fibrinosi (MERTTENS). La **degenerazione grassa** si ha nella parte deciduale della placenta. Ne possono risultare delle piccole chiazze bianche.

b) Nella *nefrite* materna (che può attaccare anche il feto, cfr. SITZENFREY) si può avere *edema* della placenta anche con idrope del feto.

c) **Cunei fibrinosi** o **trombosi** degli spazi sanguigni materni o cosidetti *infarti bianchi* della placenta.

Questi focolai opachi, di colore fortemente o debolmente rossiccio, grigio-chiaro o bianco-giallastro, sono rappresentati in parte da nodi

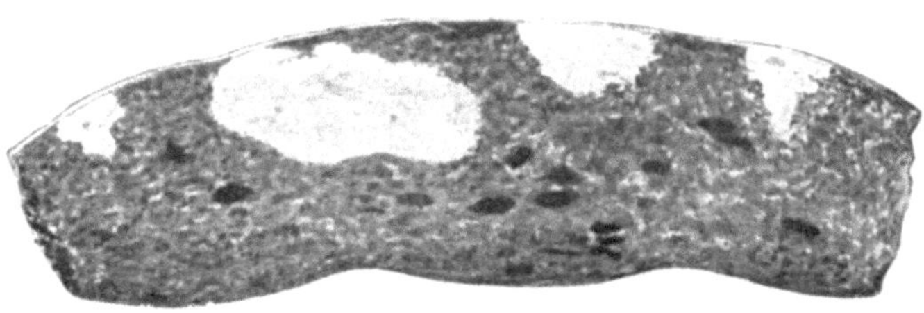

Fig. 594.
Trombosi multiple, cosidetti **infarti bianchi**, della placenta. Grand. nat.

rotondeggianti od irregolari, in parte da cunei o da piastre consistenti (fig. 594). Alla periferia della placenta essi formano spesso un anello consistente ed elevato; oppure invadono vasti tratti, che talvolta sono infossati. La placenta può esser fittamente tempestata d'infarti bianchi, e talvolta (da un sol lato nelle gravidanze gemellari) totalmente invasa. Talune porzioni centrali di grandi cunei sono circondate da ammassi molli, bianco-rossicci o giallicci simili a pus.

Al **microscopio** si vede che si tratta di focolai necrotici, nel cui interno gli *spazi sanguigni intervillosi sono chiusi da una trombosi fibrinosa;* nella fibrina stanno racchiusi elementi di tessuti fetali o deciduali o di ambedue le sorta. Qua e là si trovano nei focolai corpuscoli rossi e bianchi oppure *pigmento* sanguigno. I vecchi focolai possono contenere anche della *calce*. La *fibrina* è in parte omogenea, ma intersecata di fessure (fibrina canalizzata di LANGHANS); in parte filamentosa;

nei punti rammolliti (purisimili è trasformata in un detrito granuloso. I *villi* situati nell'interno del trombo o in contatto con esso, sono più o meno completamente sprovvisti dell'epitelio; il loro stroma è in degenerazione jalina, non permeabile ai colori nucleari, torbido o vitreo; i vasi sono impervî o del tutto irriconoscibili (fig. 595). Nel tessuto deciduale finitimo, in alcuni punti non si riscontra alterazione alcuna; in altri invece processi proliferativi, che forse tendono ad una organizzazione del distretto necrotico, a meno che non si debba ritenere che essi siano primarî o che abbiano cagionato il focolaio. (Nell'ultimo caso si tratta di un'endometrite primaria deciduale). *Il tessuto deciduale fondamentale* può anch'esso essere qua e là jalino o fibrinoso, e contenere cellule necrotiche.

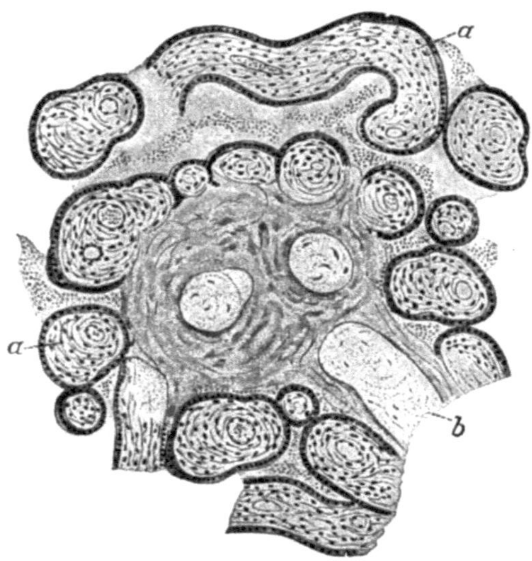

Fig. 595.
Cosidetto infarto della placenta, *a* villi normali circondati da sangue, *b* villi necrotici sezionati pel lungo. Nel centro della figura *un trombo fibrinoso intervilloso*, nel cui interno, oltre il villo *b*, si vedono due villi necrotici, sezionati trasversalmente. Nei punti in cui i villi sono a contatto coll'ammasso trombotico, essi mancano, quasi da per tutto, del loro epitelio. Medio ingrand.

Piccoli infarti sono frequentissimi e probabilmente non patologici, potendosi trovare in placente di feti robusti e sani. Trombosi numerose e vaste vanno di pari passo con l'obliterazione di grandi distretti vascolari, in modo che il feto si sviluppa male o, perfino, viene a morire. Quando la serotina è diffusamente ammalata, il distacco della placenta diventa difficile.

Rispetto all'**etiologia** possono venir presi in considerazione i *processi endometritici*, e la *nefrite* (Fehling, cfr. anche Seitz, Kworostansky). Un rapporto sicuro con la sifilide non si può anatomicamente dimostrare; tuttavia, specialmente le trombosi subdeciduali, sembrano esser più frequenti nella *sifilide materna*.

Si deve osservare che *normalmente si trova della fibrina nella placenta* già a partire dal 2.° mese, e che, verso la fine della gravidanza, essa è molto abbondante nella superficie placentare del corion (Langhans), in cui forma nella placenta matura delle chiazze grigie, nel lato placentare della serotina là dove la decidua fetale e materna si confondono (*striscie fibrinose di* Nitabuch), e così pure alla superficie dei villi, nei punti in cui manca l'epitelio uterino (che ostacola la coagulazione, secondo Eberhard). L'*origine* della fibrina (che, come tutto ciò che nella placenta è indicato come jalino, nei primi stadî si colora col metodo Weigert, ma in seguito non più, come ha dimostrato Merttens), si fa dipendere in parte da una *degenerazione* dell'epitelio coriale o delle cellule deciduali, e in parte da una *secrezione* od *escrezione* dagli epitelî coriali, oppure da *depositi* sanguigni.

Opinioni sulla formazione dei cosidetti infarti bianchi.

La medesima discrepanza di opinioni che si ha rispetto alla fibrina placentare normale, si ha anche per *l'origine dei cunei fibrinosi,* i quali molte volte non sono affatto patologici. Ricorderemo le ipotesi principali.

Si ammette come fatto primario: a) **Una alterazione della decidua,** le cellule deciduali proliferanti in seguito ad endometrite crescono intorno ai villi e cadono poi esse stesse in degenerazione jalina (Steffeck). **b) Affezioni dei vasi dei villi di attacco,** e precisamente, non in forma di periarterite nodosa, come ammise dapprima l'Ackermann, ma a preferenza di endoarterite (Favre, Ackermann), la quale ha per effetto la necrosi anemica dei villi e quindi formazione di trombi negli spazi intervillosi, producendo così degli **infarti anemici.** (Questi reperti vengono, a torto, ascritti da alcuni anche alla sifilide). Più tardi, Ackermann ammise che non si trattasse di trombosi, ma di un prodotto di secrezione o di degenerazione dell'epitelio coriale, e rispettivamente, delle cellule deciduali. La relazione delle *alterazioni arteriose, del tutto incostanti,* coi cunei fibrinosi, è certamente assai dubbiosa. Interessanti sotto questo rispetto sono i reperti di Merttens. Questi, studiando delle placente che dopo la morte del feto erano state ritenute molto tempo nell'utero e in cui tutti i tessuti placentari erano rimasti in buone condizioni, trovò che nei villi di attacco e di nutrizione esisteva, specialmente nelle arterie, una *proliferazione dell'intima,* che conduceva all'obliterazione dei vasi. Negli « *infarti* » che vennero riscontrati in tali placente, *non* si trovarono affatto alterazioni vasali [Queste affezioni dei vasi vengono riguardate da alcuni autori (Prinzing) come segno di sifilide. Ma poichè nei casi di Merttens la sifilide era esclusa, esse non possono ritenersi caratteristiche della sifilide stessa]. **c)** Molte volte si ammette anche una **trombosi primaria ematogena** negli spazi intervillosi. Non è inverosimile che l'insorgere della coagulazione dipenda dalla distruzione dell'epitelio uterino (che, secondo Eberhardt, avrebbe azione anticoagulante). Anche le ricerche più recenti di Hitschmann e Lindenthal ci portano a ritenere l'infarto come una *particolare specie di trombosi,* alla cui produzione sarebbero necessari un rallentamento della corrente e un'alterazione degli epiteli: le metamorfosi regressive nell'infarto gli danno poi il suo aspetto definitivo. Noi pure usiamo la terminologia di *trombosi* o di *cuneo fibrinoso.* Schickele usa il nome di *nodo fibrinoso.*

c) *Granulomi infettivi della placenta.*

α) È spesso difficile decidere se in un dato caso esista *sifilide placentare*: nè è sempre possibile, sulla base dell'osservazione istologica della placenta, porre la diagnosi di lue del feto. Esistono però assai spesso delle alterazioni che permettono tale giudizio. Si presti sempre attenzione, quando sia possibile, al feto se vivo o morto (v. pag. 753) e anche al cordone ombelicale (pag. 1126). Spesso la placenta, in contrapposto col deficiente sviluppo del feto, è molto grossa, spessa, pesante e spesso anche più consistente e più pallida che di norma.

La placenta normale di un bimbo a termine pesa in media 500 gr. (Spessore 2,5–3, diametro 16-20 cm.): rapporto col peso del corpo 1 : 6: nella sifilide questo rapporto può farsi 1 : 3 (Rosinski, Mracek). L'iperplasia dei villi e l'edema aumentano il peso, il volume e la consistenza della placenta.

Il *reperto microscopico* non è costante. Ernst Fränckel descrisse una *placentite fetale* consistente in un rigonfiamento e ispessimento tuberoso dei villi coriali, che egli denomina **proliferazione granulomatosa deformante dei villi placentari:** quivi lo stroma fondamentale dei villi viene invaso da una proliferazione originantesi dai vasi avente per effetto l'obliterazione vasale, mentre prolifera l'epitelio dei villi. Questo reperto fu da alcuni confermato, da altri invece negato (Lett. in THOMSEN). Anche ROSINSKI descrive un quadro con infiammazione diffusa, proliferazione del tessuto e specialmente iperplasia dello stroma, dei vasi e del rivestimento epiteliale: il processo prende origine dai vasellini più piccoli.

Questa osservazione però dell'origine vascolare è difficile a dimostrarsi e in molti casi non vi si riesce con sicurezza. Che **l'iperplasia cellulare dei villi** sia frequente e combinata spesso con l'edema dei villi, possiamo anche noi confermare accordandoci con THOMSEN (Lett.) nel ritenere che *gli alti gradi di questa alterazione si trovino solo nei casi di sifilide.* Accanto ad essa, si trovano nelle membrane fetali, e spesso, degli infiltrati leucocitari che possono dar luogo a formazioni ascessuali. THOMSEN trovò la placenta materna sempre libera di alterazioni caratteristiche o addirittura specifiche. MRACEK ritiene come molto importanti le alterazioni vasali. I vasi si fanno rigidi come se fossero cartilaginei, con pareti rigide, stenosi del lume che va fino all'obliterazione completa. SCHWAB, che riscontrò anche una proliferazione villosa a grosse cellule, descrive pure endo- e periarterite e flebite (v. anche FRANCESCHINI). Fu descritta pure un'*endometrite placentare gommosa* specialmente sulla superficie uterina della placenta (VIRCHOW, E. FRÄNCKEL). Tuttavia, può darsi che spesso non si tratti che dei cosidetti infarti, che nella sifilide si presentano forse con speciale frequenza. Anche la *calcificazione* può essere particolarmente notevole, sopratutto nello stroma e nelle pareti vasali dei villi terminali, che possono contemporaneamente essere sovracarichi di grasso. HITSCHMANN e VOLCK negano la specificità di tutte le alterazioni descritte come sifilide placentare. Si deve però in questi casi far distinzione fra lesioni « *specifiche* » in senso isiologico stretto, e quelle *patognomoniche:* l'*iperplasia villosa cellulare* è certamente *patognomonica.*

PAASCHEN, WALLICH e LEVADITI e molti altri trovarono con l'impregnazione argentica le spirochete specialmente nei villi, in casi di sifilide fetale. MOHN ad es. nel 50 % dei casi di sifilide dei genitori trovò le spirochete nel cordone ombelicale, nel 70 % nella placenta, v. anche BAB (Fig. delle spiroteche a pag. 848).

β) La *tubercolosi della placenta* venne descritta in alcuni casi di tubercolosi miliare o di tubercolosi uterina o anche in casi di tisi polmonare della madre (Lett. in App.).

Eventualmente *tutte* le parti che partecipano alla formazione della *placenta* possono essere infettate dalla madre per lo più per via ematogena, più di rado per invasione diretta di lesioni tubercolari dai genitali (SCHMORL e GEIPEL). Per lo più i bac. tuber. formano dei focolai consistenti, caseosi, intervillosi nei seni materni; i villi possono rimanere indenni o essere colpiti. Essi possono anche essere infettati indipendentemente, quando i bacilli penetrino direttamente attraverso a fessure nel mantello del villo stesso e si fermano nel reticolo connettivale e in vasi formandovi tubercoli tipici! *Il feto può esserne infettato:* sec. SITZENFREY questo trasporto placentare della tubercolosi deve essere assai più frequente di quanto prima si riteneva.

Ciò può avvenire anche *senza lesioni tubercolari del tessuto placentare,* quando durante il parto si fanno delle lesioni dei vasi villosi per cui i bac. penetrano negli spazi intervillosi (v. LEUENBERGER e anche NOVAK e KANZEL). Si trovano pure nella *decidua basale* (penetrazione nelle strie di NITABUCH, negli spazi intervillosi, tubercolosi dei villi, distruzione della zona d'attacco, quindi emorragie ed aborto) come anche nella *lamina di rivestimento coriale* della placenta, infiltrati di cellule rotonde rapidamente caseificantesi, e anche focolai tubercolari tipici (SITZENFREY). La *decidua vera* può ugualmente essere colpita in questa forma caseificante diffusa e senza partecipazione della placenta (SCHRUMPF).

Per un'intera serie di microrganismi, il passaggio dalla madre al feto, attraverso il filtro placentare, è stato dimostrato pure in modo sicuro. Ricordiamo qui: il bacillo del carbonchio ematico e sintomatico, il bacillo della morva, gli spirilli del tifo ricorrente, i bacilli del tifo addominale, i pneumococchi e gli stafilococchi. La trasmissione dei microrganismi può anche non avvenire. Specialmente *sub partu* si hanno condizioni favorevoli al loro passaggio (GÄRTNER), e particolarmente per lesioni placentari, emorragie (MALVOZ, BIRCH-HIRSCHFELD), ecc.

γ) **Tumori della placenta** sono rari: per lo più si tratta di fibromi, mixomi e angiomi (STORCH, NIEBERGALL, BODE e SCHMORL, ALBERT, BENECKE e a.). DIENST (Lett.) ritiene che tutti i tumori della placenta siano degli *angiomi capillari allantogeni, mixofibrosi,* e che dalla prevalenza di vasi o di connettivo si debbano chiamare rispett. *Chorioma angiomatosum* o *fibrosum.* L'origine « *allantogena* » non è però provata (SCHICKELE). SOLOWIJ ritiene i cosidetti tumori placentari come prodotti di una placentite, specialmente a base leutica. KRAUS, SEITZ (Lett.), PITHA (60 casi della Lett. e 3 nuovi), KERMAUNER, RAVANO e a. tornano però all'idea di un tumore (vero angioma): SCHINDLER, ne ricerca l'origine nella stasi (per piegature?); GRÄFENBERG respinge di nuovo l'idea di una natura tumorale vera. L'A. sulla base di ricerche compiute in 3 casi, ritiene trattarsi di un *angioma capillare dei villi,* in cui il tessuto interstiziale, che può contenere molti elementi cellulari, essere di natura embrionale o fibrosa o mucosa, prolifera pure contemporaneamente in modo più o meno notevole; nei 3 casi i tumori raggiungevano il volume di una ciliegia, di un uovo di pollo, e di una mela; erano più o meno lobati, nettamente delimitati, legati alla lamina coriale per mezzo di un peduncolo contenente vasi, e solo lassamente aderenti col restante tessuto placentare. V. anche EICKE.

Cisti subcoriali della placenta, che possono talora raggiungere il volume di una ciliegia, sono ancora assai discusse nella loro origine. Sec. ALBECK e RUNGE (Lett.) esse deriverebbero dal rammollimento di *cellule deciduali* proliferate al disotto della membrana chorii che sospingono come una mezza sfera nella cavità.

BLAU (Lett.) invece riporta la loro origine tanto alla proliferazione e alla degenerazione delle cellule del LANGHANS *fetali*, derivanti dal trofoblasto (BROHM, BILAND) come anche a *versamenti emorragici* e alla *fluidificazione di un infarto.*

Tumori secondari della placenta. Unico è il caso di WALZ, di metastasi multiple nella placenta in un caso di sarcoma della coscia.

4 — Affezioni del cordone ombellicale.

Inserzioni anomale. Invece dell'*inserzione centrale nella placenta può aversi* un'*inserzione marginale,* un'*inserzione velamentosa* (cfr. v. FRANQUÉ) od una divisione dei vasi del cordone *(insertio furcata).* I **nodi veri** che si hanno quando il feto passa attraverso un'ansa incrociata del funicolo, conducono raramente alla morte del feto. Diconsi **nodi falsi** le protuberanze dovute ad accumuli della gelatina di WHARTON o a tortuosità dei vasi. Sec. THOMA essi si formano per una torsione inversa delle spirali dei vasi sanguigni già formatisi. (La formazione fisiologica delle spirali avviene per torsione del corpo del feto nella cavità amniotica: così pure si formano le torsioni patologiche delle spirali). La **lunghezza anormale** (*), sino a 190 cm., le abnormemente numerose piegature, le torsioni nel senso della

(*) Normalmente la *lunghezza del cordone* è di circa 50 cm., cioè quasi eguale alla lunghezza di un feto a termine. La caduta del cordone avviene in 5-6 giorni per un processo di demarcazione alla sua base.

lunghezza (**torsio nimia**) possono risultare da movimenti *attivi* del feto vivo, o anche da movimenti passivi del feto già morto. Le torsioni avvenute nel primo modo solo difficilmente si possono raddrizzare, essendo la loro forma divenuta permanente. I feti con *torsio nimia* vengono assai spesso partoriti anzi tempo (nel 4.°-5.° mese) e possono essere assai atrofici. Gli **attorcigliamenti** attorno ad una parte del corpo si presentano frequentemente quando il cordone è lungo; raramente riescono di pericolo per la vita del feto, come ad es. nell'attorcigliamento multiplo attorno al collo. Tuttavia, per la compressione sui vasi e sui nervi, si può avere per es. l'*atrofia di un braccio*. Un **annodamento** *dei due cordoni* nei gemelli monocorii, v. in Pilz, Lett.; è raro: si può avere la morte di uno o di entrambi i feti. — Nella **sifilide** del feto o della madre o di entrambi, per quanto non di regola (circa 50 °|₀) si riscontra *nei vasi del cordone* (2 arterie e 1 vena) una *vascolite* che consiste in una *infiltrazione* sierosa, o fibrinosa o *leucocitaria* delle pareti vasali (media e intima) talora anche perivascolare, e per cui si ha un ispessimento della parete.

L'A. però osservò anche dei casi con una squisita *endoarterite produttiva* e trombosi. (Vi si possono trovare piccole gomme che si possono scambiare con delle necrosi, in cui penetrano spesso i polinucleari dell'infiltrazione). Queste alterazioni di intensità assai varia e che per lo più si trovano solo a chiazze nel cordone ombellicale, non hanno in sè nessun carattere di specificità, ma sono pur sempre importanti poichè le altre infezioni hanno importanza minima riguardo alla loro produzione. Bondi (Lett.) va troppo in là, quando indica come patognomoniche per la sifilide le infiammazioni del cordone, mentre invece ci si deve accostare all'opinione di Thomsen, che *ogni bambino* i *cui genitori sono sifilitici, si deve pure ritenere come sifilitico* quando *si riscontrano nel cordone quelle lesioni*. Furono osservate anche delle deposizioni di calce nelle necrosi. Le parti terminali, sec. Bondi spec. la fetale, sono il più spesso colpite, e i vasi non sono sempre completamente affetti: ne può seguire trombosi. Un ispessimento intimale semplice, irregolare, non è caratteristico, ma si può trovare anche in casi normali. Nelle vene ombellicali si trovano nei feti macerati, spesso, *deg. grassa* e *calcificazione dell'intima.*

Sitzenfrey descrisse lesioni **tubercolari** nei vasi ombelicali.

Straordinariamente rari sono i **neoplasmi**. L'A. descrisse in un neonato un mixosarcoma teleangectasico, grosso come una piccola mela: un caso simile osservò Herweg (Lett.).

Hernia funiculi umbilicalis, v. pag. 501: **adenoma ombelicale** v. pag. 496.

5 — Alterazioni dell'uovo e del feto dopo la morte di questo. Aborto.

a) Mola sanguigna o trombotica. Quando il feto muore nelle prime settimane ed il corion e l'amnios (nutriti per osmosi dalla vicina decidua) seguitano a crescere ancora per un certo tempo, avvengono delle *emorragie* successive, che producono una separazione degli strati della decidua e distaccano vieppiù l'uovo abortivo, mentre il sangue coagula, si forma la mola sanguigna o trombotica. Le emorragie avvengono nella serotina, distaccano parzialmente la vera e si estendono tra il corion e la riflessa: esse rendono, sec. Neumann, il corion e l'amnios prominenti nella cavità dell'uovo: **ematoma subcoriale tuberoso**, oppure, sec. Breus, si forma un sollevamento a mo' di diverticolo del corion e dell'amnios: ivi penetrano emorragie ed eventualmente si ha anche perforazione nella cavità ovulare. Sec. Endelmann non si tratterebbe di un ematoma, ma di semplice *sangue coagulato* negli spazi intervillosi. In una *sezione trasversale* di una mola sanguigna, si vede la *cavità dell'uovo* (che internamente è spoglia dell'amnios ed esternamente è rivestita dei villi) circondata da uno *spesso mantello* di coaguli sanguigni stratificati; l'embrione spesso è riassorbito o presente solo in traccie microscopiche. Quando la morte del feto accade nel 2.°-3.° mese, si trova un feto assai macerato. Se, per una lunga permanenza nell'utero, la mola sanguigna si scolora, ne risulta la **mola carnosa** di colore chiaro, bruniccio o giallo-rosso, e consistente. Pel deposito di sali di calce in una mo· carnosa trattenuta lungo tempo nell'utero si hanno le cosidette **mole pietrose** (rare)

b) Quando il feto muore a gravidanza più avanzata (specialmente in conseguenza di sifilide materna o d'interruzioni nel circolo placentare) e rimane ancora lungo tempo nell'utero, tutte le sue parti diventano molli, poltigliose, e specialmente il tessuto sottocutaneo si presenta gelatinoso ed imbibito di emoglobina diffusa e di liquido amniotico **(feto sanguinolento)**: una volta, questi feti rammolliti venivano erroneamente denominati « *feti morti putrefatti* ». L'epidermide macerata si distacca in brandelli; l'encefalo si riduce ad un liquame; le ossa del cranio diventano ciondolanti. Le cavità sierose contengono un liquido rossiccio. Il *sangue* presenta spiccatissime alterazioni; è fluido e diluito, di color rosso-bruno torbido e spesso con precipitati cristallini di bilirubina. Rendendosi liberi degli *acidi grassi* si formano frequentemente nel tessuto connettivo degli organi degli accumuli di cristalli di grasso, e delle patine giallastre alla superficie degli organi, specialmente del fegato. Il *liquido amniotico* è torbido, di color sporco, di odore insipido, dolciastro. La *putrefazione, nella cavità chiusa dell'uovo, non avviene*; un vero feto morto putrefatto si ha *quando pervengono dalla vagina i germi della putrefazione.*

c) Un feto morto può anche disseccarsi **(mummificazione)**: ciò si può riscontrare ad es. in certe gravidanze gemellari, in cui, assieme ad un feto vivo, vien partorita una mummia. Talvolta il feto mummificato è appiattito *(foetus compressus)* e sottile quasi a mo' di carta **(feto papiraceo)**.

Per **aborto** s'intende l'intempestiva interruzione della gravidanza prima che il feto sia vitale; nel *parto precoce*, il feto è invece vitale (dalla 28.ª settimana in poi). L'uovo espulso in un aborto dicesi *uovo abortivo.*

Un **uovo abortivo** risulta principalmente costituito *nei 2 primi mesi degli involucri materni.* Può venir espulso, come venne ricordato a pag. 1115 un sacco a tre punte, contenente l'uovo. Dal 3.° mese in poi, l'*uovo propriamente detto* costituisce la massa principale, ed allora diventa importante il comportamento della placenta. L'*uovo* può escire in *toto,* oppure *lacerarsi*; allora sguscia dapprima fuori il feto, e ad esso seguono l'ovisacco e la placenta. Raramente esce per primo il sacco amniotico, rimanendo indietro il corion e la placenta.

Se, come accade spesso, *alcune parti di annessi materni o fetali,* non vengono espulsi, si parla di **aborto incompleto**. *Brandelli di decidua* (che predominano nei 2 primi mesi) vengono spesso emessi spontaneamente durante parecchie settimane. In gravidanze più avanzate vengono frequentemente trattenuti *pezzi del corion* o *grandi tratti di placenta,* i quali provocano emorragie, e, venendo asportati col *raschiamento,* sono sovente oggetto degli *esami microscopici.*

Qui si deve ricordare che, anche senza che si abbia a che fare con veri villi rimasti nella decidua basale, si *possono dimostrare per dei mesi delle cellule fetali* migrate nella mucosa dalla superficie dei villi, in corrispondenza della placenta (pag. 1114). Queste cellule, molto differenti dagli altri elementi del tessuto, di forma e grandezza assai variabile, sono rotondeggianti o poligonali, fusiformi od ovali, e talora con più nuclei. Si distinguono facilmente, pel loro nucleo scuro polimorfo e *ricco di cromatina,* dalle cellule deciduali, e *costituiscono una prova di gravidanza pregressa* (cfr. Aschoff–Gaïlord). V. anche *Polipi placentari* (più sotto).

Per la **diagnosi differenziale** occorre tener presente: *a)* La *dismenorrea membranacea* (pag. 1054); nella quale però le membrane vengono espulse ogni 4 settimane. *b)* L'emissione di una *decidua da gravidanza extrauterina;* la distinzione da questa, in base a particelle emesse, riesce ben poco sicura. Anche quando venga espulsa una sacca internamente liscia e vuota, e che sembri indicare senz'altro una gravidanza extrauterina, bisogna cercare accuratamente se in qualche punto della superficie interna non esista per avventura una piccola prominenza rotondeggiante, racchiudente l'uovo. Cfr. anche pag. 1062 e 1111.

Opitz sostenne che si poteva formulare la diagnosi di *aborto* o di gravidanza interrotta *precocemente* basandosi sul reperto in una grande estensione di mucosa di ghiandole fittamente stipate, proliferate, larghe, con papille o colonne di epitelî spingentisi nel lume a mo' di ciuffi, di modo che lo stroma è ridotto a pochissimo come di regola si osserva nello strato spongioso: a questa fan contrasto altre regioni analoghe alla zona compatta. Le proliferazioni epiteliali possono scambiarsi con il quadro di un adenoma papillare. Si tratterebbe qui ad ogni modo di un processo reattivo, rigenerativo nella mucosa, che oltrepassa i limiti soliti di modo che è stato pure indicato con il nome di *endometrite iperplastica post-abortiva* (cfr. Küstner): cfr. pag. 1062. Sull'importanza diagnostica di tali formazioni ghiandolari papillari, le opinioni sono divise, poichè il processo, per quanto raramente, può però svolgersi anche *senza una pregressa gravidanza* (così nell'endometrite, Seitz, nella mestruazione, Hitschmann) e viceversa può mancare in casi di *aborto*. L'A. osservò frequentemente queste alterazioni nelle condizioni accennate da Opitz, ma, in modo del tutto tipico li osservò pure *in masse tuberose* (trasmessegli dal Dr. Schiffer, Breslavia 97) tolte **in puerperio,** da un utero che aveva normalmente partorito a termine: quindi egli non dà a tale reperto un'importanza decisiva per una diagnosi di aborto e di gravidanza precocemente interrotta, pur ritenendole sempre patognomoniche di una gravidanza pregressa (cfr. anche Ruge).

6 — Cosidetti polipi fibrinosi o placentari; iperplasie e neoformazioni maligne originantisi da resti della placenta.

Dopo l'aborto od il parto a termine, *possono rimaner nell'utero, per settimane e mesi, dei resti delle membrane ovulari e specialmente della placenta,* provocando emorragie ed ostacolando l'involuzione della matrice. Il sangue interseca talora parzialmente questi resti, o li arrotonda e li avvolge come in un guscio di materiale coagulato.

Per depositi successivi di ammassi coagulati si possono sviluppare dei tumori poliposi, del volume persino di un pugno, che vengono chiamati **polipi placentari semplici**, perchè di regola racchiudono nel centro un nucleo di tessuto placentare, o *polipi fibrinosi* od *ematomi poliposi dell'utero*, a cagione del materiale di cui sono in maggior copia costituiti (Anche recentemente Schickele ne descrisse la loro diversa costituzione). Per lungo tempo possono esservi contenuti degli *ammassi corio-epiteliali*; talora essi danno origine a una vivace *proliferazione* che può portare a una forte *invasione* del tessuto uterino. Si tratta di un'invasione cellulare corion-epiteliale benigna, da cui è possibile anche la produzione di un tumore maligno. Quando non vengono asportati dal medico, finiscono di regola coll'esser *espulsi spontaneamente*, dopo aver subìto talora un disfacimento gangrenoso. [Un caso unico è quello di Zahn, in cui un semplice polipo placentare benigno della parete anteriore dell'utero, datante probabilmente da 13 anni, aveva cagionata una *necrosi da compressione* della contrapposta parete posteriore, producendo una perforazione, che fu seguita da un ematocele retro uterino].

Quando, *dopo il parto,* i *processi rigeneratori proliferativi della mucosa oltrepassano il grado normale*, la qual cosa accade specialmente in seguito ad aborti precoci di uova apparentemente normali o dopo l'espulsione di mole idatidee, si stabilisce talora una **iperplasia diffusa** o **ipolipos**a della mucosa stessa. In questa proliferazione possono rimanere racchiuse delle isole di tessuto deciduale tipico ed eventualmente anche dei resti di villi (Sänger, Marchand). Rispetto alle iperplasie, che si formano per *mancata involuzione* della decidua rimasta nello utero dopo aborti dei primissimi tempi, v. pag. 1062 e 1128.

Le **neoformazioni maligne** che pigliano origine *dal rivestimento epiteliale di resti placentari* rimasti dopo un aborto o un parto a termine o anche in gravidanza, [**corionepitelioma maligno**], sono praticamente assai importanti. (Lett. in RISEL; v. anche HÖRMANN).

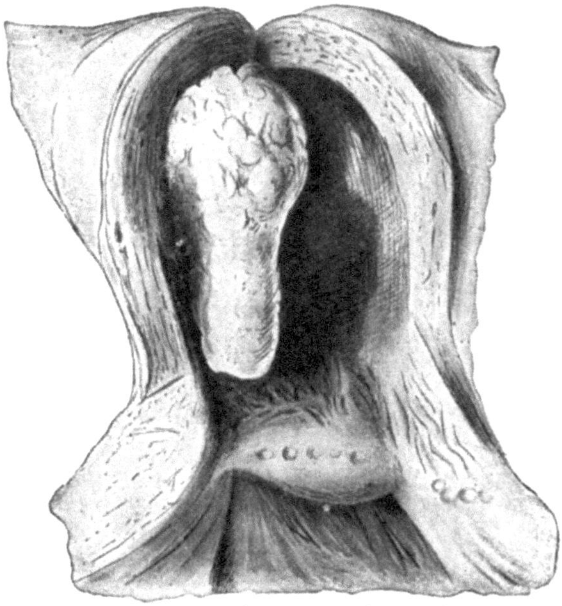

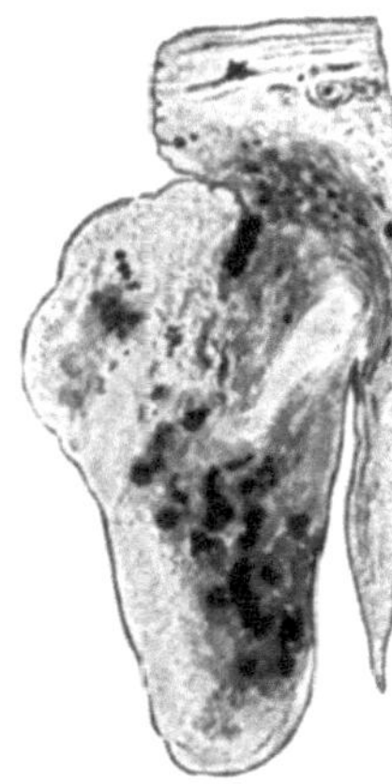

Fig. 596-597.

Fig. 596. **Polipo placentare inserito nell'angolo destro dell'utero**: Tisica di 30 anni. colorito a fresco grigio-giallagnolo pallido. Microscopicamente era costituito per la minima parte di fibrina (polipo fibrinoso); qua e là si trovavano villi coriali necrotici e focolai emorragici. Os. dell'A. Basilea.

Fig. 597. Sezione longitudinale della parete uterina e del polipo che vi si inseriva— Entrambe $^5/_6$ gr. nat. —

Queste neoformazioni, *che si originano nella sede d'inserzione della placenta, cioè in corrispondenza della decidua serotina*, e che seguono, quasi nella metà dei casi, a delle **mole** (pag. 1117), sono rappresentate da tumori *villosi-bernoccoluti*, coll'aspetto, sulla superficie, di semplici polipi placentari, oppure si inseriscono con *larga base* sulla superficie interna dell'utero (fig. 598). Si *addentrano* nella *zona muscolare, distruggendola*; si estendono, provocando *emorragie*, e dànno *metastasi*, seguendo, come i sarcomi, le *vie sanguigne*. *Metastasi* furono riscontrate nei polmoni, nella vagina, nel cervello, nel fegato, nei reni, nelle ovaie, ecc., ed anche nelle glandole linfatiche regionali. SÄNGER aveva indicato tale tumore col nome di *sarcoma deciduo-cellulare*, e lo faceva derivare dal tessuto della decidua. L. FRÄNCKEL e particolarmente MARCHAND dimostrarono invece che si tratta di una **neoformazione epiteliale a carattere carcinomatoso.** Dapprima si era d'avviso che le *due forme fondamentali di cellule* che si possono trovare nel tumore, e cioè le *cellule sinciziali*, o grosse cellule che pel loro protoplasma compatto e i loro nuclei (v. sotto) ricordano il sincizio, e le *cellule chiare e poliedriche* del tipo dello strato cellulare di LANGHANS, fossero essenzialmente diverse, e precisamente che le prime fossero di origine *materna*, le seconde di origine *fetale*. Ma, secondo le ultime ricerche embriologiche, questa distinzione non è più sostenibile, e lo stesso MARCHAND tende adesso ad ammettere che come i due strati che rivestono i villi coriali risultano molto probabilmente dell'ectoblasto del feto (v. pag. 1112), anche gli elementi cellulari del tumore in parola, cioè del **corionepitelioma maligno**, siano di un'unica *origine fetale*. I due tipi cellulari possono essere mesco-

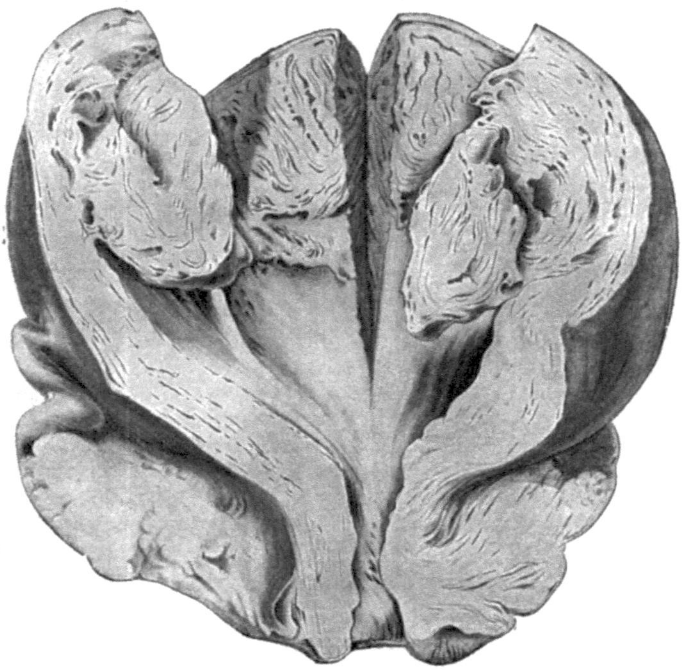

Fig. 598.

Corionepitelioma maligno dell'utero (4/5 grand. nat.).

La parete ispessita dell'utero (sezionato in alto trasversalmente, e in avanti sulla linea mediana), mostra nella parte superiore un tumore a larga base, poliposo, lamellare in sezione, che interseca gli strati della parete. — Da una donna di 31 anni. Da circa un trimestre, perdite sanguigne quasi continue. *Metastasi:* numerose in ambedue i polmoni, delle quali alcune del volume di un uovo di pollo (lo sputo era sanguigno); nel rene sinistro un nodo più grosso di un uovo, dal quale si prolungava nella vena renale un turacciolo neoplastico, più spesso di un lapis; un piccolo nodo nell'ovaia sin., nella milza e nel cervello. Tutti i nodi avevano un aspetto variegato ed emorragico (Cfr. la comunicazione dell'A. in *Correspbl. f. Schweizer Arzte* N. 10, 1900).

lati, dando un quadro assai vario e con molteplici punti di passaggio (fig. 599). Se si hanno delle travate sinciziali insieme congiunte, irregolari, ramificate, con molti nuclei (e con fini depositi granulari di grasso) e nel tempo stesso delle piccole cellule chiare, poliedriche, ricche di glicogeno e spesso con numerose divisioni nucleari (tipo dello strato cellulare di LANGHANS), si ascrive il tumore ad una **forma tipica** (MARCHAND). Quivi (fig. 599) si vedono degli accumuli di cellule chiare, poliedriche e ricche di glicogeno, circondati ed intersecati da nastri e travate sinciziali, intensamente colorate. Nella **forma atipica** la ricordata disposizione con travate va perduta completamente o quasi; si vedono solo delle *cellule isolate*, compatte, *fortemente colorabili*, di *forma molto irregolare*, spesso con grandi nuclei e simili a cellule giganti, ricordanti il sincizio (e rispettivamente le cellule giganti serotinali); in questa variata associazione di cellule se ne trovano poi anche alcune del *tipo di* LANGHANS. (Qui è facile lo scambio con sarcomi a cellule gigantesche — da ciò il « sarcoma deciduocellulare » di SÄNGER — e VEIT appoggiava ancora, quasi solo, fino a poco fa, la natura sarcomatosa del tumore). Oggi però VEIT (Lett.), si accosta all'idea di MARCHAND. Altri parlano di deciduoma maligno — termine usato da VINKLER — ma però il tumore non ha rapporto alcuno con la decidua. I partigiani dell'origine corionepiteliomatosa, usano anche la denominazione di *sincizioma maligno* (usata anche da SCHMAUCH). Fra le *forme tipiche* ed *atipiche* vi sono dei *gradi di passaggio*.

Si comprende senz'altro la *stretta relazione* del **corionepitelioma maligno** coi processi che si riscontrano nella **mola idatidea** (pag. 1117). Si ha propriamente

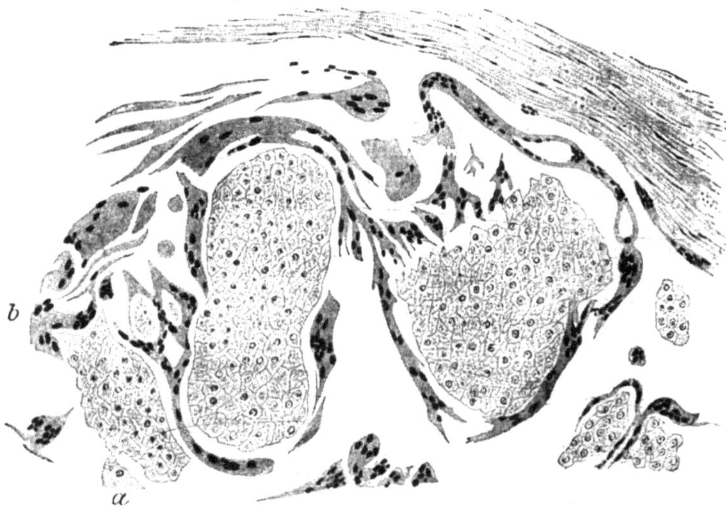

Fig. 599.

Corionepitelioma maligno (forma tipica), originato da una mola idatidea. Tratto situato nell'interno di una vena uterina. *a* cellule del tipo dello strato cellulare di LANGHANS. *b* ammassi sinciziali fortemente colorabili. *c* muscolatura dell'utero. — Da un utero estirpato in totalità. Dieci settimane prima era stata asportata una mola idatidea; da quel tempo esistevano emorragie. Anemia di alto grado. Caso di Breslavia. Medio ingrand.

solo un'*esagerazione della proliferazione irregolare dell'epitelio dei villi*, che ha luogo con tanta evidenza nella mola vescicolare, e che raggiunge un grado spiccatissimo nella forma destruente. Per vero, anche nella *gravidanza normale* accade una proliferazione di villi nelle vene uterine aperte ed una invasione degli strati superiori della mucosa, come pure una immigrazione di cellule fetali nei fasci muscolari superficiali ed una diffusione dell'epitelio dei villi sino talora ai vasi polmonari; ma tuttavia la proliferazione è sempre limitata, ed ogni cellula embolizzata viene ben presto a morire (Eccezione v. pag. 1114). All'incontro, nei corionepiteliomi maligni si giunge ad una estesa penetrazione della parete uterina, da parte di un'eccessiva proliferazione cellulare, e a numerose e grossolane invasioni nelle vene. Le cellule del tumore hanno una grande attività proliferativa e crescono, indipendentemente dal tessuto di origine, quando vengono trasportate altrove. È interessante che nel tumore maligno può accadere qua e là anche una vera formazione di villi, con impalcatura edematosa a larghe maglie, come nella mola vescicolare (p. es. nel caso di ASCHOFF-APFELSTEDT); qui si può anche parlare di *mola vescicolare maligna*: già durante la gravidanza si possono avere delle metastasi.

In altri casi decorrono parecchi anni (1-9 anni) fra la mola vescicolare, risp. la gravidanza, e la manifestazione del tumore uterino (Lett. in Krösing).

Le *relazioni del tumore* con le **vene** sono particolarmente intime e con ciò si spiega, sia il *modo sarcomatoso della diffusione* con numerose metastasi ematogene precoci, specialmente nei polmoni, sia l'aspetto delle masse neoplastiche, le quali, anche nelle metastasi, *sono infarcite di sangue* ed intersecate di larghi spazî sanguigni cavernosi, che costituiscono delle vere lacune: spesso queste masse hanno l'apparenza di *una mescolanza di trombi recenti e antichi* e *di coaguli sanguigni:* lo stesso aspetto si ha nelle metastasi (fig. 178). Frequentemente gli epitelî coriali si diffondono attorno alle vene e le perforano poi dall'esterno all'interno: altre vene sono completamente riempite dalla proliferazione. Perciò si formano delle trombosi, delle infiltrazioni sanguigne con progressiva coagulazione della fibrina e necrosi del tessuto, e stasi nell'ulteriore distretto venoso, che dànno al tumore il *caratteristico aspetto emorragico,* variegato, con chiazze gialle, rosse e bruniccie, che spiccano sulla superficie del taglio, intersecata da travate chiare, bianchiccie.

Fra le **metastasi** sono degne di nota quelle che si fanno nella **parete della vagina** per trasporto retrogrado nelle vene vaginali. Esse, insieme colle *metastasi polmonari,* sono le più frequenti. Però anche nel rene e nel cervello (fig. 634) si osservarono assai spesso metastasi: queste presentano delle travate sinciziali o delle masse di grosse cellule che appariscono come sarcomi: si possono anche osservare delle masse cellulari con il carattere di stratificazioni accanto alle più tipiche figure di sincizî. Schmorl descrisse anche un *corionepitelioma primitivo della vagina,* che venne osservato 18 settimane dopo un parto normale: la morte avvenne dopo sei mesi. Anche nelle *mole vescicolari maligne*, e persino nelle *benigne* e anche in seguito a un semplice aborto, si possono avere dei nodi corionepiteliomatosi nella vagina (L. Pick e v. vagina a pag. 1103).

Oggi sono registrate numerose osservazioni simili di **corionepiteliomi maligni** durante e dopo la gravidanza, all'infuori dell'*inserzione ovulare* (Lett. in Zagorjansky-Kissel, Hübl, Risel); sec. Schmorl e Dunger sarebbe pregressa una alterazione dell'uovo o della placenta, nel senso di una mola vescicolare, poichè i processi proliferativi si avrebbero solo negli elementi della mola immigrati, ma non in quelli di una placenta sana. Dobbiamo ricordare che la formazione vescicolare può essere limitata solo ad alcuni villi e può anche passare inosservata. Esiste però anche un'osservazione di Walthard, in cui, nella seconda metà della gravidanza, senza la comparsa di un tumore primitivo dell'utero, si sviluppò un tumore vaginale e una corionepiteliomatosi generale: le più accurate ricerche istologiche sulla placenta non dimostrarono nulla di patologico (si può anche qui sollevare l'obbiezione già sollevata anche da Veit, che egualmente parti alterate dell'utero simili del tutto a quelle molari siano penetrate nelle vene paravaginali). In un interessantissimo caso di Busse il tumore maligno fu seguito precocemente dalla formazione di un tumore simile nel cuore a mo' di trombo parietale, da cui si produssero embolie spec. nel cervello e in molti altri visceri.

Di grande interesse è la **regressione totale e spontanea** delle metastasi vaginali o di altri visceri (Langhans, Dunger) prodottesi da un tipico corionepitelioma dell'utero. Tali regressioni furono già osservate da Marchand, Everke e a. in seguito ad asportazione incompleta di un corionepitelioma dell'utero, da Risel per ciò che riguarda quelle polmonari: vi appartengono pure i casi di Fleischmann e Hörmann, fra gli altri, in cui si aveva il quadro clinico di un tumore maligno dell'utero con formazione di metastasi (in vagina, e nel 2.° caso anche nel polmone e in cui nonostante ogni aspettazione, si ebbe una guarigione completa: v. anche i casi di Labhardt, Michel). v. Velits ammette in questi casi di corionepiteliomi clinicamente « benigni », una necrobiosi estesa: Hörmann ha osservato con ragione, che il quadro macroscopico della necrobiosi è una caratteristica propria del corionepitelioma. La spiegazione quindi ci manca ancora.

Per la **diagnosi microscopica** sul vivente, risulta, in riguardo alla ricordata migrazione fisiologica delle cellule e dei villi, ai polipi placentari e specialmente alla mola idatidea, che la diagnosi del corionepitelioma maligno si può dedurre solo da tutto un insieme, e cioè solo quando nel prodotto di raschiamento predominino elementi sinciziali e cellule di LANGHANS (forma tipica) o anche solo i primi (forma atipica) in masse incluse nel tessuto: esse costituiscono la massa principale dei frammenti senza formare un esclusivo rivestimento ai villi, quasi particelle compatte tumorali (cfr. anche KRUKENBERG). La diagnosi raggiunge il massimo di sicurezza tanto nella mole vescicolare maligna quanto nel corionepitelioma maligno, quando si vede nel preparato la muscolatura intersecata e distrutta da lussureggianti proliferazioni cellulari (non solo, come si trova in ogni gravidanza, da elementi singoli, o da masse di cellule coriali, come nella ritenzione di placenta, KWOROSTANSKY, JOCKERES, cfr. pag. 1114 e 1128: v. anche SCHICKELE), oppure dei vasi da esse riempite. Parla pure per la malignità, la presenza di *necrosi, emorragie, trombi* e di una abbondante infiltrazione leucocitaria (R. MEYER). *Singole* parti del rivestimento dei villi con una proliferazione cellulare anche molto vivace, per nulla provano la malignità del tumore: questo fatto è chiaramente illustrato dalle fig. 590 e 591 che riguardano una mola vescicolare a decorso clinicamente benigno. Si deve tenere anche molto conto del decorso clinico poichè, come osservò anche ASCHOFF, anche quando l'esame istologico non rivela nessun carattere di malignità, questa non si può a priori escludere (cfr. anche POLANO, v. FRANQUÈ e HÖRMANN, RISEL, VEIT, Lett.). NEUMANN crede di poter trovare un *criterio di malignità* nelle mole vescicolari maligne ed anche nelle mole vescicolari che diverranno maligne in seguito, nel reperto di elementi sinciziali nello stroma dei villi. Ma si è trovato che queste alterazioni dello stroma possono talora mancare nelle mole maligne (MARCHAND), e viceversa trovarsi nelle benigne (L. PICK, ecc.). (Delle formazioni *simil-corionepiteliomatose* o *simil-molevescicolari* in **teratomi del testicolo** (SCHLAGENHAUFER, WLASSOW, STEINHAUS, ecc.) si è parlato a pag. 982 v. ivi fig. e Lett., e di quelle dell' **ovaio** (PICK) a pag. 1032. Qui ricordiamo solo che quando in un teratoma costituito dai 3 foglietti troviamo proliferazioni corionepiteliomatose, esse sono l'indice che il costituente ectodermico del teratoma ha preso tale forma di proliferazione epiteliale. (Delle formazioni simili a quelle della mola vescicolare si è parlato prima a pag. 1032). *Ma queste formazioni per quanto derivino dall'ectoderma fetale, non hanno nulla a che fare con i corionepiteliomi maligni delle donne, che sono una neoformazione indipendente d'origine corion-epiteliale*, a cui quelle sono soltanto somiglianti od uguali per forma. Come si esprime PICK, i corionepiteliomi e le mole vescicolari delle donne, in rapporto a chi li porta, sarebbero dei discendenti: quelli dei teratomi solo dei consanguinei. Non si deve tacere che SCHLAGENHAUFER a proposito delle formazioni corionepiteliomatose dei testicoli conclude che tutti i *corionepiteliomi sono prodotti di teratoidi embrionali*: un blastomero isolato embrionale può diventare, anche durante la gravidanza, il punto di partenza di una produzione corionepiteliomatosa maligna. A questa ipotesi si contrappone però, come osserva STEINHAUS, tanto il fatto sicuramente dimostrabile dello sviluppo del tumore dall'epitelio dei villi, quanto anche la constatazione che lo sviluppo del tumore si fa non nell'organismo fetale, ma in quello materno.

L'analogia d'aspetto che esiste fra le produzioni corionepiteliomatose nei teratomi e quelle dei corionepiteliomi delle donne e anche delle semplici proliferazioni simili a corionepiteliomi, fu riconosciuta con ragione da molti: ricordiamo solo RISEL, STEINERT, EMANUEL, v. HANSEMANN, ASKANAZY, ecc. Esiste anche uno scarso numero di casi in cui si svilupparono in **tumori delle ghiandole sessuali** affatto unilateralmente *solo tipiche proliferazioni corionepiteliomatose*, e ciò tanto nei *testicoli* (pag. 982), quanto nelle *ovaia* (Lett. in RISEL, E. XI, 1907): di più in casi rarissimi si ebbe lo sviluppo di *corionepiteliomi puri, tipici, evidentemente su fondo teratomatoso*, ma senza partecipazione delle gh. sessuali, **in altre parti del**

corpo (Bostroem, cervello, ecc. Djewitzki, vescica, Askanazy, pineale) — (Pick ha indicato col nome di *epitelioma* solido e di *cistoepitelioma corioectodermale* solido-cistico, un tumore a carattere maligno sviluppatosi nei *testicoli* e nelle *ovaia*, distinguentesi dalle forme note tipiche o atipiche di corionepiteliomi per una *proliferazione affatto unilaterale di cellule atipiche di* Langhans che si svilupparono sopra un fondo teratomatoso congenito, come unico componente del teratoma stesso. All'interpretazione data da Pick a questo tumore, fu opposto da varie parti che gli elementi tumorali non offrivano nessuna delle caratteristiche delle cellule coriali ectodermiche (v. Hansemann, Michel, Meyer, Risel, Lett., Chuvin e a.). — Per i tumori dei testicoli, l'A. condivide tale dubbio e li ritiene come carcinomi: cfr. carcinomi del testicolo).

Sternberg sostenne che in quelle formazioni simili a mole vescicolari o a corionepiteliomi facenti più o meno parte di un teratoma, e spesso in esso predominanti, si tratti di un *sarcoma periteliale* (emangioendotelioma) in cui per proliferazione degli endotelii vasali si formano cellule gigantesche e sincizi. Però di una tal genesi — in parte accettata anche dal Mönckeberg, — si può a male pena parlare quando si abbia innanzi a sè un tipico corionepitelioma. Il lavoro dello Sternberg ha importanza nel senso di avvertire che non tutti i tumori con formazioni sinciziali e a cellule giganti si debbono ritenere come corionepiteliomi, poichè lo stesso reperto si può avere in carcinomi e in sarcomi come anche nelle loro metastasi (v. anche i casi di Risel, Venulet e cfr. Krompecher). Dobbiamo infine ricordare anche Albrecht che tende a classificare i corionepiteliomi fra i sarcocarcinomi. Altre ipotesi sulle formazioni corionepiteliomatose, v. pag. 982.

APPENDICE

Le infezioni puerperali.

I genitali femminei, in seguito alle lesioni che si producono spontaneamente in ogni parto o a traumi accidentali, sono esposti al pericolo di una infezione della ferita stessa. La porta d'entrata dei batterî infettanti può essere costituita da lacerazioni della bocca dell'utero, del perineo o della vagina, e, specialmente, dalla superficie interna dell'utero puerperale, paragonabile ad una vasta piaga. I germi infettivi possono trovarsi annidati, già prima del parto, in qualche punto ammalato degli organi genitali, oppure vengono introdotti durante esso dall'esterno, per es. con le mani o cogli istrumenti. La penetrazione e lo sviluppo dei microrganismi vengono facilitati dal rilassamento e dalla imbibizione a cui vanno soggetti i tessuti, durante la gravidanza.

Mentre nel processo indicato col nome di **infezione settica** i batterii stessi *penetrano nel tessuto vivente*, non di rado vengono provocati dai batterî in tessuti morti o mal nutriti (per es. in resti ovulari infettati dalla vagina) dei processi di disfacimento putrefattivo, i *cui principî tossici sono riassorbiti dalle vene*, mentre i bacteri non hanno per loro stessi potere invadente: in quest'ultimo caso, si parla di **intossicazione putrida** e quivi hanno la parte principale le specie saprofitiche, specialmente i protei (Bac. piocianeo, micrococco tetrageno). Vi sono dei *casi di pura* intossicazione settica: allontanando (per es. col raschiamento dell'utero) le parti che producono i tossici, vengono impediti gli ulteriori progressi del morbo. Ma assai spesso accade in pari tempo l'infezione del sangue da parte dei bacterî (*setticemia* bacterica) in cui predomina un'azione generale tossico-chimica. Nella *infezione* producono dei veleni (tossine) i bacterî stessi, e alle tossine debbono ascriversi le principali lesioni della zona che è sede dei batterî, come pure, venendo esse assorbite dal sangue, le manifestazioni organiche generali, quali la febbre, ecc. Se pel trasporto dei microrganismi si producono nei varî organi dei processi metastatici od embolici, a carattere infiammatorio o suppurativo, si parla di **piemia** o di **setticemia** poichè di regola sono contemporaneamente assorbite sostanze settiche (LENHARTZ invece di piemia, parla di *sepsi con metastasi)*. Tra gli **agenti infettanti** spetta il primo posto allo *streptococco piogene*, tanto per le forme *più gravi* come per le più leggiere. È certo che si hanno diversissimi gradi di virulenza. Sec. SCHOTTMÜLLER, BORDET, SCHULTZE, FROMME, HENKEL e a. si distinguono 3 diverse specie di str. patogeni per l'uomo: lo *Str. longus seu erysipelatosus* (colonie bianche puntiformi su agar-sangue, con alone emolitico chiaro), *str. mitior s. viridans* (colonie piccole verdastre senza emolisi), *str. mucosus* (colonie mucose senza emolisi): FROMME considera il grado di emolisi come indice della patogenicità (cfr. SACHS): tale importanza sec. altri non si deve però attribuire all' emolisi (POLANO, ZANGEMEISTER, Lett. BÜRGERS). Più raramente entrano in azione *stafilococchi, colibacilli*, (uniti con streptococchi, reperto più frequente), il *pneumococco*, varie sorta di *bacilli anaerobii*, e così pure gli agenti specifici della *gonorrea* (spec. nella gonorrea cervicale cronica), della *difterite* (cfr. BUMM) e del *tetano* (cfr. RUBESKA). Praticamente è importante che dei gonococchi che erano rimasti per molto tempo nel canale genitale latenti o sostenendo solo una « gonorrea residuale » (SÄNGER), possano cagionare durante il parto o il puerperio delle complicazioni acute (cfr. FRITSCH, LEOPOLD, FEHLING, BUMM, BISCHOFF, ecc.) e infettare anche il marito (LÖWENHEIM). I comuni bacterî contenuti nel tratto genitale sano, non dànno alcun disturbo in un parto fisiologico. Ma se il parto decorre patologicamente, possono provocare dei processi di disfacimento settico ed anche acquistare delle *proprietà infettive* (*autoinfezione* puerperale autogena, cfr. ZANGEMEISTER). Il cosiddetto *secreto vaginale* acido (pag. 1098: sui suoi caratteri chimici nella gravidanza, v. ZWEIFEL) acquista in causa dei *lochi* e del liquido amniotico alcalino (BENGELSDORFF) una reazione alcalina; la qual cosa annulla la sua azione battericida, e favorisce lo sviluppo dei germi patogeni nella vagina. Nel secreto vaginale di gravide, BUMM e SIGWART trovarono gli streptococchi nel 74 % dei casi, e nel 75 % li trovarono nei lochi vaginali, per cui in questi stati non si può certo parlare di un « potere battericida del secreto vaginale ». Già dal terzo giorno, i lochi di una puerpera sana sono infettanti. La *cavità dell'utero*, in un puerperio normale, è priva di germi (DOEDERLEIN, WINTERNITZ), almeno in principio (1.ª settimana); in un puerperio più inoltrato, anche a decorso apirettico, per lo più ve ne esistono (BURCKHARDT, WORMSER), e in molti casi vi si trovano streptococchi (SCHENK e SCHEIB). Lett. in von HERFF.

Nelle *porte d'entrata dell'infezione* si hanno frequentemente delle alterazioni morbose che rimangono localizzate o che si diffondono, e per esse i materiali infettanti penetrano vieppiù nel corpo, seguendo le lacune linfatiche, o i grandi vasi linfatici o le vene. Ma la porta d'entrata può anche rimaner immune da lesioni locali e cagionare tuttavia una infezione generale dell'organismo. Le ferite della vagina, della vulva e della portio, infettate e ricoperte di un rivestimento giallo-grigio, si denominano *ulceri puerperali*. In parte, esse possono presentare dei processi superficiali, in cui dei saprofiti risiedono su un tessuto morto, ed allora si ha l'eliminazione delle parti necrotiche con una suppurazione reattiva superficiale. Se avviene un'infezione con germi patogeni, le ulceri possono acquistare un aspetto difterico o gangrenoso, e può aversi un flemmone delle parti circostanti, od anche un'infezione generale.

Le *infezioni dell'utero* possono interessare la mucosa o la muscolare, od ambedue gli strati ad un tempo.

a) **Endometrite puerperale.** Per averne un'idea esatta, è necessario ricordare che la *superficie interna dell'utero puerperale normale* (v. pag. 1114) è rivestita di uno *strato deciduale* villoso a brandelli, che, solidamente aderente dapprima, vien poi eliminato in cencetti durante il puerperio. Alcuni giorni dopo il parto si possono riscontrare ancora dei *considerevoli residui di decidua*, staccati, degenerati in grasso o necrotici, e di color giallo-grigio o grigio pallido. Il *principiante potrebbe scambiarli* con pseudomembrane infiammatorie, ma si lasciano facilmente asportare da un getto d'acqua. *Se nei resti normali di placenta,* caduti in necrosi, *s'impiantano i microrganismi* della putrefazione, si trovano degli ammassi fetidi, invasi da germi, e con aspetto sporco. In questi casi, i microrganismi non penetrano in profondità, e lo strato in putrefazione vien delimitato da un tessuto di granulazione, con abbondanti leucociti. L'impiantarsi dei *saprofiti* avviene con la massima frequenza quando i resti ovulari giungono dall'utero nella vagina. Questo processo di putrefazione affatto *superficiale* costituisce l'**endometrite putrida** localizzata (1). I *microrganismi patogeni* (che per lo più vengono introdotti nell'utero con le dita o con istrumenti) possono naturalmente limitarsi anche ai soli strati superficiali; ma di regola, *penetrano nel tessuto.* Possono anche *trovarsi insieme i batterî della putrefazione e i cocchi piogeni.* Specialmente per la presenza degli *streptococchi* piogeni si hanno le gravi forme di **endometrite settica** (2), col carattere di una flogosi suppurativa o flemmonosa, oppure di una essudazione fibrinosa, od infine, e più frequentemente, di una infiammazione con escare difteriche e disfacimento cancrenoso della mucosa: **endometrite difterica.** Nei casi gravi, all'apertura dell'utero vi si trova un liquido sanguigno-icoroso, e tutto l'endometrio è mutato in un tessuto spesso, grigio-verdiccio o bruniccio, di color sporco oppure rosso o giallo-grigio, che nelle sezioni sembra risultare *di depositi*, ed in parte dalla *necrosi dell'endometrio* stesso. Anche raschiando col coltello, non si riesce per lo più a mettere a nudo una parete muscolare liscia. Gli ammassi constano di tessuto necrotico, di fibrina, di leucociti e di microbi. Talvolta la formazione delle escare si limita solo ai punti sporgenti della zona d'inserzione della placenta, o alle lacerazioni del collo e alle sue vicinanze. Quando l'endometrio è disfatto in una poltiglia purulenta, gialla o giallo-bruna, fetida, e facilmente rimovibile, può esser difficile la *distinzione dalla decidua* (microscopicamente: grandi cellule deciduali!). Nell'endometrite settica, per la propagazione dei germi lungo le vie linfatiche e sanguigne, può aversi *peritonite o parametrite diffusa* od una *infezione generale settica o piemica.*

b) **Infiammazioni puerperali della parete uterina.** Possono interessare principalmente i *vasi sanguigni* (α), i *vasi linfatici* (β), il *parenchima* (γ).

α) **Metroflebite puerperale.** Si ha per la penetrazione dei germi infettanti (per lo più streptococchi, eventualmente associati ai batterî della putrefazione) nelle vene, la qual cosa accade il più spesso nella *zona d'inserzione della placenta.* Dapprima vengono generalmente *infettati* i *trombi (asettici)* già esistenti nei vasi specialmente nella incompleta riduzione dell'utero (1): invece dei trombi normali, solidi, se ne trovano allora dei rammolliti in toto o solo al centro, icorosi o puriformi e di color bruno-sporco. Le pareti delle vene sono invase da batterî ed appaiono gialle ed ispessite. Secondariamente, la flebite può provocare trombosi in altri punti: i trombi sono per lo più lassi ed esternamente circondati da pus. I trombi infetti si prolungano anche nelle vene uterine periferiche, che normalmente sono per lo più vuote o ripiene di sangue liquido. I *microrganismi possono* anche *in via primitiva penetrare direttamente nella pareta delle vene* (2), provocando una flebite che progredisce dall'interno o dall'esterno, e che porta poi come conseguenza alla *trombosi*. La *tromboflebite può propagarsi*, attraverso i legamenti larghi, al plesso delle vene spermatiche, e di là alla cava inferiore o alla vena renale sinistra; oppure, attraverso al plesso pampiniforme, alla vena ipogastrica e alla iliaca comune, e di qui, in via retrograda, alla vena crurale (**phlegmasia alba dolens**; OLSHAUSEN e FEHLING la ritengono un flemmone partente dal parametrio e propagantesi alla coscia: KROESMER come la conseguenza di una stasi linfatica retrograda derivante come « reazione perivenosa » da una flebite delle vene del bacino, processo che porta quasi sempre alla trombosi otturante delle vene del bacino e della gamba). Dal plesso pampiniforme possono venir trombosate le sue radici nella salpinge e nell'ovaio. Staccandosi porzioni più o meno grandi di questi trombi si possono formare *emboli*, che seguendo la cava, giungono nel cuor destro e nei polmoni. Attraverso a questi possono passare nel grande circolo piccoli accumuli di batterî e si possono avere come conseguenza degli *ascessi (piemia puerperale)*, che hanno un carattere icoroso, se esistono associati i piogeni e i germi della putrefazione. Si parla anche di *sepsi venosa* o di **forma flebo-trombotica della febbre puerperale**. Raramente questa ha origine dalla *vagina*.

β) **Metrolinfangite puereprale**. Si presenta insieme colla tromboflebite o senza di essa. I vasi linfatici, e specialmente *i sottosierosi posti in vicinanza degli angoli tubarici*, si trovano enormemente dilatati; la loro parete è gialla ed infiltrata di pus, ed il loro lume è riempito di ammassi gialli, puriformi, straordinariamente ricchi di micrococchi. Il contenuto è *pus* o *linfa coagulata con abbondanti leucociti*. Raramente, e per lo più solo quando il *decorso è cronico*, le pareti si presentano ulcerate e i *vasi linfatici trasformati in cavità ascessuali* (**ascessi dell'utero**). (Lett. v. FRANQUÉ e SAUVÉ). La linfangite si propaga agli *annessi dell'utero* (trombe ed ovaie); i vasi linfatici dei legamenti larghi appaiono come iniettati e simili a un rosario, raggiungendo anche il volume di un lapis: qui pure si possono formare degli *ascessi*, poichè non si ha mai linfagite senza un *flemmone* — talvolta per vero di scarsa intensità — del tessuto nel quale decorrono i vasi linfatici affetti. Di regola si ha poi una *peritonite*, a cui possono seguire *pleurite* e *pericardite*. Anche nel *connettivo retroperitoneale*, e sino al diaframma, può diffondersi la flogosi in forma di *flemmone*. Si parla anche di **forma linfangitica della febbre puerperale**. Le *porte d'entrata* possono essere, oltre la cavità uterina, lacerazioni infette dei *genitali esterni*, come pure la *vagina* e la *portio*, i cui linfatici si prolungano sui margini laterali dell'utero e di qui al peritoneo, alle trombe e alle ovaie.

γ) **Metrite flemmonosa**. Consiste in una *infiltrazione edematosa*, gialliccia o rosso-grigia, gelatinosa e più o meno estesa; oppure in una *necrosi lardacea* del tessuto, ovvero in un'*infiltrazione purulenta con formazione di ascessi*. Le lacune linfatiche costituiscono le vie per le quali si propagano e in cui si stabiliscono i flemmoni. Vi sono delle forme in cui sono particolarmente colpite le grandi vie linfatiche (come in β), in altre predomina invece la diffusione nelle lacune e nelle maglie dei tessuti (come in γ); oppure i due fatti si trovano associati. La metrite flemmonosa può insorgere nel puerperio anche per infezione gonorroica.

Si parla di **metrite dissecante** quando nel corso di una lesione infettiva puerperale dell'utero, si staccano dalla parete pezzi di tessuto necrotico talora di volume considerevole (Lett. in BECKMANN e v. FRANQUÉ).

c) **Partecipazione dei parametri**. Infettandosi profonde lacerazioni del collo, del perineo, o necrosi da compressione del collo o della vagina, si hanno spesso *infezione dei parametri*, **localizzandosi** quivi l'infiammazione (cfr. parametrite a p. 1072). Nei casi gravi si ha un'infiammazione *purulenta od icorosa* con *perforazione* in un organo cavo finitimo. L'esito letale è raro. Diversamente vanno le cose nella rara **parametrite diffusa**, che può seguire a gravissime infezioni dell'endometrio o della vagina; e rappresentare una *manifestazione parziale di una delle più terribili forme dell'infezione puerperale*, potendosi però produrre anche *nella gravidanza o durante* *il parto. Batterî estremamente virulenti*, streptococchi, colibacilli, bacilli dell'edema maligno ed altri bacilli anaerobî e gasogeni, costituiscono quivi gli agenti infettivi. Tra questi è da ricordarsi il *Bacillus phlegmones emphysematosae* (FRÄNCKEL Lett. v. anche HEYDE, W. H. SCHULTZE, GHON e SACHS e VON HIBLER) che si ritiene dentico (GOEBEL, DOBLIN) al Bacillus äerogenes capsulatus di WELCH-NUTTAL. Questi bacilli hanno speciale importanza etiologica nella cosidetta **tympania uteri** (physometra). Grande importanza è stata pure data al bacterium coli (GEBHARD): se a ragione, non è ancor deciso. È certo che nella timpania uterina si trovano dei bacilli aerobî e gasogeni, molto simili al bacterium coli, ma che si possono da esso differenziare (LANIER). Dall'*endometrio* un'*infiammazione flemmonosa* o cancrenosa si estende rapidamente alla *parete uterina*; questa si presenta tumida, edematosa e pastosa, di colorito sporco, specialmente in vicinanza dei vasi sanguigni, e — nelle infezioni con batterî gasogeni — enormemente aumentata di volume per bolle di gas, e crepitante alla pressione. *Dall'utero o dalla vagina vien infettato tutto il tessuto cellulare del bacino*, il quale si presenta gelatinoso, imbibito di succhi e — nelle forme suddette — disseminato di bolle di gas. *Seguendo gli strati del tessuto connettivo*, i microrganismi possono ulteriormente diffondersi in ogni direzione, e cioè alla *muscolatura del bacino*, alle *natiche* (attraverso i forami della pelvi), al *perineo* ed infine alla *coscia*, lungo i vasi crurali. Quivi, nelle infezioni con sviluppo di gas, si può avere un'enorme e pastosa tumefazione crepitante di tutte le parti molli, formandosi quello che si dice un **flemmone gasoso** o risp. *cancrena gasosa*. Ma l'infezione può anche propagarsi per *continuità* e per la *via retroperitoneale*, attraverso il *diaframma*, alle *pleure*, al *tessuto polmonare* interstiziale, al *mediastino* e al *pericardio*. Allora avviene la disseminazione degli agenti infettanti per le vie sanguigne e linfatiche, così che da ultimo si possono trovare *embolie micotiche* in tutti gli organi, persino nei vasi della retina e della coroide. Se la paziente non vien tosto a morte in mezzo a gravi manifestazioni tossiche, si formano degli *ascessi*, oppure, trattandosi di bacterî gasogeni, innumerevoli *bolle di gas*, che rendono gli organi (per es. la milza, i reni, il fegato, il miocardio, ecc.) bucherellati e addirittura spugnosi. La formazione di gas nel sangue può essere così abbondante, che si è perfino ammonito di non *confonderla con l'embolia gasosa*. Anche il *feto* può mostrare un *enfisema cutaneo crepitante* (DOBLIN). Costanti sono le gravi e *diffuse degenerazioni parenchimatose degli organi* (tumefazione torbida, degenerazione grassa). Può aversi anche *peritonite*. La malattia offre il quadro di una gravissima intossicazione, e la morte avviene per lo più in pochi giorni. Nelle infezioni di scarsa gravità è possibile la localizzazione dei focolaî infiammatorî, così che una parte dei casi giunge a *guarigione*.

d) **Partecipazione del peritoneo**. La *peritonite diffusa puerperale* è la *più frequente manifestazione* delle gravi infezioni di cui stiamo trattando. Essa segue per lo più a *linfangite settica*, che ha origine dalla vagina, dai margini dell'orifizio uterino o dall'utero *(metrolinfangite)*. Vi sono anche dei casi nei quali, in seguito ad endometrite settica, penetrando gli streptococchi in profondità si producono *nelle pareti delle necrosi*, che diventano poi il punto di partenza della peritonite. In altri casi i *microrganismi giungono tosto nel cavo addominale*, e vi producono una peritonite icorosa spesso con scarso essudato, rapidamente mortale, senza che all'autopsia si possano rintracciare le porte d'entrata. *Nei casi a rapido esito letale*, l'omento è spesso iperemico ed opacato solo in corrispondenza del bacino. Se l'infezione ha un *decorso un po' più lungo*, l'intestino atonico è rigonfio di gas e ricoperto di fibrina e di pus (cfr. pag. 586 e seg.).

APPENDICE

La glandola mammaria.

Anatomia. Nel *neonato* la glandola mammaria è un organo che risulta di circa 20 condotti galattofori. I condotti principali, rivestiti di un epitelio cilindrico o di un epitelio piatto stratificato, contengono un liquido latteo misto ad epitelî desquamati e a prodotti di disfacimento, che vien detto *latte delle streghe*: per origine e composizione esso non ha nulla a che fare con un vero secreto (RAUBITSCHEK): I dotti possono anche farsi ectasici. *Originariamente* i condotti lattiferi sono solidi e crescono in profondità dal *campo glandolare,* formato dallo strato mucoso della pelle, in forma di abbozzi separati. Più tardi il campo glandolare cresce nella *papilla.* Nell'*ulteriore sviluppo* i condotti mandano dei bottoni cavi laterali che si dividono e finiscono in *tratti terminali* cavi, che costituiscono le *vescichette* o *acini* glandolari. *Gli acini ed i canali* possiedono per lo più *due strati epiteliali,* dei quali l'interno è cilindrico, e l'esterno è cubico nei canali e diventa piatto nei tratti terminali (questi ultimi elementi sono ritenuti da KURU per cellule muscolari, e deriverebbero dai capillari). All'esterno dell'epitelio si trova uno strato omogeneo; questo e il precedente formano la *membrana propria*: e al difuori esiste uno *strato avventiziale* formato da tessuto connettivo, lasso e delicato, ricco di leucociti, di cellule plasmatiche e di vasi: esso durante lo sviluppo della ghiandola si colora metacromaticamente, proprietà che perde quando la gh. è matura (v. KURU, D. Z. Chir. Lav. Ist. pat. di Gottinga, 1909). Tra le masse glandolari, così circondate da un molle e cedevole tessuto, sta un connettivo consistente e povero di cellule, detto *interstiziale* o *intercanalicolare.* Tra i singoli gruppi di glandole sta del *tessuto adiposo.* Nel *maschio,* la glandola raggiunge al principio del ventesimo anno il suo volume massimo, ma pur sempre limitato. Dal cinquantesimo anno in poi non si riscontrano più che singoli condotti, talvolta ectasici, circondati da tessuto connettivo rigido e ialino, in modo che la superficie del taglio dà un aspetto grossolanamente granuloso. Nella *donna* la **glandola mammaria in riposo** consta principalmente di consistente tessuto connettivo fibroso, nel quale sono disseminati dei granuli glandolari grigio-rossastri. Solo al **tempo della gravidanza** comincia un vivace accrescimento della glandola, variabile a seconda degli individui, e che raggiunge il suo massimo all'**epoca dell'allattamento.** Si formano nuovi bottoni laterali, che alla lor volta ne emettono dei secondari e che si rivestono di acini (gli elementi cellulari si fanno più alti, talora cilindrici e più grossi: lo strato est. manca e al suo posto si trovano capillari sanguigni). Per l'abbondante produzione glandolare, la superficie del taglio appare granulosa, di color rosso-grigio pallido e simile ad una glandola salivare. Il tessuto connettivo, molle e ricco di succhi, si atrofizza quasi completamente, eccetto che nella regione del capezzolo. Già nel secondo mese si può colla pressione spremere un secreto; prima dell'allattamento, ed immediatamente dopo di esso, si spreme un liquido spesso, gialliccio e cremoso, mentre la superficie del taglio in pieno allattamento lascia uscire un latte bianco-bluastro, relativamente trasparente. In rari casi si osserva una scarsa secrezione di latte all'infuori della gravidanza, e ciò all'epoca della pubertà ed anche in maschi. Il **latte** è **secreto** dagli epitelî ghiandolari che di regola si conservano. Sec. le ricerche di ARNOLD (Lett.) nei processi di secrezione, si troverebbero come primo fatto già nelle mammelle di gravide, e più particolarmente in quelle di allattanti, piccolissimi **granuli contenenti grasso** in particolari regioni dello strato basale e intorno ai nuclei. (Siccome essi sono legati a particolari strutture cellulari, si devono considerare come il prodotto di processi sintetici). Questi granuli si trasformano poi in masse di secreto (contenenti una mescolanza di *grasso* e di *albumine* o un solo costituente) a cui corrispondono le cavità del protoplasma, **cosidetti vacuoli del secreto**, che si trovano quando sia estratto il grasso o sia *emesso il secreto nel lume glandolare*.

I nuclei non prendono parte al processo secretivo. Il grasso secreto nella mammella è per la sua composizione derivato dal grasso della nutrizione, da cui si produce direttamente o indirettamente formandosi a spese di quello dei depositi naturali: è portato già sciolto alla mammella e quindi non si forma intracellularmente per distruzione grassa dell'elemento cellulare come ammetteva VIRCHOW. Il **colostro**, cioè il secreto dei primi 2-3 giorni, misto di una parte acquosa trasparente e di una parte torbida cremosa, presenta al microscopio delle gocciole di grasso di assai varia grandezza *(sfere lattee)* ed inoltre singoli epitelî glandolari, leucociti e i *corpuscoli moriformi del colostro*, costituiti da cellule nucleate, riempite da granuli di grasso incolori o colorati in giallo: questi corpuscoli vengono indicati anche col nome di *cellule a granuli adiposi.* Si riscontrano anche delle comuni cellule con granuli di grasso con contorno liscio e con nucleo evidente. Mentre dapprima si ritenevano questi corpuscoli di origine epiteliale (e in parte tale opinione si mantiene, v. de LANGE), lo CZERNY mostrò che essi sono *leucociti* che migrano negli spazî glandolari, tostochè questi producono il latte (non sono quindi una particolarità del primo latte), però non svuotandosi all'esterno. I leucociti che si trovano abbondanti peri- e interacinosi e nel connettivo interstiziale, incorporano le sfere lattee non usate (parte per fagocitosi, parte per sintesi, ARNOLD) le disfanno e le portano nelle vie linfatiche. Le donne che non allattano mostrano dopo alcuni giorni predominanti i corpuscoli di colostro. Il **latte** è un'emulsione di grosse gocciole di grasso, a un dipresso di eguale grandezza (2-5 μ) sospese in un liquido chiaro: constantemente vi si trovano scarsi leucociti e corpuscoli di colostro (BAB) *Chimicamente il latte* consta di acqua (88,9 %) e di parti solide, fra le quali notiamo il grasso, la caseina, lo zucchero di latte e dei sali. Il *colostro* contiene più sieralbumina che caseina, ed è più ricco di parti solide del latte.

(Fisiologia dell'allattamento v. in PFAUDLER, *Sommerfeld's* Handb. d. Milchkunde, Wiesbaden 909).

Le *glandole del* MONTGOMERY, poste al disotto della pelle dell'areola mammaria, non sono glandole sebacee (WALDEYER-JÖSSEL), ma bensì glandole accessorie produttrici di latte, i cui piccoli condotti secretori sboccano in vicinanza del capezzolo. Sec. altri vi si potrebbero trovare combinati acini e dotti mammari con gh. sebacee e sudoripare. Esse aumentano di volume durante la gravidanza e l'allattamento. Nella cute del capezzolo si trova un certo numero di *glandole sebacee* microscopiche, che sboccano nei solchi posti tra le papille del capezzolo, presso alle estremità dei condotti galattofori.

Rapporti della glandola mammaria col rimanente apparato sessuale. Dopo la *castrazione,* o quando le ovaie *perdono la loro funzione,* si ha l'atrofia della sostanza glandolare. L'atrofia può venir mascherata da una proliferazione del grasso.

I. Anomalie.

Sono da ricordarsi: la *mancanza congenita* di una mammella (molto rara), la *piccolezza* congenita *dei capezzoli* o di tutta la *glandola (micromastia).* Per *ginecomastia* s'intende l'eccessivo sviluppo della mammella nel maschio, per lo più bilaterale, e dolorosa quando si produce: ne fu osservata l'ereditarietà, e l'accompagnamento con altre malformazioni dei genitali (Lett. in BÜRGI). Notiamo ancora l'eccessivo numero dei capezzoli *(politelia)* o delle mammelle *(polimastia* o *ipermastia)*; nel primo caso i capezzoli stanno su un'unica mammella oppure ricevono i loro condotti da glandole soprannumerarie. Le *mammelle soprannumerarie,* che secernono anch'esse latte, si trovano al disopra e all'esterno (nella cavità ascellare — Lett. in KAYSER, HUG — dove possono confondersi con gh. linfatiche o con gh.

delle appendici cutanee — SEITZ — ipersecernenti nel puerperio) o al disotto e all'interno della glandola normale; oppure sono distanti da questa, trovandosi p. es. sul dorso, sul ventre, sulla coscia ed anche nel grande labbro. Ciò si riscontra sia nella donna che nell'uomo, e talvolta anche in parecchi fratelli. Si vuol vedere in ciò una manifestazione atavica (LEICHTENSTERN, ecc.) [Lo sviluppo del *carcinoma* e dell'*adenoma* può pigliar origine da germi glandolari aberranti].

II. Disturbi circolatori e infiammazioni.

L'**iperemia congestizia** si ha all'epoca della mestruazione e al principio dell'allattamento (le mammelle si gonfiano, diventano rosse e più calde). Le **emorragie** si hanno per lo più in seguito a *traumi*. I versamenti sanguigni possono incapsularsi, e, dopo l'assorbimento dello stravaso, trasformarsi in *cisti* consistenti, prive di epitelio, pigmentate internamente. Può avvenire un'emorragia anche in una cisti epiteliale già esistente. Nei *tumori*, specialmente nei sarcomi, ed inoltre nelle *infiammazioni*, si possono avere emorragie. Se il sangue irrompe nei condotti glandolari, può in parte uscire dal capezzolo.

L'**infiammazione dei capezzolo (telite)** spesso collegata con ragadi o fessure e piccole ulcerette, si ha non raramente nelle nutrici per i movimenti di succhiamento del lattante. Essa può anche essere il punto di partenza di una *mastite*.

Infiammazione della mammella: mastite.

Si può distinguere: a) *mastite parenchimatosa semplice* (mastite da stasi); b) *mastite infettiva*.

a) Nella *mastite da stasi* si tratta di una irritazione esercitata dalla ritenzione del latte, specialmente durante il puerperio. La stasi che si fa al primo o al più tardi al secondo giorno, quando l'allattamento vien per qualsiasi ragione interrotto, può essere accompagnata da un leggiero rialzo della temperatura *(febbre del latte)*. Poichè la stasi favorisce un'infezione, facilmente a questa mastite semplice segue poi una suppurazione. Questa dalla stasi sola non è cagionata.

A questa categoria appartengono anche i casi di *mastite dei neonati* (di ambedue i sessi); ed inoltre la *m. dell'epoca della pubertà*, e la *m. periodarum*, che si ha nel sesso femminile. Queste mastiti da stasi costituiscono in ogni caso una predisposizione all'entrata dei germi flogogeni. (Nella m. dei neonati si è pensato ad una infezione da parte della vagina della madre). Si nota arrossamento, infiltrazione sierosa e gonfiore della mammella, associati a secrezione; di solito tutto si risolve in pochi giorni, ma in rari casi sopraggiunge la suppurazione.

b) Nella *mastite infettiva giungono nella mammella gli agenti infiammatorî*: ciò accade quasi sempre dal capezzolo: *α*) *nell'interno dei condotti galattofori, β*) *lungo i condotti stessi*, per le vie linfatiche. Rara è la *mastite metastatica* (nei processi piemici, per lo più puerperali) o anche dal torace (empiema, carie). Si distingue con BUMM:

1. *Mastite infettiva parenchimatosa*. Per lo più colpisce la glandola durante l'allattamento. Generalmente si tratta di un'infezione da *stafilococchi:* i bacterî arrivano nei condotti secretorî dall'esterno, cioè

dal capezzolo *(galactoforite)*; vi proliferano, si spingono fino agli alveoli, distruggono l'epitelio, provocano migrazione di leucociti e possono eventualmente penetrare nelle parti circostanti. Si ha così *formazione di nodi*, spesso solo in singoli lobuli (per lo più tumefazione dolorosa del volume di una noce nei quadranti inferiori ed esterni); più tardi si ha talvolta un processo diffuso (passaggio a 2), nel qual caso la mammella diventa dura e voluminosa. Il processo poi regredisce o trapassa in fusione purulenta *(formazione di ascessi)*.

2. *Mastite infettiva interstiziale, flemmone della mammella.* Si tratta per lo più di un'infezione da *streptococchi*, che, seguendo le vie linfatiche lungo i condotti galattofori, giungono dal capezzolo nella profondità del tessuto interstiziale della glandola, provocandovi infiltrazione cellulare ed edema infiammatorio. Anche le stesse parti glandolari possono essere secondariamente colpite. Il processo infiammatorio interstiziale conduce tosto ad un eritema doloroso e ad un *gonfiore diffuso;* si può poi avere una risoluzione pel regredire dei fenomeni, oppure si giunge alla suppurazione del tessuto *(formazione di ascessi)*, con distruzione in parte anche degli acini glandolari.

Raramente gli ascessi hanno parete liscia, per lo più sono invece sinuosi, inegualmente scavati. Il pus può contenere dei brandelli di tessuto necrotico.

Gli *ascessi* posti tra la pelle e la glandola vengono detti *antemammarî;* quelli tra i muscoli e la mammella *retromammarî* (possono riconoscere cause diverse, ad es. carie costale, HARDOUIN e MARQUIS): tutti e due sono riuniti nella comune denominazione di *paramastite.* Gli **esiti della mastite con ascessi** sono: a) *Perforazione spontanea verso l' esterno* attraverso la pelle, seguìta da guarigione cicatriziale, con o senza induramento nodoso. b) *Perforazione verso l'interno* in un condotto glandolare: il pus si svuota dal capezzolo (raro) (*). *c).* Si stabilisce una *mastite cronica;* le ripetute perforazioni verso l'esterno lasciano dietro a loro delle fistole suppuranti o delle *fistole lattee,* se vengono erosi i condotti galattofori; oppure nel tessuto fibroso indurito rimangono degli ammassi di pus denso, con aspetto caseoso. *d)* Assai di rado si ha una *sepsi generale* da mastite in puerperio. L' A. ne osservò un caso rapidamente terminato da morte (infezione mista, stafilo- e streptococcica (**) con emorragie inumerevoli — quali spesso si hanno nelle infezioni da piocianeo: nodi e vescicole emorragiche — nella pelle, mucose e sierose.

Nella *mastite cronica* si formano dei focolai di indurimento fibroso contenenti qua e là degli infiltrati parvicellulari recenti, e molto spesso

---

(*) I *bactéri* (per lo più stafilococco piog. albo) contenuti nel *secreto della mammella sana* arrivano probabilmente nei condotti galattofori dalla pelle (HONIGMANN, ecc.). — È del resto molto dubbio se dalla *mammella sana* possono venir eliminati dei *bacteri,* eccezion fatta pei bacilli della tubercolosi pei quali il fatto è accertato, almeno negli animali (HIRSCHBERGER) (contrastato nell'uomo. FÜSTER). Secondo BACH e WELEMINSKY, passerebbero nel latte solo quei batteri che provocano emorragie od altre *affezioni locali nella mammella.* Con ciò non viene pregiudicata la questione dell'eliminazione delle tossine (cfr. RÖMER).

(**) Per infezioni generali da bac. piocianeo v. E. FRÄNKEL, V. A. 183, 1906: sull'esantema con produzione ora di nodi, ora di vescicole emorragiche, v. lo stesso: UNNA-*Festschrift,* V. I, 1910.

lobuli glandolari e condotti galattofori cisticamente dilatati (*Mastite cronica cistica*). Talvolta la mammella s'ingrossa in parte, spesso in forma piramidale corrispondente al territorio di un lobo ghiandolare (scambio col carcinoma) o in toto: la consistenza è ineguale, specialmente dura in corrispondenza di cisti tese e ripiene, ciò che può indurci pure a una diagnosi di carcinoma. La mammella può raggrinzarsi parzialmente o in totalità (*cirrosi della mammella*). Il contenuto delle

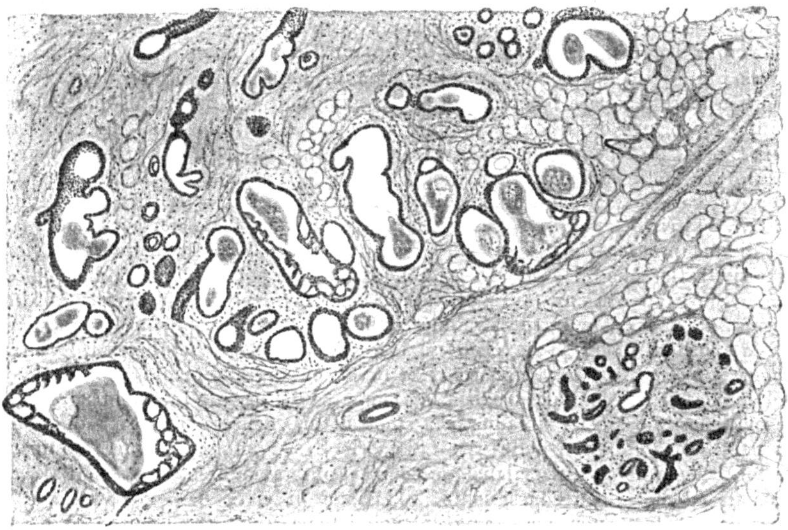

Fig. 600.

Mastite cronica cistica. — A destra, in basso, un lobulo ghiandolare con incipiente dilatazione e un lasso tessuto periacinoso ricco di cellule. Nelle altre parti, dotti e acini dilatati immersi in un tessuto connettivo ricco di cellule. Qua e là tessuto adiposo, specie a destra. — Nei dotti dilatati proliferazioni papillari e « perforanti » di epiteli nei lumi: in questi masse caseose — Ingr. di 18 diam. — Signorina di 50 a. —

cisti (per lo più piccole e multiple, raramente sparse e più voluminose) ha caratteri molto varî, e cioè può essere acquoso, mucoso, torbido, cremoso, caseoso o simile a burro, bruniccio o verdastro. Negli epitelî delle glandole si può notare, tra l'altro, degenerazione jalina od idropica, proliferazione e desquamazione.

Ne può conseguire l'*obliterazione dei dotti galattofori* (LANGHANS, SAMELSON-KLIWANSKY, Lett., INGIER, HÖRZ). Il contenuto che vi ristagna può contenere — visibili anche macrospicamente, come osservò l'A. —, *granuli* e *massule* di *sostanza birifrangente* e anche druse di aghi di acidi grassi; intorno a essi si produce un tessuto di granulazione con abbondantissime cellule gigantesche da corpi estranei, mentre l'epitelio si va distruggendo. (Scambio con l'actinomicosi e la tubercolosi.

La *mastite cronica* può costituire un terreno favorevole per lo sviluppo di un *carcinoma:* clinicamente, come abbiam detto, la si scambia anzi spesso con questo Anche *istologicamente* la diagnosi differenziale è spesso molto difficile per la notevole proliferazione epiteliale particolarmente nei dotti galattofori dilatati che spesso dà luogo alla produzione di papille o di pliche (fig. 600) nella superficie interna della cisti: tanto più ancora che non raramente si osservano stati di passaggio alla proliferazione di epitelî pavimentosi quali spesso si vedono nei carcinomi dei dotti ghiandolari (fig. 606). Particolare attenzione si deve prestare alla disposizione degli epiteli nei dotti escretori: se irregolare si pensi al tumore. La diagnosi macroscopica è sempre malsicura, la microscopica spesso difficile.

Maladie cystique de la mammelle, Reclus. In questa malattia si formano, quasi senza eccezione in *ambedue* le mammelle, *innumerevoli cisti* di media grandezza, del volume di un pisello o di una fava, raramente di più. Queste cisti trasformano la mammella, la cui pelle resta sempre facilmente scorrevole sulle parti sottostanti, in un conglomerato di nodosità grandi e piccole, che dànno la sensazione di una borsa piena di pallini o di un mucchio di acini d'uva, cagionando un notevole ingrandimento dell'organo. Il contenuto delle cisti è bruno verdastro, filamentoso o sieroso, qua e là cremoso, o ateromatoso. Sulla natura di questo processo si hanno 2 teorie. König considera tale affezione come una **mastite cronica** *con formazione di cisti;* opinione condivisa in massima anche da Borst: noi pure l'accettiamo per molti casi (cfr. Lichtenhahn, Lett. e Thévenot e Alamartine). Von Saar invece non la ritiene ammissibile: Theile sta per una proliferazione epiteliale primitiva: altri, e tra essi anche l'A. almeno per una parte dei casi, ritengono si tratti di una proliferazione degli epiteli ghiandolari con conseguente formazione di cisti: si tratterebbe cioè di un **cistoadenoma** o **policistoma** (Brissaud e a..) Secondo Brissaud e Sicre (ai quali si associa Schimmelbusch) si formano *innumerevoli nuovi acini* (singole estremità glandolari mostrano più di 100 acini invece di 12–20 normali) e poi si ha proliferazione epiteliale negli acini stessi, *formazione primaria di cisti per disfacimento epiteliale,* ed ingrandimento secondario delle cisti per confluenza delle piccole, con la scomparsa del tessuto interacinoso. Nel lume delle cisti possono ancora irradiarsi, a mo' di sporgenze o in forma di proliferazioni papillari, delle parti delle pareti divisorie. Sasse ammette da un lato una semplice formazione di cisti da ritenzione senza proliferazione epiteliale, dall'altro proliferazione epiteliale con conseguente produzione di cisti. Ripetute volte è stato osservato lo sviluppo del *carcinoma* dal policistoma.

Il *cistoadenoma intracanalicolare* (pag. 1150) si differenzia completamente, non ostante l'affermazione di Tietze, dalla *maladie cystique* tipica.

III. Granulomi infettivi della mammella.

1. La **tubercolosi** è rara, si presenta *solo* negli individui giunti alla maturità sessuale (Reerink) e si ha per via *ematogena,* eccezion fatta dei casi di propagazione dalle parti circostanti (carie costale, tuber. delle glandole ascellari). Solo in casi rarissimi si può ammettere un'infezione dai condotti secretori. L'*aspetto macroscopico può essere molto vario.* Per lo più si ha un processo infiammatorio cronico, e si trovano sia *focolaî* isolati o sparsi, *di tessuto di granulazione tubercolare molli, vitrei, giallo-grigi, ed in preda a rammollimento purulento o a caseificazione,* sia *focolai di indurimento fibroso,* che possono esser intersecati da *granulazioni,* da *nodi caseosi,* da *raccolte purulente-caseose (ascessi freddi)* e da *condotti fistolosi.* Si possono riscontrare anche dei tratti bianco-gialli, corrispondenti ai condotti galattofori divenuti caseosi. Frequentemente la mammella si *sclerotizza,* ed in parte può anche diventare *cistica.* Talvolta si aprono *verso l'esterno delle fistole,* e così pure possono esistere numerose *ulceri* (clinicamente caratterizzate da un decorso cronico, stazionario) con *margini* violetti, sottominati, cosparsi di noduli miliari bianchicci e con *fondo* giallo, caseoso.

Si distinguono 3 forme di tub. della mammella: *a)* la forma *ulcerosa; b)* la forma ad *ascessi freddi, c)* la forma più rara, con apparenza di un *neoplasma* (da non *confondersi* col carcinoma!). Spesso le *glandole ascellari sono tubercolose* e talvolta si dirigono verso di esse dei cordoni linfatici caseosi. *Microscopicamente*, si trovano dei focolai tubercolari, con bacilli e cellule giganti, tanto nel dominio dei lobuli glandolari, quanto nella parete dei condotti, i quali ultimi possono esser ripieni di ammassi contenenti numerosi bacilli, mentre il loro epitelio mostra processi di proliferazione. INGIER, descrisse una *mastitis tubercolosa obliterans* (obliterazione dei dotti escretori): anche l'A. ne osservò degli esemplari. È analoga all'affezione testicolare descritta dall'A., terminante con l'obliterazione fibrosa dei canalicoli tubercolari (pag. 971) (Lett. fino al 1898 in HALSTEAD e LE COUNT; v. anche DE VECCHI e CORNIL).

La tubercolosi può trovarsi anche contemporaneamente a un adenoma, fibroadenoma, carcinoma (Lett. in WARTHIN, FRANCO, FRICKE, KALLENBERGER, Lett. KLOSE, FISCHER).

2. **Sifilide**. Nei capezzoli si hanno *affezioni primarie (sclerosi)*, per es. nelle madri che allattano in qualità di *balie* un bimbo estraneo, che mostra poi i segni della sifilide, e così pure affezioni secondarie *(papule)*. Rarissima è la formazione di *gomme* nel tessuto glandolare *(mastite gommosa)*, ma si possono tuttavia riscontrare tanto nella sifil. ereditaria che nell'acquisita, e ad esse possono seguire estese *ulcerazioni* e poi cicatrici retrattili (non si confonda con la *tubercolosi* e col *carcinoma o sarcoma!*) Cfr. DEUTSCH, PATERSON.

3. L'**actinomicosi** può svilupparsi, in seguito ad act. della pleura, ma sembra che sia rarissima. L'A. vide actinomicosi delle 2 mammelle in una ragazza di 16 anni, enormemente dimagrata: comunicazione per mezzo di fistole con la pleura: origine da act. polmonare. La mammella sinistra era assai ingrandita e consistente; la sua superficie presentava un sistema di travate bianche, costituite dalla pelle rimasta, attraverso le quali si scorgeva un tessuto di granulazione molle, rosso-pallido, spugnoso, con punti gialli (con abbondanti druse di funghi). Le parti circostanti presentavano la pelle intatta. La mammella destra era affetta in modo simile, ma con infiltrazione meno notevole. (Nel cervello si trovò un ascesso actinomicotico del volume di un grosso uovo di pollo). Sulla act. **primitiva** v. fra gli altri SEHRT (Lett.) e RISEL (Lett.); Act. *metastatica* della mammella fu osservata da ISRAEL e MAIOCCHI.

IV. Ipertrofia e iperplasia della mammella.

1. Nell'*ipertrofia* (od *iperplasia*) *diffusa progressiva* l'intiera glandola s'ingrandisce in tutte le sue parti, finchè in ultimo il volume rimane per lo più stazionario, o, molto raramente, diminuisce spontaneamente.

Ambedue le mammelle possono ingrandirsi *contemporaneamente*, e spesso in *modo straordinario*, per l'accrescimento dei tessuti costituenti e con conservazione della normale struttura della mammella in riposo (virginale). Ciò si verifica per lo più nelle fanciulle al principio della pubertà, o anche prima. Ciascuna delle 2 mammelle può arrivare al peso di 14 libbre o anche di 30 kgr.: alla *palpazione* si sentono complessi ghiandolari grossi e duri: sulla *sezione* si vede un connettivo molle attraversato da tess. adiposo e isole grosse e molli e nodi duri di parenchima ghiandolare.Lo stato generale non soffre alcuna considerevole alterazione nè si ha polisarcia. L'*etiologia* è oscura; vennero tratte in campo *disposizioni congenite* (FIRKET), traumi, mastiti pregresse. Nella *gravidanza*, tali mammelle diventano ancor più voluminose per la forte proliferazione glandolare, corrispondente al tipo che ha fisiologicamente la mammella nell'allattamento, e possono secernere *enormi quantità di latte* (anche le mammelle accessorie possono partecipare all'ipertrofia, v. FORGES). Una tale funzionalità, corrispondente all'andamento normale, non si ha invece nei tumori (fibromi diffusi o fibro-adenomi) che possono *apparire grossolanamente* assomiglianti all'ipertrofia. Inoltre, i veri tumori sono per lo più unilaterali. L'ipertrofia vera della mammella può anche venir simulata dall'*iperplasia del tessuto adiposo (lipomatosi)* fra i corpi ghiandolari.

V. Tumori della mammella (*).

1. Adenomi e tumori misti della mammella.
A. Adenomi puri.

Gli adenomi puri sono neoformazioni epiteliali rare, costituite da *nodi* grigio-rossastri, granulosi al taglio e simili al pancreas, o biancastri, fitti, omogenei, ben delimitati e sporgenti rispetto al tessuto sano, per modo che si distinguono dall'iperplasia.

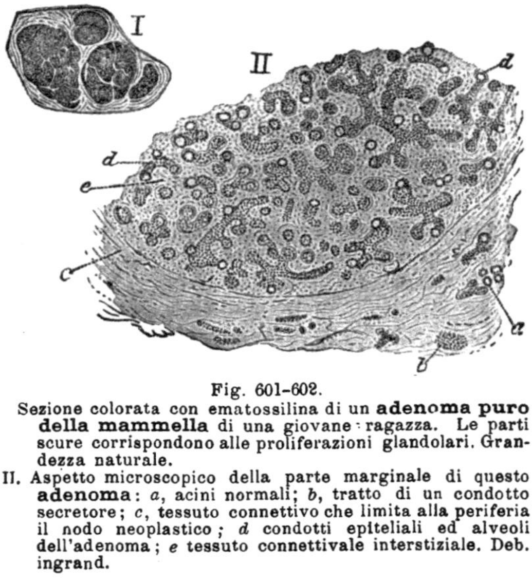

Fig. 601-602.
Sezione colorata con ematossilina di un **adenoma puro della mammella** di una giovane ragazza. Le parti scure corrispondono alle proliferazioni glandolari. Grandezza naturale.
II. Aspetto microscopico della parte marginale di questo **adenoma**: *a*, acini normali; *b*, tratto di un condotto secretore; *c*, tessuto connettivo che limita alla periferia il nodo neoplastico; *d* condotti epiteliali ed alveoli dell'adenoma; *e* tessuto connettivale interstiziale. Deb. ingrand.

Piccoli adenomi posso no risultare di singoli lobi, di assai ineguale grandezza, circondati da cordoni di connettivo (fig. 601); i più voluminosi mostrano una distribuzione più omogenea degli elementi glandolari in tutto il tumore, e si distinguono particolarmente perciò dal tessuto normale. Gli adenomi sono tumori epiteliali benigni.

Al **microscopio** si scorgono degli *acini glandolari* e dei brevi *condotti* a fondo cieco, separati da connettivo che non presenta metacromasia, a differenza di quanto si ha nei fibroadenomi, od in gran numero confluenti. L'aggruppamento e la quantità degli acini insieme riuniti non corrispondono a quanto si osserva normalmente nel tessuto glandolare: mancano anche dei veri condotti secretori. Gli alveoli e i condotti ciechi sono rivestiti di un epitelio a cellule cilindriche, *più alte del normale*, in alcuni punti *semplice*, in altri *stratificato*. Alcuni alveoli possono essere *riempiti*, in parte o *totalmente, di cellule*; poi le cellule centrali vanno non di rado soggette a metamorfosi adiposa, e ne possono risultare delle cavità, riempite da una poltiglia epiteliale o da goccie di un liquido simile a latte. Le parti glandolari sono rivestite di una *membrana propria*, spesso *jalina* ed ispessita (Se questa membrana si trova perforata dagli epitelî glandolari proliferanti, e queste cellule epiteliali si spingono negli interstizî del circostante connettivo, si tratta di un *carcinoma*; cfr. pag. 1151).

(*) Cfr. la recente pubblicazione di Cornil, *Les tumeurs du sein*, Paris, Felix Alcan 1908, in cui sono trattati anche gli analoghi tumori degli animali.

B. Tumori misti risultanti da adenomi associati con tumori connettivali.

Sono molto frequenti: si riscontra in particolar modo l'associazione dell'adenoma col fibroma, col mixoma, col sarcoma. Si ha così il *fibro-adenoma* o *adenoma fibroso* o *adeno-fibroma*, l'*adeno-mixoma*, ecc. e l'*adeno-sarcoma*, ecc. Questi varii tumori misti hanno fra loro tanta somiglianza per la loro struttura, risultante dalla combinazione di una parte connettivale con una parte epiteliale adenomatosa, come pure per altre particolarità, che ne è permessa una trattazione comune. Consideriamo dapprima i *tumori fibro-epiteliali*, nei quali adunque l'adenoma è associato col fibroma. A seconda che predomina la parte adenomatosa o la parte fibrosa, si parla di *fibro-adenoma* o di *adeno-fibroma*. Essi sono rappresentati da nodi bernoccoluti, grandi come una mandorla o persino come un grosso uovo, spesso sin dall'inizio multipli, capsulati e perciò facilmente separabili dalla mammella, col cui sistema glandolare non hanno alcun rapporto. In vita sono in parte indolenti, in parte dolorosi; si presentano per lo più dopo i 30 anni, ma non raramente si fanno evidenti anche assai prima, nell'epoca della pubertà. Constano di tessuto fibroso e di formazioni epiteliali glandolari. Sono molto rari negli uomini.

Come *punti di origine* si ritengono parti di ghiandole fetali staccate per anomalie di sviluppo: questi germi contengono un costituente epiteliale e un costituente connettivale. Parla per tale ipotesi sopratutto l'incapsulamento per lo più ben manifesto dei fibroadenomi tipici. I sostenitori più accaniti di tale teoria sono RIBBERT e WILMS. Però l'incapsulamento potrebbe pure esser la conseguenza di un accrescimento che rimane quasi chiuso in se stesso. BENEKE ritiene gli *adenomi mammarî* come il prodotto di *proliferazione di tessuto ghiandolare maturo*, specialmente per la penetrazione in essi dei dotti galattofori. STOERK e ERDHEIM ritengono che si possono sviluppare anche in conseguenza di *processi flogistici (mastiti)*, fatto che anche l'A. potè osservare in una parte dei casi, notando di più che la proliferazione adenomatosa non è per lo più tanto bene delimitata e che solo microscopicamente è sicura la diagnosi differenziale col carcinoma.

I **fibro-adenomi** si possono considerare come *adenomi in cui la parte fibrosa mostra uno sviluppo assai più abbondante* che nei rari adenomi *puri*, mentre la notevole proliferazione glandolare determina il carattere istologico essenziale. Qua e là predominano intieri gruppi di alveoli glandolari, in altri punti, invece, tubi allungati semplici o alquanto o ripetutamente ramificati: si distingue perciò un **fibro-adenoma acinoso** ed un **fibro-ad. tubulare**, ma per lo più si trovano forme **miste**. Del resto, in una singola sezione o forse anche in singole parti del tumore, può predominare il carattere acinoso o tubulare. Gli alveoli e i dotti delle formazioni glandolari sono rivestiti di **epitelio** semplice, o qua e là, e talvolta in prevalenza, disposto in 2 e più strati: talora si presentano anche solidi. *Con speciale frequenza si trovano 2 strati di cellule epiteliali*; l'inferiore a cellule cubiche, il superiore a cellule cilindriche; il primo strato epiteliale negli acini si presenta per lo più basso e persino addirittura appiattito. (Una scarsa atipia, senza un polimorfismo esagerato e generale degli elementi cellulari, è propria ancora delle proliferazioni benigne). *Se prevale la parte fibrosa*, mentre le porzioni glandolari sono scarse, il tumore si avvicina di più ai neoplasmi del tessuto connettivo e si parla allora di **adenofibroma**: il connettivo pericanalicolare, a differenza di quello degli adenomi, presenta la metacromasia. La maggior parte dei tumori nodulari, che per la loro consistenza e l'aspetto fibro-tendineo sulla superficie del taglio potrebbero esser indicati come fibromi, sono in realtà adeno-fibromi, mentre i puri fibromi nodulari sono estremamente rari.

La struttura dei tumori risultanti da parti adenomatose e fibrose (mixomatose, rispettivamente fibrose-edematose, o sarcomatose) può

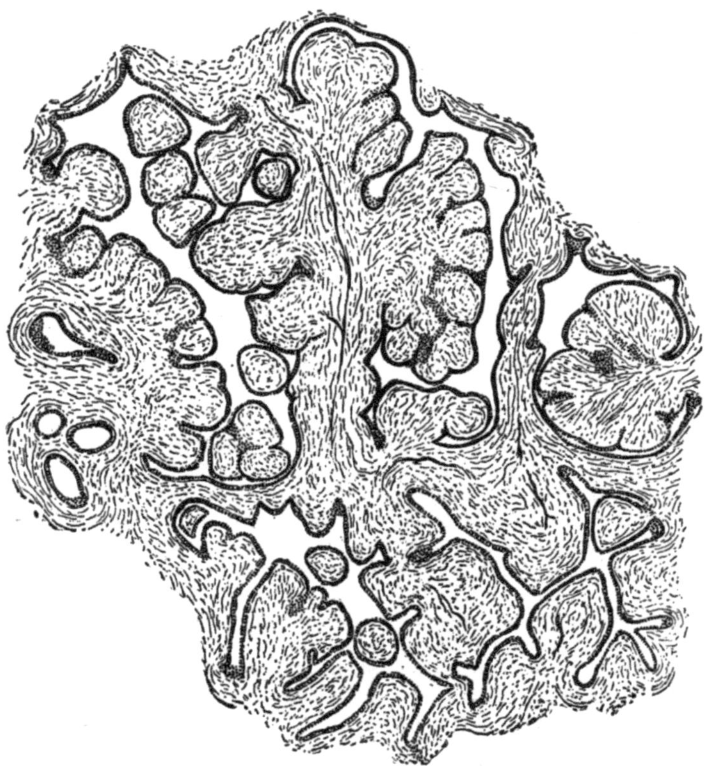

Fig. 603.

Fibroadenoma della mammella — *Fibroma intercanalicolare* ed in parte *anche pericanalicolare della mammella.* Nei canali glandolari in vario modo alterati stanno delle proliferazioni connettivali polipo-glandolari, ricoperte da epitelio; in altri punti queste proliferazioni intracanalicolari sono tagliate trasversalmente ed appaiono entro al lume libere, e circondate tutto all'intorno da epitelio. Il connettivo interstiziale è contrassegnato in alcuni tratti da delicati vasi sanguigni. Da un nodo consistente, capsulato e del volume di una noce, della mammella di una ragazza diciannovenne. Il tumore esistova da tre anni e macroscopicamente aveva una struttura finemente fogliata. Deb. ingrand.

variare ancor di più. Non raramente le parti fibrose formano un mantello più o meno spesso attorno ai dotti e agli acini glandolari *(fibroma peri-canalicolare* o *fibroma plessiforme* o *fibroadenoma).*

Al *microscopio* si vede che il *tessuto fibroso avventizio,* dal quale parte la *proliferazione peri-canalicolare*, è lasso, con fini fibrille, e in vario grado più ricco di cellule del connettivo interstiziale, oppure povero di cellule e frequentemente in preda a jalinosi. *Esso spicca nel modo più evidente di fronte al connettivo interstiziale,* che, per il progressivo ispessimento dei mantelli peri-canalicolari, si riduce sempre più, sino ad essere rappresentato soltanto da sottili tratti, nei quali spesso decorrono i vasi. (Un ispessimento dei condotti galattofori, in modo da ricordare il fibroma plessiforme, è frequente nelle vecchie).

Macroscopicamente la superficie del taglio appare ondulata (sezioni longitudinali) e granulosa (sezioni trasversali delle parti glandolari circondate dagli involucri connettivali); l'aspetto è bianco, striato, tendineo oppure vitreo (jalino). Il tumore è per lo più consistente in totalità. Analogamente si comportano i *fibromixomi peri-canalicolari*, *mixomi* e *fibro mixo-sarcomi*, rispetto ai quali è da notarsi che l' appellativo *mixomatoso* è adatto all' apparenza morfologica, mentre dal lato istochimico si tratta per lo più non già di muco, ma di tessuto connettivo edematoso. Per la grande ricchezza in sangue, i tumori di recente estirpati hanno un aspetto rosso chiaro o scuro, diffuso. I tumori connettivali *peri-canalicolari* possono *associarsi colle neoformazioni intra-canalicolari*, così che in un punto domina un tipo, e in un secondo un altro.

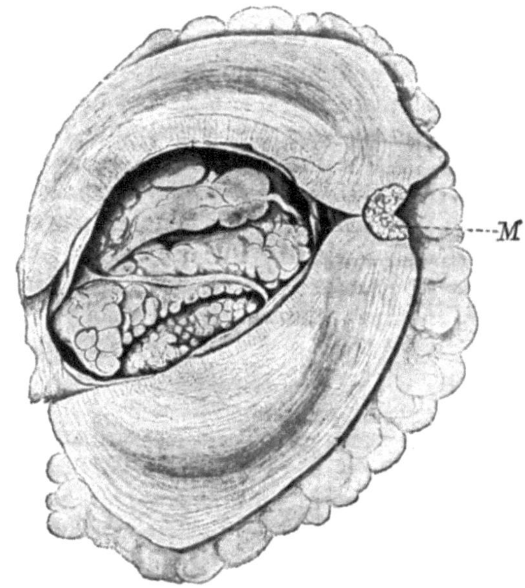

Fig. 604.

Fibroma intracanalicolare edematoso della mammella. — Nel tumore aperto con un taglio radiale si vedono delle cisti riempite di masse neoplastiche trasparenti, lobate e bernoccolute. *M* capezzolo. Raccolta di Breslavia . $^4/_5$ Grand. nat.

Frequentemente, nei tumori adenomatosi misti, gli acini glandolari sono in parte dilatati in *cisti* rotonde, o a preferenza irregolarmente allungate, che già macroscopicamente si scorgono, in forma di fini condotti e fessure, sulla superficie di taglio del tumore nodulare, nettamente delimitato rispetto alle parti circostanti *(fibro-adenoma cistico).*

Gli spazî lacunari, appartenenti alla *porzione adenomatosa* del tumore, sono prodotti non tanto dal contenuto che si raccoglie nel lume degli acini, quanto (secondo Ribbert) dall'accrescimento delle parti circostanti, cioè della parete, mentre l'epitelio di rivestimento prolifera ed eventualmente si raccoglie del liquido negli spazî cavi: per l'aumento del contenuto le cisti possono dilatarsi a sfera.

Nei *fibromi (mixomi, sarcomi) intra-canalicolari* il tumore ha pur sempre un'origine fibro-epiteliale, ma nell'ulteriore accrescimento prevale il connettivo. Il tessuto finitimo proliferante sconvolge e modifica in molteplici guise i canali glandolari distendendoli da ultimo in larghi spazî cavi, nei quali esso si addentra in forma di nodi, di polipi peduncolati, o di ammassi con aspetto lobare, papillare o a cavolfiore. Tutti questi nodi e rilievi, che nei tagli microscopici appaiono sezionati in parte trasversalmente ed in parte longitudinalmente, presentano un rivestimento di cellule cubiche o cilindriche che corrispondono all'epitelio della parete dei canali, epitelio che sembra spinto negli spazî glandolari dalle nodosità in proliferazione, mentre in realtà anche partecipa vivamente alla proliferazioue. *Poichè il tumore è per la struttura un vero e proprio adeno-fibroma*, è naturale che si possono trovare, tanto nell'interno delle proliferazioni intra-canalicolari quanto nella parete e nelle parti circostanti ai canali, delle formazioni glandolari che mettono in speciale evidenza la costituzione epiteliale (adenomatosa) del neoplasma. Nelle sezioni macroscopiche di questi tumori nettamente deliminati rispetto alle parti circostanti, il cui aspetto venne paragonato a quello di un cavolo tagliato (VIRCHOW), si vedono delle fessure allungate e delle grosse cisti, nelle quali ultime si notano delle escrescenze fogliformi ramificate, che in parte sono fittamente stipate e compresse le une contro le altre entro a cisti a parete liscia, separate solo da fini fessure, ed in parte penzolano liberamente nelle cisti. In altri punti prevalgono delle cisti riempite solo di liquido. Le proliferazioni tuberose, e spesso addirittura simili a grappoli, qua e là si sollevano, distaccandosi poi completamente (sezioni trasversali), o rimanendo aderenti, come polipi, alla parete per mezzo di peduncoli sottili o spessi (sezioni longitudinali). Il numero delle cisti è talvolta poco considerevole (v. fig. 604).

Le *parti neoplastiche solide poste tra le cisti* sono, nei **fibromi**, in parte fibrose, tendinee, consistenti, in parte molli, edematose o gelatinose.

Nei **sarcomi**, che possono essere variamente misti col *mixoma* e col *fibroma*, i caratteri sono assai diversi; il tessuto del tumore è prevalentemente molle, ricco di succhi e di sangue oppure emorragico, necrotico o degenerato in grasso, così che la superficie del taglio ha un aspetto estremamente complicato e variegato.

Il **contenuto delle fessure e delle cisti** è formato, oltre che dalle tuberosità neoplastiche, da raccolte sierose o mucose o spesse e lattee, torbide, ovvero da ammassi poltigliosi, rosso-gialli, ricchi di colesterina e di pigmento sanguigno. Raramente vi si notano qua e là perle epiteliali bianchiccie, corneificate (adenoma della mammella simil-colesteatomatoso) e le pareti di alcune cisti non sono rivestite da cellule cubiche o cilindriche, ma da epitelio pavimentoso (Lett. in GROHÉ e STOERK e ERDHEIM). Queste metaplasie in singoli punti non sono rare nei fibroadenomi.

I **tumori connettivali intra-canalicolari della mammella** *crescono di regola lentamente;* ma se il tipo del tumore cambia e un *fibroma* scarso di cellule diventa un *sarcoma* con abbondanti cellule, l'accrescimento si fa rapido. Si hanno dei tumori con un peso di 20 kgr. e più. Anche i *sarcomi arborescenti,* che si riscontrano specialmente nelle *donne giovani*, crescono per lo più con molta lentezza finchè conservano un volume moderato sono indolenti, non alterano le condizioni generali, e *non hanno tendenza a recidivare dopo l'asportazione, purchè siano comparsi prima del 30.° anno, crescendo lentamente*. Invece, i *sarcomi intracanalicolari* sviluppatisi in età più avanzata possono dare *ripetute recidive locali*, ed anche costituire, se pure raramente, il punto di partenza di *metastasi lontane*. Non raramente le pareti di spazî cistici vicini scompaiono per atrofia da compressione, dando così luogo a delle *grandi cisti*, nel cui interno si possono ancora riscontrare dei resti dei setti (v. fig. 604). Per l'*usura* da compressione della *parete delle cisti* e del *tegumento esterno*, le proliferazioni (se si tratta di neoplasmi ricchi di cellule come i mixomi, mixosarcomi, sarcomi) possono *far ernia alla superficie della mammella*, ed anche in parecchi punti, in forma di fungosità polipose o a cavolfiore, che non raramente hanno tendenza all'icorizzazione, dando così l'impressione di un tumore maligno, a carattere compenetrante e distruttivo dei tessuti. Tuttavia si può giungere colla sonda a toccare il tumore al di sotto dei margini delle perforazioni cutanee, che non si presentano mai infiltrate dal neoplasma: tale perforazione si osserva nei grossi tumori, però talora anche in quelli relativamente piccoli. Le proliferazioni intra-canalicolari possono *perforarsi* anche *nei condotti secretori* riuscendo così sull'areola della mammella; la loro superficie può essere eventualmente rivestita di epitelio piatto. — Questi tumori hanno ricevuto varî nomi: **cistosarcoma**, **cistosarcoma phyllodes** (*) (J. Müller), *fibroma* (mixoma o sarcoma) *prolifero od arborescente, fibroma* (mixoma, sarcoma) *papillare o poliposo intra-canalicolare*. Il nome di **cistadenoma papillifero** (cosidetto *cisto-adenoma intra-canalicolare* cfr. Sasse) o di *epitelioma cistico papillare*, più esattamente *fibro-epitelioma*, è appropriato solo a quei tumori epiteliali o fibro-adenomatosi piuttosto rari, nei quali, entro a spazî glandolari neoformati, fittamente tra loro stipati e in alcuni punti cisticamente dilatati, crescono dalla parete delle escrescenze papillari: in contrapposto alle proliferazioni papillari dei tumori connettivali intra-canalicolari derivanti dai comuni fibro-adenomi, nei quali predomina la parte fibrosa, le *papille* non hanno invece che *un'impalcatura fibrosa delicatissima*, rivestita di un *epitelio cilindrico semplice o stratificato* (esso è invece duplice negli adeno-fibromi). I cistadenomi papillari (o *cistomi proliferanti)* della mammella costituiscono dei *tumori cistici multiloculari;* nell'interno delle cisti si trovano degli ammassi midollari che le riempiono completamente o che solo ne rivestono le pareti, e già macroscopicamente si può notare la più elegante struttura papillare. Si hanno anche delle forme in cui predominano le masse cellulari mentre la struttura cistica, per lo meno macroscopicamente, passa in seconda linea. Si ha la più grande somiglianza col cistadenoma papillare dell'ovaio (pag. 1015). Il tumore papillare benigno, come nell'ovaio, può trasformarsi anche qui in un *cisto-carcinoma papillare*. Anche nella *superficie interna di* **cisti** *solitarie*, derivate dalla dilatazione di condotti glandolari, possono formarsi sia dei *papillomi benigni* (cilindrico-cellulari — essi si trovano anche nei dotti escretori v. Brandes, Cornil, Frémicourt) sia dei *carcinomi papillari*. Si può parlare in tal caso di *carcinoma incistato*. In un caso pubblicato da Kuru (donna di 44 a.: tumore datante da 1 a.: a rapido accrescimento negli ultimi 4 mesi) l'A. osservò la *degenerazione carcinomatosa* di un *fibro-adenoma*; gli epiteli si liberavano dai loro legami fisiologici con le formazioni ghiandolari e crescevano atipici e infiltranti.

2. Tumori connettivali puri, privi di parti ghiandolari.

Si raggruppano qui tumori nei quali insieme con il tessuto proprio del neoplasma non si ha formazione alcuna di glandole. Essi sono in

---

(*) φύλλον = foglia. Si comprendono con questo nome tumori istologicamente assai diversi.

generale rari, specialmente i benigni; ricorderemo i *fibromi* (che si presentano con estensione diffusa o circoscritta in forma di nodi talvolta multipli, duri, difficili a tagliarsi, in cui si possono osservare ancora residui ghiandolari atrofici), i *mixomi* o *fibro-mixomi*, di rado i *miomi* e *miofibromi*, gli *angiomi cavernosi* molto rari, per lo più diffusi, di rado incapsulati ed inoltre gli *encondromi* (rarissimi), *osteomi* e *osteocondromi* (cfr. CORNIL).

In alcuni casi, si sono osservati in cistadenomi, sarcomi e carcinomi delle piccole *inclusioni osteoidi ialino-cartilaginee* (metaplasia). DAVIDSOHN per la dimostrazione di traccie di cartilagine usa il violetto di cresile, che li colora in rosso. I **lipomi** della mammella ora sono tumori capsulati molli o elastici o pseudofluttuanti (rari), ora iperplasie diffuse di tessuto adiposo: si chiamano L. paramammari quelli che si sviluppano sottocute nella regione della mammella, o in vicinanza immediata o posteriormente ad essa.

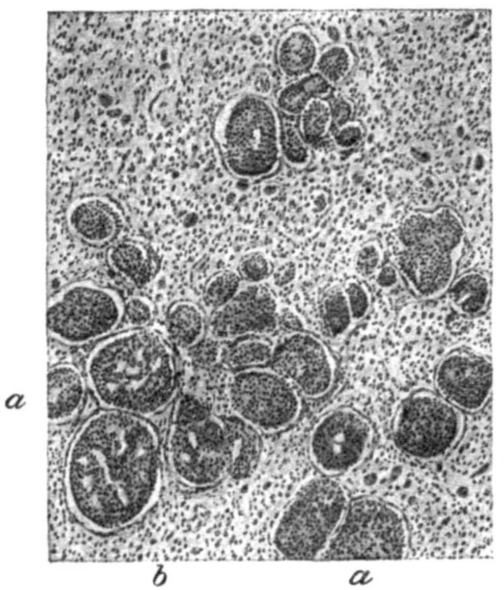

Fig. 605.
Regione carcino-sarcomatosa in un *condro-sarco-carcinoma* della mammella. Donna di 63 a. (v. testo) — *a*, zaffi carcinomatosi *b*, tessuto sarcomatoso — Medio ingrand.

Un po' più frequenti sono i *sarcomi* solidi. Sono rappresentati da tumori nodulari o diffusi e voluminosi e a rapido accrescimento; i *più frequenti sono i sarcomi a piccole cellule rotonde*. Il sarcoma può essere bilaterale. Questi sarcomi, in contrapposto col s. phyllodes (pag. 1151), si comportano come veri tumori maligni: si addentrano nel tessuto sottocutaneo e nella pelle, la quale non è più spostabile, e può essere invasa per continuità e perforata, da nodosità fungiformi che fuoriescono. Il tumore può anche icorizzarsi; esso può pure diffondersi nelle parti situate dietro la mammella (muscolo pettorale, costole, pleure). Come in ogni sarcoma a rapido sviluppo, possono aversi metastasi lontane e cachessia. Si suppone che i *traumi* abbiano *importanza etiologica* (Lett. sui sarcomi in FINSTERER).

Esistono degli enormi *sarcomi a cellule rotonde*, a sviluppo rapido, molli, mucosi, rosso-pallidi, e mostranti una struttura in ogni punto uniforme (nei preparati ottenuti dalla spremitura del tumore appaiono dei nuclei liberi). Inoltre si hanno dei *sarcomi a cellule rotonde e fusiformi* associate, come pure *sarcomi di sole cel-*

lule fusiformi di consistenza dura e tenace, talvolta con una regolarissima disposizione raggiata dei fasci di cellule fusiformi. S'incontrano anche dei *sarcomi a cellule polimorfe* con prevalenza di cellule voluminose, e non di raro con *cellule giganti.* Tali tumori appaiono molli, fluttuanti e spappolati, in seguito a rammollimento mixomatoso o grasso, necrosi ed emorragie con formazione di cisti, che qua e là hanno luogo. Possono rimaner conservati singoli condotti glandolari cisticamente dilatati. In altri sarcomi, accanto ad elementi polimorfi od anche fusiformi, esistono tante cellule giganti, che si parla di *sarcomi a cellule giganti;* in parte essi mostrano una disposizione alveolare. L'A. ha studiato dei casi di tal natura, comparsi dopo traumi. Si descrissero anche degli *angiosarcomi;* per lo più sarcomi perivascolari (pag. 1083) e anche S. teleangectasici. Inoltre si riscontrano dei *sarc. alveolari,* delle *forme melanotiche,* dei *sarcomi a cellule rotonde con inclusioni di fibre muscolari striate,* e finalmente degli *endoteliomi,* probabilmente originati dai vasi linfatici. I *condrosarcomi* (v. Arnold), i *sarcomi osteoidi* (Stilling), tumori solidi dal volume di una testa di bimbo, o dall'aspetto di una cisti con contenuto emorragico (caso di Hueter, Karrenstein), gli *osteocondrosarcomi* (Sehrt, Lett.), osservati, anche dall'A. in una donna di 52 a., sono assai rari.

Sarcomi e *carcinomi* possono trovarsi distinti nella stessa mammella (v. ad es. Schlagenhaufer), di rado come tumor misto, *sarcocarcinoma* (Dorsch, Orth, Coenen): L'A. studiò uno di questi casi (grosso circa come una ciliegia, molle, necrotico nel centro, ben delimitato dal tessuto mammario) del tipo del Carcino-sarcoma giganto-cellulare di Krompecher, con minime parti cartilaginee. Unico nella lett. è il caso studiato dall'A. di *condrosarcocarcinoma* che s'imponeva come tumore cistico a pareti spesse per la distruzione delle parti centrali, grosso come una testa d'uomo, asportato da una donna di 63 a.: il caso fu già pubblicato a parte in altra sede (v. fig. 605).

3. Carcinoma della mammella.

Il carcinoma è il tumore primitivo più maligno e frequente della mammella. Ciò vale specialmente per la donna, nella quale, secondo Billroth, esso compare di regola tra i 30 e i 60 anni (di raro prima (17 anni A.) o dopo (100 anni)) e per lo più in persone completamente sane: sono colpite indifferentemente le maritate e le nubili. Anche nel maschio i carcinomi tengono il primo posto tra i tumori della mammella.

Rispetto al numero complessivo di carcinomi della mammella, i casi che si presentano nell'uomo costituiscono il 2 °/₀ secondo Schuchardt, l'1,39 °/₀ secondo Schulthess (3329 casi).

(I *carcinomi mammari secondari* si trovano più spesso quasi solo per il fatto che un carcinoma di un lato si diffonde per via linfatica all'altra parte: molto raramente la mammella è infiltrata per via linfatica retrograda, ad es. da un cancro dello stomaco (Montier e Marre, Lett.). Le *metastasi ematogene* furono descritte, ma in modo poco sicuro).

I carcinomi della mammella derivano, nell' interno dell' organo, dagli acini ghiandolari o dai condotti secretori.

Di raro il cancro ha origine dal **capezzolo.** In tal caso, può svilupparsi dall'*epidermide del capezzolo* o dell'areola, e si tratta di cancri ad epitelio piatto, che possono *addentrarsi profondamente nel tessuto mammario, o rimaner superficiali.* Altre volte il tumore si sviluppa invece dai *grossi condotti galattofori,* come cancro ad epitelio piatto ovvero a cellule cilindriche; talora si produce un adeno-carcinoma papillare microcistico di delicatissima struttura: di essi l'A. studiò un caso nell'uomo. (Rari sono i fibro-epiteliomi papillari benigni dei dotti galattofori nel territorio dell'areola).

La **malattia del capezzolo** di PAGET incomincia (per lo più nelle donne fra i 40 e i 60 a.) con una *affezione cutanea exematosa* cronicissima, pruriginosa del capezzolo, che si estende concentricamente sulle parti vicine. Si forma così intorno al capezzolo che si retrae, si raggrinza, si distrugge, un'ulcerazione superficiale, risplendente, di color rosso vivo, che lentamente si estende in superficie. Questo quadro può conservarsi nel decorso ulteriore, e qua e là si trovano principî di desquamazione (in una signora di 85 anni di Breslavia, l'ulcerazione in 20 a. aveva ricoperto l'intero torace: v. caso analogo di VIGNOLO LUTATI), oppure nel capezzolo o nella mammella si forma una voluminosa massa tumorale con l'aspetto e l'esito di un comune carcinoma mammario (ad es. caso di KROGIUS, con decorso letale in 8 mesi): nell'epitelio delle regioni arrossate si trovano « cellule rotonde » e chiare, le cellule di PAGET, interpretate dapprima (DARIER, WICKHAM e a.) come *sporozoi*, agenti eziologici della malattia di PAGET, oggi ritenuti come semplici epitelî rigonfiati (edematosi, sec. UNNA) sia che si tratti di cellule dell'*epidermide* o, come tendono a dimostrare recenti ricerche, di *cellule cancerigne* nell'epidermide (JACOBAEUS, RIBBERT, HIRSCHEL e a.). Anatomo-patologicamente i casi non sono, come clinicamente, di un tipo unico. Mentre parecchi ammettono solo una forma di cancro cutaneo superficiale analogo all'ulcus rodens (v. cancro cutaneo) (KARG, ESCHLENOFF), DEPAGE pose l'inizio della malattia *al di sotto* del capezzolo da cui il carcinoma si svilupperebbe tanto nella ghiandola lungo i condotti galattofori, quanto superficialmente verso la superficie, così che si hanno processi proliferativi e degenerativi dell'epidermide. Secondo le nuove ricerche il punto di origine sarebbe nei dotti ghiandolari della mammella (SCHAMBACHER) o nello stesso parenchima ghiandolare (KYRLE, ELBOGEN, Lett.), per cui gli elementi cancerigni arrivano precocemente all'epidermide dove assumono l'aspetto delle cellule del PAGET e provocano le prime alterazioni clinicamente rilevabili in modo tipico (v. altri particolari in HANNEMÜLLER e LANDOIS, i quali ritengono le cellule di PAGET come cellule epidermiche rigonfiate. *Paget's disease* all'infuori della mammella, v. HARTZELL, Lett.).

Istogenesi del cancro della mammella. Il carcinoma si sviluppa tanto in una mammella prima affatto sana, quanto in una già ammalata (pag. 1142 e 1151). Esso si sviluppa, secondo LANGHANS *(a)* dagli **acini glandolari** i cui epitelî entrano in proliferazione, s'ingrossano, e diventano irregolari sia nell'aspetto che nella situazione: essi riempiono i lumi glandolari, e gli alveoli s'ingrandiscono in totalità. Fin qui si ha la più grande somiglianza con un adenoma. Ma poi la *membrana propria viene perforata* e le cellule cancerigne penetrano negli spazî connettivali delle parti circostanti, riempiendoli di *cordoni cancerigni*, che si anastomizzano ripetutamente tra di loro. Perciò, e anche perchè gli acini glandolari assumono le forme più irregolari, va perduta la struttura acinosa, che in principio ricordava l'origine glandolare con somiglianza ad un adenoma. Mentre qui gli zaffi cancerosi sono per lo più *solidi* e costituiti da elementi cubici fra loro avvicinati **(carcinoma solido)**, si trovano pure talora elementi cellulari più alti o addirittura *cilindrici* con elegante disposizione in tubuli ghiandolari con il relativo lume **(adenocarcinoma)**. Quando si fanno cancerosi i **dotti ghiandolari** *(b)* il loro epitelio parietale si fa pluristratificato, le cellule si fanno polimorfe e assai spesso si mutano in *elementi pavimentosi*, e irrompono nelle parti circostanti dove si formano delle *produzioni alveolari solide* di cellule pavimentose (con corneificazione ma con scarsa tendenza alla disposizione a perle): i loro setti trovò l'A. infiltrati per lo più con elementi parvicellulari. Questi *carcinomi a epitelî pavimentosi* della mammella studiati relativamente poco (recentemente TROELL e CALDARARA ne comunicarono due casi) si distinguono facilmente dai comuni carcinomi mammari originantisi dagli epitelî ghiandolari. Nell'interno dei dotti cancerigni si possono osservare formazioni cancerose assai complicate di struttura: in parte si tratta di cellule applicate a una parete e formanti spesso dei larghi anelli perforati, in parte riempiono il lume dilatato, frequentemente ancora costituiscono masse cellulari sforacchiate nel cui centro si possono vedere parti necrotiche (fig. 606). (Si hanno anche dei casi di proliferazioni epiteliali benigne dei dotti galattofori in cui le cellule assumono il carattere pavimentoso e tappezzano, dilatano, riempiono i dotti in uno strato denso o

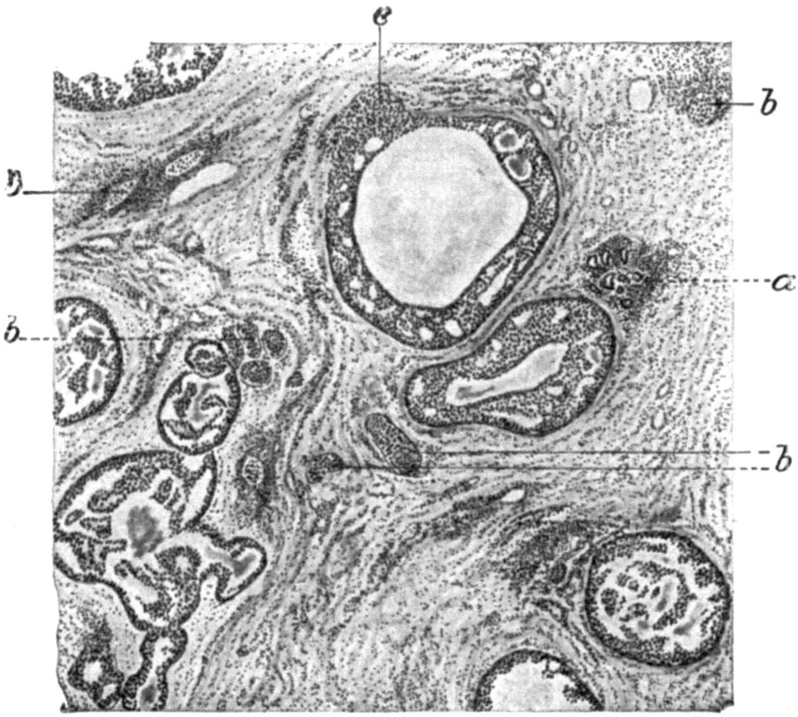

Fig. 606.

Cacro a epitelio piatto dei dotti ghiandolari della mammella. — Tessuto della m. con abbondante infiltrazione parvicellulare: in esso, *b*, singoli zaffi solidi cancerosi: in altri punti ammassi di alveoli ripieni di cellule piatte. — In *a*, gruppi di acini ghiandolari normali con abbondante infiltrazione all'interno. In *c*, penetrazione evidente di un dotto canceroso nel tessuto limitrofo. — Picc. ingrand. — Tumore grosso quanto una mela, succolento: dalla superficie di taglio si spremevano numerose goccioline simili a latte. — Dotti galattofori dilatati con contenuto torbido, talora grumoso, bianco giallastro. — Donna 58 a.: metastasi nelle linfoglandole ascellari (nidi solidi di cellule piatte) —

sotto forma di un ammasso caseoso in distruzione senza però spingersi all'infuori di essi nelle parti vicine; questo quadro si può talora osservare nei fibroadenomi e più spesso ancora nella mastite cistica. Quando un cancro deriva da un *adenoma* o da un *cistoadenoma* con cisti lacunari, esso si può sviluppare tanto dalle parti acinose, quanto da quelle cistiche: queste ultime si comportano allora come condotti ghiandolari divenuti cancerosi, nelle prime prevale il polimorfismo epiteliale: nelle parti circostanti ai lussureggianti zaffi cancerigni, lo stroma è spesso infiltrato di piccole cellule. Sovente sono evidenti le vie linfatiche, sia le periacinose sia le intracinose, nelle quali ha luogo l'ulteriore sviluppo del cancro nell'interno della mammella; nella corrente linfatica sono trasportate anche singole cellule cancerigne sino alle glandole linfatiche prossimiori, e ciò avviene spesso assai precocemente, sopratutto nei cancri molli con abbondanti cellule. Non di rado le cellule cancerigne penetrano pure nel lasso connettivo pericanalicolare e da questo si diffondono a guisa di nastri: possono spingersi anche nel lume dei dotti escretori e da essi diffondersi ancora, nè con ciò si devono confondere i quadri degli accumuli di cellule con contenuto di grasso che molto spesso si osservano nei dotti ghiandolari con epitelio normale anche in mammelle normali: queste masse cellulari sono chiamate da RITTER, corpuscoli di colostro. Frequentemente già nel tumore primitivo si osserva la penetrazione nelle *vene* (GOLDMANN); essa può dar *metastasi* già assai precocemente.

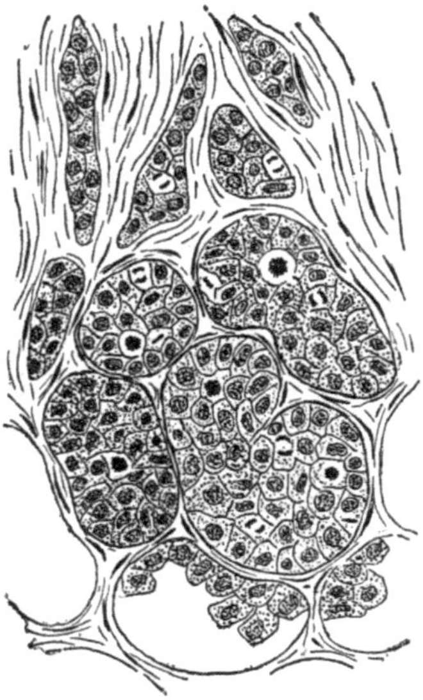

Fig. 607.
Carcinoma della mammella: nella parte inferiore, carcinoma semplice, nella superiore scirro — Mitosi nei corpi cancerigni — Forte ingrand. —

Istologia del carcinoma della mammella. Fra i carcinomi originati dalle parti glandolari con zaffi *solidi* si distinguono 3 specie, caratterizzate da un diverso rapporto della parte di sostegno e degli elementi cancerigni; le varietà spesso si combinano.

Oltre ai comuni originatisi dagli epitelî ghiandolari, si possono avere i *carcinomi a epitelio pavimentoso* (v. pag. 1154) con disposizione alveolare.

a) *Carcinoma semplice solido;* si vedono degli alveoli piuttosto grandi, con setti fibrosi discretamente spessi, riempiti di cellule epiteliali rotonde o poliforme, ora grandi, ora piccole, fittamente tra loro stipate (fig. 607): mancano per lo più formazioni ghiandolari. Si dà il nome di corpi cancerigni ai nidi cellulari insieme riuniti. I corpi cancerigni sono la parte essenziale del tumore; i setti rappresentano semplicemente il tessuto preesistente nel quale penetrano le cellule cancerigne; tuttavia anche la trama prolifera in modico grado e reagisce con l'infiltrazione parvicellulare.

Talvolta i nidi cellulari sono prevalentemente allungati (carcinoma *tubulare,* BILLROTH) e il tumore è allora più duro e più infiltrante nel suo accrescimento. Altre volte i nidi hanno una disposizione più acinosa (carcinoma *acinoso,* BILLROTH), ed il tumore è più molle e con struttura nodulare. Spesso le due forme si associano Nei dotti galattofori si possono a volte osservare le forme di proliferazione ricordate a pag. 1154. Si può osservare anche talora in un carcinoma solido qua e là una **costituzione adenocarcinomatosa** (pag. 1154) e ciò anche nelle ghiandole linfatiche regionali: gli **adenocarcinomi** (puri) non sono al contrario molto frequenti.

b) *Carcinoma midollare* solido (fungo midollare). Lo stroma (setti) è estremamente delicato, spesso con forte infiltrazione parvicellulare; gli alveoli, rispettivamente i singoli nidi cellulari, sono grandi o piccoli e la loro massa supera di gran lunga quella dello stroma, le cellule sono spesso rotondeggianti o poligonali e piccole. Le parti confinanti colle sane sono per lo più fittamente intersecate di cellule rotonde e così pure, talora, i sottili setti e la periferia degli zaffi cancerosi: i limiti loro si fanno perciò poco evidenti *(C. granulosum)*.

c) *Carcinoma solido scirroso,* scirro, cancro atrofizzante, cancro cicatrizzante: è la forma più frequente. Lo sviluppo dei corpi cancerigni è molto limitato rispetto a quello dello stroma; essi si addentrano,

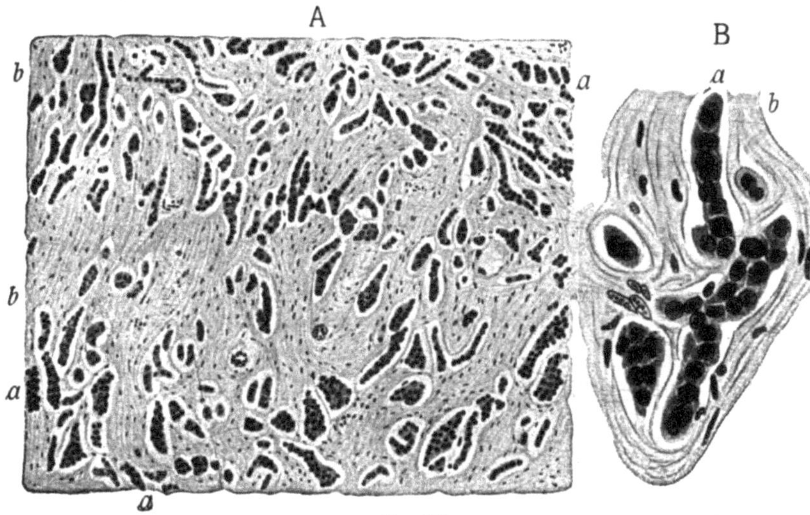

Fig. 608.

Carcinoma solido scirroso della mammella. — Piccoli zaffi epiteliali cancerigni (*a*) in uno stroma connettivale abbondante (*b*) — *A*, piccolo, *B*, forte ingrandimento vi si può riconoscere il polimorfismo degli elementi cancerosi — Lo spazio chiaro intorno allo zaffo epiteliale non è che un prodotto artificiale dovuto a raggrinzamento — Donna di 50 a. — Emallume — eosina.

trano, spesso solo in forma di delicate file cellulari appuntite, tra i fasci del connettivo. Talvolta alcuni rilevanti nidi cellulari sono incastrati nei forti ammassi connettivali, spesso ialini (scirro ad alveoli grandi). In altri punti i corpi cancerigni possono esser completamente scomparsi per atrofia o disfacimento grasso; non si vede allora che del *tessuto fibroso cicatriziale,* nel quale talvolta si riscontrano ancora dei residui degli zaffi cancerigni. Nelle parti più periferiche del tumore, il carattere originario è ancora evidente, si ha un aspetto simile al carcinoma semplice o al midollare ed è ancora scarsa la proliferazione del connettivo. Nelle ghiandole linfatiche si ha talora anche una configurazione adenocarcinomatosa.

Poco è da dirsi sul *contegno macroscopico* di queste tre specie di cancro, che spesso si trovano combinate nel medesimo tumore. Il *cancro midollare* è in sezione pallido, rosso-grigio o bianco-grigio o giallo-grigio, e da esso si possono spremere degli ammassi cancerigni molli che costituiscono il latte del cancro. Spesso si può vedere l'orditura alveolare, e le parti centrali degli alveoli grandi possono essere gialliccie e più molli che le parti periferiche bianco-grigie, in modo da aversi un aspetto molto elegante e simile a quello di una glandola. Spesso il tumore forma dei grandi nodi molli. Lo *scirro* è duro, come tessuto cicatriziale, e in esso si possono distinguere i condotti galattofori in forma di cordoni opachi, grigio-gialli; esso forma per lo più nelle parti circostanti delle nodosità irradiantisi o dei focolai simili a cicatrici o degli ispessimenti piatti. Il *carcinoma semplice* si comporta in un modo intermedio. — Per la combinazione delle tre specie si hanno dei quadri molto varî, che non si possono descrivere ad uno ad uno.

Alterazioni regressive nel carcinoma e forme rare.

Molto spesso si ha *degenerazione grassa* nelle cellule cancerigne, le quali perciò possono venire parzialmente riassorbite. Spesso l'impalcatura connettivale del cancro diventa *ialina;* molto raramente, in seguito, *calcifica*. La calcificazione nell'interno dei nidi cancerigni, con formazione di grani calcarei stratificati è molto rara, ma possono tuttavia osservarsi dei veri *carcinomi psammomatosi* con calcifizioni anche nelle metastasi (v. Neugebauer, F. J. Schmidt e a). Rara è la **trasformazione gelatinosa** (*), nella quale le cellule cancerigne, specialmente quelle di un carcinoma solido a piccoli elementi o rotondo cellulare, diventano gelatinose ed in parte anche grasse ed atrofiche: va soggetta per prima alla trasformazione gelatinosa l'impalcatura connettivale. Anzi, secondo le idee di Lange, il fatto essenziale è appunto una trasformazione gelatinosa dello stroma *(cancro ad impalcatura gelatinosa),* mentre le cellule cancerigne non si distruggono per trasformazione gelatinosa, ma bensì per atrofia semplice e degenerazione grassa. Anche l'autore ammette tale evenienza per alcuni casi: nel maggior numero però si ha la trasformazione gelatinosa primitiva dei corpi cancerigni, il **cancro gelatinoso** *(C. colloides, gelatinosum),* il cui accrescimento può essere molto lento: si presenta in forma infiltrante o nodulare, e in quest'ultimo caso costituisce un nodo intimamente aderente col tessuto circostante, mentre si formano spesso dalla sua periferia dei piccoli nodi rotondi. Il nodo è piuttosto rotondo o simile ad una focaccia. La sezione mostra una *trama retiforme, simile ad un favo* con delle masse di riempimento gelatinose, o, raramente, granuloso-poltigliose. Gli ammassi sono trasparenti, bianco-grigi, giallicci, brunicci o simili a succo di lampone od a sangue: talvolta si ha un aspetto simile ad una tiroide strumosa. Si possono anche riscontrare dei casi in cui, accanto ad un comune scirro vitreo, grigio-pallido, di limitata estensione e retraente il capezzolo, fa sporgenza alla superficie della mammella un nodo cancerigno gelatinoso. Sembra che il cancro gelatinoso prediliga gli *individui di età avanzata* (in 11 casi, l'A. verificò un'età di 48, 54, 54, 60, 61, 62, 74, 74, 79, 82, 83 anni). Le *glandole ascellari,* che rimangono a lungo inattaccate, possono talvolta presentare ancora la struttura di un comune cancro ricco di cellule senza traccia di metamorfosi gelatinosa; in altri casi invece, esse pure sono gelatinose. Quando sono *precocemente* operati, i cancri gelatinosi hanno una *prognosi* relativamente *benigna* (v. anche Gaabe) Nei casi trascurati può aversi *ulcerazione* e formazione di *metastasi* a distanza. Però l'A. osservò 2 casi (83 e 79 a.) in cui esso durava da 10 a. e aveva raggiunto

(*) Secondo Lange su 1814 carcinomi della mammella si ebbero 17 cancri gelatinosi.

solo il volume di un uovo di pollo, abbastanza ben delimitato, emorragico: nel secondo caso le gh. ascellari erano infiltrate. In alcuni carcinomi si vedono degli otricoli cancerigni dilatati in piccole cisti e con un contenuto colloide o simile a burro (**carc. cistico**, WALDEYER); in altri, i corpi cancerigni sono nel modo più delicato intersecati in tutte le parti da canali cilindrici, in cui si trova un prodotto cellulare in forma finemente granulosa, qua e là raccolto in sfere omogenee e con aspetto ialino **(carc. cilindromatoso)**. Si possono riscontrare nelle sezioni microscopiche dei grandi corpi cancerigni, perforati a mo' di un crivello da innumerevoli pertugî, in guisa che gli ammassi cellulari si presentano con disposizione retiforme: in rari casi si possono vedere in tutte le parti del tumore questi corpi cancerigni bucherellati. A questi carcinomi « perforati » appartiene anche una parte dei *cancri a epitelio pavimentoso derivanti dai dotti galattofori;* altri derivano *dagli epitelî*

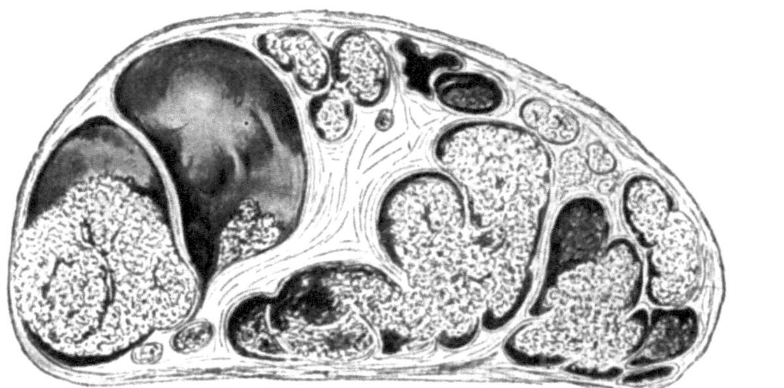

Fig. 609.
Sezione attraverso un **cisto-carcinoma papillare** della mammella sinistra di una vergine di 54 a. — Durata circa tre a. — Infiltrazione neoplastica delle ghiandole ascellari — $^3/_4$ grand. nat. — Museo di Basilea. —

ghiandolari; si hanno anche dei casi in cui per l'aspetto ghiandolare dei corpi cancerigni si può parlare di *adenocarcinoma cilindromatoso.* In singoli punti (in cui si tratta per lo più di dotti galattofori cancerigni) si trovano spesso anche in carcinomi nel resto solidi.

Altre forme rare si possono chiamare **cistocarcinomi semplici:** si tratta di adenocarcinomi — a epitelio cilindrico — in cui si sviluppano grandi cavità cistiche predominanti già macroscopicamente, con epitelio pluristratificato. Ricordiamo ancora i **cistocarcinomi papilliferi** con epiteli cilindrici irregolarmente stratificati, in certe regioni anche polimorfi, con papille simili a piccoli granuli che crescono nella cavità e nel connettivo interstiziale; l'A. in un caso — vergine di 54 a. (fig. 609) — trovò metastasi nelle gh. ascellari. (Sulla varietà benigna di questo tumore — cistoadenoma papillifero, v. pag. 1151) (Cfr. il corrispondente tumore delle ovaia).

Sui **carcinosarcomi** e sui **carcinocondrosarcomi** v. pag. 1153.

Etiologia. Tra i *fattori etiologici* sembrano aver talvolta valore i *traumi (urti, compressioni),* ed inoltre influenze della vita sessuale, l'ereditarietà e anche sec. l'esperienza dell'A. (v. ad es. VERGA) le *mastiti croniche.* Anche da tumori benigni, come *policistomi*, adenomi e *adenofibromi* si possono talora sviluppare dei carcinomi, spesso solo dopo molti anni (cfr. i lavori di KURU dall'Ist. dell'A.). Nelle *cisti* solitarie esistenti da molto tempo, può svilupparsi in rari casi un adenocarcinoma papillare.

Decorso del carcinoma nella mammella. Di regola ammala *una sola* mammella, formandosi di solito *un nodo* nel quadrante esterno superiore od inferiore, oppure in una zona qualsiasi. Tuttavia possono essere colpite *ambedue* le mammelle, contemporaneamente o l'una dopo l'altra. Raramente ammala sin dal principio l'*intiera* mammella insieme con la pelle. Quando questa vien interessata, le anastomosi linfatiche rendono facile il passaggio dell'affezione alla *pelle della mammella dell'altro lato* (secondo GEROTA nel 65-70 %). Il nodo, duro e *dapprima indolente*, si trova *infiltrato* nel tessuto della mammella, ma in principio è spostabile sia rispetto alla pelle, che alle parti sottostanti (pettorale). L'accrescimento può poi essere lento (di anni) o rapido, la qual cosa si osserva in modo speciale nelle allattanti. Si formano nuovi nodi, oppure s'ingrandisce l'unico tumore originario, che diventa di regola, quantunque non sempre, dolente *(dolori lancinanti)*. Il neoplasma si fa più molle, ovvero rimane consistente, ed *aderisce alle parti sottostanti alla pelle*, la quale appare assottigliata e *non è più spostabile al di sopra del tumore*. — Talvolta il tumore può qua e là, o totalmente, *raggrinzarsi*, avanzandosi tuttavia ininterrottamente alla periferia e in profondità: i cancri con tendenza a raggrinzarsi diconsi *scirri*. — Specialmente nei cancri molli può aversi una *perforazione attraverso la pelle;* questa viene infiltrata, e si forma un'**ulcera cancerigna** con margini duri e sollevati, con aspetto crateriforme e un fondo icoroso, disseminato di brandelli di tessuto e, non raramente, con forte tendenza alle emorragie.

Nella pelle delle parti circostanti si trovano non raramente *numerose metastasi regionali* (più di rado in altre regioni, addome-coste), a nodi, a corona di rosario, simili ad aiuole o a piastre (EITNER e REITMANN). — Talvolta, in corrispondenza della mammella e delle parti circostanti, o di un'intiera metà del torace, la pelle è fortemente infiltrata, e nel cancro duro bilaterale della mammella, i tessuti molli di tutto il torace possono esser trasformati in un complesso cancerigno rigido, di consistenza lignea e fortemente aderente alle parti sottostanti (**cancer en cuirasse** dei francesi). Per lo più è allora diffusamente infiltrata anche la pleura. In tali casi, si tratta abbastanza spesso di cancri a piccoli alveoli e a cellule rotonde. — Talvolta anche gli ammassi neoplastici tuberosi *perforano precocemente la cute, sporgendo a guisa di funghi*, e ricoprendosi di pus e di icore. — Spesso si nota *retrazione* od abnorme fissazione *del* **capezzolo**. In tali casi, il tumore infiltra e rende sporgenti le parti circostanti al capezzolo, mentre questo, tenuto fisso dai grossi condotti secretori, appare retratto (KÖNIG); oppure la retrazione o fissazione vengono cagionate da un cancro retraente situato in corrispondenza della radice del capezzolo, cioè dei condotti, e la retrazione è tanto maggiore quanto più le parti circostanti al capezzolo sono rese sporgenti da presenza di grasso. La retrazione *non è un sintomo patognomonico* del cancro, potendo esser provocata da una mastite cronica, specialmente in una mammella molto adiposa, come pure da altri tumori (sarcomi e, come vide l'A., adenomi cistici).

I *sintomi di prognosi più infausta* nel decorso del cancro sono costituiti dall'*infiltrazione cancerigna* delle **glandole linfatiche** regionali, per lo più del lato affetto, e specialmente delle glandole ascellari (che sono in rapporto colla regione succlavia e cervicale) e che formano spesso col tumore un cordone continuo; inoltre dall'infiltrazione della rete linfatica sottostante al *pettorale*, e delle glandole corrispondenti, che sono in comunicazione colle retrosternali. L'infiltrazione può svilupparsi tardi o assai precocemente. Raramente vengono colpite dapprima solo le glandole del lato opposto. I gangli cancerigni ingrossati sono di *consistenza dura*. Si può aver tuttavia una *semplice tumefazione iperplastica delle glandole ascellari:* la tumefazione e la desquamazione dell'endotelio dei seni può far credere, al microscopio, che si tratti di metastasi cancerigne (cfr. su ciò il Capitolo sulle glandole linfatiche, pag. 193): l'indurimento è però sempre minore.

Negli stadî avanzati, che possono presentarsi presto o tardi, e condurre a morte di regola in pochi anni, eccezionalmente solo dopo 20 anni (BILLROTH), si stabilisce la *cachessia cancerigna*. Le **metastasi** *a distanza*, per la via sanguigna si formano di solito molto presto nei *cancri molli* che per lo più colpiscono individui *giovani*.

In generale, il *decorso* è nei giovani rapidissimo. Negli individui *più avanzati negli anni* sono invece più frequenti gli scirri, e in essi la malattia dura talora molti anni. Le *metastasi* si formano nella pleura, nel fegato, nelle *ossa* (fratture spontanee! cfr. anche carcinosi osteoplastica pag. 805 fig. 452) (*). — Dopo l'*amputazione* della mammella carcinomatosa possono comparire **recidive** per lo più assai presto (dalla statistica della clinica di V. BERGMANN (v. GULEKE) già nei primi sei mesi nel 40 % dei casi) sia nella *cicatrice*, sia nelle *sue vicinanze* (talvolta in forma di piccoli noduli disseminati a rapida espansione — scirro disseminato — che possono confluire in un cancro a corazza e arrivare fino alla cresta dell'ileo), sia nelle *glandole linfatiche* e nelle loro vicinanze con infiltrazioni dei *nervi* e delle *pareti vascolari*, spec. delle vene (dolore ed edema del braccio) (**), oppure *non si ha in sito alcuna recidiva* e il cancro è guarito del tutto (caso raro) o localmente guarito, ma può venir colpita l'altra mammella o si possono presentare, anche dopo parecchi anni, delle *metastasi negli organi interni*, e specialmente nel *sistema osseo*, come ad es. nei corpi delle vertebre, eventualmente con frattura della colonna vertebrale con compressione del midollo e paraplegia (v. Midollo).

GEROTA indicò anche le vie *collaterali* e *retrograde* che la linfa può seguire *dopo l'estirpazione* di una mammella cancerosa, giungendo per es. nella mammella dell'altro lato e nel mediastino, e, in basso, persino nella regione inguinale. L'A., studiò minutamente un tale modo di diffusione in un caso di carcinoma inoperabile in una donna di 70 a., iniziatosi nella mammella destra: di lì si diffuse alla sinistra, infiltrò la cavità ascellare, le gh. cervicali, penetrò nel mediastino spingendosi sotto forma di cordoni nodosi bilateralmente sotto la cute del petto e dell'addome e nella cute fino alle gh. inguinali notevolmente ingrossate: metastasi ossee multiple.

(Sec. RITTER si possono pure neoformare in casi di carcinomi gh. linfatiche nel tessuto adiposo e poi infiltrarsi. Non sono seguite ogni volta le ricordate vie e stazioni linfatiche).

V — Cisti della mammella. Parassiti.

a) **Cisti**. Se noi facciamo astrazione dai *policistomi* (pag. 1144), dai *tumori* epiteliali e *connettivali cistici* e dalle *cisti da ritenzione che si hanno nella mastite cronica,* di cui abbiamo già parlato, dobbiamo qui anzitutto ricordare le *cisti che si presentano solitarie o solo in numero scarso:* di esse si fece un cenno a pag. 1151. Si riscontrano delle cisti del *volume di una mela,* che possiedono un *contenuto* sieroso, sovente di *color cioccolata,* ed una *parete* spessa, rivestita di sangue, di pigmento e di colesterina, liscia, sferica e piuttosto sinuosa. La parete può anche calcificarsi. Tali cisti vengono spesso attribuite a *traumi*. — *Altre cisti spesso anche esse solitarie, sono riempite di ammassi neoplastici* (come nella fig. 504). In certi casi, queste cisti si formano perchè il tumore nel suo accrescimento distende a poco a poco un condotto galattoforo: si può allora parlare di tumori intracanalicolari. Altre volte, in *cisti preesistenti* (per lo più varietà di adenofibromi) si sviluppano in via secondaria dei *tumori* dalla parete, riempiendo più o meno la cisti stessa; si può trattare di fibro-epiteliomi, di *adenomi* o di adenocarcinomi papillari, od anche di proliferazioni cancerigne col carattere di un carcinoma semplice o midollare. — Col nome di **cisti da involuzione** vengono indicate le cisti da ritenzione, che si trovano non raramente, superficiali e a gruppi, nelle mammelle in involuzione. Le cisti sono per lo più multiple, grandi sino a raggiungere il volume di un pisello, con contenuto sieroso o colloide, spesso pigmentato in verde o in bruno, o simile a latte; di raro

(*) Secondo BRUNS, in 71 casi di cancro delle ossa con frattura spontanea, il punto d'origine era costituito 59 volte *da un carcinoma* della mammella.

(**) V. fig. 77 a p. 121.

con aspetto caseoso; sono per lo più situate in un tessuto fibroso e risultano dall'obliterazione di piccoli dotti. — *Voluminose cisti da ritenzione* possono derivare da un ostacolo allo svuotamento del latte, e diconsi **galattoceli**. Se le cisti scoppiano, si può avere un'infiltrazione lattea. — Estremamente rare sono le **cisti dermoidi**. L'A. osservò in una donna di 45 anni una *cisti epidermoidale* del volume di un uovo di pollo, riempita di una massa gialliccia, purisimile, che era situata nella profondità della mammella ed era degenerata in cancro; esisteva in pari tempo un carcinoma mammario semplice. — Le cisti piccole e rivestite di epitelio piatto devono far pensare a cisti da ritenzione dei condotti galattofori.

b) **Parassiti animali**. Ricorderemo il *cisticerco* e l'*echinococco*, rarissimi ambedue. L'A. vide una cisti da echinococco, del volume di un uovo di pollo, che era situato sotto la pelle della mammella e aveva fatta l'impressione di un tumore consistente (operata dal Dr. Methner). Borrel ha richiamata l'attenzione sul reperto relativamente frequente di *Acarus* e di *Demodex folliculorum* nelle gh. sebacee che circondano i dotti escretori del capezzolo in casi di cancro, ed emette l'ipotesi che questi parassiti siano i trasportatori di un tossico tutt'ora sconosciuto che produrrebbe il cancro. Orth (Tsunoda) li trovò però con altrettanta frequenza tanto in casi di cancri che di mammelle normali, e non si associa all'idea di Borrel.

c) Dei **parassiti vegetali** dobbiamo ricordare qui solo il *mughetto*, che si può trovare sul capezzolo delle nutrici.

SISTEMA NERVOSO

A) MALATTIE DELLE MENINGI

Anatomia. La **dura madre,** consistente e di lucentezza tendinea, costituisce contemporaneamente il periostio della faccia interna del cranio. Negli individui giovani (al più fino ai 7 anni) la dura aderisce *tenacemente* all'osso. Negli adulti, in condizioni normali, essa è *poco aderente* alla convessità, mentre è solidamente fissata all'osso in corrispondenza della base, sopratutto nelle fossette medie. Le aderenze della convessità, quali si trovano con particolare frequenza negli individui vecchi, sono *patologiche* e rappresentano il risultato di una infiammazione adesiva. Dove la dura forma i *seni* venosi con le loro irregolari estroflessioni laterali, gli *spazî parasinoidali,* in cui sboccano le vene della diploe, essa si divide in due foglietti, e così pure nei punti in cui essa racchiude dei nervi, ad es. i tronchi dei 3.°-6.° nervi craniani. *Esternamente alla dura* decorrono rami dell'*arteria meningea,* accompagnati da fibre del simpatico. I nervi craniani sono accompagnati alla loro uscita da *guaine durali,* la guaina dell'ottico arriva fino al bulbo oculare, quella del *facciale e dell'acustico* si spinge entro il porus acusticus int.

Le **meningi molli,** *leptomeningi,* sono l'aracnoide e la pia. L'**aracnoide** è la meninge molle *esterna,* priva di vasi, ricoperta verso la dura da uno strato cellulare semplice; mentre la **pia,** un plesso vascolare tenuto assieme da un esile tessuto connettivo, costituisce la membrana *interna,* immediatamente applicata al cervello (e al midollo), di cui segue tutte le anfrattuosità, mandando vasi, avvolti in una guaina connettiva, nella sostanza cerebrale (e spinale). *Fra le due membrane o foglietti esiste uno spazio,* o meglio un sistema di spazî, lo **spazio subaracnoidale,** contenente il *liquido cerebrospinale;* da una membrana (aracnoidea) all'altra (pia) è teso un reticolo, le cui maglie sono tappezzate da endotelio. Questo reticolo riunisce l'aracnoide e la pia in un sol tutto *(pia-aracnoidea).* Nello spazio a molte concamerazioni giacciono anche i grossi vasi arteriosi e venosi decorrenti sopra il cervello. Gli spazî hanno la massima ampiezza dove l'aracnoide e la pia sono tra loro divaricate per una grande estensione, come alla base, nel punto di passaggio fra il cervelletto e il midollo allungato (cysterna magna cerebello-medullaris). *Gli spazî subaracnoidali comunicano:* 1.° con lo spazio subaracnoidale del midollo; 2.° cogli spazî linfatici dei nervi periferici (guaine aracnoidali del nervo ottico e acustico); 3.° coi ventricoli cerebrali, e precisamente pel *foramen Magendii* (all'estremità posteriore del IV ventricolo) e per due aperture laterali situate all'estremità anteriore dei *recessus laterales,* ove i *plexus chorioidei* lasciano il ventricolo alla faccia interna del flocculus (Key e Retzius); 4.° per mezzo di villosità (granulazioni del Pacchioni) col sinus durae matris e cogli spazî parasinoidali.

I **villi aracnoidali** o **granulazioni del Pacchioni** sono escrescenze granulose, a cavolfiore, dell'aracnoide, che invaginando in certo modo la dura madre ed assottigliandola, *penetrano* per lo più nel seno venoso della dura e negli spazî parasinoidali. A queste villosità corrispondono sulla faccia interna del cranio le fossette del Pacchioni; esse possono persino attraversare l'osso; talora il fondo sottile e trasparente delle fossette è alquanto sollevato all'esterno.

La pia penetra come **tela chorioidea** nel ventricolo. La tela chorioidea superior penetra per la fessura trasversa del cervello e passa come un ponte sul III ventricolo; di qui si spingono nei ventricoli laterali, attraverso il *foramen Monroi*, i *plexus chorioidei laterales*. Le venae cerebri internae, decorrenti nella tela chorioidea superior, si raccolgono all'estremità posteriore della glandula pinealis (epiphysis) nella **vena cerebri magna** (Galeni) impari. Prima si riteneva che la superficie esterna dell'aracnoide e la interna della dura limitassero uno spazio sieroso; ma lo **spazio subdurale** è in realtà solo uno spazio capillare. Esso comunica: *a)* coi vasi linfatici e colle ghiandole linfatiche profonde del collo, *b)* colle vie linfatiche della cavità nasale, *c)* cogli spazî subdurali delle radici dei nervi e colle vie linfatiche dei nervi periferici (ottico, acustico, ecc.), *d)* con spazî linfatici della dura, *e)* attorno ai villi aracnoidali si mette in rapporto coi seni venosi della dura madre.

I — Malattie della dura madre.

1 — Disturbi di circolo ed infiammazioni.

a) *Trombosi dei seni della dura madre.* Raramente essa costituisce una malattia indipendente, ed anche le sue manifestazioni cliniche sono poco tipiche: spesso decorre latente. Si distingue:

α) **Trombosi marantica (primitiva autoctona)**; si sviluppa specialmente nel *seno longitudinale* e nei *seni trasversi* e si osserva prevalentemente nei piccoli bambini e nei vecchi, poi sopratutto negli individui giovani di sesso femminile divenuti marantici per *malattie consuntive* e spesso in quelli che soffersero di *clorosi*. Anche le malattie *infettive acute* (per es. tifo) possono dar luogo a trombosi dei seni. *Alla sezione* si trovano i seni riempiti da coaguli rosso scuri o bruni, solidi, che, dopo un certo tempo, diventano aderenti alle pareti e alle trabecole tese entro al seno, per un processo di *organizzazione*. Le vene affluenti possono essere fortemente riempite da cilindri rigidi di sangue coagulato. Talvolta la sezione dei trombi presenta una stratificazione lamellare. Quando un seno è riempito da *antichi trombi raggrinzati, di color rosso ruggine,* diventa piatto e si retrae. Non molto raramente si verifica la *ricanalizzazione*, per cui il trombo diventa *cavernoso* (conf. pag. 82).

Fra le **cause** ricordiamo: debolezza cardiaca, crasi sanguigna clorotica, e ricchezza in piastrine (v. pag. 131 clorosi), alterazioni della superficie interna del seno, momenti infettivi (?). La debolezza cardiaca è, sec. LEICHTENSTERN, la principal causa della trombosi: si tengano presenti anche le *condizioni locali* dei grossi seni: l'improvviso allargamento del letto circolatorio, la parete rigida, le trabecole tese nell'interno e le granulazioni del Pacchioni, che vi penetrano colla loro superficie bernoccoluta: spesso si osservano trombi appunto sopra di esse. Forse ha anche importanza la degenerazione grassa degli endotelî.

Le *conseguenze della trombosi,* allorchè essa si produce rapidamente e colpisce più seni, sono stasi, edema, emorragie nelle membrane e nella sostanza cerebrale; in questa, se la trombosi è molto diffusa, si può produrre un esteso rammollimento rosso.

Le emorragie cerebrali da trombosi dei seni colpiscono più spesso la corteccia. In casi in cui sono trombizzate anche le vene interne del cervello, si osservano talora innumerevoli punti emorragici molto ravvicinati, quasi esclusivamente nelle zone periferiche della sostanza midollare od anche in parti dei gangli centrali: rari sono i focolai emorragici grossi, come quello della fig. 610.

Così l'*Autore* in un caso (fanciulla clorotica di 18 anni) in cui la trombosi colpiva la parte posteriore del seno longitudinale, i due seni trasversi, il seno retto, la vena magna Galeni, il plesso coroid. medio, trovò esteso rammollimento rosso dei gangli centrali, specialmente del talamo ottico. Intensa degenerazione grassa del cuore. Febbre negli ultimi giorni. Analogo reperto in un altro caso: ragazza di 19 anni, *clorotica,* con aorta ristretta e surrenali piccole e molto appiattite, febbre a 41° verso l'ultimo, e sintomi di meningite. In una bambina di 9 mesi (diagnosi di menin-

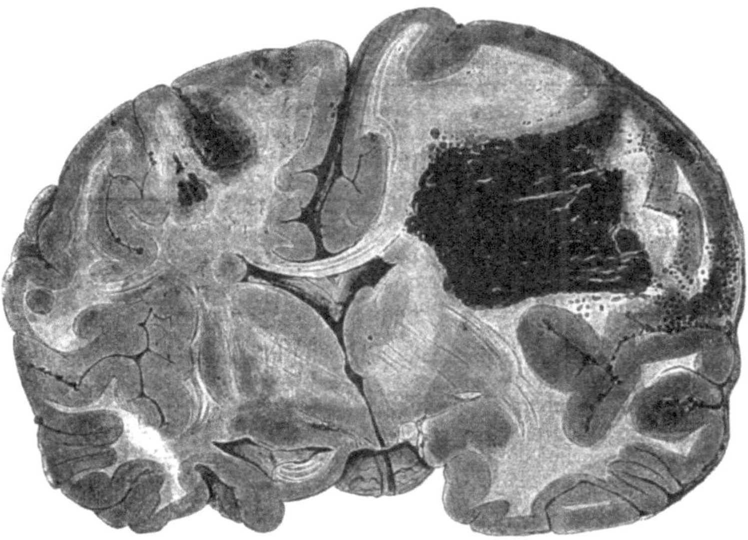

Fig. 610.
Grosso focolaio emorragico nella parte centrale e numerose emorragie puntiformi corticali in un caso di **trombosi dei seni**. Bambina di un anno. Sezione frontale Oss. dell'A. $^5/_6$ Gr. nat.

gite) erano trombizzati il seno longitudinale, i seni trasversi, il seno retto, gli occipitali e tutte le vene sboccanti nel seno longitudinale. Grumo sanguigno sopra l'emisfero sinistro; $^2/_3$ di questo emisfero, esclusi i gangli della base, in rammollimento sanguigno-gelatinoso; sulla sezione finissime punteggiature sanguigne, grumi di sangue e innumerevoli vasi trombizzati nella massa encefalica molle, giallo-grigia-trasparente e rossa. Un forte predominio delle emorragie corticali fu osservato dall'*Autore* in una ragazza di 16 e in una di 19 anni, clorotiche, morte anch'esse coi *fenomeni clinici di una meningite* (anche elevazione della temperatura!). I casi di *trombosi dei seni da clorosi* (v. Lichtenstern) sono ritenuti in genere come rari. V. alcune osservazioni dell'A. in Halff, I. Diss. Basilea 1904: ivi Lett. Lett. anche in Therman, Bertier, Hawthorne.

β) Trombosi infiammatoria (secondaria), trombo-flebite. Essa colpisce il più spesso un seno trasverso nella fossa sigmoidea della porzione mastoidea dell'osso temporale. Alla sezione si trova il seno riempito da masse molli di color sporco, purulente o icorose; la sua parete ha spesso una tinta sudicia, giallo-verdastra, è rammollita, lacerabile: nei dintorni si trovano spesso ascessi fra le lamelle della dura (ascessi perisinuosi), oppure questa è ricoperta da masse sporche verdastre e cremose purulente.

Cause *della trombosi infiammatoria dei seni:* Essa è per lo più conseguenza di *malattie delle parti ossee vicine*, sopratutto della **carie del temporale** (vedi *meningite purulenta*), nel qual caso è colpito il più spesso il seno trasverso. L'infiammazione si propaga: α) dall'osso ammalato per *contatto*, oppure β) da un *ascesso extradurale*, situato fra l'osso malato e il seno, *alla parete del seno*. Più di rado la tromboflebite γ) *è propagata da una vena che sbocca direttamente o indirettamente nel seno* (vasellino osseo, vena emissaria mastoidea, una vena durale, ecc.). — Nell'affezione *unilaterale* dell'orecchio si può vedere la tromboflebite propagarsi in via *retrograda* al torculare di Erofilo ed anche al seno trasverso e al bulbo della giugulare *del lato sano,* e si possono dare dei casi in cui si ha propagazione della trombosi in basso, lungo la giugulare, fino alla cava, o trasporto di emboli infettivi nel polmone, mentre la giugulare interna del lato ammalato è solidamente occlusa per organizzazione e trasformata quasi in un cordone connettivale. Per la via delle vene più grosse o delle piccole emissarie del Santorini anche le profonde *infiammazioni dei tegumenti esterni del cranio,* specialmente quelle della *faccia* e delle sue cavità, possono propagarsi ai seni. Così un *flemmone orbitale* con panoftalmia si può propagare per la vena oftalmica al seno cavernoso; lo stesso può succedere in seguito a foruncoli anche piccoli, a ferite infette ed a risipole della faccia.

L'A. sezionò tre casi di *flemmone orbitale* con *panoftalmia* bilaterale, flebite delle vene oftalmiche e del seno cavernoso, meningite localizzata e consecutiva *piemia.* Si trattava di un giovane e di due ragazze tutti e tre in età di 18 anni. Punto di partenza nel maschio: piccola escoriazione al labbro superiore, 10 giorni innanzi; colpita dapprima l'orbita destra. Nella prima ragazza: spremitura di un comedone (da parte della madre che aveva un flemmone alla mano destra) nella metà sinistra della faccia, 14 giorni innanzi. Nella seconda ragazza: foruncolo sull'occhio destro. In tutti i casi numerosi *ascessi polmonari:* in essi furono constatati gli stafilococchi colle culture durante la vita e, dopo la morte, in tutti gli organi e focolai purulenti, e nel sangue.

(Altre *cause* del flemmone orbitario, v. *naso* e cavità accessorie a pag. 201).

Conseguenze. Astrazione fatta dalle conseguenze della stasi, sono da rilevarsi i seguenti fatti dovuti al carattere settico della trombosi: *leptomeningite purulenta diffusa, ascesso extradurale, ascesso cerebrale.* Nelle *trombosi otitiche* gli **ascessi** risiedono sopratutto nel *cervelletto* e specialmente nel lobo quadrangolare e semilunare confinante con la fossa sigmoidea delsulcus transversus. Per trasporto di particelle distaccatesi dal trombo settico, si producono *metastasi piemiche,* sopratutto nei *polmoni,* in cui si producono ascessi multipli, talora innumerevoli. Non mancano neppure gli altri fenomeni della *setticopiemia* (tumefazione torbida e degenerazione grassa degli organi parenchimatosi, tumor di milza, ecc.). Gli emboli semplici producono soltanto infarti semplici; tali emboli possono anche provenire da un seno ammalato, ma riempito solo in parte da trombi settici, o dalla giugulare int. solo in parte flebitica.

b) *Emorragie. Ematoma.*

Piccole emorragie, per lo più multiple, nel tessuto della dura si osservano talvolta negli *asfittici* **(emorragia durale)**. Emorragie fra cranio e dura **(emorragia epidurale o ematoma extradurale)** si producono per rottura di vasi (arterie) per es. da colpo d'arma da fuoco o da frattura del cranio: un colpo sul capo *senza* frattura può, specialmente nei vecchi con arterie calcificate, facili a rompersi e con solchi meningei profondi, dar luogo ad un ematoma extradurale (art. meningea med. e ant.). (Stravasi di sangue epidurali in cadaveri di ustionati si formano, sec. STRASSMANN, per il fatto che il calore delle fiamme sospinge il sangue dalla diploe nella cavità cranica; Lett. in v. HOROSZKIEWICZ e LEERS). All'*autopsia* si può trovare *fra il cranio e la dura, da esso distaccata, un grumo sanguigno solido, compresso* **(cephalhaematoma internum)** (*) che deprime il cervello in forma di un segmento di sfera o di ovoide e — come dimostrano le sezioni orizzontali in situ — altera enormemente la struttura del cervello. Spesso esisteva in tali casi, clinicamente, *paresi o emiplegia dal lato opposto*. [Si osservano però alcune volte anche *emiplegie collaterali* dallo stesso lato, ciò che può rendere difficile od impossibile la diagnosi di sede dell'ematoma]. L'*Autore* ha osservato dei casi in cui si fece persino la trapanazione del lato opposto. Anche nelle lesioni del cervello stesso (emorragie, ascessi, tumori, focolai di rammollimento), questo fatto può eccezionalmente verificarsi (confr. LEDDERHOSE). L'esame delle sezioni orizzontali permette di comprendere la cosa; confr. fig. 619 e fig. in ENDERLEN.

Le emorragie fra la dura madre e l'aracnoide son dette **emorragie subdurali**, rispett. ematomi od anche **ematomi intradurali**, denominazione molto usata, benchè letteralmente inesatta; **ematoma subdurale** è più giusto Quando si tratta di traumi, le emorragie derivano da lacerazioni di vene piali.

c) *Pachimeningite interna cronica emorragica.*

Alla superficie interna della dura, specialmente alla convessità e spesso da un sol lato, si trovano strati di pseudomembrane facili a distaccarsi, colorate in rosso, in bruno o in color ruggine dal pigmento sanguigno, e che spesso ispessiscono la dura in modo considerevole.

Questa malattia si osserva colla massima frequenza nei *maschi di età avanzata;* inoltre in molte malattie mentali, affezioni croniche del cuore e del rene e specialmente nei *bevitori*. I casi traumatici si debbono tener distinti.

Sulla dura della base si trovano talora soltanto alcune *membranelle* isolate, facilmente distaccabili, pallide, *fibrinose,* poco ricche di leucociti, simili a tele di ragno. Questo è lo *stadio iniziale*. Quindi si spingono entro la fibrina cellule e vasi; si forma un *tessuto di granulazione* e da questo un delicato tessuto connettivale, nel quale predominano delle cellule fusate, piene di un pigmento granulare giallo. Lo stesso pigmento si trova anche nelle cellule endoteliali, rotonde e libero nel tessuto. Le membranelle connettivali sono *ricche di ampî vasi sanguigni a sottile parete,* che provengono dalla dura, sono spesso tortuosi e varicosi, e facilmente dànno *emorragie* (specialmente nelle congestioni). Le emorragie sono di solito scarse, e lascian traccie sotto forma di chiazze rosse e brune di pigmento sanguigno ed eccitano a nuova formazione di membrane. Così pel riassorbirsi del sangue e per le rinnovate emorragie si formano, a *successivi periodi,* delle nuove membrane, mentre le antiche vanno sempre più ispessendosi, divengono povere di vasi, callose e contengono del *pigmento* (per lo più granuloso, contenuto entro cellule ovali o fusate) e talora anche dei *concrementi calcari,* i cosidetti corpi psammomatosi.

Questa descrizione corrisponde al concetto di VIRCHOW, confermato poi anche da METCHNIKOW, che il fatto primitivo consista in un' **infiammazione fibrinosa**

(*) *Cephalhaematoma externum neonatorum,* v. p. 725.

essenzialmente analoga a quella di altre membrane sierose. M. sospetta che lo stimolo infiammatorio si debba ricercare in alterazioni tossiemiche della dura. Altri, specialmente Huguenin, vedono il fatto primitivo in un'*emorragia* da vasi patologicamente fragili o abnormemente permeabili, mentre la formazione della membrana non sarebbe altro che l'organizzazione del coagulo. — La *faccia esterna* della dura è assai raramente colpita da quest'affezione. L'A. vide un caso in cui il tessuto organizzato giaceva come un grosso lobo calloso sulla dura, quasi senza aderenza con essa, cosicchè si distaccò nell'asportare la calotta.

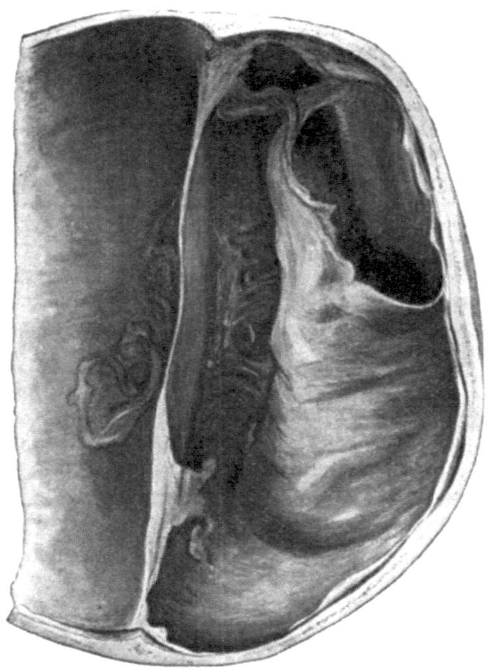

Fig. 611.
Antico ematoma della dura madre. Formazione di un voluminoso sacco membranoso, pigmentato, ripieno di sangue. (L'emisfero cerebrale destro presentava nel punto corrispondente una profonda impressione). Da un vecchio. Raccolta di Basilea.

Allorchè una grande emorragia divarica le membrane pachimeningitiche, si produce il così detto *ematoma della dura madre,* una bozza sanguigna, spesso ovoidale, ricoperta dalla dura (intra o subdurale), che fa prominenza all'interno e che può raggiungere lo spessore di un pollice e persino la grossezza di un pugno, ricoprendo, come una cappa, il cervello e lasciandovi una profonda impressione.

Possono inorgere *insulti apoplettici* (perdita della coscienza, emiplegia e persino la *morte*, per effetto della *compressione* del cervello). Molto istruttive sono, anche in questo caso, le sezioni orizzontali del cervello in situ.

Anche grossi stravasi sanguigni nelle membrane possono essere riassorbiti, lasciandosi addietro numerose *cisti*, spesso concamerate, a spessa parete cotennosa o calcificata od ossificata, a contenuto sieroso, incoloro (*hygroma durae matris,* Virchow).

Anche nei sacchi molto antichi può ancora trovarsi del sangue, v. fig. 611.

d) La **pachimeningite esterna** colpisce gli strati più esterni, periostali. È per lo più purulenta o cancrenosa, non si sviluppa come malattia a sè, ma per propagazione dalle parti vicine, ad es. in seguito a risipola, a *ferite* infette, a tumori o a carie delle ossa del capo, specialmente a *carie del temporale* od a *trombosi purulenta-icorosa dei seni*. La dura è ricoperta da pus di colore verde scuro o giallo-grigio. Se la formazione di pus è abbondante *(ascesso extradurale)* la dura è sollevata dall'osso. Il pericolo più grave consiste nella propagazione ai seni (vedi *trombosi infiammatoria dei seni).* La faccia interna della dura può rimanere intatta oppure l'infiammazione si estende anche ad essa *(meningite)* o si produce un *ascesso cerebrale.* In seguito a traumi senza frattura (per es. per un colpo sul capo), inoltre negli individui vecchi, si trova non di rado la dura aderente o ispessita **(pach. chronica adhaesiva).**

e) La **pachimeningite cronica fibrosa** può condurre a forte ispessimento diffuso della dura madre, che divien simile a cuoio. La dura è talora aderente alla calotta cranica, la cui tavola vitrea è allora ispessita, opaca. Non di rado esistono anche aderenze colle meningi molli.

f) Rarissima è una *Pachymeningitis interna exsudativa chronica foetalis* con notevolissimo arresto di sviluppo del cervello.

2 — Granulomi infettivi.

a) **Tubercolosi della dura.** *Tubercoli miliari,* più di rado una *infiammazione tubercolare produttiva* legati a *tubercolosi della pia* cerebrale e spinale, sono frequenti (sec. RIBBERT e CHIARI, costanti). Spesso i tubercoli sono finissimi, difficilissimi a vedersi: sono più abbondanti alla base, spec. sulle alae minores dello sfenoide. Tale pachimeningite tub. interna si forma per infezione da contatto dalla leptomeninge. Tubercoli caseosi confluenti si possono osservare nella carie tubercolare. *Conglomerati di tubercoli,* perfino del volume di una ciliegia, che talora si trovano nella dura della base, nei dintorni del clivus, possono essere scambiati con tumori (econdrosi).

b) La **sifilide** si manifesta il più spesso come **pachimeningite gommosa** legata a *carie sifilitica delle ossa del cranio.* Ma può anche svilupparsi una pachimeningite gommosa primitiva, che colpisce secondariamente le ossa del cranio. Possono prodursi delle *gomme piatte,* distinte, mentre la dura circostante è normale, oppure, in rari casi, la dura è diffusamente ricoperta da uno *strato gommoso,* spesso fino 1 cm., pallido, grigio-rossiccio o già caseificato, grigio-giallastro (possibile equivoco con tumori primitivi o con carcinomi metastatici): sono frequenti le aderenze colle meningi molli. Nella sifilide costituzionale si può anche produrre un ispessimento fibroso della dura *(pachimeningite fibrosa)* e in tal caso anche il cranio è spesso diffusamente ispessito.

c) **L'actinomicosi** della dura si osserva nell'*encefalite actinomicotica* od anche *propagata* da processi actinomicotici della base del cranio.

3 — Tumori della dura madre.

I. *Tumori primitivi.*

I tumori che si originano dalla dura appartengono al gruppo dei *tumori di sostanza connettiva.* Una parte di essi è, istologicamente ed anche nel suo comportamento rispetto alle parti circostanti, benigna; sono per lo più *tumori fibro-endoteliali,* spesso contraddistinti da calcificazione e detti perciò anche *psammomi.* Altri, malgrado la natura istologica benigna, sono pericolosi per la pressione che esercitano sulle parti vicine. Un'altra parte, che presenta ancora la più stretta parentela coi tumori fibro-endoteliali, è così ricca di cellule da doversi classificare fra i *sarcomi* ed anche pel loro comportamento coi tessuti circostanti possono questi tumori presentare caratteri di malignità; altri sarcomi (per es. sarcomi a cellule rotonde) non hanno alcuna parentela istologica coi tumori endoteliali.

1. I *tumori fibro-endoteliali* della dura si presentano il più spesso come tumori benigni, cui VIRCHOW diede il nome di « *psammomi* ». Essi costituiscono delle escrescenze emisferiche a larga base, semplici o multiple primitivamente, che di rado superano il volume di una ciliegia (talora arrivano a quello di una mela). Si affondano nella sostanza cerebrale vicina, deprimendola, si lasciano facilmente distaccare dalla dura (alla quale aderiscono lassamente per mezzo di vasi e di connettivo) o ad essa sono strettamente aderenti, sono per lo più abbastanza duri, non di rado sabbiosi al tatto, friabili, di color rosso o bianco grigio e appaiono costituiti da lobuli e da granuli, così da presentare un aspetto moriforme. Del resto la loro trama è assai variabile: talora sono compatti, carnosi; talora alveolari od anche così lassi che i granuli di sabbia facilmente si distaccano, oppure sono tenuti insieme da un lasso reticolo. Sede di predilezione sono i dintorni dello sfenoide e le vicinanze della falce, sopratutto della sua parte anteriore (v. fig. 612).

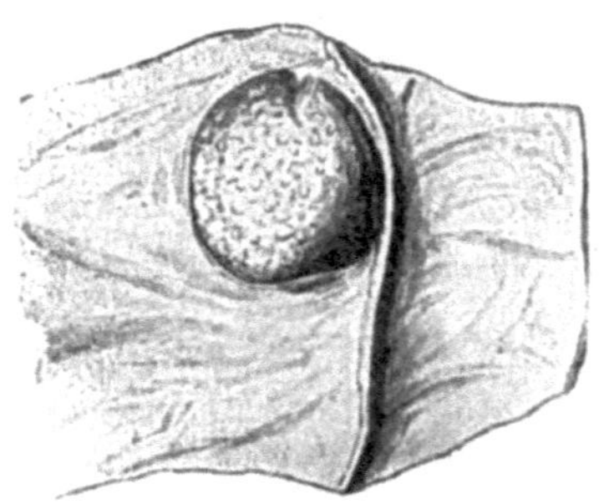

Fig. 612
Psammoma della dura in vicinanza della falce. Grand. naturale. Raccolta di Breslavia.

Istologicamente sono assai *variabili*, quantunque abbiano per *carattere fondamentale* di essere costituiti da un *connettivo accompagnante i vasi* e da *cellule endoteliali* appiattite o piuttosto spesse, annidate entro al primo. Le cellule endo-

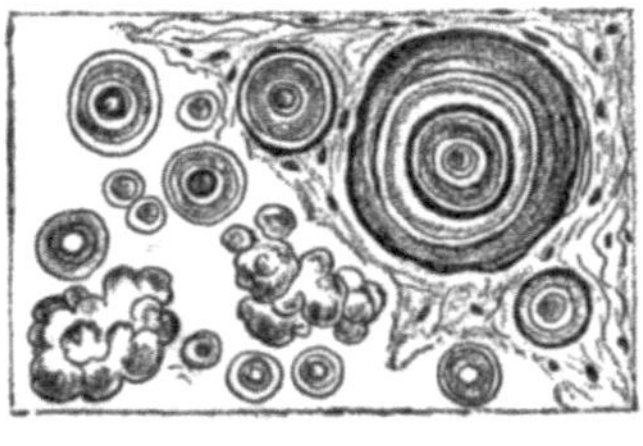

Fig. 613.

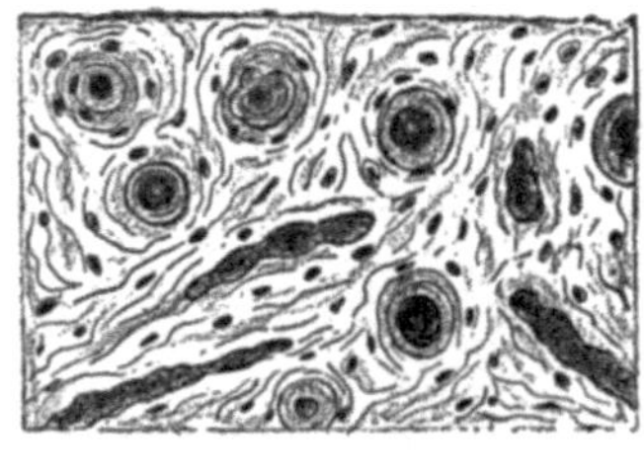

Fig. 614.

Fig. 613. — *Granuli calcari da uno* **psammofibroma** del plesso coroideo. In gran parte sezionati trasversalmente; in 2 punti si vede la superficie moriforme dei granuli. Forte ingrandimento.

Fig. 614. — *Da un* **fibro-endotelioma della dura**, *povero di cellule, psammoso*. Tessuto fondamentale fibroso, entro cui si vedono dei globi ialini, costituiti da cellule endoteliali ialine, i quali includono granuli calcari a stratificazione concentrica. Aghi calcarei dovuti a petrificazione di connettivo ialino. Forte ingrandimento.

teliali rassomigliano in parte a quelle che si trovano nella dura od alla sua superficie. — Tuttavia possono risultarne quadri strutturali assai diversi, poichè da una parte il *costituente endoteliale* può essere *scarsamente sviluppato*, nel qual caso il tumore diviene un *fibro-endotelioma* povero di cellule e rassomiglia quasi ad un *fibroma,* mentre dall'altra possono *predominare gli endotelî,* ed allora il neoplasma è ricco di cellule ed assomiglia a un *sarcoma;* o finalmente il costituente fibroso e l'endoteliale stanno presso a poco alla pari e si hanno così dei *fibro-endoteliomi.* Esistono tutti gli anelli di passaggio tra forme povere e forme ricche di cellule. Altre varietà si producono per la diversa *disposizione della parte connettivo-vascolare.* Talora essa può formare dei lunghi fascî, fra i quali stanno racchiusi plessi di cellule endoteliali assai appiattite o piuttosto spesse (*fibro-endotelioma fascicolare* plessiforme); talora forma delle maglie, degli alveoli, riempiti da cellule endoteliali (*fibro-endotelioma alveolare).* Quanto più predominano le masse cellulari, tanto più ne risulta un *carattere sarcomatoso (sarcoma alveolare, sarcoma endoteliale).* La parte fibro-vascolare può ancora variare nel senso che *predominano in essa i vasi sanguigni, a cui si addossano gli ammassi cellulari,* concentricamente o in direzione longitudinale; se questi ammassi sono abbondanti, ne risulta il quadro di un *sarcoma perivascolare,* se scarsi, di un tumore *angiomatoso.* Se poi *le pareti dei vasi sanguigni sono ialine* e ispessite, ciò che è frequente, si produce un quadro tutto particolare (v. fig. 639) (Cfr. ancora LINDNER-M. B. SCHMIDT, opina che questi tumori si originino dall'aracnoide, dalle cellule endoteliali che fisiologicamente sono spinte in parte dalle granulazioni del Pacchioni, in parte dalla superficie dell'aracnoide come zaffi indipendenti, nel tessuto durale. RIBBERT invece ritiene le cellule endoteliali di questi tumori come cellule superficiali della dura, scostandosi dalla tesi sostenuta da FICK, che cioè i tumori ritenuti finora come endoteliali siano effettivamente di natura *epiteliale*).

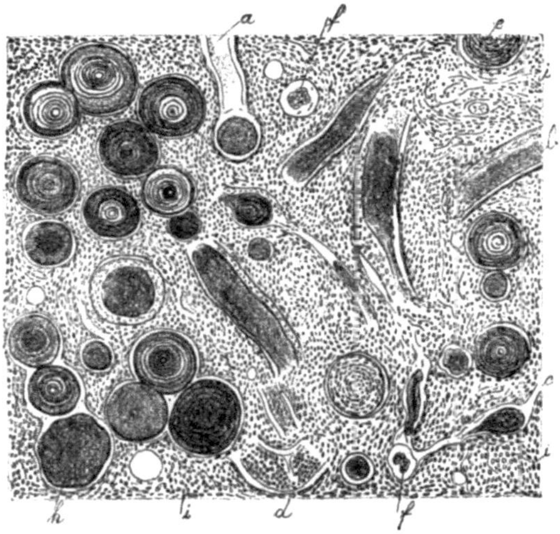

Fig. 615.

Psammosarcoma della dura madre. Tessuto fondamentale fibrosarcomatoso (*i*); in esso numerosi corpuscoli psammomatosi, alcuni stratificati, altri no (*h*) e masse calcari allungate. Gli endoteli dei vasi sanguigni sono in molti punti evidentemente proliferati (*b*); qua e là il lume è riempito da masse cellulari (*d*, *e*, *f*), oppure vi si scorgono delle masse ialine, in parte calcificate, in sezione trasversa, obliqua, longitudinale, stratificate o no (*b*, *a*). In *f* vaso con parete ialina; il lume riempito da ammassi cellulari. Il vaso *a* contiene del sangue. Piccolo ingrandimento.

Anzitutto occorre ancora rilevare una *specialità* dei tumori della dura, cioè la **frequenza della formazione di psammomi.**

I granuli del psammoma sono inclusioni simili a sabbia, che si trovano, anche indipendentemente dallo sviluppo di tumori, in forma di corpicciuoli calcari concentricamente statificati *(acervulus cerebri)* nella dura madre (normale e cronicamente infiammata, v. pag. 1167), nei plessi coroidei (v. fig. 613) e nell'epifisi (ghiandola pineale). Si formano pel *depositarsi di calce in un substrato ialino* (ERNST ed altri) e precisamente tanto nelle *fibre connettivali* ialine, nei *vasi* ialini e nei loro dintorni, quanto entro ad *ammassi cellulari* di endotelî ialini. (In altri luoghi, per es. nei tumori ovarici psammosi, essi si producono entro prodotti cellulari ialini). Si formano così delle *concrezioni stratificate, rotonde* o delle *petrificazioni* aghiformi, o trabecolari o a foglia di cactus o tuberose, che possono anch'esse divenir stratificate per apposizione successiva di nuove masse ialine, le quali poscia calcificano. [Nella sostanza cerebrale si osservano *psammogliomi;* in altri luoghi, per es. nelle ovaie, abbiamo imparato a conoscere cistadenomi e cistocarcinomi psammosi; v. pag. 1024 e 1018].

2. *Sarcomi.* Si originano dagli strati esterni, periostali, o dagli interni della dura madre. Nel primo caso perforano frequentemente le ossa e possono penetrare dalla cavità craniana nelle cavità vicine. In altri casi sono lobati o poliposi e spostano la sostanza cerebrale vicina o penetrano nel cervello. Possono raggiungere e superare il volume di un pugno; prediligono la base e dànno spesso luogo a gravi sintomi, spostando e comprimendo le parti vicine o penetrando in esse.

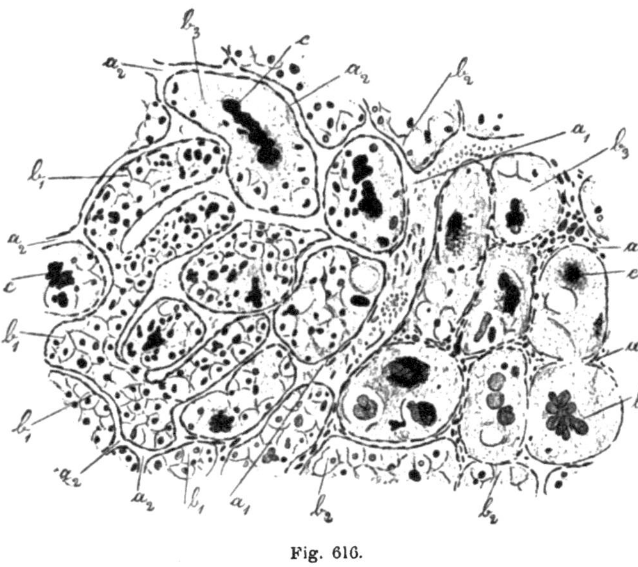

Fig. 616.

Rara forma di psammosarcoma della dura madre cerebrale. Emangiosarcoma e precisamente sarcoma perivascolare (sarcoma peritellale); i capillari (a_1 a_2), i cui endoteli sono quasi dappertutto visibili, sono circondati esternamente da involucri cellulari. I vasi sanguigni contengono in parte sangue (a_1); giacenti in apparenza nel lume si vedono dei nuclei endoteliali sezionati tangenzialmente. Le cellule sarcomatose sono in parte ben conservate (b_1), in parte vescicolose, ialine (b_2), in parte convertite in una massa ialina priva di nucleo (b_3). Figure di degenerazione nucleare assai svariate. In c calcificazione (colore azzurro cupo) nelle masse degenerate. Colorazione con ematossilina. Forte ingrandimento.

Istologicamente sono il più spesso *fibrosarcomi* e *sarcomi a cellule fusate;* più di rado *sarcomi a cellule rotonde* o *polimorfe.* Taluni sono *sarcomi alveolari,* altri *emangiosarcomi,* altri *s. teleangectasici.* Quanto più lunghe sono le cellule, tanto più duro è d'ordinario il tumore. Se la sostanza fondamentale è mucosa, si producono dei *mixosarcomi.* Per la formazione di *corpicciuoli psammomatosi* nei sarcomi della *dura,* specialmente nei sarcomi fusocellulari, si producono *psammosarcomi* (fig. 165). — Questa tendenza alla disposizione concentrica, alla stratificazione degli elementi, ci fa pensare alla stretta parentela e fors'anco all'identità di origine di essi con gli endoteliomi benigni: essa si vede sopratutto nei *sarcomi* della dura, che, quali *sarcomi endoteliali,* formano solo una delle numerose varietà degli endoteliomi.

Vogliamo qui accennare ad alcune altre forme più rare di tumori durali (*).

In taluni « psammomi » si può riconoscere un *tessuto fondamentale fibrosarcomatoso* e in esso numerosi *vasi sanguigni, i cui endotelî sono proliferati* in grande estensione, formano in molti punti perle endoteliali (sezioni trasverse) che possono trasformarsi in corpuscoli psammomatosi, mentre in altri punti lunghi zaffi di cellule endoteliali occupano i vasi, divengono ialini e talora anch'essi calcificano (fig. 615, è il *sarcoma angiolithique* di CORNIL e RANVIER).

Quando predominano gli accumuli cellulari e in essi si trovano soltanto vasi nudi (ossia non circondati da connettivo) con parete ialina, mentre le masse cellulari formano intorno ad essi delle guaine, ciò che si osserva sopratutto nelle parti periferiche, il tumore deve considerarsi come un *angiosarcoma* od un *sarcoma perivascolare con degenerazione ialina della parete vascolare*, e gli si dà anche il nome di *sarcoma cilindromatoso* (fig. 639).

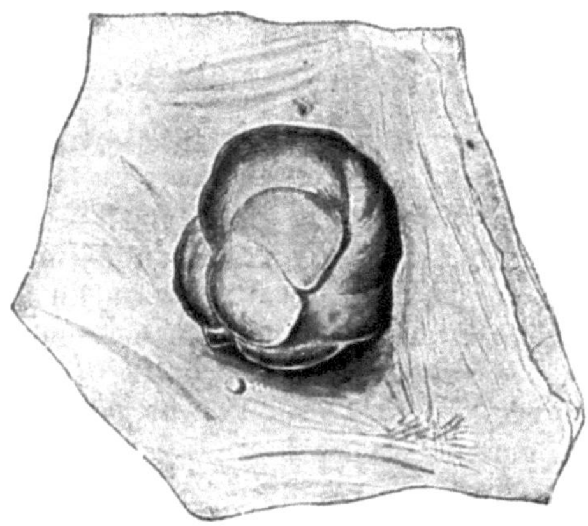

Fig. 617.
Nodo sarcomatoso della dura del volume di una noce avellana, metastatico da un angiosarcoma sviluppatosi nel tessuto retro bulbare: signorina di 25 — Breslavia.

La degenerazione ialina della parete dei vasi può anche mancare, e le *cellule dell'avventizia capillare* proliferano e formano attorno ai capillari delle grosse cellule simili ad epitelî *(peritelî)* (fig. 616). Queste possono anche avere una disposizione raggiata tipica attorno alla parete del vaso (un accenno di ciò si può vedere nella fig. 447 *b*, che rappresenta un tipo di sarcoma perivascolare).

Grosse e piccole maglie di *connettivo ricco di vasi* comprendono *gruppi di cellule*, che possono essere *piatte come endotelî* oppure più spesse e *tondeggianti-poligonali come epiteli*. Nei tumori con cellule piatte, queste possono qua e là esser disposte concentricamente, oppure i cordoni cellulari sono torti in massa attorno al loro asse longitudinale, cosicchè in sezione trasversa ne risultano delle figure a vortice. Nei grossi cumuli cellulari la parte centrale è spesso necrotica. Questa forma fu chiamata *endotelioma alveolare*, ma si può anche indicarla col nome di *sarcoma alveolare a grosse cellule* (cfr. fig. 447 *a*, pag. 799).

3) I **fibromi** della dura si presentano per lo più come psmammofibromi molli, ricchi di vasi (pag. 1170).

4) Gli **osteomi** della dura si presentano come osteofiti alla superficie esterna di essa, oppure come lunghe lamine ossee, come sottili laminette, raramente come corpicciuoli dentellati, nello spessore del tessuto della dura normale od ispessita o persino assottigliata. Nella falce hanno spesso la forma di un vomere.

Le *calcificazioni* che ad es. si possono presentare nell'usura cranii (cfr. NUNOKAWA) formano strie e chiazze bianco-giallastre.

(*) Si presenterebbe qui l'occasione di discorrere in generale di alcune altre rare *forme di sarcomi* che noi già altrove abbiamo studiate (cfr. anche p. 123, 799, 1083, v. midollo spinale, fig. 639).

II. *Tumori metastatici.*

Si osservano **carcinomi** e **sarcomi**: entrambi possono talvolta dar luogo ad *ispessimenti diffusi* della dura e ad aderenze di essa con le ossa, oppure formano dei nodi, per lo più alla sua faccia interna. I carcinomi formano non di rado anche delle *placche molli, rotonde*, in corrispondenza delle quali l'osso è eroso od infiltrato. Nei *sarcomi melanotici* la dura può apparire talvolta come cosparsa di cenere. Nel carcinoma e nel sarcoma non è sempre facile dire se la metastasi appartiene alla dura o all'osso. I *sarcomi secondarî delle ossa craniane, del cervello,* ecc. possono invadere la dura.

II — Malattie della pia-aracnoidea.

1 — Disordini circolatori della pia-aracnoidea.

a) *Anemia ed iperemia.* Esse riguardano solo la pia, poichè l'*aracnoide non ha vasi.* L'*anemia* è in rapporto con anemia generale od ha cause locali, per es. un aumento della pressione intracranica (nell'idrocefalo interno, nei tumori cerebrali, ecc.).

Iperemia (*). L'*iperemia attiva* o *congestione* è difficile a constatarsi nel cadavere. Per lo più un' iperemia rilevabile alla sezione è un'iperemia da stasi.

La ricchezza di sangue del cervello è *nel cadavere* assai variabile anche in condizioni normali; vi ha già una differenza a seconda che si fa la sezione del capo per la prima o soltanto dopo la rimanente sezione; in quest'ultimo caso spesso si vuotano le giugulari, i seni, le vene della superficie nel cervello. Nelle morti improvvise si può avere un forte riempimento dei vasi cerebrali. Allorchè il paziente muore in decubito dorsale ed è lasciato a lungo in tale posizione, si trova la parte posteriore più ricca di sangue *(ipostasi).*

In tutti i casi di morte asfittica, per es. nell' ostruzione dei polmoni, si osserva *iperemia da stasi* nelle vene della pia. Le vene della superficie sono assai ripiene, l'intiera pia è iniettata in rosso-azzurro fino al rosso-nero, fin nelle più fine ramificazioni.

Nella *stasi di lunga durata* si produce ispessimento delle meningi molli (vedi *leptomeningite cronica*, pag. 1179). Riguardo alle cause, confr. stasi nel cervello.

b) L'*edema* delle meningi molli, *hydrops meningeus* o *idrocefalo esterno* è una raccolta di liquido nello spazio sub-aracnoidale.

Se l'edema è intenso, i solchi sono distesi e le meningi molli che formano un rivestimento spesso e succoso, specie nelle parti declivi, si lasciano svolgere dalla superficie del cervello con molta facilità.

(*) Per distinguere le *vene* dalle *arterie* alla superficie del cervello, si ricordi che le vene giacciono alla superficie, le arterie nella profondità dei solchi.

Un edema di grado particolarmente notevole si trova talora nei neonati, in seguito a una protratta posizione profonda della testa o a un travaglio di parto prolungato.

L'*edema* si produce: *a)* come *e. complementare* nell'atrofia del cervello, *hydrocephalus externus ex vacuo; b)* nella stasi, generale e locale *(edema da stasi)*; *c)* nell'*idremia*, per es. nella nefrite; *d)* come *e. infiammatorio* accompagnante le infiammazioni acute delle meningi e della sostanza cerebrale (confr. infiammazioni).

c) Le *emorragie* nel reticolo sub-aracnoidale sono dette *emorragie sub-aracnoidali*. Le emorragie sopra l'aracnoide, nello spazio subdurale, sono dette *subdurali*. Le emorragie della sostanza cerebrale, che arrivano fino alla pia si dicono *subpiali;* spesso esse giungono anche nello spazio sotto-aracnoideo. Le piccole emorragie nel tessuto della pia si dicono *piali*.

Le **emorragie sub-aracnoidali** si producono anzitutto in seguito a *stasi*, come abbiamo visto avvenire nella trombosi dei seni; sono più rare nelle malattie del cuore e dei polmoni, il più spesso sono dovute a *traumi* della più varia specie (devesi ricordare che i vasi arteriosi e venosi più grossi si trovano nello spazio sub-aracnoidale): così ad es., quando il passaggio del capo fetale incontra difficoltà o per applicazione di forcipe le ossa del cranio, specie i parietali, si accavallano e possono lacerare le vene che entrano nel seno: si spiegano così parecchi casi di morte improvvisa o di letargo in neonati sani (si trovano in questi casi anche emorragie subdurali; cfr. KUNDRAT). Ricorderemo inoltre: fratture del cranio, colpi, percosse senza frattura, *emorragie cerebrali* (nei tumori o nelle comuni emorragie) che si fan strada nella corteccia cerebrale, *rottura di un aneurisma della base*. Allorchè è avvenuta un'*emorragia nei ventricoli*, il sangue può penetrare nello spazio sub-aracnoideo seguendo i plessi e raccogliersi in gran quantità sul midollo allungato, sul ponte e sulle parti vicine (fig. 629). Le emorragie **subpiali** e **piali** si osservano in diverse *alterazioni del sangue* (come nello scorbuto, porpora, leucemia, anemia perniciosa, avvelenamento da fosforo, ittero grave), diatesi emorragiche, setticemia da influenza. La **leptomeningite emorragica**, eventualmente combinata con emorragie nella sostanza cerebrale, si trova anche nel *carconchio*. L'A. descrisse uno di questi casi in un carbonchio da inalazione (Lett. in RIVEL).

2 — Infiammazioni della pia-aracnoidea (leptomeningiti) (*) o meningiti.

a) *Leptomeningite acuta sierosa o edema infiammatorio acuto della pia-aracnoidea (o delle meningi molli del cervello).*

L'infiammazione può essere parziale o generale. Lo spazio sub-aracnoidale e il tessuto della pia sono riempiti da liquido edematoso. Distaccata la dura, si vedono — se l'edema è generalizzato — i due emisferi, sopratutto nella loro parte mediana, meno nelle laterali, ricoperti da liquido sieroso, leggermente torbido (contenente leucociti, di rado linfociti). Le parti declivi sono generalmente più edematose. La base ne è meno colpita. Il liquido si raccoglie nelle maglie sub-aracnoi-

---

(*) λεπτός sottile, delicato.

dali e nella pia e non si lascia detergere. La pia è più fortemente iniettata. La pia-aracnoidea è facilmente lacerabile. I ventricoli contengono generalmente un liquido più copioso e torbido (confr. idrocefalo interno acuto): i plessi coroidei sono tumidi: il cervello è pesante.

La meningite sierosa acuta (Quincke, Boenninghaus, Wezel, Beck) si osserva come stadio iniziale o fatto concomitante di *altre infiammazioni meningee*, sopratutto delle *purulente acute* o anche come forma a sè. In casi di *insolazione* (colpo di sole), che conducano rapidamente a morte, si può riscontrare la meningite sierosa: inoltre si osservò anche nella scarlattina e nel *morbillo*, nella pneumonite, nell'influenza una meningite sierosa, che conduce a morte in pochi giorni. Così pure nel tifo (Eichhorst, Loeb, v. pag. 545): vi si possono trovare gli stessi bacteri che nelle forme purulente, solo in quantità minore. Sembrano essere colpiti di preferenza gli individui giovani. Si hanno anche forme *croniche*. Il *decorso*, in opposizione alla forma purulenta, epidemica o tubercolare, è relativamente favorevole. La meningite cronica però può anche decorrere con gravi sintomi di compressione cerebrale e portare alla cecità (atrofia della papilla): si ottennero però guarigioni in seguito a una semplice puntura esplorativa; talora si hanno recidive (Lett. in Muskens). Cfr. anche pag. 787. Nell'*otite media* si produce talora una *meningite da streptococco* rapidamente mortale senza pus, con congestione ed edema (M. *sierosa*) in cui la flogosi si arresta prima della formazione dell'essudato purulento (Hutinel; v. anche Muck).

Un'affezione recentemente descritta con il nome di **meningite sierosa cronica circoscritta** *(cistica)* che si trova di preferenza nelle *fosse craniche posteriori*, si forma in seguito a traumi, ma si può anche sviluppare su altre basi: dà frequentemente una sintomatologia cerebellare ed è importante anche per il pericolo di una cecità. (Krause, Placzck, Lett. in Oppenheim e Borchardt).

b) *Meningite purulenta (Leptomeningitis purulenta).*

Si raccolgono sotto questo nome delle forme in cui l'essudato ha carattere purulento schietto o sieroso-purulento o fibrino-purulento. L'essudato risiede sopratutto nello spazio sub-aracnoidale e nel tessuto piale, ma può anche in parte raccogliersi sopra l'aracnoide. Le meningi molli sono compenetrate da *masse di essudato* opache, bianco-gialliccie, gelatinose, oppure giallo-verdi purulente. Spesso il pus segue le vene piali a strie o diffusamente, in modo da nasconderle completamente, si raccoglie più abbondante nelle fessure e nei solchi e là dove lo spazio sub-aracnoidale ha la massima ampiezza, e può confluire, formando uno spesso intonaco che nasconde la superficie del cervello. La *corteccia* può essere *imbevuta* di liquido sieroso. Talora, si osservano anche emorragie nelle meningi solo o anche contemporaneamente nella sostanza corticale: il cervello si presenta per lo più voluminoso e pesante.

D'ordinario coesiste **idrocefalo interno acuto** con essudato *sieroso* o simile a *siero di latte* o addirittura *cremoso-purulento*. Nel primo caso spesso si tratta soltanto di chiusura della comunicazione fra ventricoli e spazio subaracnoidale con stasi del liquido ventricolare; negli altri, abbiamo la propagazione del processo infiammatorio ai ventricoli, lungo i plessi. Si può anche avere, come osservò l'A. in un caso di meningite stafilococcica metastatica da osteomielite del bacino in una ragazza di 13 anni, una meningite acuta sierosa appena accennante alla suppurazione, caratterizzata da numerosi punti emorragici, con aumento del liquido ventricolare, *sieroso-emorragico*, leggermente torbido. La **diffusione dell'infiammazione** può avvenire all'intiera superficie del cervello, ciò che talora si verifica *in un tempo brevissimo*, ed è allora generalmente più intensa alla *convessità*; oppure l'infiammazione è dapprima circoscritta, in *sede diversa secondo il punto di origine*; per lo più nella meningite circoscritta si trova un'aderenza fra aracnoide e dura. D'ordinario la meningite si estende anche, con diversa intensità, alle *meningi spinali*. Ciò è la regola nella *meningite cerebro-spinale epidemica*, che è di solito più intensa alla base. Però anche una meningite purulenta, proveniente da lesione dell'orecchio medio e del labirinto, può limitarsi alla fossa posteriore del cranio e nello stesso tempo ricoprire il midollo in tutta la sua lunghezza, di un involucro di pus. Anche nella meningite purulenta da *trauma del cranio* (per es. ferita d'arma da fuoco), le meningi spinali possono, in 24 ore, essere colpite fino alla coda equina (v. BERGMANN). Nella meningite cerebrospinale il midollo è ricoperto da pus, sopratutto sulla sua faccia posteriore, in ispecie nella porzione lombare.

Al microscopio si vede una raccolta di *cellule purulente e di fibrina nelle membrane e nelle maglie*, e spesso i *leucociti* o i linfociti (le forme di meningite diverse per eziologia, si comportano diversamente anche per questo riguardo: cfr. SPERONI il quale ad es. ritiene caratterizzate le m. da pneumococco da una grande ricchezza in fibrina, quelle *cerebro-spinali* da grossi elementi in parte macrofagi. v. anche BUSSE), *seguendo i vasi che provengono dalla pia*, si spingono nella sostanza cerebrale ove formano per lo più solo piccoli focolai *encefalitici* nella zona marginale della corteccia. Raramente, per lo più dopo traumi, si formano ascessi cerebrali più grossi. Nella *meningite cerebro-spinale epidemica* (WEICHSELBAUM, KUTSCHER) ma anche in altre forme a decorso maligno, si riesce più spesso a scorgere macroscopicamente grossi focolai di infiltrazione purulenta encefalitici o spinali e piccole emorragie. Nei casi fulminanti, in cui la malattia termina in pochi giorni con la morte, i prodotti infiammatorî sono talora scarsi dappertutto. Nei casi cronici le alterazioni vasali nella pia (endarterite, flebite e periflebite) si trovano particolarmente nelle fossette anteriori (LÖWENSTEIN).

Eziologia della meningite purulenta. Tutte le forme di meningite purulenta sono prodotte da *microrganismi infettanti*, piogeni di varia specie. Seguendo un *criterio di classificazione batteriologico* si possono distinguere: **A.** Meningiti da cocchi, pneumococchi, streptococchi, stafilococchi, cosidetti meningococchi. **B.** Meningiti bacillari; da bacillo del tifo, bact. coli, pneumo-bacillo di FRIEDLÄNDER, bacillo dell'influenza (PFUHL, Lett. JUNDELL), piocianeo, della morva, anaerobi. **C.** Meningiti da batterî pleomorfi: actinomices. — Per noi è preferibile la classificazione anatomica in: 1. *Meningite propagata*, 2. *metastatica* o embolica, 3. *meningite primitiva* cosidetta *idiopatica*, che si osserva tanto epidemica quanto sporadica: in molti casi si tratta anche qui di affezione secondaria, in cui la *porta d'entrata* dei batterî si deve ricercare nell'orecchio medio, nel naso e nelle cavità accessorie.

1. Può esser **propagata** una *meningite purulenta* a) *da ferite infette delle ossa del cranio*, per lo stabilirsi di suppurazione della diploe o di trombo-flebite di un seno, oppure b) da *processi infettivi* delle parti molli del capo, come ferite settiche, erisipela del cuoio capelluto, foruncoli nella nuca o nella faccia o ancora da c) *affezioni purulente del naso e delle sue cavità accessorie* (comunicazioni linfatiche, v. pag. 198 e 1178). — Anche nei **traumi** *contundenti*, per es. una caduta sul naso (Lett. in EHRENROTH) in cui *può sfracellarsi l'etmoide*, possono gli agenti piogeni migrare dal naso nelle meningi. L'*Autore* sezionò un caso di questa specie in cui era anche superficialmente lesa la base del lobo temporale e si era manifestata, nel breve periodo di 36 ore, una meningite purulenta diffusa, con abbondante essudato cremoso, gialloverde. Ma, anche senza porte d'entrata traumatiche macroscopicamente constatabili, può, specialmente se le cavità accessorie erano casualmente

colpite da processi cronici, avvenire la penetrazione di piogeni nelle meningi, in seguito a trauma contundente. L'*Autore* sezionò un caso di questa specie, in cui un legnaiuolo di 65 anni, per scivolamento di un trapano, ricevette un colpo sulla regione sopracigliare destra ed in 3 giorni morì di meningite purulenta; si trovarono *pneumococchi* nel pus meningeo e nel seno mascellare e sfenoidale destro, cronicamente infiammati. Anche la *suppurazione della dura* e gli *ascessi cerebrali* possono dar luogo a leptomeningite propagata.

Di speciale importanza per l'**eziologia tanto della meningite purulenta quanto degli ascessi cerebrali** sono i processi ossei cariosi del cranio, specialmente la **carie del temporale** (v. pag. 735), che si sviluppa in seguito ad otite media ed interna ($^1/_3$ *degli ascessi cerebrali è di origine otitica* (Körner)). Come rileva fra gli altri anche v. Bergmann, sono sopratutto le *suppurazioni croniche dell'orecchio* provenienti o accompagnate da masse colesteatomatose, con esacerbazioni intercorrenti e carattere fetido (sulle numerose varietà di bacteri in queste forme, v. Rist) con formazione di granulazioni polipose nella cavità del timpano, quelle che tendono a propagarsi nella cavità craniana, dando luogo a *meningite* o ad *ascesso* cerebrale (v. ivi). Di *microrganismi* si trovarono in questi casi, oltre agli ordinarî cocchi piogeni, il pneumococco, il bacillus pneumoniae e bacilli simili a quelli del tifo. La *propagazione alle meningi ed alla sostanza cerebrale* avviene: **a)** *dalla volta della cavità timpanica, attraverso al tegmen tympani;* ne segue pachimeningite e meningite o formazione di un ascesso extra-durale, *epitimpanico* o di un ascesso cerebrale *(lobo temporale)* separato per lo più dal temporale affetto da un sottile strato di sostanza cerebrale apparentemente sana e dovuto (probabilmente) a migrazione lungo le guaine linfatiche dei vasi. **b)** Nello stesso modo l'infiammazione si può originare da una suppurazione o carie delle *cellule mastoidee.* La maggior parte degli ascessi del cervelletto hanno questa origine. **c)** Gli agenti flogogeni penetrano per la via linfatica lungo le *guaine nervose dell'acustico-facciale* e lungo i *vasi* che decorrono nella *fessura petrosquamosa.* **d)** La meningite può anche svilupparsi per mezzo di una *trombosi dei seni,* sopratutto del seno trasverso, che può essere accompagnata da ascessi *perisinuosi;* inoltre da una trombosi dei piccoli seni del temporale, sopratutto del seno petroso sup., inf. e cavernoso.

2. In **via metastatica** la *meningite purulenta* può insorgere da un focolaio infiammatorio primario nella *piemia,* nella *endocardite ulcerosa.* Le meningiti che insorgono nel corso della *polmonite, del tifo addominale, della scarlattina,* del vaiuolo, dell'influenza, del reumatismo articolare acuto sono manifestazioni locali della rispettiva infezione, oppure *infezioni miste.*

Casi di meningite purulenta nei *poppanti* furono in parte attribuiti ad un'infezione da bact. coli, proveniente dal *canal digerente ammalato* (Sevestre), per la via del sangue (bac. coli). Però anche l'*orecchio* e il *naso* possono rappresentare nei poppanti la porta d'ingresso di una *meningite da bact. coli;* i batteri giungono coll'acqua dei bagni nel naso e nell'orecchio; talora si sviluppano per tal modo anche delle piccole epidemie domestiche (Schérer). La maggior parte delle *otiti* dei poppanti sono però *affezioni pneumococciche* (Netter), con porta d'ingresso nel naso.

3. In casi di meningiti apparentemente « **idiopatiche** » che si presentano **sporadiche,** si possono trovare le più varie forme di germi piogeni; molto spesso in tali casi si scoprono all'autopsia processi purulenti nel *naso* o nelle sue *cavità accessorie* oppure nell'*orecchio medio* ed ivi si trovano gli stessi *batterî* che nell'essudato meningeo; molto frequente è il *diplococco pneumonico;* frequente lo *streptococco piogene.* Fino a poco tempo fa si ritenne il *diplococcus pneumoniae (lanceolatus)* per il vero agente patogeno della **meningite cerebro-spinale epidemica,** e per parecchie epidemie (o forse meglio per aggruppamenti di casi sporadici) questo è anche vero (Foà e Uffreduzzi). In seguito però in casi di **meningite cerebro-spinale epidemica** che scoppia prima nelle caserme, nelle fabbriche, ecc., per diffondersi poi negli agglomeramenti delle persone (quasi esclusivamente di gente poverissima

v. BUSSE, Lett.) (e ciò avviene quasi solo nelle stagioni fredde e solo per contatto diretto data la grande sensibilità del meningococco al riscaldamento e all'essiccamento) si trovò un **diplococco intracellulare** (WEICHSELBAUM) che sta, come dice il suo nome, in leucociti (predominanti nel pus, SPERONI), microscopicamente assai simile al *gonococco* (KIEFER, GHON e a.), chiamato anche *Meningococcus intracellularis* e *Micrococcus meningitidis cerebrospinalis* (ALBRECHT, GHON, WEICHSELBAUM), *Diplococcus intracellularis meningitidis*. Si coltiva sull'agar comune a 37°, è negativo al Gram: sta per lo più nell'interno dei leucociti, frequentemente in forma di diplo- o di tetracocco.

Nel pus meningitico, i cocchi possono riempire completamente taluni leucociti, come l'A. potè vedere in un bambino di 7 anni, in cui, fra l'altro, si osservavano numerose petecchie cutanee. La sua importanza eziologica è ormai assicurata (Lett. in App.). La *mortalità* generale è notevolissima: 66 % sec. KIRCHNER; nei *bambini* arriva anche nel 90 %: questi sono in preferenza colpiti, per quanto non ne siano risparmiati nemmeno gli adulti. Già prima era stato più volte dimostrato con la puntura lombare (OSLER, COUNCILMANN e a.).

Fu trovato pure frequentemente nel secreto nasale dei malati, spesso in quantità notevole, ma anche, e ciò è importante, in quello di persone sane (JÄGER, O. HEUBNER, C. FRÄNKEL): queste si indicano col nome di « portatrici di cocchi »: in una epidemia, sec. BRUNS e HAHN, il numero di questi portatori di cocchi, sani, è circa 10–20 volte maggiore di quello degli infetti. Siccome questi microrganismi possono conservare la propria vitalità nel secreto nasale di sani, anche per mesi, così si può ritenere, che essi vi si possono trovare sempre, e che in certe epoche dell'anno possano determinare lo scoppio di casi sporadici o di aggruppamenti di casi sporadici, raramente di una vera e propria epidemia. I reperti sulla frequenza del meningococco nel sangue non sono concordi. Localizzazioni rare, come sistema valvolare cardiaco, articolazioni, vescichette seminali (v. ivi) testicoli, ecc., v. in STERNBERG (Lett.). *Porte d'entrata:* sec. WESTENHOEFFER, la faringe; sec. GÖPPERT e a. l'intero tratto respiratorio. L'infezione delle meningi si ha o per via linfatica dal secreto nasale, o (verosimilmente più spesso) per via ematogena (v. anche BUSSE).

Allorchè una meningite purulenta viene a guarigione, residuano ispessimenti ed eventualmente anche un idrocefalo.

c) *Leptomeningite cronica (pia-aracnite cronica).*

Allorchè alla sezione si trova un opacamento e un ispessimento delle meningi molli, diffuso o a chiazze, lattiginoso, spesso accompagnante i grossi vasi, specialmente le vene, non si può ancora, nel maggior numero dei casi, parlare di una infiammazione cronica tuttora persistente. Di regola si tratta solo di una *iperplasia del connettivo,* che può anche associarsi con depositi calcari. Questa può essere un residuo di una *pregressa infiammazione* (per es. una meningite cerebro-spinale od una meningite basilare da suppurazione dell'orecchio medio), oppure si è sviluppata come effetto di una *stasi,* ed è allora particolarmente intensa in vicinanza delle vene che sboccano nel seno longitudinale ed è associata a edema cronico, o finalmente è prodotta da causa non ben nota (tossiemia ?) in un'*affezione renale* o nell'*alcoolismo cronico,* talora anche *nell'età inoltrata.*

Come sicuri residui di pregressa meningite, si possono talora osservare innumerevoli e *finissime aderenze fibrose* fra dura ed aracnoide. L'*Autore* osservò questo fatto, ad es., dopo gravi affezioni dell'orecchio medio venute a guarigione.

Vere inflammazioni croniche delle meningi molli, in cui si trova ancora infiltrazione cellulare accanto ad iperplasia fibrosa, si osservano anzitutto in vicinanza di ossa ammalate, sopra tumori, ascessi, antichi focolai di degenerazione; esse sono allora per lo più circoscritte e la pia è spesso aderente alla superficie del cervello.

Inoltre noi le vediamo svilupparsi, in casi assai rari, *in seguito a malattie infettive acute,* ed allora si può talvolta trovare un *denso essudato albuminoso* nelle maglie delle meningi ispessite della base (che ricorda assai l'essudato della periostite albuminosa); oppure si vedono nelle meningi ispessite, opacate, lattiginose, delle *chiazze opache bianco-gialle da accumulo di cellule granulose* e talora anche in qualche punto infiltrazione calcare. In questi casi si trova spesso idrocefalo, perchè o i seni sub-aracnoidali sono in parte obliterati od è soppressa la comunicazione coi ventricoli. Quasi costantemente si trova una *leptomeningite cronica* o, più esattamente, una *meningo-encefalite,* nella *paralisi progressiva.*

Sulla **meningite cronica sierosa**, v. pag. 1176.

3 — Granulomi infettivi delle meningi molli.

a) *Meningite tubercolare.*

Questa malattia, che si sviluppa, nella sua forma tipica, sopratutto nei bambini, ma che esiste anche negli adulti ed è quasi sempre secondaria e per lo più di natura ematogena, consiste in una *eruzione di tubercoli*, specialmente nelle *meningi molli cerebrali,* a cui si associa generalmente un'*infiammazione essudativa* a carattere siero-gelatinoso, siero-fibrinoso o siero-purulento, raramente purulento schietto. Il processo si estende sempre dalla pia *al cervello stesso* (meningo-encefalite tubercolare).

Per ciò che riguarda la frequenza del processo nelle varie età, dalla statistica fatta a Basilea su 192 casi, risulta che si trovò 61 volte nel I decennio, 36 nel II, 41 nel III, 22 nel IV, 14 nel V, 9 nel VI, 2 nel VII, 1 nel VIII (cfr. anche le cifre di Ilzhöfer).

Si possono vedere anche tubercoli disseminati sulla sostanza cerebrale, sullo strato midollare del cervello, più di rado in altre regioni come nella corteccia, ecc.

Talora (sopratutto nei bambini) *predomina l'eruzione di noduli;* in altri casi (specialmente negli adulti) prepondera invece l'*essudazione.*

Origine. I bacilli possono pervenire nelle meningi per *propagazione* dalle parti vicine (ossa del cranio, sopratutto temporale, dura madre) o, ciò che è il caso più frequente, *metastaticamente,* da un qualsiasi antico focolaio tubercolare (spec. del polmone negli adulti, dalle gh. bronchiali e mesenteriali, nei bambini, dalle ossa in entrambi), per la via del sangue. Relativamente frequente è la m. tubercolare in casi di *tubercolosi urogenitale* (Simmonds): tale reperto è confermato anche dall'A.: su 100 casi di tubercolosi urogenitale (59 m., 41 f.) in 33 si aveva la m. (23 m., 10 f.): di essi un numero relatimente alto, 19 (15 m. 4 f.) nel III decennio, fatto in rapporto con la vivace funzionalità sessuale in tale età (v. I diss. di Rautberd). Nelle *forme metastatiche* si debbono distinguere: a) la *tubercolosi miliare disseminata delle meningi,* che per lo più conduce a morte in alcune settimane. A seconda del decorso si distinguono tubercolosi meningee disseminate *acute* e *croniche.* b) La *meningo-encefalite tubercolare cronica localizzata.* Nella prima, estesi territorî vascolari sono inondatî di bacilli; nella seconda pervengono nelle meningi pochi bacilli e provocano una meningite tubercolare, che continua ad estendersi lentamente e può rimaner limitata per sempre al dominio di un piccolo ramo.

La tubercolosi meningea *disseminata* si sviluppa *spesso* contemporaneamente (in circa $^1/_3$ dei casi) *alla tubercolosi miliare acuta di altri organi,* come milza, fegato, polmone: si ha più spesso nei bambini: i fenomeni polmonari (pag. 300 e seg.) possono dominare il quadro clinico. Esistono anche dei casi in cui manca l'eruzione miliare in altri organi. Talora la malattia scoppia improvvisa in individui fin allora apparentemente sani; in altri casi esisteva una manifesta tubercolosi cronica dei polmoni, delle ghiandole linfatiche (spec. bronchiali), delle articolazioni, delle ossa, ecc. Si ha pure una m. tubercolare traumatica (v. SCHULTZE, Lett.).

α) *Tubercolosi miliare disseminata.* Alla sezione, dopo asportata la dura fortemente tesa, pallida, si vedono le circonvoluzioni cerebrali appiattite (il liquido ventricolare aumentato comprime gli emi-

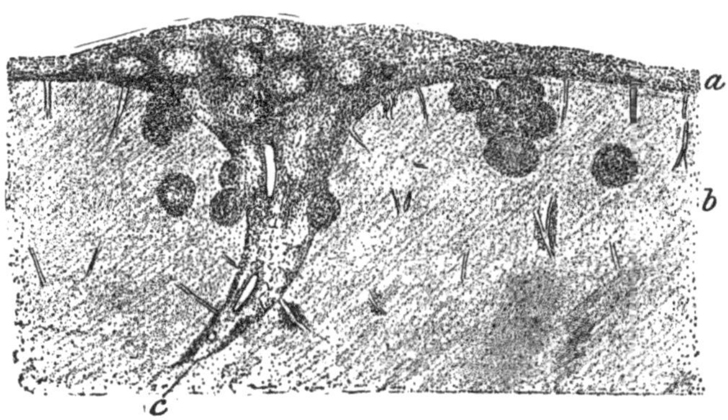

Fig. 618.

Meningite tubercolare a decorso cronico, di settimane. Meningoencefalite tubercolare disseminata cronica. *a,* pia aracnoide infiltrata e ispessita. *b.* corteccia cerebrale: in essa alcuni tubercoli; qua e là infiltrazione cellulare perivascolare, inizi di tubercoli. *c,* solco in cui si vedono fra l'altro, numerose sezioni vasali. Debole ingrandimento.

sferi contro il cranio; compressione cerebrale), la superficie spesso opacata, asciutta (il liquido sub-aracnoidale fu spremuto via) o ricoperta di poco liquido torbido. Alla base invece si trova un abbondante *essudato,* ora torbido, grigio, gelatinoso, ora lattiginoso, eccezionalmente fibrinoso-purulento, entro la *pia-aracnoidea* opacata, *fortemente iniettata* in totalità e talora anche cosparsa da numerose chiazze sanguigne: l'essudato si raccoglie sopratutto nei dintorni del chiasma, della fossa Sylvii, del ponte, del cervelletto, del midollo allungato, cosicchè i contorni delle parti basali ne sono spesso quasi nascosti. Le membrane infiltrate si presentano al tatto più molli o più dure. Ad un attento esame, spesso solo dopo aver scoperta la fossa Sylvii ed avere, con perdita di sostanza di particelle della corteccia aderente e molle, sviluppata la pia, tenendo quest'ultima obliquamente sotto la luce si scorgono tubercoli piccolissimi (submiliari) bianco-grigi, trasparenti, giacenti tanto nelle parti della pia imbevute di essudato e fortemente arrossate, quanto in quelle non ancora grossolamente alterate. *I noduli risiedono spesso in serie lungo i vasi* (raramente anche lungo i nervi) e producono in essi degli ingrossamenti ovoidali-allungati; in parte giacciono disseminati qua e là nel tessuto piale. Anche sulla *dura* si possono talora vedere dei nodi isolati o raccolti in gruppi lungo l'arteria meningea media e i suoi rami o sopra il clivus. I *ventricoli* sono spesso enormemente dilatati, il liquido in essi contenuto (essudato del plesso) è simile a siero di latte, torbido e talora anche purulento, raramente emorragico; spesso galleggiano in esso frammenti del fornice, del setto lucido, delle pareti laterali; le parti possono anche essere disseminate di piccoli punti rossi. Ciò non è solo un effetto di rammollimento passivo e macerazione, ma anche ed essenzialmente di una *encefalite* con rigonfiamento e rammollimento edematoso (al microscopio reperto di cellule rotonde e di cellule a granuli grassi).

Il versamento flogistico non raramente non è affatto visibile macroscopicamente; in più della metà dei casi però ciò non avviene: istologicamente è sempre riconoscibile.

Spesso si vedono anche noduli tubercolari nell'*ependima*, superficiali o profondi (OPHÜLS, WALBAUM). Conviene quivi evitare lo scambio di granulazioni ependimali che si presentano pure in questi casi, con tubercoli. Questi sono per lo più grossi e ineguali, in parte giallastri torbidi.

I *plessi coroidei* sono spesso ricchi di tubercoli ed imbevuti di essudato, e il *punto di uscita della vena magna* GALENI è spesso fittamente avvolto da masse gelatinose-granulose, spesso assai consistenti. La *sostanza cerebrale* stessa appare, per effetto dell'edema, tumida e molle; talora vi si vedono emorragie capillari (da diapedesin, anulari, Lett. in BIBER) e focolai di rammollimento. Nei casi a decorso molto rapido, si trovano all'esame microscopico solo dei noduli, punto essudato. Di regola la meningite tubercolare si propaga alle *meningi del midollo spinale*.

Le *parti basali* del cervello, da uno o da ambo i lati, *sono sede di predilezione* sopratutto nei casi tipici, nei bambini: però si trovano spesso tubercoli, benchè meno abbondanti, *anche alla convessità*. Alla superficie mediale degli emisferi i tubercoli sono specialmente frequenti e visibili; lo spazio mediale può essere obliterato per adesione. Però, se alla meningite tubercolare si dà anche il nome di **meningite basilare**, ciò è solo approssimativamente esatto e deve intendersi nel senso che *nella tubercolosi disseminata delle meningi le parti basali sono più intensamente colpite*. Anche altre meningiti semplici e purulente possono limitarsi talora alla base; così ad es. una meningite purulenta consecutiva a carie del temporale. In generale però *in una meningite purulenta diffusa la convessità è più intensamente colpita* e in questo senso si può indicare col nome di *meningite della convessità* una *meningite purulenta*. Ma occorre ben rilevare che il **bacillo della tubercolosi** da solo può, insieme con l'eruzione di tubercoli, provocare anche *suppurazione*, cosicchè si può distinguere *tubercolosi delle meningi* (sopratutto nei bambini) e *meningite tubercolare purulenta* (che si osserva sopratutto negli adulti). In una parte dei casi, nella meningite tubercolare purulenta si ha a che fare con un'infezione mista, p. es. col pneumococco.

I **tubercoli** miliari, costituiti da cellule rotonde (linfociti) ed epitelioidi, sono proliferazioni del tessuto che risiedono quasi esclusivamente *nelle pareti e nell'immediata vicinanza dei vasi sanguigni, piccole arterie e vene* (cfr. ASKANAZY); talora sono così fitti che non si può riconoscere tra loro alcun limite. Il resto delle meningi, specialmente le arterie di medio e piccolo calibro sono quasi sempre gravemente cointeressate: nella media si trovano precipuamente delle necrosi, nell'intima proliferazione di tessuto di granulazione sotto l'endotelio che può portare all'obliterazione del vaso. Nelle vene predomina l'infiltrazione parvicellulare; dove i tubercoli s'infiltrano nella parete, si può formare un trombo (v. BIBER, Lett.). I tubercoli, in cui si riscontrano i *bacilli della tubercolosi,* cadono presto in preda alla caseificazione. Se il decorso è cronico, si formano tubercoli conglomerati a grosse cellule epitelioidi e cellule giganti, oppure tubercoli fibro-cellulari. Nella maggior parte dei casi l'eruzione di tubercoli è accompagnata da **essudazione infiammatoria delle meningi**, soprattutto nell'aracnoide: l'essudato è formato da un liquido coagulabile e da elementi cellulari. Fra queste predominano, sec. SPERONI, mononucleari, e precisamente, nelle forme *acute, linfociti* — questi possono essere così numerosi e fitti che quasi più non si differenzia il tubercolo dall'essudato —, nelle forme *croniche,* i grossi mononucleari (Sec. GEHRY la pia è infiltrata da linfociti, plasmacellule e cellule epitelioidi, cfr. ancora RANKE, SAWADA, WOLFF, che descrivono anche plasmacellule). (Il reperto di *numerosi* e *grossi elementi cellulari nell'essudato,* specialmente negli stadi tardivi, è spiegato da BIRCH-HIRSCHFELD, con la *proliferazione* e il *distacco di endotelî* dagli spazî linfatici e ritenuto come effetto del riassorbimento di virus tubercolare dai focolai tubercolari iniziali vascolari. ORTH, SPERONI però osservarono che in tali casi è facile uno scambio con i macrofagi, grosse cellule per lo più mononucleari, derivanti da linfociti, e che si trovano anche in altre forme di meningite. La diagnosi differenziale è molto difficile).

Seguendo le guaine piali, l'infiammazione si diffonde come **encefalite** e *neurite* alla sostanza cerebrale stessa ed ai nervi craniani. Nella sostanza cerebrale si ha spesso **edema**, per cui gli elementi nervosi si rigonfiano e possono più tardi distruggersi con produzione di focolai di rammollimento ischemici, qualche volta anche emorragici (NONNE, VANZETTI). Nelle guaine linfatiche si trovano bacilli: tubercoli si trovano spesso anche nelle guaine linfatiche perivascolari e possono anche penetrare negli spazi linfatici. Colla conseguente **stasi linfatica** da una parte, colla *sede vascolare del tubercolo* dall'altra, inoltre colla presenza di *essudato* nelle meningi, di *edema* nella sostanza cerebrale stessa, si spiegano perfettamente i **gravi disordini circolatori** che colpiscono il cervello nella meningite tubercolare. Frequenti sono le *emorragie* tanto nella corteccia che nella parte centrale, del tipo delle e. anulari che si formano quasi solo per diapedesi (v. BIBER, Lett.). Quasi sempre la malattia ha *esito letale.* Tuttavia sono stati anche riferiti casi di guarigione con metamorfosi fibrosa del tubercolo e ispessimento fibroso delle meningi (v. FOÀ). Affatto eccezionale è una *infiammazione tubercolare cronica* delle meningi con esito in *tessuto cicatriziale* (BUSSE).

β) **Meningo-encefalite tubercolare cronica localizzata.** Nei casi in cui i bacilli giungono solo in alcune ramificazioni dei vasi meningei, talora anche in un solo, si può sviluppare una meningo-encefalite tubercolare locale a *decorso cronico.* Si formano tubercoli a grosse cellule, che contengono anche cellule giganti e che risiedono in parte *nelle meningi molli,* in parte, seguendo i vasi piali, nella sostanza cerebrale, ove possono dar luogo a grossi **tubercoli conglomerati** caseosi (così detto tubercolo solitario). Tali casi di *meningo-encefalite tubercolare cronica locale,* producono clinicamente, all' opposto della tubercolosi miliare disseminata acuta, *sintomi di focolaio* (v. tubercolo cerebrale); talora si osserva anche *encefalite,* o meglio *encefalomalacia,* rammollimento del cervello, come conseguenza *di trombosi* *dei vasi,* per es. di un'art. fossae Sylvii, o di un suo ramo, e conseguente emiplegia e sintomi di focolaio (cfr. WEINTRAUD e BIBER, Lett.): tutto ciò si può avere anche, come si è detto, in *a*).

b) *Meningite gommosa*, vedi Sifilide cerebrale.

4 — Tumori e parassiti delle meningi molli, delle tele coroidee e dei ventricoli.

1. **Tumori primitivi:** *a)* delle **meningi**. Non sono frequenti; per lo più sono **sarcomi** o **endoteliomi**, di solito, questi, piccoli, nodulari, raramente diffusi a grandi estensioni delle meningi cerebrali e spinali e appiattiti, provenienti in parte dagli endotelî, che tappezzano le maglie delle meningi molli, in parte dall'avventizia dei vasi (cellule periteliali). Le masse neoplastiche *sono costituite essenzialmente da cordoni cellulari,* che risultano di cellule appiattite, concentricamente stratificate

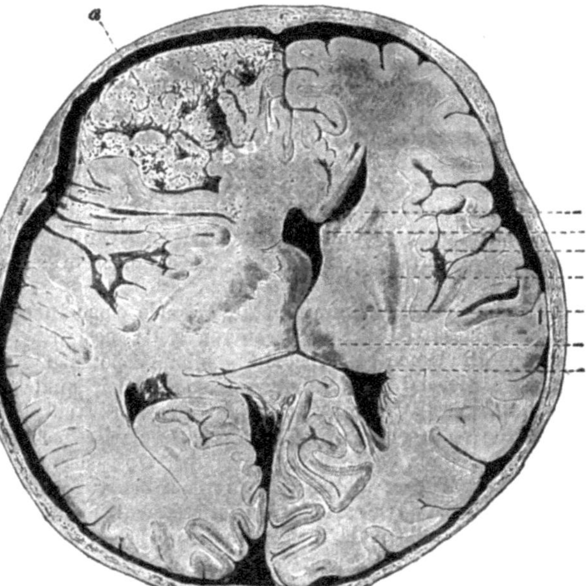

Fig. 619.
Tumore della pia-aracnoidea, sarcoma rotondo cellulare ricco di vasi (in molti punti con degenerazione ialina della parete) nel *territorio del lobo frontale destro* (*a*). Notevole spostamento delle parti cerebrali per effetto della pressione del tumore. Donna di 59 a. Cervello e cranio furono sezionati a livello dell'ordinario taglio di sega. Parte sup. della sezione. Breslavia. Da una fotografia del DR. WELCKER.

(proprio come nel cancro ad epitelio pavimentoso) e giacciono entro a un tessuto connettivale; oppure le cellule acquistano aspetto simile ad un epitelio cilindrico e ne risulta la forma descritta a pag. 125 nell'*endotelioma linfangiomatoso* (una forma simile ad un carcinoma ad epitelio cilindrico). Altri sarcomi sono **emangiosarcomi**, in cui può verificarsi la degenerazione ialina dei vasi, con produzione di formazioni cilindromatose (fig. 619). Si osservano anche **sarcomi ordinari** per es. *sarcomi rotondocellulari,* come nella fig. 619, ed anche in questi si possono avere qua e là degenerazione ialina nella parete dei vasi ed emorragie; inoltre *mixosarcomi,* ecc.

Rari sono i *mixomi* provenienti dall'aracnoide. Rarissima è una *sarcomatosi* diffusa che si diffonde anche alle meningi spinali (NONNE): questo reperto si ebbe anche in casi di *melanosarcomi* (ALBRECHT). *Sarcomi multipli primitivi* delle leptomeningi del cervello e del midollo si possono trovare già nei fanciulli (Lett. in RACH).

Molto rari sono i **colesteatomi**. Si osservano di solito alla *base del cervello*, raramente nel IV ventricolo od anche nel midollo (CHIARI); formano dei nodi di *bianchezza cerea, molli, tondeggianti-bernoccoluti, di splendore madreperlaceo*, sono spesso riuniti in conglomerati; stretti fra le dita si disfanno facilmente in briciole o in foglietti. Il loro volume varia da quello di un pisello a quello di una mela e possono approfondirsi anche nella sostanza cerebrale. Aderiscono sempre in qualche punto alla pia su cui risiedono o al plesso coroideo. La loro sede sono: 1), le vicinanze del ponte, del midollo allungato o del cervelletto, 2) lo spazio fra i lobi olfattivi e i corpora candicantia (BOSTROEM). *Al microscopio* appaiono costituiti da una parete formata dalla pia sottile e fibrosa, tappezzata alla superficie interna da elementi cellulari piatti, poligonali con granuli di cheratoialina sul tipo di quelli epidermoidali, e da squame di cellule staccate dalla parete, e da piastre di sostanza adiposa mescolata a colesterina. ZIEGLER trovò in tali tumori dei piccoli peli; BONORDEN peli e ghiandole sebacee, e in tali casi si trova, sovrapposto alla pia, tessuto cutaneo. Mentre una volta si supponeva per tali tumori un'origine endoteliale dalle cellule che tappezzano le travate connettivali sotto-aracnoidee (VIRCHOW), opinione sostenuta ancora da BORST che prende ancora in considerazione il peritelio dei vasi piali, e in parte anche da DÜRCK, l'opinione di altri, fra cui sopratutto ZIEGLER, che si tratti di una *formazione epiteliale di origine dermoidale*, ha trovato valido appoggio nelle ricerche di BOSTROEM. Nel maggior numero di casi conviene, con questo autore, ammettere pei *colesteatomi intracranici* una *inclusione precoce* nella pia madre o di sole cellule *epiteliali* (e allora si producono degli **epidermoidi**) o di *tessuto dermico embrionale* (e allora si producono **dermoidi** con gli attributi della pelle, ghiandole, peli); la via seguita da tale aberrazione non è in relazione con il germe ipofisario: probabilmente si tratta di inclusioni di germi epiteliali della regione del capo, forse dei due strozzamenti secondari delle vescicole cerebrali nella base stessa del cervello. Corrispondono a questa ipotesi le surricordate regioni in cui il colesteatoma si sviluppa. La maggior parte degli AA. accetta l'ipotesi di BOSTROEM; cfr. THOMAS e ERDHEIM, Lett. in SCHOLZ, BINDER, SCHWALBE, FRICK, ecc.

Gli **emangiomi cavernosi** sono rari, hanno un accrescimento diffuso con il carattere delle teleangectasie o dell'angioma arterioso racemoso (ad es. il caso di KALISCHER): cfr. cervello. I **linfangiomi cavernosi** (pag. 122) sono ancor più rari. I **lipomi** osservati nella regione della base dello sfenoide e del corpo calloso, sono molto rari: v. caso di ERNST: il tumore risiedeva nel corpo calloso e in esso erano contenute trabecole ossee: un caso analogo del museo di Basilea, fu descritto da v. SURY. BOSTROEM fa notare la loro stretta connessione colla pia, ed ammette anche per essi un'origine simile a quella dei colesteatomi, cioè da *germi aberranti* ectodermici, in cui, di tutti i componenti dermici, si svilupparono solo le parti connettivali in forma di tessuto adiposo (Lett. in ZUCKERMANN: v. anche HECHT). Rari sono i **fibromi villosi**. Anche **osteomi** (*) di un certo volume sono molto rari.

b) Dai **plessi coroidei** possono originarsi *a) tumori epiteliali benigni e maligni*. I primi possono assumere la forma di *epiteliomi papillari* con un rivestimento di cellule cilindriche, uno stroma che può farsi mucoso, come le papille possono pure subire una trasformazione cistica.

Una disposizione più complicata, similghiandolare, può darci un quadro che rassomiglia a un adenoma (BIELSCHOWSKY richiama su ciò l'attenzione poichè egli rivendica all'epitelio del plesso il carattere di un epitelio ghiandolare; egli ammette

---

(*) Non molto raramente si formano piccole *lamine ossee* nelle meningi, specialmente sui lobi frontali (se ne trovano anche nel midollo, v. ivi).

ancora che l'epitelio del plesso e l'ependima *secernono* il liquido cerebro-spinale, mentre d'altra parte MILIAN ritiene il plesso come una *ghiandola* quasi inserita fra il sangue e il liquido cerebro-spinale). *Carcinomi*, sempre a costituzione papillare, possono penetrare nelle parti vicine e dare nodi secondarî. β) Tumori benigni e maligni possono originarsi dal *connettivo* e dai *vasi*, come *fibromi* che possono diventare *psammomi* per la formazione di concrezioni calcaree, *angiomi*, e fra essi alcuni con degenerazione ialina (formazioni cilindromatose). Si osservarono anche tumori *maligni*, come, fra l'altro, *sarcomi a cellule fusate* (HIRSCH) e *sarcomi perivascolari* (WÄTZOLD).

Frequente è l'aumento della cosidetta *sabbia cerebrale* nei plessi, come la produzione di *cisti multiple* con contenuto acquoso o colloide: i plessi possono assumere l'aspetto di grappoli d'uva.

I cosidetti *colesteatomi dei plessi ventricolari* nell'uomo (grossi fino come un fagiolo, bianco-giallastri, rotondeggianti) e i tumori più grossi di simile natura nei

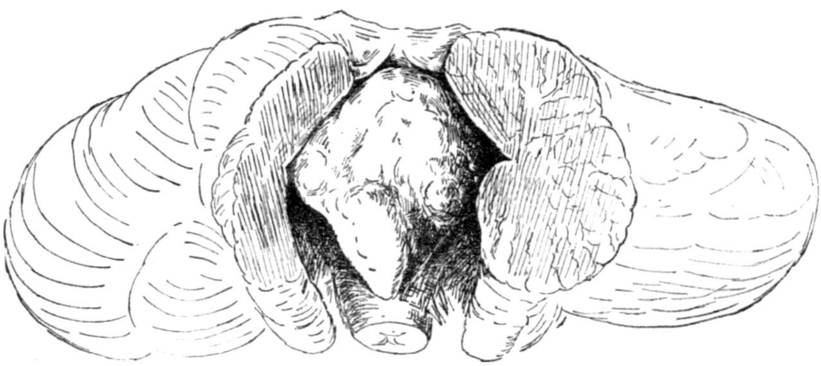

Fig. 620.
Glioma del IV Ventricolo. (Neuroepithelioma gliomatosum columnocellulare, v. testo), derivante dal Velum medullare post. Uomo di 22 a. Disegnato dal pezzo fresco.

cavalli, non hanno nulla a che fare con i veri colesteatomi; si tratta di granulomi con deposizione di sostanze birifrangenti e di tavole di colesterina, intorno alle quali si aggruppano cellule giganti da corpi estranei (Granuloma cholesterinicum, SCHMEY).

c) **Alla superficie interna dei ventricoli.** Le granulazioni dell'ependimite, su cui torneremo in seguito (pag. 1192), possono talora aumentare fino alla produzione di *tumori papillari*. Non di rado si tratta di piccoli **Gliomi** *ependimali* a larga base o peduncolati, di rado grossi come un pisello o più, duri e per lo più solitari (eccezionalmente possono rivestire l'intero ventricolo, HENNEBERG). Sono per lo più composti di numerose cellule piccole, senza una reale partecipazione dell'epitelio ventricolare, per quanto si trovino anche alcune cavità rivestite da epitelio (Lett. in App.). Si conoscono anche altre forme di gliomi dei ventricoli, in cui i tumori possono raggiungere il volume di una noce avellana e di un ovo di pollo (v. tumori ventricolari a proposito della sclerosi tuberosa pag. 1224). Un tipo speciale è, costituito dal *glioma del IV ventricolo*, che riempie spesso la cavità ventricolare come uno zaffo. L'A. studiò uno di questi casi (fig. 620) pubblicato da MUTHMANN e SAUERBECK (Lett.). Il tumore derivava dal Velum medullare posterius ed era costituito da neuroepiteli a forma di colonne, disposte a corone raggiate intorno ai vasi (Neuroepitelioma gliomatoso columnocellulare). In un caso di LINK di glioma ependimale del IV ventricolo, il tessuto fondamentale del glioma papillare, era formato da fibre di nevroglia tappezzate e disseminate da cellule ependimali, che qua e là assumevano una disposizione ghiandolare. Molto rari sono altri *gliomi* maligni, i cosidetti gliosarcomi di un tempo (eventualmente di tutti i ventricoli, HILDEBRANDT) e anche i **sarcomi** *comuni* (Lett. in HUNZIKER). Lo stesso dicasi dei **lipomi.** Rarissimi pure gli **epiteliomi** e i **carcinomi** papillari, derivanti dall'ependima ventricolare: hanno una costituzione papillare e un elegante disposizione simil-ghiandolare degli elementi. L'A. studiò uno di questi adenocarcinomi provenienti dai ventricoli laterali, che molto ricordava microscopicamente un polipo intestinale cancerigno; gli epitelî delle formazioni pseudo-ghiandolari erano in parte nettamente cilindrici, parecchi contenevano gocciole colloidi alcune delle quali capitate anche nel lume, in parte erano polimorfi e pluristratificati. Il tessuto interstiziale si spingeva qua e là in forma di tozze papille nei lumi ghiandolari. Si presentava come lo stroma delle papille in parte a piccole maglie, mixomatoso, in parte granuloso necrotico. Si vedevano talora delle colonne ghiandolari di spessore molto irregolare ed eleganti che giacevano in certo qual modo libere (nuotanti) nella massa di tessuto molle che le circondava. Un caso analogo descrissero v. WUNSCHHEIM e SAXER (Lett.): in esso si potevano ammettere come punto di origine tanto l'ependima ventricolare (come nei casi di BONDET e CLUNET, Lett., HART, Lett.) quanto anche l'epitelio dei plessi. In un caso descritto da ZIEGLER si trovarono oltre alle cellule cilindriche anche *perle di epitelio pavimentoso.* SELKE trovò pure in un fibro-epitelioma del 3.° ventricolo epitelî pavimentosi e tende a far derivare questo tumore dall'epitelio della fessura buccale, ciò che avvicina questi tumori a quelli che si originano dal dotto ipofisario. Sui *teratomi* ventricolari, cfr. SAXER (Lett.) e v. anche SJÖVALL.

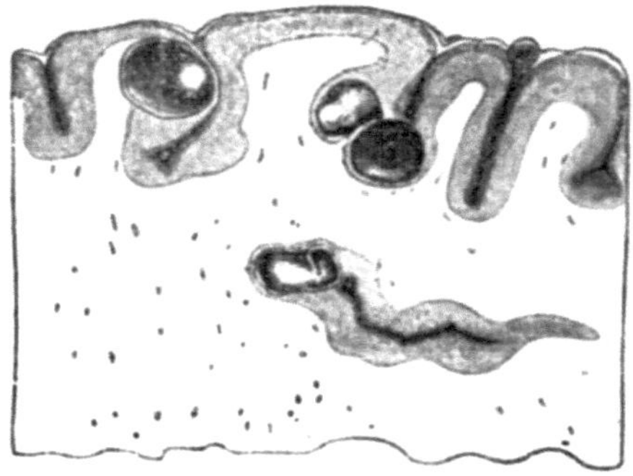

Fig. 621 *a.*
Pezzo di cervello che dimostra un gran numero di **cisticerchi** nelle sue meningi e in piena sostanza. Le vescicole in cui si possono vedere le teste, si spingono nella corteccia cerebrale. Gr. nat.

VIRCHOW chiamò **melanomi** proliferazioni della pia-aracnoide, pigmentate e simili a tumori: essi si trovano in quelle regioni in cui di regola esiste pigmento brunastro (cellule stellate, cromatofori inclusi nello strato interno della pia), vale a dire quindi particolarmente nella superficie ventrale del midollo allungato, nel maggior numero degli adulti: la pia può qui apparire bruniccia e talora grigio-fumo fino a nerastra. Non si confondano queste melanosi con residui di emorragie. Si può trovare pigmentazione però anche in altre parti, come in vicinanza dei bulbi olfattori e delle fosse del Silvio: di più esistono cellule pigmentate anche nella guaina avventiziale dei vasi cerebrali e midollari. L'osservazione di VIRCHOW fu confermata, fra gli altri, da STOERK, e si è quasi dimostrato oggi che i **sarcomi melanotici** delle pie meningi, possono originarsi da questi elementi (Lett. in PICK, ESSER, THOREL). **I sarcomi secondari disseminati** sono rarissimi. In un caso descritto dall'A. si era avuta la penetrazione di un *mixosarcoma teleangectasico* dallo strato midollare nel *corno posteriore* e si erano formati nei due ventricoli laterali, nel III, e nel IV ventricolo, dei piccoli tumori metastatici isolati che ripetevano le stesse caratteristiche del tumore principale: si trattava con ogni verisimiglianza di un *innesto di particelle tumorali.*

II. **Tumori secondari**. Si osservano sarcomi (anche gliosarcomi v. GRUND) e carcinomi (Lett. in KRASTING). Talora essi si diffondono in modo diffuso sulle meningi cerebrali (e talora anche nella sostanza cerebrale seguendo le vie linfatiche e ciò anche in modo diffuso, v. MERZBACHER) e talora anche spinali e possono dare una sintomatologia meningea, ecc.; talora si possono anche trovare cellule cancerigne libere nello spazio sub-aracnoidale (WESTENHOEFFER, SCHOLZ, HOFFMANN, ecc.).

Verosimilmente nei carcinomi dello stomaco, ad es., possono elementi cancerosi seguendo le guaine linfatiche dai nervi portarsi in alto fino alle meningi (Knierim, Lett.) ugualmente a quanto si può verificare, come osservò l' A., in casi ad es., di infiammazione purulenta che si propagò, in un bambino, da un empiema pleurico lungo i nervi intercostali alle meningi spinali. Nel liquido estratto con la *puntura lombare* si trovarono grosse cellule rotonde e pallide con piccolo nucleo e piccoli prolungamenti cellulari, che portarono alla diagnosi di meningite carcinomatosa (v. Stadelmann, Lett.). I carcinomi si possono scambiare con i cosidetti cancri endoteliali primitivi, di rado con una leptomeningite cronica (Saxer, ecc.).

Fra i **parassiti** si trovano di frequente **cisticerchi** (pag. 576) nello spazio subaracnoidale ed anche fra pia e corteccia, spesso in numero molto grande, talora come vescicole trasparenti, nel cui contenuto acquoso limpido si possono vedere pendere le teste armate del parassita, talora come nodetti con capsule connettive e calcificati.

Occorre *svolgere le meningi* per rendere visibili tutte le vescicole. Queste possono annicchiarsi nella corteccia cerebrale, la quale si presenta in corrispondenza di esse o semplicemente compressa o rammollita o sclerosata. Intorno ai noduli antichi si raccolgono spesso cellule gigantesche (cfr. Askanazy). Se si distaccano le meningi, la vescicola resta ad esse aderente e lascia un' impronta sferica od emisferica nella corteccia. (Contemporaneamente possono esistere vescicole più profondamente isolate nella sostanza cerebrale (per lo più nella grigia) e nei ventricoli) (pag. 1192). Le pie meningi possono essere ispessite. Talora i cisticerchi provocano dei sintomi cerebrali. Cfr. pag. 1239 Lett. in App.

Raro è il *cysticercus racemosus* (Zenker) che si osserva nello spazio subaracnoidale alla base del cervello, di rado anche nei ventricoli (Stern, Lett.) e risulta di un convoluto di vescicole moriforme o a grappolo, lobulato e ramificato che si spinge lungo i grossi vasi intorno al chiasma e s'annida di preferenza nella fossa Sylvii.

Tutto il complesso è formato da *una* vescicola con vescicole figlie incluse, e lo si può chiamare con Marchand (Lett.) Cysticercus multilocularis. Spesso è difficile o impossibile trovare lo scolice.

Dove ha sede il parassita, può svilupparsi una *meningite cronica fibroplastica,* che può portare a ispessimenti compatti (scambio con la meningite sifilitica) in cui possono rimaner inclusi vasi arteriosi e presentare quindi, come dimostrò per primo Askanazy, peri- e endo-arterite (simili alle arteriti sifilitiche) e anche necrosi parietale e trombosi (Gross). Ne può seguire la produzione di focolai di rammollimento, anche notevolmente grossi (Gross) e di un idrocefalo. Son qui molto più frequenti che nei cisticerchi comuni i sintomi clinici poco caratteristici di compressione cerebrale (relativamente rara è la papilla da stasi, Jacoby) (Rosenthal, Wollenberg, Lett., Henzler, Lett.). Sugli **echinococchi** v. parassiti della sostanza cerebrale, pag. 1239.

Interessanti sono i rari casi di **blastomicosi** in cui si formano nelle meningi o anche nei ventricoli, intorbidamenti, formazioni filamentose o cistiche o anche simil-tumorali con aspetto mucoso-gelatinoso, costituite da tali microrganismi in parte ingloblati nei macrofagi (Benda). Porta d'entrata probabilmente (?) cavità buccale o fauci (Busse, v. Hansemann, Türk).

B) MALATTIE DEI VENTRICOLI

I — Idrocefalo interno (*) (fig. 621 b).

Come tale si intende una raccolta di un'eccessiva quantità di liquido nei ventricoli; esso è d'ordinario acquoso e corrisponde al liquido cerebro-spinale; in altri casi ha il carattere di un essudato torbido. A seconda della natura del liquido si distingue perciò un idrocefalo *semplice* e un idr. *infiammatorio;* in quest'ultimo l'essudato, fornito dai plessi coroidei e dagli epiteli ventricolari (Lett. in RAUBITSCHEK, YOSHIMURA), è simile

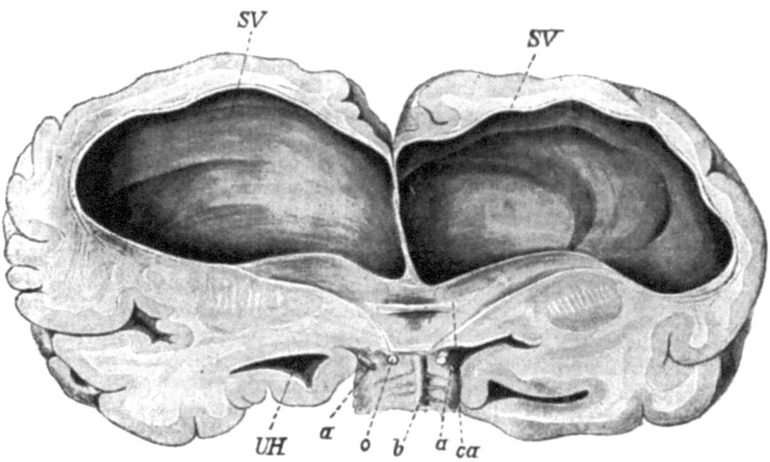

Fig. 621 b.
Idrocefalo interno. Sezione frontale di un cervello indurito in acido cromico. *S V.* Ventricoli laterali. *U H,* corno posteriore del lato destro, *ca,* commessura anteriore, *a,* art. cerebrale media, *b,* art. basilare, *o,* ottico. Uomo adulto macrocefalo. Museo di Breslavia 1/2 gr. nat.

a siero di latte o purulento (piocefalo) e si produce per lo più in modo *acuto;* talora un idrocefalo semplice assume, durante il suo decorso, carattere infiammatorio. Il liquido si raccoglie sopratutto nei ventricoli laterali, il pus può farsi strada lungo le vene sul pavimento ventricolare. I ventricoli ne sono distesi, il loro pavimento sopratutto diventa piatto e le circonvoluzioni cerebrali sono appiattite dalla contropressione del cranio. Il setto lucido e le commessure sono stirate. Si distingue un *idrocefalo congenito* e un *acquisito,* ed in questo dei casi che si sviluppano nei fanciulli ed altri che si presentano negli adulti.

a) Idrocefalo congenito; può fin dalla nascita essere così intenso da divenir causa di distocia e talora anche da rompersi durante il parto o nell'utero; spesso al momento della nascita è ancor scarso, ma cresce

(*) Idrocefalo esterno = edema della pia-aracnoidea ad es. sopra punti atrofici della superficie cerebrale.

rapidamente in seguito. Il cranio è fortemente dilatato *(macrocefalia)* e può nel primo anno raggiungere il volume di una testa d'uomo o più ancora: l'A. misurò una circonferenza di un cranio di 72 cm. Le pareti del cranio distese possono divenir sottili come un foglio di carta e trasparenti. Le fontanelle rimangono aperte per anni; le suture si divaricano. Raramente, col cessare della distensione, si produce *iperostosi* della calotta cranica; spesso si formano allora numerose ossa *intercalari* (ossa Wormiane).

La *faccia è abnormemente piccola,* in rapporto collo *scheletro del capo tondeggiante,* disteso (il cranio rachitico è *angoloso,* in forma di cassetta). Le *vene cutanee,* sopratutto nella metà anteriore del cranio sono spesso dilatate e tortuose. I *ventricoli,* anzitutto i laterali, poi anche il III, meno il IV, contengono un liquido sieroso, limpido, oppure torbido, ricco di albumina, e ciò quando l'idrocefalo acutamente insorge con fenomeni infiammatori. La quantità di liquido oscilla fra 50-100 cc. e *più litri.* La *sostanza degli emisferi,* che di solito è pallida, può esser ridotta a pochi millimetri di spessore od anche essere talmente assottigliata (atrofia da pressione) che in realtà soltanto le meningi, con uno strato cerebrale ad esse aderente, dello spessore di un foglio di carta, formano la parete della sacca fluttuante in cui si è trasformato il cervello. La distensione avviene dapprima a spese della sostanza midollare, specialmente del corpo calloso, che può mancare (ANTON). L'*ependima del ventricolo* può essere sottile o ispessito e nello stesso tempo granuloso; nell'idrocefalo infiammatorio a sviluppo rapido, la superficie interna dei ventricoli può essere rammollita (rammollimento idrocefalico). *Parti del cervelletto* (tonsille e lobi inferiori), ponte e midollo allungato possono esser spostati verso il canale vertebrale o spinti dentro ad esso (CHIARI). La puntura lombare (QUINCKE) può allora riescire vana (cfr. NÖLKE). (Il tamponamento del foro occipitale per parte del cervelletto si osserva talvolta anche nei forti aumenti della pressione cerebrale, per tumori, meningite tubercolare, tubercoli conglomerati (fig. 632, ecc.): si noti a questo proposito che SCHWALBE trovò spesso anche in cervelli normali la penetrazione del cervelletto nel foramen magnum). La dilatazione idropica può anche essere limitata ad *un solo* ventricolo o ad *una parte* di esso, specialmente ad un corno posteriore, che subisce allora una distensione *cistica.* Nell'idrope ventricolare unilaterale può essere occluso il foramen Monroi (che fa comunicare i due ventricoli laterali). Si osserva anche un idrope del IV ventricolo e del ventricolo del setto lucido. Talora coesistono altre *anomalie di sviluppo,* come labbro leporino, piede equino, ciclopia, encefalocele, nanismo, ecc. — *Durata della vita nell'idrocefalo congenito.* La maggior parte degli individui colpiti da idrocefalo congenito muoiono subito dopo la nascita o nei primi mesi od anni di vita. Taluni però divengono più vecchi. In tal caso le alterazioni sono meno intense ed il peso assoluto della sostanza cerebrale può persino essere inalterato. Anche le *funzioni psichiche* possono, in tali casi, *conservarsi normali,* mentre la maggior parte dei bambini idrocefalici sono *idioti* o imbecilli. Dal lato dell'**eziologia**, l'idr. cong. è *poco noto:* si sospetta un'anomalia di secrezione o un essudato flogistico dei plessi e degli epiteli ventricolari, provocate da un momento tossico o infettivo (alcoolismo e sifilide dei genitori). Si pensa pure a una disposizione familiare (Lett. in HEUBNER e EICHMEYER: v. anche KAUSCH).

b) Idrocefalo acquisito. Si distinguono una forma *acuta* ed una *cronica.* L'acuta, che d'ordinario è meno intensa, ma che insorge rapidamente e produce perciò le più gravi conseguenze funzionali, la incontriamo nella meningite tubercolare (taluni usano persino promiscuamente i termini idrocefalo acuto e meningite tubercolare), inoltre nella meningite generalizzata purulenta, nella perforazione di un ascesso cerebrale entro ai ventricoli, nella suppurazione consecutiva a spina bifida, ecc. Esiste anche un idrocefalo acuto idiopatico (non tubercolare). L'*idrocefalo acquisito cronico* si sviluppa nella seconda fanciullezza o nell'età adulta.

Eziologicamente dobbiamo prendere in considerazione: *infiammazioni*, per es. alterazioni croniche dei plessi e dell'ependima, come un ispessimento fibroso delle meningi in seguito a pregressa meningite cerebrospinale, che portano a *un aumento del liquido*. Si pensò anche ad una meningite sierosa ventricolare, che si produrrebbe in seguito ad alcoolismo, a traumi, a malattie infettive, acute (QUINCKE). Talora la natura del liquido ed il reperto di ispessimenti delle meningi o dei plessi ci permettono di concludere per una pregressa infiammazione: gli spazî subdurali possono essere in parte obliterati oppure si trovano occlusi gli orificî di comunicazione fra i ventricoli e gli spazî subaracnoidali (recentemente messo in dubbio da SCHMORL): si ha in questi casi un **disturbato afflusso del liquido cerebrospinale** (*). Tale ostacolo all'afflusso del liquido cerebro-spinale, si ha inoltre quando ad es. l'acquedotto del Silvio è occluso da un tumore o quando un tumore del ponte o del cervelletto comprime il tentorio, e quindi l'acquedotto e anche la vena magna di Galeno. Altri casi si producono per un **ostacolo all'afflusso venoso** *(idrocefalo da stasi)* ad es. per la pressione di un tumore, ad es. sul cervelletto, sulla vena magna di Galeno. Spesso si forma *nel rachitismo*, nei primi anni di vita un idr. acquisito di grado mediocre e capace di regredire. In molti casi la *eziologia* è oscura (Lett. in WEBER).

Il **reperto del cervello e del cranio** è meno grave che nell'idrocefalo congenito. Molto spesso si trovano *granulazioni ependimali* e *aderenze di punti contrapposti della parete ventricolare*. Se l'idrocefalo si inizia in un periodo in cui lo sviluppo del cranio non è completo, questo può assumere considerevoli dimensioni *(macrocefalia)*. Più tardi la distensione non è più possibile, ma invece la calotta cranica appare scavata da molte fossette alla sua superficie interna *(usura della faccia interna del cranio)* od anche irregolarmente sclerosata, come nei tumori cerebrali, di cui l'idroc. può anche assumere il *quadro clinico* (papilla da stasi, atrofia del n. ottico). Raramente si ha perforazione dell'orbita.

Il così detto *idrocefalo senile*, che si osserva quasi costantemente negli individui molto vecchi, è un idrocefalo *ex vacuo* (vedi atrofia, pag. 1197) e generalmente è di grado mediocre.

Secondo altri, si tratterebbe di una infiammazione cronica della pia aracnoidea, che condurrebbe ad edema subaracnoidale e ventricolare, producendo con ciò atrofia del cervello.

2 — Emorragie nei ventricoli.

Spesso sono dovute a *perforazione di un focolaio emorragico cerebrale*. Il sangue forma talora uno stampo completo, solidamente coagulato, dei ventricoli, (fig. 628 e 629). Anche per traumi nell'*estrazione della testa fetale* col forcipe possono prodursi emorragie ventricolari (vedi Traumi). Più raramente il sangue proviene *dalla base del cervello* (rottura di un aneurisma) nel ventricolo seguendo lo spazio subaracnoideo.

(*) Cfr. ANTON e v. BRAMANN, ferita del corpo calloso per la cura dell'idrocefalo (anche nei tumori inoperabili) con il miglioramento delle comunicazioni dal ventricolo con lo spazio subaracnoidale; sulla meccanica del liquido. V. Lett. in PROPPING.

3 — Ependimite.

Si possono fare due classi:

1. le **proliferazioni nevrogliche** molto frequenti: si presentano *a)* come **granulazioni ependimali (ependimite granulare)**; una **proliferazione degli strati sotto-epiteliali della glia,** a cui possono partecipare (in forma di proliferazione simili a ghiandole) anche gli epitelî (JEREMIAS), produce dei granuli trasparenti, come di sabbia, che possono raggiungere il volume di un seme di canape (Istologia e Lett. in SALTYKOW). Se si scorre col dito sulla faccia interna dei ventricoli, la si sente ruvida. I granuli sono più grossi e più fitti nei ventricoli laterali e nel recesso laterale del IV ventricolo. Le granulazioni contrapposte possono aderire e condurre a saldatura diffusa o a striscie delle superficie ventricolari (sopratutto nel corno anteriore): si trovano di preferenza nell'idrocefalo cronico e nella paralisi progressiva, assai spesso nell'età avanzata. *b)* Inoltre possono formarsi **ispessimenti appianati diffusi** e *c) ispessimenti reticolari, bianchi,* che dipendono anch'essi da proliferazione della glia. La faccia interna dei ventricoli è dura, coriacea o ineguale al tatto. Altre forme di ependimite cronica v. in DELAMARE e MERLE.

2. Rari **noduli di tessuto di granulazione** semplice, che possono contenere talora cellule gigantesche (Lett. in TILLGREN).

4 — Parassiti.

Gli **echinococchi** nei ventricoli cerebrali sono rari. I **cisticerchi** nella parete dei ventricoli o nei plessi sono abbastanza frequenti. Meno comune è la presenza di *vescicole libere.* L'*Autore* sezionò un caso in cui un cisticerco, grande come un pisello, nuotava libero nel IV ventricolo. Durante la vita per l'occlusione a valvola dell'acquedotto di Silvio, si erano avute delle crisi di aumentata pressione cerebrale, da cui il paziente si rimetteva in breve. In un secondo caso (Museo di Basilea uomo di 61 a.) si trovò una grande dilatazione del IV ventricolo. In una osservazione di MICHAEL si aveva diabete. (Altra Lett. in SATO e MARCHAND). I cisticerchi liberi possono anche produrre morte repentina (paralisi del centro respiratorio?) (confr. PFÖRRINGER, ASKANAZY). Essi danno luogo talvolta a proliferazioni dell'ependima granulose, bucherellate e possono aderire alla parete ventricolare. Alcuni dei cisticerchi trovati liberi nei ventricoli, spec. nel IV, appartengono al tipo del racemoso (Lett. in App. pag. 1188).

5. **Tumori** v. pag. 1184 e seg.

C) MALATTIE DELLA SOSTANZA CEREBRALE (*).

1 — Malformazioni del cervello.

Saranno qui soltanto accennate in breve le più importanti anomalie di sviluppo (**)

1 — Malformazioni del cervello che sono collegate a manchevole sviluppo della teca ossea.

a) Nell'**anencefalia,** che si spiega col rimanere aperta la doccia midollare (per aderenze coll'amnion), *il cervello manca od è rappresentato da pochi rudimenti.*

(*) Anatomia normale v. in EDINGER: Vorlesungen über den Bau der nervösen Zentralorgane, Lipsia: patologia in V. MONAKOW: Gehirnpathologie, Vienna 1905.

(**) Oltre alla letteratura citata nel testo, v. anche quella raccolta da ERNST, Missbildungen des Nervensystems nel trattato di E. SCHWALBE, 1909.

La totale anencefalia si associa spesso con *fessura totale del cranio, cranioschisi,* in cui o manca del tutto la volta craniana **(acrania)** o si sono formate solo parti di essa (foramen magnum e squama dell'occipitale) **(emicrania od emicefalia)**. Della

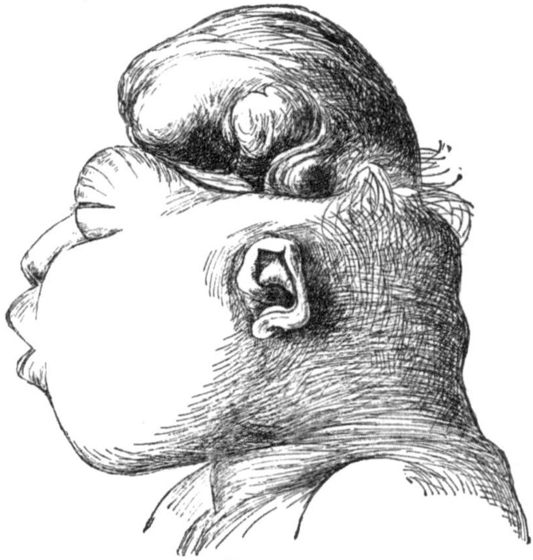

Fig. 622.
Cranioschisis (acrania) con exencephalia. Basilea 2/3 Gr. nat.

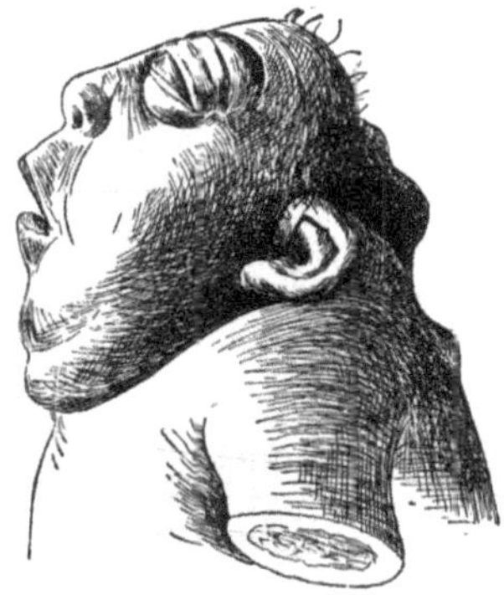

Fig. 623
Acrania e Rachischisi nel midollo cervicale. Neonato immaturo. Basilea, 1/2 Gr. nat.

sostanza cerebrale non si trova traccia oppure essa è ridotta ad un *nodo rosso,* costituito da connettivo, vasi sanguigni e talora tracce di sostanza cerebrale specifica, e situato alla base del cranio abnormemente incurvata **(acrania con exencefalia)**: può mancare

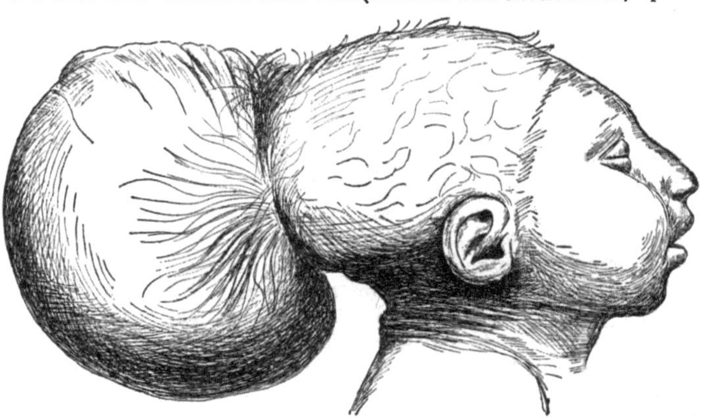

Fig. 624.
Idrencefalocele occipitale, bambino di 5 mesi. Basilea, 1/2 Gr. nat

ogni accenno di membrana nella cavità cranica (fig. 622). Anche il midollo è per lo più abnormemente sviluppato: di regola si ha *micromielia* (RETRÈN, v. MONAKOW, Lett.). Se anche la colonna vertebrale è più o meno fessurata *(craniorachischisis)* il nodo giace dal lato della nuca **(notencefalia)** (*). Gli occhi ben sviluppati e relativamente grossi, fanno prominenza, mentre la fronte sfugge. Tutto l'insieme ha portato alla denominazione di testa da serpente (*surrenali* negli anencefali v. pag. 845).

b) **Cephalocele** (**), **hernia cerebri.** Allorchè il cranio, in seguito a *difetti di ossificazione* della capsula cranica, non si è sviluppato in una parte, allorchè un segmento craniano non è ossificato (ciò che è il caso più frequente, SIEGENBEEK VAN HEUKELOM), o quando *un'idrope* ventricolare nei primissimi stadi di sviluppo determina una dilatazione e una sporgenza del canale cerebrale (EXNER, Lett.) o un *abnorme accrescimento* di parti di cervello impedisce la chiusura in un punto (malformazione del germe neurale) o quando *cordoni amniotici,* aderenti alla meningi, traggono fuori una parte del cervello, si produce una **fessura della calotta cranica** e quando vi coesista una lacuna della dura madre (MUSCATELLO, Lett.) attraverso cui possa sporgere il contenuto della cavità craniana a mo' di tumore, si parla di un'**ernia cerebrale, cefalocele**; l'ernia può trovarsi, e questo è il caso più frequente, medialmente nell'occipite (fra la fontanella e il for. magn.) o lateralmente (E. *laterale*) o alla base del cranio, nei dintorni della sella turcica (l'ernia può estroflettersi nella faringe) o nei dintorni della glabella, della radice del naso (E. *frontale*) (ZINGERLE Lett.): oppure l'ernia fa prominenza nella parte superiore della cavità nasale (rarissimo) o lateralmente verso le orbite.

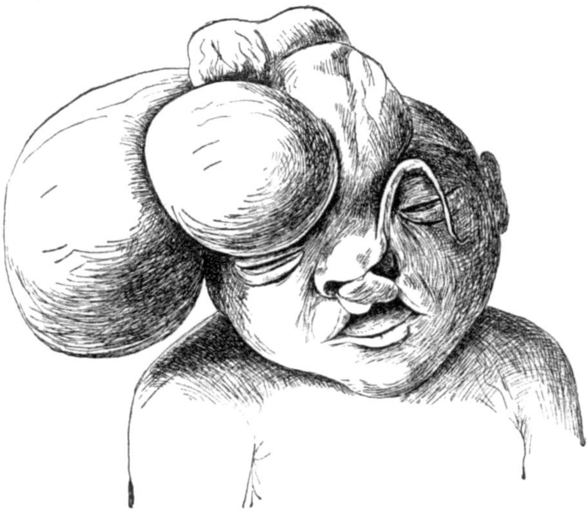

Fig. 625.
Feto con **encefalocele multiplo** e *gola lupina* da *cordoni amniotici.* (Di più si notava: tumore della mano destra, piede varo-equino bilaterale, altri cordoni amniotici). Basilea.

La sacca che, nei casi tipici, è completamente coperta dalla pelle, *può essere diversamente costituita:* **a)** dalle meningi molli distese per raccolta di liquido nello spazio subaracnoidale: i peli e le gh. sudoripare cutanee possono penetrare profondamente nella aracnoide (v. SULZER): **meningocele o hydromeningocele**; **b)** da meningi, sostanza cerebrale alterata e liquido; il ventricolo idropico ha fatto ernia: **hydrencephalocele** o **encefalocistocele.** La dura manca in *a)* e *b),* il sacco può essere più grosso della testa. **c)** Nell'**encefalocistomeningocele** o **idrencefalomeningocele** alla fuoruscita della sostanza cerebrale prende parte con una parte dei ventricoli una sacca costituita da una parte dell'aracnoide ripiena di liquido: manca la dura.

d) Nell'**encefalocele** prolabisce il cervello normale o deformato con le sue meningi: *manca il liquido,* coesistono spesso altre anomalie di formazione: in un caso di ERNST, ad es., eterotopia e microgiria nel cervelletto (Lett. in v. MONAKOW). Rare sono le ernie del *cervelletto* con fessura ossea dell'occipitale vicino al for. magnum (cfr. CHIARI e v. MONAKOW). Le parti prolabite cadono facilmente in preda a disturbi di circolo, traumi e infezioni (pag. 1252).

(*) νῶτος **dorso,** ἐν **in,** κεφαλή **capo.**
(**) **Cele** = κήλη = **ernia.**

2 — Malformazioni a cranio chiuso.

Nella **micrencefalia** *l'intiero cervello è in toto incompletamente sviluppato* (ipoplasia) ma senza difetti grossolani: il cranio è chiuso ma è abnormemente piccolo **(microcefalia)**. Il resto del corpo non è piccolo (come invece si trova nella nanocefalia, in cui si ha nanismo del corpo con corrispondente piccolezza del capo). Non è facile il decidere, nei singoli casi, se si tratti di una *ipoplasia primaria* del cervello o di un *primitivo arresto di sviluppo del cranio,* come quando si trova ad es. una *sinostosi prematura* delle suture (VIRCHOW). Però le svariatissime e gravi anomalie del cervello (il quale spesso è assai più piccolo del cranio) che non sempre coincidono con alterazioni altrettanto gravi e sopratutto con sinostosi premature del cranio, parlano piuttosto nel senso di un *disturbo dello sviluppo del cervello e del cranio da cui il cervello è colpito pel primo,* mentre il cranio si arresta nel suo sviluppo solo secondariamente, in seguito all'arrestato accrescimento del cervello (v. AEBY, PFLEGER e PILCZ). Del resto non è facile citare un sol caso in cui una sinostosi primitiva si sia potuta dimostrare come causa certa di microcefalia. La teoria di C. VOGT basata solo su ricerche nel cranio, e secondo la quale nella microencefalia si tratterebbe solo di un ritorno atavico, fu confutata (v. fra gli altri H. VOGT, Lett.); il cervello ostacolato nel suo sviluppo mostra solo somiglianze formali con i tipi animaleschi, ciò che corrisponde alla legge della trasmissione filogenetica. La gravità delle alterazioni cerebrali è variabile. Possono rimaner piccole solo alcune parti, per lo più i lobi occipitali, onde il *cervelletto appare scoperto;* oppure l'encefalo in totalità è più piccolo e povero di circonvoluzioni, od anche singole parti, per es. il cervello, sono sviluppate rudimentalmente (casi estremi). In un'osservazione dell'*Autore* (bambina di 3 ½ settimane molto sviluppata, e assai vivace, a giudizio dei medici), l'intiero cervello anteriore secondario era rappresentato da un nodo grosso come una ciliegia, mentre cervelletto e ponte, midollo allungato coi nervi ed anche i vasi cerebrali della base erano completamente sviluppati. Nello stesso modo si comportava il cervello ed anche il cranio scafocefalico nel caso descritto da ROHON (peso del cervello gr. 17,3, il più piccolo conosciuto). Anche il peso del cervello (*) dei microcefali più vecchi può essere assai piccolo: esso nel caso di ELENA BECKER (8 anni) (v. BISCHOFF) raggiungeva solo 219 gr., e in una ragazza di 15 a. della stessa famiglia (in cui su 7 bambini si ebbero 5 microcefali) solo 152 gr. In una tipica microcefalica idiota di 7 a. (fronte sfuggente, naso camuso, prognatismo, bocca larga, micrognatismo, ecc.) l'A. trovò un cervello pesante 650 gr.: questo caso appartiene ai gradi medi della microcefalia (500–800 gr., MARCHAND). Non esistono rapporti speciali fra peso del cervello e peso e lunghezza del corpo. Le *cause* della microcefalia non sono note (cfr. MARCHAND): (Lett. in GIACOMINI, MARCHAND, v. MONAKOW, ANTON, PROBS, HILTY, H. VOGT).

Rara è la **vera iperplasia** del cervello **(macrencefalia** con corrispondente **macrocefalia)**; la maggior parte dei casi descritti con tal nome non sono altro che pseudo-ipertrofie, ingrossamenti a causa di processi patologici: esistono però anche casi puri di ingrossamento e aumento delle parti parenchimatose e interstiziali (MARBURG): anche v. HANSEMANN descrisse una vera e pura *megalencefalia* (ragazza di 16 anni: peso del cervello 1860 gr.), senza alterazioni istologiche, congenita. L'A. in un fanciullo di 16 anni intellettualmente assai vivace trovò un cervello pesante 1700 gr. Però la potenza intellettiva e il peso del cervello non vanno sempre paral-

(*) *Peso medio* del cervello nel *maschio* adulto 1360 gr. (1355 sec. WEIGNER, 1370 sec. HANDMANN) nella donna 1220 (circa 2 % del peso del corpo); nel neonato circa gr 400. *Peso specifico* della sost. cerebrale = 1,040. Dalla capacità del cranio, macerato, si giudica il peso del cervello moltiplicando quella per 1,040 detrattone però 8,5 % (MARCHAND).

lelamente: se anche in uomini eminenti si trovò un cervello più grosso e più pesante del normale (BYRON 1807, CROMWELL 2000, TURGENIEFF 2012 gr.), v. WALSEM, riscontrò il peso più elevato finora conosciuto di 2850, in un idiota di 21 anno (Lett. in ANTON, MARCHAND, HANDMANN). Viceversa l'*abbassamento* del peso sotto ai 1000 gr. nei maschi di media età, sotto i 950 in quelli di 60 anni, è in rapporto a malattie dell'intelligenza (cfr. MITTENZWEIG).

Ipoplasia parziale si osserva il più spesso negli *emisferi cerebrali o cerebellari*. Si trovano parti delle circonvoluzioni molto piccole: le *circonvoluzioni sono esili, assai ravvicinate,* la loro *superficie può essere finemente suddivisa, a piccoli rilievi* **(microgiria)** e nello stesso tempo esse sono *sclerotiche*. In casi di quest'ultima specie si ammette che una *meningoencefalite fetale* abbia condotto ad una sclerosi, la quale impedì l'ulteriore sviluppo. Si possono osservare dei casi in cui l'alterazione colpisce quasi omogeneamente l'*intiera superficie cerebrale;* in altri è *unilaterale* e dà luogo ad una forte *asimmetria*.

Agenesia parziale si osserva pure colla maggior frequenza negli *emisferi cerebrali* e *cerebellari*. Però possono anche mancare, ad es., il corpo calloso (Lett. in ARNDT-SKLAREK, GROZ e spec. MARCHAND), e il fornice o le piccole commessure. Si può trattare: *a)* di *disturbo primitivo di sviluppo*, vera *agenesia;* oppure *b)* di *formazione patologica di fessure* (solchi totali) o *di solchi nella corteccia* o infine *c)* di *rammollimento e di assorbimento di parti* in un periodo precoce, dovuti a infiammazioni (meningite, encefalite fetale), a traumi e a disordini circolatorî (trombosi, embolia, emorragia). Nella rara **idrencefalia** (CRUVEILHIER) *il cranio è normale,* il cervello parzialmente o totalmente difettoso (per alterazioni vasali, KLUGE) e gli spazi che così si formano, sono riempiti di liquido idrocefalico. Dove nel *cervello* sono andate perdute solo delle parti circoscritte nella vita intrauterina, si producono **difetti cistici** o perdite di sostanze a fossette o a imbuti o fessure profonde e beanti nella superficie cerebrale, che possono raggiungere il ventricolo e che di rado viceversa dal ventricolo si spingono nella midollare rimanendo coperti dalla sola corteccia. Tutti questi difetti si indicano con il nome di **porencefalia** (HESCHL, KUNDRAT). In tali forme circoscritte si possono distinguere: *a)* Casi **tipici**, veramente congeniti, in cui il poro o fessura si trova per lo più nei dintorni del lobo centrale o parietale o ai loro limiti (nel dominio dell'art. fossae Sylvii), spesso precisamente al culmine della convessità (e clinicamente dà luogo a paralisi cerebrale infantile, hemiplegia spastica infantilis). Ai limiti del difetto, che è ricoperto, come da un ponte, dall'aracnoide e in cui si affonda la pia, le circonvoluzioni terminano in forme molto rigonfiate e presentano spesso disposizione raggiata convergente verso il poro. Talora questo può risiedere anche in altre regioni del cervello. Per questi casi si ammette generalmente un'anomalia di sviluppo (SCHATTENBERG, v. KAHLDEN) dovuta ad *abnorme approfondamento delle scissure totali e dei solchi corticali in un periodo embrionale precoce.* Si parla anche di **porencefalia primitiva** congenita. Non di rado esiste idrocefalo. L'affezione può essere *simmetrica. b)* In altri casi la cavità, che secondariamente si riempie di liquido, si produce pel fatto che parti della corteccia e della midollare del cervello ed anche del cervelletto, sono *distrutte* e si *rammolliscono* (come nella fig. 630). Ciò può avvenire tanto *nella vita intrauterina* che *intra* o *post partum*, che *nella fanciullezza,* per *traumi* che portano a emorragie (cfr. pag. 1175) o che distruggono direttamente la cort. cerebrale; inoltre per *lesioni vascolari* con conseguente necrosi ischemica, *flogosi, idrocefalo* (primitivo fetale che, come nel caso di OBERSTEINER, comprime il ramo ascendente dell'arteria della fossa del Silvio, e porta all'atrofia del vaso e della corrispondente area cerebrale), finalmente per *rammollimento* senza chiusura di vasi e senza infiammazione (KUNDRAT, Lett. in DAHLMANN). Inoltre si trovano tutte le possibili forme di passaggio fra questa così detta **porencefalia acquisita** o **secondaria** e quei casi in cui si producono *negli adulti* fessure, cavità penetranti, per lo più con margini sclerotici, in seguito a distruzioni, rammollimenti di parti di cervello per *traumi, emorragie, trombosi, embolia, encefalite.*

HESCHL, nel suo caso, in cui delle cavità ripiene di siero si continuavano dalla superficie del cervello fin nei ventricoli, riferì l'affezione ad una *meningite ed encefalite fetale,* che aveva condotto a degenerazione grassa dei vasi, ad encefalomalacia ed a riassorbimento delle rispettive parti del cervello. Alla faccia interna della pia si trovavano residui granulosi di sostanza cerebrale degenerata in grasso. Ultimamente si fece sempre più strada l'opinione che *non esista alcuna essenziale differenza fra la porencefalia congenita (tipica) e l'acquisita.* Mentre in quest'ultima il modo di produzione della porencefalia è spesso assai facilmente riconoscibile, ciò riesce invece più difficile nella prima, trattandosi di processi molto più antichi e perciò si ricorse all' « arresto di sviluppo » al « disturbato accrescimento », appoggiandosi anche sulla speciale disposizione raggiata delle circonvoluzioni attorno al poro. Ma BEYER ha dimostrato in modo convincente che non vi ha alcuna differenza di origine fra la forma *a)* e la *b)*, che le stesse cause che furono rilevate per *b)* valgono anche per *a)*; ciò che spiega lo speciale aspetto dei casi « tipici », per lo più congeniti, è il riassorbimento più rapido e completo nel periodo fetale e nei primi mesi di vita e sopratutto la *più completa compensazione topica*, la quale non basta, è vero, a rimpiazzare il pezzo distrutto, ma dà luogo alle *circonvoluzioni rigonfiate* ed alla *disposizione convergente.* A conferma di questa opinione, che coincide in fondo col concetto di HESCHL di una vera distruzione della sostanza cerebrale, hanno molto valore quei casi, che ci mostrano il riassorbimento ancora in atto o, almeno, evidenti residui di quei processi patologici che hanno condotto alla distruzione. A questo riguardo l'*Autore* vuol ricordare il caso di una ragazza di 15 anni, in cui l'ultima settimana innanzi alla morte si manifestò emiplegia ed emianopsia; nel fondo dell'ampio difetto porencefalico, vescicolare-cistico, nella parte mediana dell'emisfero destro, la pia formava una prominenza vescicolare nel ventricolo, mentre un altro prolungamento vescicolare si espandeva sotto il pavimento del ventricolo stesso. Nelle membrane piali, formanti la parete cistica, una intensa colorazione rosso-ruggine (pigmento sanguigno granuloso e cristallino) indicava *una antica emorragia, alla quale era dovuta la produzione della porencefalia.* Esisteva idrocefalo generale, di alto grado (secondario). Asimmetria del cranio e particolarmente anche della base: nell'anamnesi trauma, parecchi anni prima (Lett. in SCHÜTTE, SHIRRES, ANTON, ZINGERLE).

Ricordiamo brevemente le diverse specie di **eterotopia di sostanza grigia,** in cui si trova cioè della sostanza grigia là dove normalmente non ne esiste, e la **metaplasia,** variazione della disposizione delle diverse zone cellulari nella loro sede normale (MEINE, KOTSCHETKOWA, v. MONAKOW, ERNST, H. VOGT. Lett. v. anche Lett. in ERNST).

II — Alterazioni regressive (atrofia, rammollimento) del cervello.

1 — Atrofia del cervello.

Può essere un *processo generale* o *locale.*

a) **Atrofia totale.** L'intiero cervello può *impiccolirsi* pel fatto che gli elementi nervosi, cellule ganglionari e sopratutto fibre nervose della corticale e della midollare, degenerano; questa degenerazione può consistere in un'atrofia semplice o in una degenerazione parenchimatosa.

Un rimpiccolimento totale dell'intero cervello si osserva nell'età avanzata *(atrofia senile)*, nelle *malattie a lungo decorso*, inoltre nell'*avvelenamento cronico da piombo* e nell'*alcoolismo*: in questi casi, e non di rado, costantemente nella senilità, esso è associato ad un *aumento secondario del tessuto di sostegno.* Le meningi (dura e pia) si ispessiscono, e la nevroglia prolifera e s'ispessisce pure *(induramento atrofico)*; lo stesso fatto si osserva anche nella *demenza senile.* Nella *demenza paralitica*, la *paralisi dei pazzi*, l'atrofia può essere cospicua, la sclerosi è spesso poco sviluppata.

Particolari sulle alterazioni senili, in MIYAKE e Lett. in SIEMERLING.

Reperto alla sezione: Nella *grave atrofia del cervello* il *peso* è molto diminuito: il cervello è *raggrinzato,* non riempie completamente il cranio; le *circonvoluzioni* sono *finemente rugose, esili,* talvolta addirittura *taglienti,* in forma di *creste* e sono molto lontane le une dalle altre. Negli spazi sub-aracnoidei si raccoglie abbondante liquido, come processo compensatorio *(idrocefalo esterno ex vacuo).* Il *liquido ventricolare* è aumentato (idrope dei ventricoli o idrocefalo interno *ex vacuo), l'ependima* è *ispessito,* sovente *granuleggiante.* Il pavimento dei ventricoli (talamo, corpo striato) è retratto, ondulato, appiattito. Sopra sezioni della sostanza cerebrale, sopratutto dei gangli della base, essa appare in molti punti retratta attorno ai vasi, cosicchè gli spazî linfatici peri-vascolari sono molto ampî, spesso addirittura cistici *(état criblé, cisti cerebrali perivascolari)* e la sostanza cerebrale è tutta bucherellata come il formaggio (*). Si forma in questi casi una stasi linfatica provocata dall'ispessimento della pia-aracnoide (v. BORST), poichè gli spazi linfatici perivascolari sboccano nello spazio subaracnoideo. Intorno alle cisti si sviluppa una gliosi e in essa un reticolo fibroso che porta alla cicatrizzazione completa (Lett. in SALTYKOW). Questo grado, associato ad un'atrofia rugosa a focolai della corteccia, fu osservato dall'*Autore* in una giovane donna sifilitica con profonde alterazioni (in parte sclerosi, in parte dilatazione aneurismatica) delle arterie cerebrali con antiche emorragie. Sull'atrofia pigmentata senile delle cellule gangliari v. pag. 1202. Altri particolari sui cervelli senili in LERI, CALMETTES.

Paralisi progressiva dei pazzi o demenza paralitica o semplicemente *paralisi* (popolarmente, rammollimento cerebrale).

La malattia colpisce sopratutto, ma non esclusivamente, i *maschi* (spesso quelli delle classi superiori) fra i 30-50 anni: *la sifilide ne è il momento eziologico più importante:* il tempo che intercede fra l'infezione e lo scoppio della malattia è molto lungo e si calcola che di regola oscilli fra 5-20 anni. Dai dati delle ricerche moderne basate: 1, sul *siero di sangue*, 2, sul *liquido cerebro-spinale,* e particolarmente per il reperto *a*) di anticorpi sifilitici (WASSERMANN, CITRON, NONNE e a.) nel siero di sangue; *b*) dell'aumento di linfociti nel liquido cerebro-spinale, si è così aumentata la percentuale dei sifilitici rispetto alle prime ricerche (cfr. ad es. HIRSCH e DREYFUS) da far dire ad es. a OPPENHEIM, a NONNE ecc., che la maggioranza assoluta dei paralitici è data dai sifilitici (**). Sec. NAECKE (RANKE e a.) l'importanza precipua per l'istituirsi del processo paralitico spetterebbe a una disposizione abnorme e congenita che troverebbe la sua espressione anatomica particolarmente in uno sviluppo anormale dei solchi e delle circonvoluzioni degli emisferi cerebrali, in una minore resi-

(*) Un quadro simile a questa porosi cerebrale (P. MARIE) non molto avanzata, si può formare come lesione postmortale quando bac. gasogeni che si trovano nel sangue ante mortem siano trasportati al cervello (Lett. in CHIARI).

(**) Recentissimamente NOGUCHI riescì a mettere in evidenza la presenza delle spirochete pallide in alcuni cervelli di paralitici progressivi, reperto confermato da LEVADITI, MARINESCO e a. Anche l'innesto di pezzi di cervello di par. nei testicoli di coniglio ha dato esito in qualche caso alla produzione di un sifiloma [S].

stenza del cervello ab ovo. PLAUT trovò sempre positiva la reazione di WASSERMANN in 156 paralitici (se negativa, è da escludersi con grande verisimiglianza la paralisi): su 147 liquidi cerebro-spinali in individui sicuramente paralitici, solo 6 reagirono negativamente (cfr. per contro il comportarsi dalla *tabe*). La *sieroreazione positiva* rigorosamente interpretata ci dice però solo verisimilmente che l'individuo ha o ha avuto la sifilide, ma non che l'affezione presente sia sifilitica: così ad es. nella sifilide cerebrale e cerebrospinale e in altre localizzazioni luetiche, il siero reagisce negativamente (cfr. OPPENHEIM e a.). La paralisi è clinicamente caratterizzata dalla *perdita progressiva dell'intelligenza,* da *disturbo della parola* (inceppata) e *accessi paralitici* (a carattere apoplettiforme o epilettiforme), da *rigidità riflessa della pupilla* (sintomo per lo più precoce: pupilla ristretta). È inguaribile, progressiva e termina con la morte dopo mesi e (di rado) dopo anni. Colpisce sopratutto il cervello, ma per lo più anche il **midollo spinale** in cui si trovano ora degenerazioni primitive a fasci, ora degenerazione secondaria discendente dai focolai corticali. Però spesso si ha degenerazione delle vie piramidali nei cordoni laterali o anteriori, o dei cordoni posteriori (nel qual caso si possono rilevare alcune differenze rispetto alla tabe, nella localizzazione dei territori ammalati e nell'ordine di successione delle alterazioni) o una lesione combinata di entrambi, caso più frequente: cfr. WESTPHAL. Dapprima la paralisi simula per lo più l'atassia: si può anche avere il quadro tipico della tabe. Si trovano sempre alterazioni flogistiche croniche delle *pie meningi spinali:* prevalgono gli infiltrati che colpiscono anche i vasi sanguigni, specie nella loro avventizia.

La rara *paralisi giovanile* colpisce con relativa frequenza il sesso femminile (anche qui spesso esiste la sifilide, particolarmente ereditaria).

Nell'aspetto macroscopico il cervello dei paralitici somiglia al cervello atrofico sopra descritto. Solo si deve aggiungere che le meningi molli sono sovente ispessite e opacate, e spesso aderenti alla corteccia cerebrale (si staccano solo con lacerazioni della sostanza cerebrale) e inoltre che l'atrofia colpisce sopratutto alcune parti del cervello ed a preferenza il lobo frontale e il parietale; la sostanza grigia della corteccia può assottigliarsi enormemente ed il peso di queste parti si può ridurre ad $^1/_3$–$^1/_4$; il peso del cervello in toto può discendere sotto ai 1000 gr. Talora si trova contemporaneamente una pachimeningite interna emorragica. Il processo patologico consiste essenzialmente in una *progressiva e cronica scomparsa degli elementi nervosi contenuti nella sostanza corticale del cervello* (WERNICKE), in secondo luogo *in un processo flogostico cronico del tessuto connettivale vasale.*

L'atrofia colpisce specialmente le **fibre nervose** midollate fini (fibre tangenziali negli strati più superficiali della corteccia) sopratutto nel lobo frontale (Gyrus rectus) e nell'insula (TUCZEK). I nuovi metodi d'indagine (quello per le neurofibrille di BIELSCHOWSKY) ci hanno però ancora rilevate in tali regioni numerose fibrille, che con gli antichi metodi non si mettevano più in evidenza (cfr. MORIYASU). Anche le **cellule ganglionari** della corteccia presentano spesso alterazioni degenerative, scomparsa del nucleo, degenerazione vacuolare, pigmentale e sopratutto atrofia semplice e degenerazione grassa (Particolari in HISSL). MORIYASU studiò più minutamente la distruzione delle cellule gangliari, la scomparsa dei prolungamenti, la distruzione delle endofibrille e delle esofibrille. Con questi processi degenerativi si accompagna in modo caratteristico l'**infiltrazione plasmacellulare** (ALZHEIMER), in casi cronici, con la comparsa di *granuli di pigmento* negli spazi linfatici avventiziali dei vasi. Ciò si osserva specialmente nella corteccia, anche in qualche punto della midollare (circonvoluzioni centrali e frontali cfr. Weiss) e del midollo spinale. Nella **pia madre** le plasmacellule sono spesso abbondanti e conducono ad un ispessimento; in parte sono diffuse, in parte si possono seguire lungo il decorso dei vasi nella corteccia **(meningo-encefalite)** e dànno luogo ad *aderenze delle meningi* alla superficie del cervello **(leptomeningite cronica adesiva)**. Il **tessuto di sostegno del cervello** presenta (spesso solo in piccolo grado), *aumento della glia,* cellule e fibre, in tutti gli strati della corteccia, ciò che è da considerarsi in parte come processo reattivo alla distruzione del tessuto, in parte da ritenersi anche come proliferazione attiva. Accanto ad esso, si trovano anche processi degenerativi (scomparsa di nuclei e di elementi nella glia (cfr. Weber). Si trovano ancora frequentemente *ispessimento*, trasformazione ialina, infiltrati avventiziali (plasmacellule) nei *vasi* (*piccole arterie* e *capillari*), proliferazioni intimali nei vasi più piccoli e neoproduzione di vasi.

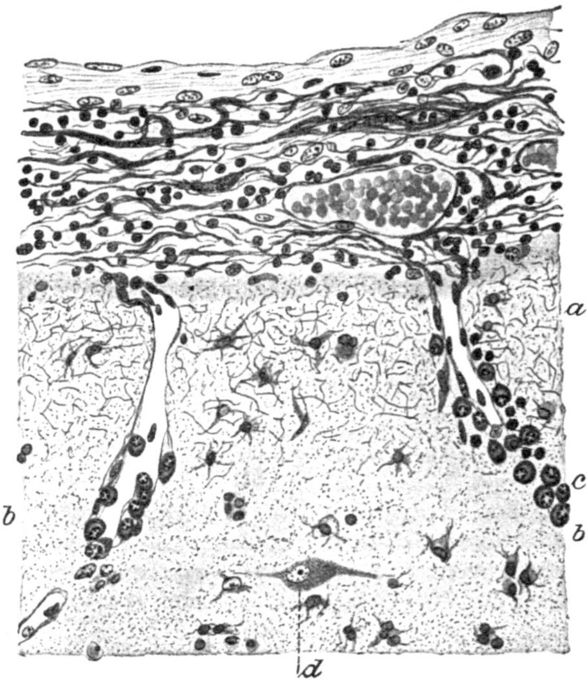

Fig. 626.

Pie meningi e corteccia cerebrale della **Paralisi progressiva.** Infiltrati cellulari (linfocitari) della pia aracnoide ispessita a struttura fibrillare. Due capillari nella corteccia circondati da plasma cellule (*c*): *a* strato esterno scarso di elementi cellulari, con cellule o fibre gliari: nello strato *b*, (ricco di cellule) si vede solo una cellula gangliare (*d*): altrove sono sparite e non vi si trova che un reticolo delicato gliare e cellule di glia. Ematossilina ferrica, eosina. Forte ingr.

Infiltrati plasmacellulari come indice di un processo flogistico cronico, si trovano anche nella pia e negli spazi avventiziali dei vasi del *midollo* (cfr. Oppenheimer, Meyer, Weiss).

Mentre, secondo il concetto ora accennato (sostenuto da Wernicke, Tuczek, Strümpell, Alzheimer, ed altri), la *degenerazione* degli elementi nervosi del parenchima è il fatto *primitivo,* seguito poscia da processi proliferativi secondari nell'apparato connettivo-vascolare, secondo l'opinione di altri si svolge *primitivamente un processo infiammatorio interstiziale,* che prende la sua origine dai vasi e dalla nevroglia. Si è parlalo direttamente di *encefalite interstiziale* (Mendel).

Plaut ritiene come sifilitici (non metasifilitici) i processi flogistici della pia, che si possono trovare anni prima dello scoppio della malattia.

Notevoli sono le analogie delle lesioni del sistema nervoso centrale della *malattia del sonno* (pag. 142) con quelle della paralisi (Spielmeyer, SP. e Apelt), fatto che si è citato anche a sostegno dell'ipotesi di Schaudinn sull'appartenere la spirocheta ai tripanosomi.

b) **Atrofie parziali** della sostanza cerebrale (degenerazioni a focolai) si producono per pressione da parte di tumori, per infiammazioni ed anche per semplici disordini circolatori, che possono essere primitivi, da alterazione dei vasi (v. osserv. a pag. 1198) o secondari, nei dintorni di focolai emorragici o di rammollimento. Così, p. es., dopo distruzione per emorragia del talamo ottico e del corpo striato, tutto un emisfero può atrofizzarsi. Parecchie atrofie colpiscono *interi sistemi nell'encefalo e nel midollo spinale* e costituiscono degenerazioni sistematiche secondarie dovute ad interruzione delle comunicazioni tra le fibre nervose e le rispettive cellule.

Ciò si può osservare molto bene in casi di **paralisi cerebrale infantile** *(hemiplegia spastica infantilis)*. Questa malattia consiste essenzialmente in una paralisi delle estremità di un lato, la quale può essere congenita o svilupparsi subito dopo il parto (per es. dopo difficile estrazione) oppure nei primi anni di vita, improvvisamente, in seguito a malattia infettiva (morbillo, scarlattina, ecc.) e in quest'ultimo caso consiste in una *encefalite acuta non purulenta della regione cerebrale motoria* (Strümpell). Se si studiano tali casi dopo un decorso di parecchi anni, si possono trovare, se la paralisi per es. colpiva il lato sinistro, le circonvoluzioni della regione motoria di destra fortemente atrofiche, cosicchè si può parlare di porencefalia. Più in basso le vie motrici piramidali sono degenerate in tutto il loro decorso **(degenerazione discendente)** (vedi in Midollo spinale). Però il *quadro anatomico* della paralisi cerebrale infantile *non è unico;* i *focolai patologici cerebrali,* che si trovano il più delle volte, possono anche essere *cisti, difetti (porencefalia), focolai di rammollimento, sclerosi atrofiche.* Parecchi casi ci presentano una *sclerosi diffusa,* con microgiria, di un intiero emisfero, di rado con aumento di volume della parte. Molto spesso, nel decorso della paralisi cerebrale infantile, si sviluppano *imbecillità* ed *epilessia.*

Un'**atrofia secondaria in direzione centripeta** *(degenerazione retrograda,* pag. 1203) si osserva dopo *enucleazione del bulbo oculare* negli individui giovani, ciò che v. Gudden osservò anche nelle esperienze sugli animali; *l'atrofia si estende alle vie ottiche,* cioè al n. ottico e al chiasma, che appare asimmetrico; quindi l'atrofia, poichè le fibre nel chiasma vanno per metà al lato opposto, si estende simmetricamente al tratto ottico, al pulvinar del talamo ottico, al corpo genicolato laterale, alle eminenze quadrigemelle anteriori e da questi centri primari dell'ottico, per la midollare del lobo occipitale, fino alla *corteccia del lobo occipitale.*

[Questa è la sede del *centro visivo psicosensorio,* che serve tanto a ricevere le impressioni visive, quanto alla loro riproduzione in forma di imagini mnemoniche e al riconoscimento degli oggetti. Se sono turbati quei processi coscienti che rendono possibile il riconoscimento, cosicchè gli oggetti sono veduti ma non riconosciuti, abbiamo la *cecità mentale;* per lo più essa dipende da lesione bilaterale del lobo occipitale].

Viceversa, dopo distruzione di un lobo occipitale, si verifica *atrofia delle vie ottiche dipendenti.*

2 — Alterazioni istologiche dei vari costituenti del cervello (e del midollo) nel decorso di processi distruttivi.

a) Alterazioni delle cellule ganglionari.

Si debbono ricordare: *α)* *Rigonfiamento,* tumefazione o stato vescicolare, *tumefazione omogenea o torbida,* in cui si rigonfiano insieme i prolungamenti ed anche i nuclei; il tigroide (vedi più sotto) può rimaner conservato, oppure β) si trasforma in fini granuli. Molto spesso si formano dei *vacuoli*, vescicole che appaiono come fori dovuti a retrazione del protoplasma circostante e sulla cui vera natura dobbiamo limitarci a supposizioni; in parte si può trattare di alterazioni cadaveriche, in parte di prodotti artificiali nell'indurimento delle cellule rigonfiate.

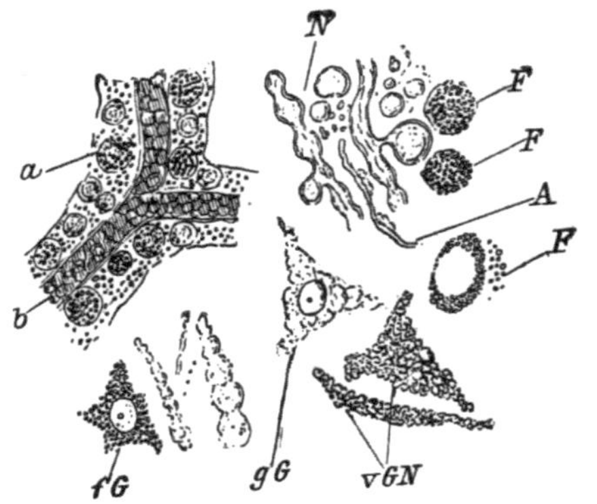

Fig. 627.
a, cellule rotonde giacenti nella guaina avventiziale linfatica di un vaso sanguigno (*b*) insieme con cellule cariche di granuli adiposi, con cellule pigmentifere, con granuli di grasso liberi. Dalla periferia di un focolaio di rammollimento del cervello, *v. G. N*, cellule ganglionari calcificate e nervo calcificato, *g. G*, cellula ganglionare rigonfiata, a sinistra di essa, cilindro dell'asse rigonfiato e in isfacelo granulare. *f. G*, cell. gangliare degenerata in grasso, in via di sfacelo. *N*, nervi con guaina midollare rigonfiata, in parte goccie di mielina libere. *A*, cilindro dell'asse quasi nudo con pochi resti di mielina aderente: da un focolaio di rammollimento datante da 4 giorni. *F*, cellule a granuli adiposi.

— γ) *Sfacelo* in piccole particelle, così detto *sfacelo granuloso* o *molecolare*. — Le accennate alterazioni si vedono nella distruzione acuta della sostanza cerebrale in seguito a contusione, a rammollimento anemico od emorragico, come pure nei dintorni di focolai infiammatorî del cervello (fig. 627 g G). — δ) La *degenerazione grassa* delle cellule gangliari si verifica in parte nelle stesse condizioni, accanto alla tumefazione torbida ed allo sfacelo granuloso, ma è più frequente nei disturbi di nutrizione cronici (fig. 627 f G). — ε) La *calcificazione* di singole cellule, o di gruppi di cellule ganglionari morte, si osserva specialmente dopo una commotio cerebri senza rammollimento emorragico, poi anche in seguito a disordini nutritivi cronici, conducenti alla morte delle cellule ganglionari (fig. 627 v G N). Le cellule sono fittamente incrostate di granuli e di zolle. FRIEDLÄNDER la osservò già tredici giorni dopo un rammollimento traumatico. — ζ) Per *sclerosi* si intende un aspetto omogeneo, cereo, talora screpolato della cellula. Si osserva nei processi morbosi cronici, per es. nei pazzi, ma anche nei sani di mente. — η) *Atrofia semplice* è un impiccolimento, un raggrinzamento della cellula e del nucleo, che talora arriva fino alla loro scomparsa. Molto spesso vi si associa un addensamento, picnosi (πυκνός denso), e le cellule si colorano allora intensamente con vari coloranti. Nell'*atrofia pigmentaria* le cellule rimpiccolite sono fortemente granulose, pigmentate in bruno; ciò si osserva tanto nei pazzi quanto nei normali di mente, sopratutto nell'età avanzata (cfr. MÜCHLMANN). Dove giacciono i granuli bruni manca il tigroide. Il pigmento possiede, al pari del grasso, la proprietà di ridurre l'acido osmico.

Usando il met. di BIELSCHOWSKY (in pezzi fissati in formalina) si mettono in evidenza le neurofibrille che attraversano il corpo cellulare e i dendriti, isolate o in fasci, e penetrano anche nei neuriti. Sulle loro alterazioni in casi patologici (nei rammollimenti, ecc.), v. BICKEL, Lett.: sulle fini alterazioni nelle cellule gangliari in distruzione, v. pag. 1199.

Il **metodo di Nissl** per la *colorazione delle cellule ganglionari* (fissazione in alcool, sublimato, formolo, ecc.; colorazione col bleu di metilene, rosso neutro, ecc.), rende visibile nel loro protoplasma una sostanza fondamentale non colorata ed una « sostanza formata, colorabile », che si presenta in forma di granuli e zolle, *corpiccioli o granuli di* NISSL, e che si continua anche nei prolungamenti, eccettuato il cilindrassile. Per l'aspetto tigrato che assume perciò il corpo cellulare, LENHOSSÉK scelse per questa sostanza il nome di « *tigroide* » (Coll'induramento comunemente usato nel liquido del MÜLLER, il corpo della cellula ganglionare appare omogeneo).

La disposizione di questi granuli, assai variabile nelle diverse forme cellulari, è, nelle cellule motorie parallelamente striata; nei gangli spinali invece si scorgono dei granuli rotondi che lasciano libera la zona del nucleo e quella marginale della cellula [Secondo A. BETHE, *le fibrille primitive decorrono attraverso le cellule ganglionari* e i loro fascetti intrecciantisi riempiono gli interstizî lasciati liberi dalle zone di NISSL. Le imagini di NISSL rappresenterebbero quindi in certo modo la negativa del complesso delle fibrille; confr. LENHOSSÉK].

Il *tigroide si altera* nelle più diverse circostanze; possono prodursi fatti di spostamento, di sfacelo, di omogeneizzazione (cromofillisi, RETTERER, o tigrolisi) e di completa scomparsa. Sopra tutto nei vari *avvelenamenti* con arsenico, fosforo, piombo, antimonio, mercurio (BRAUER), stricnina, alcool, veleno di cobra e molti altri, (Lett. in VAN GEHUCTEN) si osservarono tali fenomeni; così pure per azione di veleni batterici (per es. tetanotossina) ed anche nell'*anemia, inanizione, aumento della temperatura,* ecc. Anche il nucleo e il nucleolo possono più tardi alterarsi negli avvelenamenti gravi, divenir omogenei, raggrinzarsi *(Picnosi)*, ecc. Il valore dei granuli di NISSL (sostanza nutritiva, provvista di energia per le cellule nervose?) e delle loro alterazioni è ancora oscuro. Secondo HELD, non sarebbero visibili nelle cellule al tutto fresche. Anche con *stimoli* sperimentali si poterono produrre alterazioni, le quali *in seguito scomparivano nuovamente* (HODGE, NISSL): lo stesso si verifica nella paralisi ottenuta con la anestesia lombale da stovaina (v. WOSSIDLO). Questa possibilità della reintegrazione del tigroide fu osservata anche negli avvelenamenti. Perciò non siamo autorizzati a parlare di degenerazione e *devesi raccomandare il massimo riserbo nel giudicare del valore patologico di queste alterazioni.* Su ciò insistono, fra gli altri, anche MONAKOW e OPPENHEIM come pure MOURRE, il quale osservò pure che negli avvelenamenti con le medesime sostanze si possono provocare lesioni diverse.

Di grande interesse è fra altro il metodo di NISSL come fino reagente della partecipazione delle cellule ganglionari alla così detta **degenerazione retrograda,** *o atrofia retrograda*, quella alterazione che si stabilisce (apparentemente contro la legge di WALLER), dopo il taglio di nervi periferici, motori o sensitivi, nel *moncone centrale* e nel rispettivo nucleo d'origine, assai rapidamente (dopo 24 ore). Dopo uno stadio di sfacelo dei granuli e di spostamento periferico del nucleo può avvenire una regressione delle alterazioni (se alla periferia segue rigenerazione), oppure queste aumentano fino all'atrofia della cellula. La degenerazione retrograda in sè stessa era già conosciuta da lungo tempo (Lett. in DURANTE); in seguito ad affezioni morbose della prima infanzia, e nelle esperienze su giovani animali (GUDDEN) dopo amputazioni datanti da molto tempo, si erano già riscontrate piccole alterazioni nelle rispettive cellule ganglionari, ma la reazione che si sviluppa così sensibile e così pronta nell'intero neurone divenne evidente solo coi nuovi metodi (compreso quello di MARCHI). A spiegare questa degenerazione retrograda, che del resto negli esperimenti *non sempre* si verifica, dobbiamo limitarci ad ipotesi: ora si tratta di una neurite ascendente, ora di una vera atrofia secondaria o di una a. provocata da una lesione delle cellule centrali; particolari in LUGARO.

b) Alterazioni delle fibre nervose (fig. 627 N).

Allorchè, per una causa qualsiasi, si distruggono delle fibre nervose (per contusione, ischemia, intossicazione o nella degenerazione secondaria), la *mielina* si rigonfia, ma aderisce ancora da principio al cilindrasse, distribuita irregolarmente, e si produce il quadro delle *fibre nervose varicose*. Quindi la mielina, ridotta in pezzi irregolari e in gocce o blocchi rotondi od ovali, a doppio contorno *(gocce di mielina)* si distacca, e si riduce in gocciole sempre più minute, che dànno la reazione del grasso di MARCHI (*) (degenerazione grassa). I *cilindrassi* possono rigonfiarsi solo a tratti e si convertono allora in *cilindrassi varicosi,* o si tumefanno in totalità assai intensamente (fig. 627, a destra di f G), quindi si spezzettano e si disciolgono in parte nel liquido che si raccoglie durante lo sfacelo della sostanza nervosa. Spesso si osserva anche una *atrofia semplice* delle fibre nervose, in cui la mielina scompare cronicamente poco per volta, divenendo granulosa; i cilindrassi possono conservarsi a lungo (confr. sclerosi multipla).

Dappertutto dove la sostanza nervosa si distrugge, sia nelle degenerazioni non infiammatorie, sia nei processi infiammatori, appaiono delle cellule che assumono in gran parte in sè i prodotti dello sfacelo del tessuto. Sono queste le *cellule a granuli adiposi* (GLUGE) quando inglobano detriti di sostanze grasse o talora anche gocce di mielina: *cellule pigmentifere* quando inglobano prodotti di sfacelo del sangue (talora anche di corpuscoli rossi). Quando si formano grumi di granuli da sfacelo, che non sono contenuti entro cellule, si parla di *globi granulosi*. Nella distruzione acuta della sostanza nervosa, le cellule granulose sono assai abbondanti e si possono trovare già dopo pochi giorni e persino, come noi abbiamo osservato, dopo 13 ore. Nelle degenerazioni croniche, e sopratutto nei processi degenerativi primari (per es. nella tabe) le cellule a granuli adiposi sono scarse.

Queste **cellule granulose**, il cui *carattere fagocitario* è evidente, *sono per la maggior parte,* e nei primi giorni prevalentemente, *leucociti polinucleati* (STROEBE) ma in parte sono anche cellule connettivali di origine ancora discussa (STROEBE,

(*) Il **metodo di Marchi** si fonda sul seguente principio: se si pongono dei pezzi di tessuto nervoso normale o patologico *direttamente* nell'acido osmico, la mielina della guaina midollare si colora in nero. Ma se invece il pezzo è posto *prima* per alcuni giorni nel *bicromato di potassa* o in *formalina* e poi (per 8 giorni) in acido osmico, la guaina midollare *si colora in nero solo dove la mielina si è decomposta in ac. glicerofosforico. colina e ac. stearico*: questo si colora poi in nero. La colorazione nera non si ha per contro là dove la mielina è normale o dove è totalmente degenerata, poichè ivi non esiste ac. stearico. Il grasso che si trova nel preparato annerisce pure come nei preparati direttamente trattati con ac. osmico (V. MATUSZEWSKI, *Enzyklopädie der mikr. Technik.*, Berlino-Vienna 1903).

HOCHE) derivanti sec. MARCHAND, dalle cellule avventiziali dei vasi (clasmatociti di RANVIER). (Sulla genesi di questi elementi, v. SCHMAUS). FRITZ MARCHAND (Lett.) ritiene affatto secondaria l'importanza dei leucociti nel riassorbimento dei prodotti di distruzione nel sistema nervoso centrale (e in ciò s'accorda anche l'A. in base alle proprie ricerche con la reazione del bleu indofenolico — reaz. delle ossidasi — nei focolai di rammollimento bianco e nei focolai multipli di sclerosi): nelle distruzioni degenerative delle guaine midollari, le cellule nevrogliche possono farsi mobili, fagocitare i prodotti di distruzione e trasformarsi in cellule granulose, mentre nelle lesioni grossolane dell'intero tessuto (specialmente da trauma), verosimilmente hanno importanza di fagociti *elementi di origine connettivale*. Anche MERZBACHER ritiene che le cellule della nevroglia prendano molta parte alla formazione delle cellule granulose. Anche nelle ricerche sperimentali compiute da TANAKA nell'istituto dell'A. (ferite asettiche con un ago di vetro) si potè dimostrare l'*importanza precipua delle cellule nevrogliche* nella formazione delle cellule granulose, più notevole di quella dei leucociti, e ancor più di quella dei linfociti, delle cellule vasali e delle cellule connettivali fisse. Altre notizie sulle cellule granulose in CIACCIO.

Nelle vicinanze dei focolai di rammollimento recenti si trovano cellule a granuli adiposi e cumuli di gocciole libere di grasso *negli spazi linfatici perivascolari* (v. fig. 627); per la via linfatica è portato via il più grosso dei prodotti di sfacelo liquidi e granulosi, insieme colle cellule che se ne sono caricate. Più tardi i granuli di grasso sono distrutti nelle cellule stesse.

Le cellule pigmentifere possono conservarsi a lungo; ove esse sono raccolte in gran copia nelle guaine perivascolari o nelle meningi molli, si produce una colorazione rosso-ruggine; alla fine esse si distruggono oppure scompare il pigmento entro le cellule. Spesso si trovano cellule granulose, ancora dopo parecchi anni, entro un antico focolaio cicatrizzato.

c) Alterazioni del tessuto fondamentale contenente i vasi. Esiti della degenerazione e dei focolai di rammollimento.

In alcune degenerazioni, e precisamente nelle semplici, si distruggono solo i costituenti nervosi. Spesso, come in tutti i focolai di rammollimento, va perduta anche la glia; residuano soltanto i vasi sanguigni accompagnati dal connettivo, e, nel midollo, anche le grosse travate di sostegno connettivali, formanti una rete in cui giacciono gli avanzi del tessuto rammollito. In alcune condizioni, per es. nella suppurazione ed icorizzazione dei tessuti si distruggono nel focolaio di degenerazione anche i vasi sanguigni. *Allorchè spariscono solo gli elementi nervosi* (ciò che avviene con relativa lentezza), la residua glia, abbastanza omogeneamente distribuita, ed i vasi sanguigni formano un fine intreccio che si imbeve di siero e può ancora contenere detriti della sostanza nervosa e cellule a granuli adiposi. Con grande frequenza si produce una *proliferazione secondaria della glia*, di trama più o meno fitta) (*). Nei punti più

(*) Per avere un'idea dell'importanza della proliferazione secondaria della glia si può ricorrere al metodo VAN GIESON (nevroglia gialla) o meglio alla colorazione della ne-

densi che sono grigio-rossi o grigi (privi di mielina), duri, asciutti, omogenei, trasparenti e a cui si applica il nome di *sclerosi* o *gliosi* (WEIGERT) si è formato un fittissimo intreccio di fibrille della nevroglia proliferata. Altri *punti degenerati grigi* hanno una trama più lassa e sono molli e *gelatinosi*. Ma quando, come avviene in un focolaio di rammollimento, *insieme col parenchima nervoso è andata perduta anche la nevroglia* (ciò che avviene in un tempo relativamente breve) la perdita di sostanza può essere colmata o da *tessuto* di *granulazione* e *connettivale* o, sec. WEIGERT e a. (Lett. in E. MÜLLER) specie là dove si trovano masse solide, simili a cicatrici, da una *vivace proliferazione nevroglica*. Il primo caso si verifica nelle gravi lesioni.

La neoformazione connettiva proviene dalle guaine e dalle pareti dei vasi; dal tessuto di granulazione ricco di vasi e di cellule epitelioidi (fibroblasti) (confr. pag. 6) si forma del connettivo cicatriziale. *Se il focolaio è piccolo,* esso può, col progredire del riassorbimento dei prodotti di sfacelo, essere totalmente sostituito da tessuto nevroglico, che poscia va sempre più trasformandosi dall'esterno all'interno in una densa *cicatrice fibrosa*. Dove invece si produssero *grosse perdite di sostanza* (emorragie, focolai suppurativi) queste non possono essere compensate; la neoformazione connettivale o la proliferazione di nevroglia rimane limitata alla periferia. Quivi si forma una *capsula connettiva* o gliare e rimane una *cavità, una cisti,* le cui pareti presentano un tessuto denso e resistente alla periferia, lasso e molle verso il lume, e che contiene prodotti di disfacimento, i quali poi si riassorbono e sono sostituiti da un liquido sieroso.

Nei focolai sclerotici ed anche nelle cicatrici si trovano spesso in gran quantità i così detti **corpora amylacea**, che anche normalmente si osservano nella sostanza cerebrale e aumentano nella senilità. Sono corpicciuoli rotondi od ovoidali o prismatici, rigidi, concentricamente stratificati e talora con striatura raggiata, che assumono col iodio varie colorazioni come la sostanza amiloide, e dànno pure le reazioni dell'amiloide coi colori di anilina (SIEGERT). Secondo STROEBE, SCHMAUS, CATOLA, ACHUCARRO (Lett.) i corpora amylacea possono svilupparsi da cilindrassi distrutti o da guaine midollari: SIEGERT li ritiene cellule di nevroglia degenerate, REDLICH, NAMBU, *nuclei* degenerati. Essi permangono durevolmente nel tessuto. Talora nei focolai sclerotici si osservano eleganti *calcificazioni* dei capillari e dei ramuscoli delle arteriole, e conseguentemente trombosi: ciò si ha pure nei gliomi.

Rigenerazione di parti nervose del cervello, non si verifica nell'uomo o per lo meno i minimi tentativi a tal processo (scarse mitosi delle cellule gangliari)

---

vroglia di C. WEIGERT. Il metodo colora in azzurro le *fibrille e i nuclei della glia,* non il corpo cellulare. Esso dimostra fra altro che le fibre neurogliche e le rispettive cellule sono unite solo per contiguitatem. Le fibre non sono prolungamenti delle cellule irraggiantisi in tutte le direzioni, come si potrebbe dedurre dalle figure stellate quali appariscono con l'impregnazione argentica di GOLGI (i precipitati che si formano in prossimità del nucleo ricoprono il corpo cellulare e le fibre che lo attraversano) che ebbero anche il nome di *cellule di Deiters, cellule nevrogiche, astrociti, cellule aracniformi, a pennello,* ecc. Queste figure non sono complessi morfologici indivisibili, ma invece il nucleo chiaro, vescicolare, rispett. la cellula di nevroglia, costituisce solo un punto centrale intorno a cui si aggruppano le fibre sostanzialmente diverse e indipendenti, a guisa di *astrocito*; le fibre che debbono considerarsi come sostanza intracellulare non nervosa, si accostano soltanto alle cellule. (Altri nuclei più piccoli, più scuri, rispett. cellule di nevroglia, non hanno alcun caratteristico rapporto colle fibre), (Contro questa stà l'opinione degli anatomici, GOLGI, v. KÖLLIKER, v. LENHOSSÉK, i quali ritengono le fibre come prolungamenti cellulari). HELD crede che la nevroglia fibrillare sia costituita di sostanza protoplasmatica, e formi un reticolo sinciziale con nuclei disseminati.

(SALTYKOW), il prolungarsi di finissime fibrille nervose nelle cicatrici nevrogliche (BORST), non son capaci di riparare alle perdite (cfr. anche PFEIFER). Solo centri e vie vicarie possono provvedere un compenso funzionale.

III — Disordini circolatori nel cervello.

1 — Anemia, iperemia, edema.

Il contenuto sanguigno del cervello è assai variabile anche in vita. Nel lavoro mentale aumenta ed è pure aumentato negli individui pletorici. Nell'iperemia i vasi cerebrali si dilatano e gli spazî linfatici perivascolari (*) sono più o meno compressi e svuotati; la linfa si scarica nell'ampio spazio subaracnoidale e può anche essere condotta via dai linfatici periferici, come SCHWALBE potè constatare pei linfatici del collo. Viceversa, nell'anemia gli spazî perivascolari divengono più ampî (GOLGI).

a) *L'anemia* del cervello può essere totale o parziale. Se l'anemia parziale è completa, ne segue *encefalomalacia ischemica* (pag. 1216). Nell'anemia cerebrale generalizzata il colore della midollare è bianco schietto o bianco-azzurrognolo (nei bambini), la superficie di taglio presenta pochi punti sanguigni; la corticale è grigio-chiara e meno nettamente distinta dalla midollare. L'anemia può svilupparsi in modo acuto o cronico.

Esempi: Anemia acuta nella morte da dissanguamento; il cervello è per lo più abnormemente duro e asciutto. Nell'*impoverimento cronico del sangue* (per es. nella clorosi, anemia perniciosa, leucemia) il cervello è di solito molto pallido. Allorchè la *pressione intracraniana è molto aumentata* per la presenza di tumori, di idrope dei ventricoli, ecc., il cervello può divenire anemico. Anemia cerebrale può anche insorgere acutamente *per impedito arrivo del sangue al cervello* da *debolezza acuta del cuore* o da *restringimento dei vasi* cerebrali per contrazione vasomotoria. Inoltre ex vacuo, quando *grosse quantità di sangue sono deviate in altre parti del corpo* (per svuotamento improvviso di asciti, nel parto precipitato, per asportazione di grossi tumori addominali; i pazienti sono allora colpiti da *sincope*). Nella sindrome di ADAMS-STOKES si hanno sintomi cerebrali (pag. 15) per la temporanea cessazione delle sistoli ventricolari (blocco del cuore) e la conseguente anemia cerebrale (cfr. LICHTHEIM, SCHMOLL, e a.: v. anche KRAUS). In *modo cronico,* il contemporaneo restringimento di più arterie nell'arteriosclerosi e nell'endarterite sifilitica può produrre anemia cerebrale.

b) *Iperemia.* L'*iperemia congestiva* (α) inizia ed accompagna gli stati infiammatori del cervello. Essa è più evidente quando è localizzata, per es., nei dintorni di un focolaio infiammatorio. La sostanza cerebrale appare arrossata, talora a chiazze e a strie più intense: si vedono molti punti sanguigni, che corrispondono in parte a vasi sovrariempiti sezionati, in parte a piccole emorragie.

(*) Nelle arterie cerebrali di medio calibro esiste anche uno spazio linfatico intravascolare, lo spazio di VIRCHOW-ROBIN, fra media e avventizia. Anatomia normale dei vasi cerebrali, v. EVENSEN.

L'*iperemia congestiva acuta generalizzata* non si può sempre constatare con sicurezza *nel cadavere,* anche quando in vita tutto dimostrava la sua esistenza. La si vede talora distintamente all'*inizio della meningite,* nell'*insolazione,* nel *delirium tremens,* nei *pazzi esaltati.* La corteccia appare grigio-rossiccia, la midollare rossa a chiazze, con numerosi punti sanguigni.

Iperemia da stasi (β). Negli stadî cronici la corteccia è di color rosso-azzurro scuro o bruno rosso, la sostanza midollare rosea o color ortensia.

La *stasi si sviluppa* nella *stasi generale,* come nelle malattie del cuore e dei polmoni, o per *cause locali,* come per compressione delle giugulari, delle anonime, della cava superiore, nella trombosi dei seni (fig. 610), in seguito a tumori cerebrali, specialmente quando è compressa la vena magna Galeni. In questo caso esiste anche idrocefalo interno. L'iperemia venosa impedisce l'afflusso del sangue arterioso e produce perciò anemia arteriosa. Nell'iperemia attiva come nella passiva *il cervello è talora molto voluminoso, esso distende fortemente la dura, le sue circonvoluzioni sono appiattite. Talora la superficie del cervello è asciutta, priva di splendore.* Spesso si vedono emorragie puntiformi.

c) *Edema della sostanza cerebrale.* Il cervello, ingrandito, sulla superficie di sezione è spesso molto pallido ed *umido;* la consistenza può essere talmente diminuita da prodursi una pseudofluttuazione. All'esame microscopico si trovano le guaine linfatiche avventiziali fortemente dilatate da liquido. Le maglie della glia sono distese.

Per riconoscere i gradi più lievi, bisogna tagliare con la lama asciutta e fare attenzione se i *punti sanguigni diffluiscono rapidamente,* perchè il sangue si diffonde tosto nel liquido sieroso che insieme defluisce.

Nei *gradi più intensi di edema,* le guaine midollari nel tessuto gelatinoso sono varicose, i cilindrassi tortuosi o in qualche punto spezzati. Si può anche trovare lo sfacelo delle guaine midollari in gocce mieliniche e il rigonfiamento vacuolare delle cellule ganglionari. Il reperto di globi granulosi (pag. 1204) impedirà i possibili equivoci col rammollimento postmortale, colla macerazione.

Eziologia. L'*edema cerebrale* può essere *infiammatorio,* congestivo, oppure un **edema da stasi** locale o generale. L'edema da stasi ha le stesse cause della stasi venosa. L'**edema infiammatorio parziale** accompagna diverse malattie a focolaio del cervello (emorragie, ascessi, tumori). L'**edema infiammatorio generale** si osserva nelle malattie infettive acute ed anche nella tubercolosi meningea disseminata. L'**edema tossico,** in cui si suppone una alterazione tossica ed una conseguente permeabilità dei vasi, si sviluppa, fra altro, nella nefrite cronica.

In taluni casi il modo di prodursi dell'edema non è chiaro. Talora esso è soltanto *un fenomeno agonico* (alla caduta della pressione arteriosa segue stasi venosa, e a questa aumentata trasudazione); talora esso si è prodotto *post mortem* (le arterie sono vuote, negli spazî linfatici perivascolari, che si son perciò dilatati, si riassorbe del liquido dagli spazi subaracnoidali). Allorchè il volume del cervello è diminuito, come avviene nel marasma, si produce un idrocefalo ex vacuo, ed anche gli spazî subaracnoidali e le guaine linfatiche si riempiono maggiormente *ex vacuo.* Lo stesso fatto può avvenire quando, nell'anemia generale, si ha una diminuzione di volume del cervello: (Incidentalmente ricordiamo qui la rara **degenerazione colloide o gelatinosa del cervello** (ALZHEIMER, Lett.) in cui si trovano nella parete vasale e nelle vicinanze di esse masse ialine omogeneamente diffuse o raccolte a zolle, che si colorano in rosso vivo con il v. GIESON e talora si colorano pure con il metodo di WEIGERT per la fibrina: esse possono essere così abbondanti che intere parti di cervello (corteccia-midollare-gangli della base) assumono un aspetto gelatinoso).

2 — Emorragia cerebrale. Haemorrhagia cerebri.

La maggior parte delle emorragie cerebrali sono spontanee; si tratta di emorragie *capillari* o *arteriose.*

Le *emorragie venose spontanee* abbondanti sono molto rare. L'*Autore* sezionò due casi in cui, per rottura di varici nella sostanza del cervello, si erano prodotte emorragie gravissime, mortali, comparabili per l'estensione e per le conseguenze alle più gravi emorragie arteriose. Ambo i casi riguardavano donne *eclampsiche.* Altre emorragie talora più cospicue nell'eclampsia sono arteriose (v. WEGELIN): altre e pure arteriose sono invece puntiformi.

a) **Emorragia traumatica**. Una piccola parte delle emorragie nella sostanza cerebrale è di origine traumatica; la loro estensione è assai varia. Sono prodotte da schegge ossee nelle fratture del cranio, da ferite da punta o d'arma da fuoco (anche in seguito a punture) o da traumi contundenti, colpi, cadute; in quest'ultime si producono spesso per sfracellamento della sostanza cerebrale *(rammollimento rosso)*, numerose e fitte emorragie puntiformi, sopratutto nella *corteccia*, mentre le meningi sovrastanti sono spesso infiltrate di sangue o anch'esse lese. Se coesistono alterazioni ateromatose vasali, i focolai emorragici traumatici possono raggiungere il volume di un pugno.

Anche nei più gravi disfacimenti di sostanza cerebrale, quali si hanno per contusioni gravissime, si possono osservare spappolamenti cerebrali emorragici *solo* superficiali. Così in un caso dell'A. d'investimento automobilistico in cui alla sezione, ribattuto il cuoio capelluto e tolti i frammenti ossei come tanti pezzi di un guscio d'ovo sodo screpolato, si potè estrarre il cervello senza bisogno della sega. Le copiose emorragie traumatiche, rare, con rammollimento di grandi parti della sostanza cerebrale profonda, si lascian dietro cisti sferiche tappezzate di bruno, che possono portarsi vicino o addirittura nel ventricolo (cosidetta porencefalia traumatica). L'A. ne osservò varî casi *in bambini.*

L'*azione di contraccolpo,* ricordata nelle lesioni traumatiche, è qui spesso evidente (per es. caduta sull'occipite, plaques jaunes alla base del lobo frontale). I piccoli focolai di spappolamento della corteccia si trasformano in seguito in *piccole perdite di sostanza leggermente infossate e indurite, di color rosso ruggine o bruno-giallo, a cui per lo più aderiscono le meningi ispessite.* Queste « **plaques jaunes** » (cicatrici costituite da un fine reticolo, in cui si trovano cellule ganglionari calcificate e pigmento sanguigno granuloso e cristallino) si trovano non di rado nei vecchi con vasi alterati e rene grinzo. Possono anche residuare in seguito a rammollimento da trombosi o da embolia dei vasi.

b) **Emorragia cerebrale spontanea**. Presuppone una diminuita resistenza della parete vascolare: un vaso si rompe perchè è malato. Spesso vi contribuisce anche un forte aumento della pressione sanguigna. Però questo da solo non basta a produrre la rottura di un vaso sano. Si distinguono:

1) *Emorragie puntiformi* originantisi da capillari, da vene o anche da arteriole; spesso si presentano come numerose macchie sanguigne rosso-scure, grosse come una capocchia di spillo o del volume di un pisello e più. Le emorragie più piccole possono avvenire nella guaina linfatica avventiziale (falso aneurisma dissecante) comprimendo soltanto il tessuto vicino; quelle puntiformi un poco più grosse, che, al contrario dei *punti sanguigni*, che sono goccie di sangue uscenti dalle vene sezionate, non si possono detergere, infiltrano la sostanza del cervello: non di rado si dispongono ad anello intorno a un vaso.

Emorragie capillari puntiformi si vedono nel dominio di *focolai encefalitici recenti*, inoltre nell'*embolia delle arterie* e nella *trombosi nelle vene* (confr. trombosi dei seni), e così pure nelle più svariate *malattie del sangue ed infezioni*. Così nella anemia perniciosa, nella leucemia, nella porpora emorragica. In quest'ultima i focolai emorragici rotondi od allungati, spesso nettamente limitati, possono raggiungere talvolta il volume di un pisello ed essere fittamente disseminati nella sostanza cerebrale; mentre nelle malattie infettive (carbonchio, malaria, tifo, vaiuolo, endocardite) sono per lo più piccoli, ma talora assai numerosi e associati ad emorragie nelle meningi. Microscopicamente si tratta per lo più di diapedesi (lo stesso si ha nelle emorragie corticali della meningite tubercolare) o di rhexis, e spesso di raccolte sanguigne — ematomi — nelle guaine avventiziali dei vasi. Nelle gravi malattie infettive si riscontrò *degenerazione grassa dei capillari*. Questa od un'alterazione della parete capillare da *emboli batterici*, che si trovano anch'essi frequenti, sarebbero le cause dell'emorragia. Nelle malattie del sangue si ammette anche un'*aumentata permeabilità o lacerabilità dei capillari*.

Si possono anche osservar dei casi di *emorragie multiple, ben delimitate, di estensione diversa, puntiformi*, dovute a un *ispessimento ialino* e *dissociazione delle pareti* di arteriole e vene; in quest'ultimo caso si formano delle emorragie (ematomi) negli spazî linfatici dilatati. Si formano così delle figure eleganti, specie là dove si trovano molte arterie formanti il nucleo dell'ematoma e contenenti trombi ora organizzati ora ricanalizzati. L'A. ne osservò 2 casi, uno in un uomo di 68 a. l'altro in un uomo di 58, entrambi con rene grinzo: la descrizione, che qui non possiamo riportare, collima con quella data da WEBER in un caso del tutto simile.

2) *Emorragie spontanee più grosse, focolai emorragici o apoplettici* (figg. 628 e 629).

Col nome di *apoplessia* si intende, letteralmente, quello stato in cui un uomo cade a terra privo di coscienza. Poichè in tali casi spesso si trova una grave emorragia cerebrale, così prevalse l'uso di usare il termine apoplessia, cioè il sintomo, come sinonimo di emorragia, cioè del processo morboso essenziale e si estese anzi questo termine agli spandimenti sanguigni in altri organi (per es. nei polmoni). Si parla anche di *apoplesia sanguigna* = haemorrhagia cerebri, in contrapposto alle apoplessie non emorragiche da chiusure di vasi (v. pag. 1219).

Esse si producono per rottura spontanea di un vaso ammalato, grosso o piccolo, o per lo scoppiare di un aneurisma miliare. Si tratta qui specialmente di rami arteriosi intracerebrali.

Molto spesso, in *persone che hanno oltrepassato la metà della vita*, si trova una qualsiasi *alterazione delle arterie cerebrali*; le *più grosse* sono spesso sclerotiche od ateromatose, le *piccole* sono sclerotiche e i capillari spesso *ialini* o in *de-*

generazione grassa, od anche *calcificati*: i rami intracerebrali sono per lo più non senza eccezione, altrettanto alterati quanto gli extracerebrali. Malgrado ciò, nell'aorta e nei suoi grossi rami possono anche mancare alterazioni gravi. Benchè queste spesso esistano, pure si osserva non molto di rado un evidente contrasto: per es. una grave sclerosi dell'aorta con arterie cerebrali relativamente sane od anche il viceversa. La *causa* dell'emorragia si trova spesso solo dopo ricerche minute: ora si tratta di **semplici rotture di vasi**, ora di numerosi **aneurismi** delle arterie di piccolissimo e di medio calibro che portarono a un'emorragia mortale submiliare, o grossa quanto una lente o un pisello. Secondo CHARCOT e BOUCHARD, se ne trovano talora a migliaia, nei casi di emorragia cerebrale spontanea, sopratutto nelle *ramificazioni dell'art. cerebri media*. (Si ricercano con la macerazione in acqua o in soluzioni cromiche molto diluite dei pezzi di sostanza cerebrale fino a che si possono isolare gli alberi vasali che si continuano nell'aneurisma: meglio sec. PICK usare un agitatore). CHARCOT e BOUCHARD, ritengono come « *veri* » questi aneurismi e come cause delle apoplessie: ELLIS e PICK dimostrarono invece che questi A. miliari sono aneurismi dissecanti (cfr. pag. 97) e che senza aver dato conseguenze, senza essersi rotti, possono, accanto ai ricordati A. submiliari, formarsi A. del volume di un pisello: questi ultimi sono quelli più direttamente importanti per l'apoplessia: essi si formano o come A. falsi in seguito a una rottura semplice di un vaso o, verosimilmente più spesso, in seguito alla rottura di un A. dissecante. Quando eccezionalmente si forma un A. del volume perfino uguale a quello di un pisello, in un vaso per il restante non alterato, si tratta allora di un A. provocato non dall'arteriosclerosi, ma da una alterazione infettiva. *L'età avanzata, l'alcoolismo, la sifilide, la gotta, le nefriti*, le pregresse infezioni, favoriscono le alterazioni dei vasi sanguigni. Nella *sifilide* e più ancora nel rene grinzo possono svilupparsi alterazioni vascolari anche nella gioventù. Hanno *grande influenza sulla produzione di una rottura* di vasi ammalati, sopratutto l'*ipertrofia cardiaca* senza dilatazione (specialmente ipertrofia del ventricolo sinistro), quale si produce nel *rene raggrinzato* ed anche altre *affezioni croniche del cuore e dei vasi* che aumentano del pari la pressione sanguigna. Il cuore forte rompe le arterie indebolite (WILKS e MOXON). Come *cause concorrenti* possono talora cooperare, in quanto aumentano la pressione, eccitamenti psichici, un pasto abbondante, uno sforzo fisico (per es. il coito, caso di GUMPRECHT), intensi sforzi nella defecazione, nell'atto del parto, nella tosse (tosse asinina, cfr. NEURATH, Lett.) ecc.

In un grosso focolaio con emorragia mortale e grave distruzione del cervello, troviamo un ampio *focolaio* rosso scuro, coagulato o poltiglioso, in cui si mescolano frammenti di cervello e grumi sanguigni, e alla cui periferia pendono lacinie di tessuto e piccoli vasi lacerati. Ciò si può rendere ben visibile col lavare il focolaio. Alla periferia esso è contornato da una zona infarcita di sangue, contornata a sua volta da una zona di emorragie puntiformi, di rado grosse quanto un pisello; il tessuto cerebrale — se il processo data da alcuni giorni — appare tumefatto per edema, e spesso colorito in giallo per diffusione dell'emoglobina *(edema color limone)*; al microscopio si trovano di solito falsi aneurismi dissecanti (fig. 8 a pag. 90) anche ad una certa distanza dal focolaio.

Sede di predilezione delle emorragie cerebrali spontanee sono i grossi gangli centrali (sopra tutto corpo striato e talamo) ed i vicini tratti midollari della *capsula interna ed esterna*, che sono irrigati da rami dell'art. fossae Sylvii (arterie terminali). Quivi la pressione sanguigna è più forte che nella corteccia, a cui si distribuiscono rami dei vasi meningei, che sono relativamente piccoli e per di più presentano anastomosi. Dopo i gangli centrali e i loro dintorni, la sede più frequente è nel *centro semiovale*. Più raramente sono colpiti la *corteccia, il ponte e il midollo allungato*. Spesso dai gangli centrali avviene *perforazione entro i ventricoli*, e il sangue penetra quindi, in corrispondenza della fessura trasversale, entro

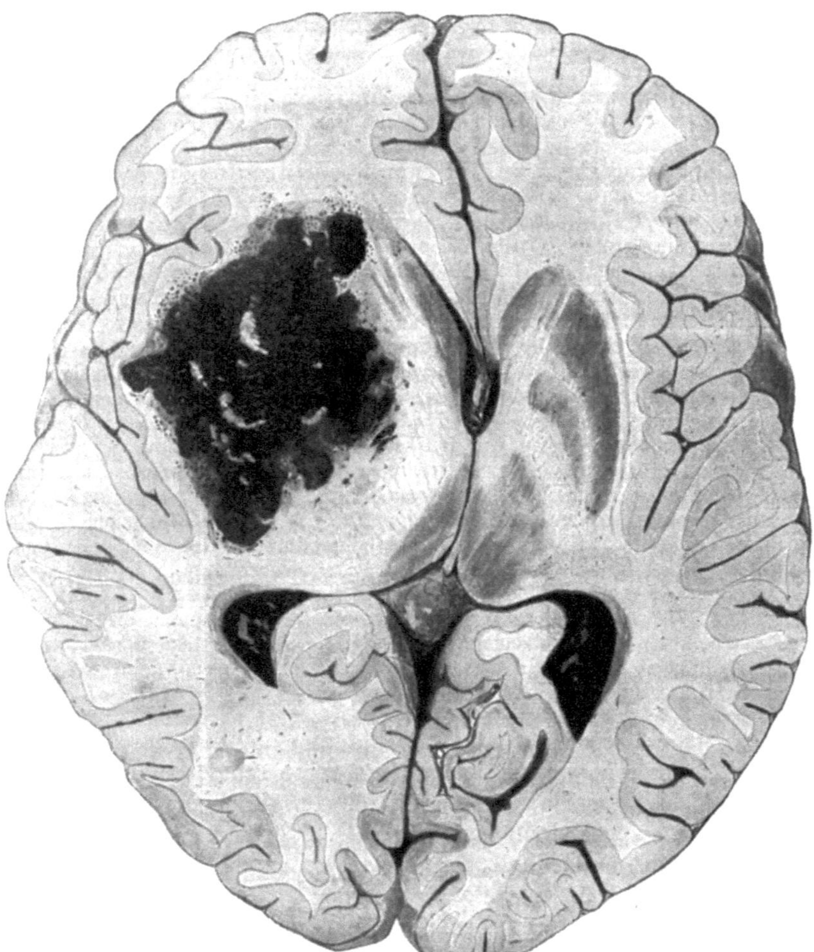

Fig. 628.

Estesa emorragia cerebrale spontanea nel nucleo lenticolare di sinistra apertasi nel ventricolo: ivi sangue. (In questa sezione non si vede la perforazione). Compressione dell'emisfero di destra. Apoplessia acuta mortale. Uomo di 52 a. — Da un preparato in KAISERLING. $^4/_5$ gr. nat. Museo di Basilea.

agli spazi subaracnoidali della base del cervello. Rara è la *perforazione alla superficie del cervello* (convessità o base fig. 629) attraverso alle circonvoluzioni: si riempiono di sangue gli spazî subaracnoidi e la superficie del cervello è come ricoperta da una tonaca sanguigna. Nel *ponte* si vedono non di rado emorragie, che seguono il decorso dei fasci nervosi dissecandoli e che, per la resistenza dei fasci vicini, incontrano ostacolo alla loro diffusione. Però, anche in casi in cui la morte avviene in poche ore, si può trovare il ponte addiritura scavato e riempito da grumi sanguigni, cosicchè al tatto si avverte fluttuazione. Il sottile strato di sostanza nervosa che avvolge il focolaio emorragico si può anche lacerare: allora lo stravaso si può far strada nel IV ventricolo o nelle meningi.

L'estensione dell'emorragia è molto varia: nei casi più gravi è colpito un intero emisfero: essa colpisce di regola solo un emisfero e raramente diversi punti nel medesimo tempo: più spesso si trovano diversi focolai di età diversa. Talora accanto a un'emorragia estesa, si osservano innumerevoli focolai bianchi, encefalomalacici, o cisti incolore o pigmentate, con contorni sclerotici.

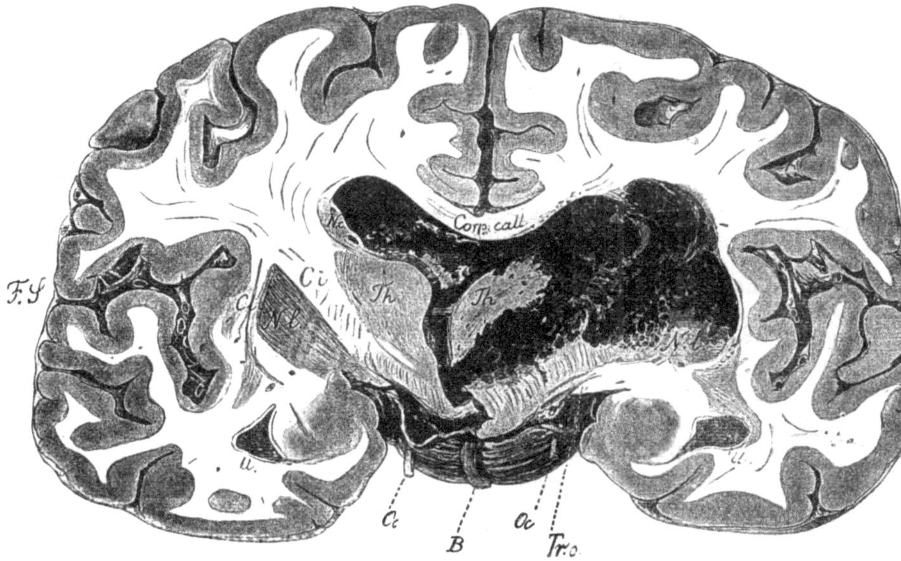

Fig. 629.

Emorragia cerebrale con perforazione nel ventricolo e *nello spazio subaracnoidale della base* *Corp. call.*, corpo calloso; *N. c.*, nucleo caudato; *N. l.*, nucleo lenticolare; *Ci*, capsula interna; *Th*, talamo ottico distrutto dall'emorragia, residuo del fornice al di sotto del corpo calloso. La commissura mollis si vede nel III.° ventricolo. *U*, corni posteriori ripieni di sangue; *Oc*, oculomotore; *Tr. o*, tractus opticus; *B*, arteria basilare; *F. S.*, Fossa Sylvii; *Cl*, Claustrum. Uomo di 71 a. Basilea. 11/12 gr. nat.

Conseguenze dei focolai emorragici (apoplettici). Le emorragie che dai gangli centrali *si aprono nei ventricoli laterali,* inoltre le emorragie del *ponte* e del *midollo allungato*, riescono *spesso mortali in un tempo brevissimo*, oppure la morte avviene in coma subito dopo l'insulto apoplettico. In altri casi l'*accesso si dilegua* e più tardi si ripetono gli insulti apoplettici. Fatta astrazione da quelle emorragie che, come le e. del ponte e del midollo allungato, uccidono per la distruzione di centri di importanza vitale, si deve annoverare prima *fra le cause della morte, che spesso è tanto rapida* nelle emorragie profuse del cervello, l'*anemia cerebrale* per *aumento improvviso della pressione encefalica,* essia per insufficiente irrigazione del cervello (*adiemorrisi*, GEIGEL); questa si manifesta all'autopsia con forte appiattimento delle circonvoluzioni compresse e svuotate del sangue. Essa spiega anche l'insulto apoplettico. Allorchè mancano alla sezione i segni di compressione cerebrale e la sede della lesione non spiega la morte rapida, si tende ad ammettere uno *shock*, cioè uno scuotimento della sostanza cerebrale, che abbia condotto a paralisi riflessa di tutti i centri encefalici (per shock può anche uccidere un colpo di pistola, senza distruggere parti di importanza vitale, o una percossa dietro l'orecchio). La *pressione cerebrale* agisce in certo senso favorevolmente, poichè concorre a frenare l'emorragia. Allorchè la pressione esterna ha raggiunto l'altezza che si ha nel vaso rotto, l'emorragia si arresta.

Fra i **sintomi di focolaio** *dello spandimento sanguigno* vogliamo qui ricordare solo il più frequente. Dalla massima frequenza della sede dell'emorragia nei gangli centrali e nei loro dintorni risulta nel maggior numero dei casi **emiplegia** (paralisi motoria unilaterale), poichè le vie piramidali che decorrono nella capsula interna, sono *direttamente distrutte* o *indirettamente* danneggiate dal focolaio. La branca posteriore (fra talamo ottico e nucleo lenticolare) della capsula interna contiene, nel suo terzo anteriore e medio, *le vie motrici di conduzione della metà opposta del corpo*. Le lesioni di questa parte producono emiplegia cerebrale, cioè paralisi della gamba, del braccio, dei muscoli del viso (sopratutto del distretto inferiore del facciale; la bocca è stirata dal lato sano) e della lingua (ipoglosso): se si fa sporgere la lingua, questa è deviata dal lato paralitico. Nel *terzo posteriore della branca posteriore della capsula interna* decorrono le *vie della sensibilità;* se anch'essa è colpita si produce *emianestesia.* Allorchè il focolaio emorragico non ha direttamente distrutte le vie motorie, ma le ha solo danneggiate *indirettamente per compressione,* la paralisi regredisce mano mano che lo stravaso si riassorbe.

L'emiplegia ha allora il carattere di un *sintomo indiretto di focolaio.* Ma anche quando l'emiplegia è un *sintomo diretto di focolaio,* ritorna talora una parziale motilità sopratutto della gamba, mentre il braccio per lo più rimane paralizzato o quasi inservibile. (Riguardo alla *degenerazione discendente* delle vie motorie ed alla conseguente *contrattura* dei muscoli paralizzati confr. midollo spinale e muscoli).

Trasformazione del focolaio emorragico (apoplettico).

I piccoli focolai sono costituiti da un *grumo di sangue coagulato* che include la sostanza cerebrale spappolata ed appare asciutto, poichè il siero è tosto spremuto via. Anche focolai più grossi, che esercitano una forte pressione sulle parti vicine, cominciano già nei primi giorni a raggrinzarsi per la coagulazione e per il riassorbimento della parte liquida da parte dei vasi sanguigni e linfatici. Quindi i corpuscoli rossi sono in parte inglobati dai leucociti (cellule globulifere), in parte si sciolgono, e la loro emoglobina è parzialmente assorbita dai leucociti, in parte trasformata *in situ* in pigmento, prima in emosiderina bruna, in granuli o in zolle, poi in ematoidina, priva di ferro, granulosa o cristallina (il pigmento libero, secondo DÜRCK, appare al 18.° giorno ed esclusivamente si trova a partire dal 60.°). I frammenti di sostanza cerebrale si disfanno e si trasformano parzialmente in granuli che sono presi e trasportati da cellule (cellule a granuli adiposi). Gli spazi linfatici perivascolari dei vasi vicini sono pieni di granuli e di cellule granulose. Durante questa trasformazione, la consistenza del focolaio si modifica, diventa *poltigliosa-fluida*, il suo colore diventa *rosso-bruno* o *cioccolata*, poi *rosso-ruggine* fino al *giallo-cuoio*. Nei dintorni si stabilisce in rari casi un intenso *rammollimento infiammatorio* reattivo. Per lo più si verifica una *produzione di nevroglia* dalle parti circostanti, per cui un *piccolo focolaio*, come venne detto a pag. 1206, finisce per cicatrizzare, mentre un *focolaio più grosso* è soltanto incapsulato da connettivo. Mentre le masse sfacelate del focolaio sono poco per volta trasportate via, si produce (nel corso di mesi) una cavità cistica riempita di siero *(cisti apoplettica)* tappezzata per lo più all'interno da un lasso e molle connettivo mixomatoso e pigmentato in bruno, mentre le parti più periferiche sono formate da connettivo denso, duro, fibroso-ondulato, ricco di vasi (capsula): è da notarsi però che anche la proliferazione della glia può dare il contributo maggiore alla formazione della parete della cisti mentre passa in seconda linea lo sviluppo di connettivo. (Queste *cisti* si possono anche chiamare degenerative).

Sulla *sezione* le cisti appaiono o come singole cavità o come un vero sistema concamerato, poichè le loro cavità sono attraversate da ramoscelli vasali *o da cordoni* fibrosi neoformati che danno loro l'aspetto spugnoso (sfuggiti alla *distruzione*). La *superficie interna* è per lo più *colorata in rosso mattone o in bruno* dal pigmento sanguigno, pigmento che dopo un certo tempo scompare completamente di modo che le cisti rassomigliano a quelle che si formano da focolai di rammollimento bianco. Il *contenuto* della cisti è per lo più sieroso, limpido e incoloro come acqua; raramente torbido o bruniccio o lattiginoso per goccioline di grasso. Il *volume delle cisti* varia fra quello di un pisello e quello di una noce; più spesso si trovano cisti più piccole, molto raramente cisti assai più grosse. (In un caso di Breslavia si trovò in un ragazzo, che parecchi anni prima aveva ricevuto un urto sul capo dalla pala di un mulino a vento, una cisti grossa come un uovo, pigmentata in bruno, nella midollare di un emisfero). Le *cisti in parte sono permanenti* e ciò vale certamente per le più grosse, le cisti piccole possono in seguito obliterarsi per adesione delle pareti.

Le perdite di sostanza da emorragie cerebrali possono anche cicatrizzare completamente per retrazione delle parti circostanti *(cicatrici apoplettiche)*; la cicatrice è essenzialmente il prodotto di una proliferazione della glia, e spesso è pigmentata in bruno, oppure contiene ancora un nucleo di materiale ispessito, giallo-bruno (contenente colesterina). Quando le pareti collabiscono e aderiscono, si forma una cicatrice dura spesso allungata, talora raggiata.

Gli **aneurismi** nelle grosse arterie intracraniche ed extracerebrali sono relativamente frequenti *alla base del cervello*. Secondo PONFICK essi sono spesso di origine embolica. Per lo più si osservano in individui giovani o di media età e si riscontra allora frequentemente in essi *endocardite* o *sifilide*. Anche i *traumi* (lesioni del capo datanti talora da anni) possono condurre alla formazione di aneurismi; l'*Autore* osservò questo fatto in casi in cui non v'era traccia di arteriosclerosi generalizzata. Gli aneurismi sono per lo più *sacciformi*, piccoli (fig. 5, pag. 90), *del volume di un pisello o di una ciliegia*, ma ve n'hanno anche di *grandi come un uovo di gallina*. Aneurismi *diffusi* si osservano non di rado nella basilare e nelle vertebrali. Gli aneurismi sono più frequenti alla basilare, poi all'art. cer. med., all'ant. ed alla post. Pel rompersi di un aneurisma si producono *emorragie per lo più mortali*: lo spazio subaracnoideo, in cui stanno le arterie della base, si riempie completamente di sangue. La base del cervello è ricoperta da una spessa cotenna di sangue, in cui si nasconde l'aneurisma rotto. Quando questa cotenna si rompe per iperdistensione, si ha un versamento emorragico libero superficiale, all'esterno dell'aracnoide.

3 — Embolia, sclerosi e trombosi dei vasi cerebrali e loro conseguenze.

Il *rammollimento della sostanza cerebrale* **(encefalomalacia)** si può produrre per cause assai diverse. Esso è l'espressione dell'infiammazione acuta della sostanza cerebrale (v. encefalite) o corrisponde alla disintegrazione delle parti in seguito a traumi o a disordini nutritivi conseguenti ad occlusione embolica o trombotica dei vasi. I *processi istologici* che si svolgono, nel morire della sostanza cerebrale, nelle fibre nervose, nelle cellule ganglionari e nel tessuto di sostegno coi relativi vasi sanguigni furono già descritte a pag. 1201 e seg.

L'occlusione improvvisa o graduale delle arterie cerebrali può avvenire per l'arrestarvisi di un embolo o per trombosi autoctona.

Le **arterie** del circolo della base, che irrigano la *sostanza midollare,* sono *arterie terminali* (Cohnheim). Le arterie della *corteccia cerebrale* si anastomizzano, durante il loro decorso arborizzato nella pia, molte volte le une colle altre; quindi penetrano, come fini rami, ad angolo retto nella corteccia. Questa è più facilmente nutrita in via collaterale che non i gangli centrali ed il centro semiovale; così, per es., dopo occlusione di una art. fossae Sylvii (dà 5 rami principali per la corteccia cerebrale, irrora inoltre la maggier parte del nucleo caudato, del nucleo lenticolare, della capsula interna ed una parte del talamo ottico) può mancare ogni alterazione nutritiva della corteccia, mentre è costante nella sostanza bianca.

Gli **emboli** provengono per lo più dal cuor sinistro, nelle affezioni cardiache (endocardite ed altre Lett. in Savaliew); se il foro ovale è aperto possono provenire anche dal destro *(embolia crociata).* Le lesioni della *mitrale* e delle *valvole aortiche,* i *trombi parietali* nelle auricole, nei recessi ed anche negli aneurismi del cuore, rappresentano il punto di partenza più frequente (anche in generale). Altri punti di partenza degli emboli cerebrali sono: ateromasia, aneurismi e talora anche piccolissime degenerazioni grasse dell'intima dell'*aorta* (pag. 70) e dei suoi rami diretti verso il cervello; sopratutto del *punto di divisione delle carotidi,* raramente delle vene polmonari (nella cancrena, formazione di caverne). Può anche darsi che una trombosi autoctona di un'arteria intracranica ateromatosa o aneurismatica (o una trombosi della carotide int. da trauma nel punto d'ingresso nel cranio, A.) conduca ad embolia nelle fini ramificazioni. Il *sopravvenire dell'embolia* è talora evidentemente determinato da un *aumento acuto della pressione sanguigna nell'atto del parto, nel coito,* ecc. Gli emboli spesso si soffermano nei punti di divisione. Gli *emboli sono pallidi, grigio-rosei o incolori, abbastanza consistenti, talora in parte calcificati e, quando l'embolia data da un certo tempo, aderiscono alla parete del vaso. Spesso si associano all'embolo trombi secondari, rossi, poco fissi nel lume, entro alle vicine ramificazioni vascolari.* L'embolia è più frequente a *sinistra* che a destra (la car. sin. si diparte dirett. dall'arco aortico ed è quindi più sulla direzione della corrente sanguigna, mentre la destra si stacca dall'anonima che forma con l'aorta quasi un angolo retto, Wegelin). Il sesso femminile ne è maggiormente colpito.

La **trombosi** delle arterie cerebrali si produce per *alterazioni della parete dei vasi,* le quali sono assai frequenti (pag. 1211). Si tratta dell'ordinaria **sclerosi** o *ateromasia senile* o di quella dipendente da *rene grinzo,* da *alcoolismo* o da *intossicazione da piombo,* od anche di *endoarterite sifilitica* che tende, come è noto, a restringere o ad occludere i vasi. Anche le *gomme* (più raramente i tumori o i grossi tubercoli o la meningite tubercolare), che con speciale frequenza invadono i vasi, possono produrre occlusione trombotica. Anche sotto l'azione di pregresse *malattie infettive* acute si vedono talora svilupparsi delle trombosi. Ad una *trombosi* dei vasi cerebrali facilmente può tener dietro un'*embolia* nelle loro ramificazioni, poichè il trombo non chiude saldamente e completamente il vaso. Nei piccoli vasi è difficile dire se si tratti di embolia o di trombosi.

Allorchè l'occlusione di un' arteria cerebrale non è compensata dal circolo collaterale, si produce *necrosi ischemica* e subito dopo rammollimento dell'area nutrita dall'arteria *(encefalomalacia)*. Talvolta dai vasi vicini penetra del sangue nel territorio morto; ma con ciò non si ha un vero infarcimento emorragico; il tessuto necrotico è solo in parte compenetrato da sangue e perciò colorato in rosso *(rammollimento rosso)*; per trasformazione del pigmento sanguigno si produce in seguito il *rammollimento bruno o giallo*. Se dai vasi circostanti non esce sangue, si parla di *rammollimento bianco (ischemico)*.

Ha influenza sul destino dell'area cerebrale privata del suo afflusso sanguigno, la rapidità con cui questa privazione si compie. Nell'occlusione embolica, repentina e totale, tutte le alterazioni si svolgono naturalmente molto presto ed intensamente. Nell'occlusione graduale, per es., quando un embolo, solo dopo trombosi secondaria, produce la completa occlusione del vaso, o nella trombosi primitiva, le alterazioni regressive si svolgono lentamente col crescere del restringimento.

Immediatamente *dopo la repentina occlusione del vaso* la parte del cervello corrispondente è, nel rammollimento anemico, carnosa, gelatinosa e, per l'imbibizione sierosa, di *volume aumentato* e di *colorito bianco*; essa non presenta limite netto verso i tessuti circostanti. Talora i focolai di rammollimento recenti appariscono gelatinosi e *gialli*; le parti sono allora imbevute di emoglobina diffusa. Già dopo due giorni si trovano *al microscopio* segni di rammollimento *(gocciole di mielina*, di *grasso*, *globi di granuli adiposi)* ed il focolaio diventa di solito bianco o bianco-azzurrognolo, molle, spappolabile; *nel sezionare, la massa si appiccica alla lama*. Più tardi (dopo settimane, talora anche prima) il focolaio diventa semifluido, *simile a latte di calce*, ed è allora costituito da prodotti di sfacelo e da cellule granulose sospese in un liquido acquoso. Si può così produrre una vera cavità da sfacelo, il *cui contenuto si svuota nel sezionare*, così che rimane soltanto una cavità anfrattuosa vuota. Nei punti che sono totalmente fluidificati *(necrosi semplice)* anche i vasi sanguigni vanno distrutti; in altre cavità da rammollimento si conservano talora come una rete e sono in parte collabiti, in parte pieni di detrito, in parte pervii. Il *focolaio di sfacelo fluidificato* si va riducendo sempre più in seguito per *riassorbimento*. Il contenuto diventa *limpido*, come quello di una cisti, oppure rimane torbido per il progrediente sfacelo del tessuto. Nei focolai antichi le parti periferiche si induriscono (confr. pag. 1206) e parimente si ispessiscono i vasi tesi nel focolaio. Per molto tempo si possono ancora rilevare fenomeni di disfacimento (cellule granulose) alla *periferia dei focolai*. Mentre i *focolai encefalomalacici bianchi della sostanza midollare* non di rado si trasformano alla fine in cisti, ciò avviene molto più raramente nei *focolai della corteccia*; questi sono sopratutto focolai di *rammollimento rosso*, che in generale hanno minor tendenza dei focolai anemici alla fluidificazione totale. Essi divengono dapprima di color bruno ruggine, poi gialli (e contengono allora abbondanti cellule a granuli adiposi) e vanno sempre più retraendosi per trasformarsi, sopratutto in grazia di una proliferazione della glia, in *cicatrici pigmentate in bruno ruggine* e non di rado *cavernose*. Spesso, in corrispondenza di un *focolaio corticale infossato, bruno* e *consistente*, la sostanza midollare circostante è tenace e gialla *(plaques jaunes di* CHARCOT).

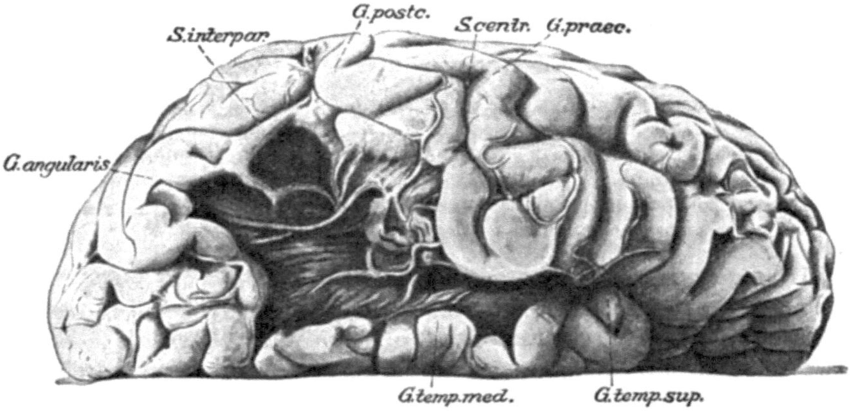

Fig. 630.

Grosso e antico focolaio di rammollimento ischemico nell'emisfero cerebrale di destra; profondo infossamento ricoperto dalle pie meningi aderenti e pieghettate, nella regione parietale e nella circonvoluzione temporale superiore. Uomo di 77 a. con arteriosclerosi dei vasi cerebrali. Un po' meno dei 2/3 gr. nat. Basilea.

L'*estensione dei focolai encefalomalacici* è assai varia; possono essere *assai grossi*, se per es. la carotide interna è occlusa da una trombosi che si propaga fino al punto di uscita dell'art. corporis callosi e dell'art. fossae Sylvii. Se un grosso focolaio di rammollimento interessa la corticale, le circonvoluzioni inturgidite si appiattiscono contro il cranio e fra di loro. *Spesso i focolai sono piccoli, ma assai numerosi;* quando essi sono antichi, il *cervello ne appare come tarlato o bucherellato* come un crivello o come il formaggio. I focolai antichi situati nella corteccia appaiono spesso molto ridotti, infossati (il disegno delle circonvoluzioni vi è però ancora spesso riconoscibile), son duri, duri elastici. Le meningi che li ricoprono sono ispessite, bianche o colorate in giallo o in bruniccio, ricche di vasi, aderenti.

Nei casi in cui si son formati focolai di rammollimento per *arteriosclerosi*, e in conseguenza cicatrici e cisti, si trovano nei preparati microscopici anche frequentemente, delle regioni chiare contenenti un vaso centrale (Lichtungsbezirke di BORST) in cui sono andate distrutte le guaine midollari e le cellule gangliari, mentre rimangono conservate le fibrille nervose e specialmente la glia. Per tal distruzione si formano degli spazi che furono interpretati come spazi linfatici dilatati e come l'alterazione primitiva e provocata da stasi linfatica (ARNDT, BORST). ALZHEIMER, confermato da SALTYKOW, ritiene invece come primitiva la sclerosi vasale: essa non è però qui così grave e conseguentemente tanto dannosa come nelle regioni in cui si forma un completo focolaio di rammollimento: essa porta solo alla distruzione degli elementi più delicati mentre gli altri si conservano ancora. Tali territori possono cicatrizzare per proliferazione di glia o farsi *cistici*: ricordano le alterazioni descritte da FERRAUD come *Encephalite chronique sclérosique des vieillards* o *Lacunes et désintégration cerebrales, porose cèrébrale* (MARIE) (cfr. anche SCHMAUS).

Il *rammollimento rosso (encephalomalacia rubra)* si può produrre, oltre che per occlusione di un'arteria, anche per infiammazione (rammollimento rosso infiammatorio, encefalite) e inoltre per trombosi delle *vene* (vedi trombosi dei seni, pag. 1164). La parte alterata è più voluminosa, molle, rossa, spesso fittamente disseminata di emorragie puntiformi: più tardi si fà poltigliosa (v. fig. 610 a pag. 1165).

Al *microscopio* si vedono, nel rammollimento rosso *non infiammatorio*, prodotti di disfacimento della sostanza cerebrale, i cui costituenti (fibre nervose, cellule ganglionari, glia e nuclei dei vasi) soggiaciono precocemente alla *degenerazione grassa*. I capillari possono essere riempiti di granuli adiposi e di pigmento. I corpuscoli rossi subiscono le trasformazioni sopra indicate (pag. 1214). Quando il focolaio diviene giallo, si parla di *rammollimento giallo* (pag. 1217). Più tardi i focolai si trasformano in *cisti* o in *cicatrici pigmentate*. Nel rammollimento rosso *infiammatorio* si vede inoltre infiltrazione flogistica della parete vasale ed emigrazione di leucociti (vedi Encefalite pag. 1220).

Le **conseguenze dell'occlusione dei vasi,** che possono assumere forme assai diverse, saranno qui soltanto accennate brevissimamente. Nell'*occlusione embolica repentina di un vaso grosso* si produce di regola subito un *insulto apoplettico*. Il coma è per lo più di minor intensità e durata che nell'apoplessia sanguigna. Fra i fenomeni di paralisi è tipica l'*emiplegia* (*) (occlusione del tronco dell'**art. fossae Sylvii**), che, se colpisce il lato destro (e quindi l'ar. di sinistra) è spesso associata ad *afasia* completa o parziale (III circonvoluzione frontale sinistra, BROCA), la quale ultima costituisce di solito un sintomo diretto di focolaio. Spesso anche esiste soltanto *monoplegia,* poichè il focolaio è sovente limitato a un distretto corticale circoscritto. All'occlusione dell'**art. cerebri profunda** segue per lo più *emianestesia* ed *emianopsia*. Quando, nell'occlusione della **carotide int.**, non si ristabilisce il circolo collaterale, o la trombosi si propaga fino all'art. cerebr. ant. e media, ne segue *emiplegia* con coma profondo e spesso *morte rapida*. La trombosi della **basilare** (e delle **vertebrali**) e dei loro rami dà luogo a *paralisi bulbare acuta (apoplettica)*, che conduce a morte entro giorni o settimane per polmonite da aspirazione, paralisi respiratoria e del cuore. Non è qui possibile esaminare i diversi sintomi determinati dalla diversa sede del focolaio. Vogliamo solo rilevare in tesi generale, che i *rammollimenti si producono anche in sedi ove non avvengono di regola emorragie spontanee,* così, ad es., nella *corteccia cerebrale* e nella zona midollare degli emisferi cerebrali.

IV — Infiammazione della sostanza cerebrale. Encefalite.

1 — Encefalite acuta non purulenta.

Essa si produce: *a)* in seguito a **traumi,** *b)* in via **secondaria, ematogena** *in seguito a diverse malattie infettive,* non di rado associata a meningite, nella *piemia, endocardite, meningite cerebro-spinale epidemica* (v. pag. 1178), *morva, rabbia, in-*

(*) È utile a sapersi all'autopsia che esistono anche *emiplegie in cui non si trova alcuna lesione anatomica.* Ciò si può osservare nell'uremia, alcoolismo, diabete, avvelenamento da piombo, artrite e pneumonite. OPPENHEIM osservò questo fatto anche nella cachessia carcinomatosa, ed emise l'opinione che si tratti qui di una *lesione tossica a focolaio*: v. anche FINKELNBURG. Ciò è importante anche per la diagnosi di tumori cerebrali.

fluenza, tifo, reumatismo articolare, morbillo, scarlattina; c) l'encefalite può anche essere **propagata** da un'infiammazione delle parti vicine *(orecchio medio, naso:* così nel carbonchio, in cui l'infiammazione ha carattere emorragico e colpisce particolarmente anche le pie *meningi*), o si associa a *malattie preesistenti del cervello stesso* (rammollimento semplice, focolai emorragici, tumori, parassiti). **L'apparato connettivo-vascolare interstiziale costituisce il punto di partenza dell'infiammazione**; segue la degenerazione degli elementi nervosi. Il risultato dell'infiammazione è un rammollimento, che può essere *rosso* o *giallo* o *bianco*. Gli *agenti batterici* più comuni sono i cocchi piogeni e il diplococcus pneumoniae (pag. 268). Nell'avvelenamento da *ossido di carbonio* o da *gas illuminante* si osservarono anche malattie del sistema nervoso che si presentano anatomicamente come « encefaliti » disseminate e che possono esser accompagnate da processi degenerativi ischemici per alterazioni vasali e anche da emorragie (CHIARI). Si pensa a una azione tossica primitiva del CO (Lett. in HEDREN e SIBELIUS) (cfr. anche pag. 1227).

I focolai encefalitici sono sempre circoscritti, spesso di grandezza microscopica e per lo più corticali: essi ci presentano allora un'infiltrazione delle pareti vasali e un accumulo di linfociti e di leucociti più o meno numerosi negli spazî perivascolari e attorno ad essi, in parte infiltrante anche il tessuto circostante. Negli elementi nervosi si notano i segni dello sfacelo: non mancano le cellule granulose. Talora si formano focolai di rammollimento molto estesi, di color bianco o gialliccio o rossastro, entro cui la sostanza cerebrale, che al tatto dà il senso della fluttuazione, è rigonfiata, umida, molle, polposa; può essere colpito tutto un emisfero. I focolai più grossi presentano di solito alla loro periferia delle emorragie puntiformi.

Se avviene la **guarigione**, raramente si ha la *restitutio ad integrum*, ciò che naturalmente è possibile solo nei primi stadî; per lo più gli elementi nervosi nel dominio del focolaio sono in tutto o in parte distrutti, ed allora si produce una **sclerosi**. Questo esito di un'encefalite acuta della zona motoria corticale costituisce certamente la base anatomica di una parte dei casi di *paralisi cerebrale infantile* (pag. 1201).

Sec. E. FRÄNCKEL nelle *malattie infettive acute* si trovano in una forte percentuale (circa 50 $^0/_0$) anche senza alterazioni macroscopiche, focolai bacterici nelle meningi e nella sostanza cerebrale: ciò si verifica particolarmente per i diversi piogeni (non per i bac. della difterite, in scarso grado per quelli del tifo). Si producono perciò trombi nei vasi cerebrali, accumulo di cellule negli spazî linfatici perivascolari nonchè accumuli di pigmento, processi essudativi e proliferativi nelle meningi, piccoli stravasi e focolai necrotici. Tutte queste lesioni a focolaio sono però tenui e si possono completamente riparare con una perfetta restitutio ad integrum.

Si osservano casi di encefalite acuta che in vita dettero i più diversi sintomi cerebrali, mentre all'autopsia non si trova nessuna alterazione macroscopicamente rilevabile, v. O. MEYER.

Talora l'infiammazione ha un carattere squisitamente emorragico: **encefalite emorragica acuta**. Si dan casi in cui il cervello è tutto cosparso di minime emorragie (v. O. MEYER, Lett.), in altri (in seguito a influenza) si trovano focolai di rammollimento più grossi, emorragici, anche simmetrici, situati per lo più negli emisferi cerebrali, talora penetranti anche nei ventricoli (M. B. SCHMIDT), oppure si trova un'*emorragia apoplettiforme* nei gangli, nella base (NAUWERCK). Vi si può accompagnare una trombosi dei seni. L'encefalite emorragica (v. FRIEDMANN) compare talune volte come malattia a sè, acuta, rapidamente ma non assolutamente mortale

STRÜMPELL), per cui si pensa a un rapporto con la meningite cerebrospinale (forma cerebrale abortiva? OPPENHEIM. Lett.). Più spesso essa è conseguenza di un'altra malattia infettiva acuta, specialmente dell'*influenza* (LICHTENSTERN; FÜRBRINGER; NAUWERCK e a.), come pure della pertosse, della difteria, del tifo, della pneumonite, della meningite cerebro-spinale (Lett. in LAIGNEL, LAVASTINE e VOISIN). Nella forma descritta da WERNICKE *(poliencefalite acuta emorragica superiore)* che è forse in rapporto con l'alcoolismo, i focolai infiammatori emorragici si limitano al III ventricolo, all'acquedotto del Silvio e talora al IV ventricolo. M. B. SCHMIDT (Lett.) distingue una *porpora cerebrale pura* e una *encefalite emorragica*, la prima come indice dell'infiammazione, la seconda legata con il processo essudativo flogistico (v. anche Lett. in OPPENHEIM-CASSIRER).

Nella **idrofobia**, oltre all'iperemia generale, compaiono nel cervello e nel midollo focolai di rammollimento infiammatori emorragici (altre volte bianchi) simili a quelli della poliomielite. Intorno ai vasi possono accumularsi dei leucociti formando piccoli ascessi. Le alterazioni più gravi si trovano nel midollo allungato. Un caso di questo genere fu sezionato dall'A. (bambina di 8 anni). Sui **corpuscoli di Negri** specifici *(Neurocytes hydrofobiae)* che si trovano in primo luogo nelle cellule gangliari del *corno di* AMMONE, v. Lett. in A. WILLIAMS, M. M. LOWDEN e spec. in FROSCH: questi e BABÈS non ritengono i corpuscoli del NEGRI quali agenti della rabbia: FROSCH non li crede nemmeno parassiti pur ritenendo il loro reperto come il migliore, più rapido e sicuro mezzo diagnostico della malattia (v. anche VOLPINO): BABÈS li interpreta come forme incapsulate di parassiti: LENTZ li dice prodotti di reazione delle cellule gangliari, formatisi per processi degenerativi seguiti nelle cellule gangliari in seguito all'influenza dell'agente specifico. In una nuova pubblicazione però NEGRI, appoggiato da GOLGI e da GRASSI, arriva alla dimostrazione di una specie di ciclo di sviluppo dei suoi corpuscoli parassitari, di natura protozoaria. KOCH e RISSLING, tendono per contro ad accettare l'opinione di BABES. Lett. sulla rabbia in FROSCH: punto di contatto con la poliomielite, v. nello stesso (*).

Come **encephalitis neonatorum**, VIRCHOW descrisse in origine una speciale affezione, frequente sopratutto nella sifilide, in cui nella sostanza cerebrale si trovano delle *cellule granulose* diffuse o in cumuli, onde ne risultano delle chiazze bianco-giallognole, opache, che spiccano sulla circostante sostanza midollare trasparente, grigio-rossa (mancante ancora quasi del tutto delle guaine midollari). Secondo JASTROWITZ però le cellule granulose sono *fisiologiche* nel cervello dal 5° mese della vita intrauterina fino all'8.° della extrauterina, e sono in rapporto colla formazione della guaina midollare delle fibre nervose. È tuttavia assai problematico che si possano così spiegare tutti i focolai che talora sono grossi come una lenticchia e persino come un pisello ed assolutamente rammolliti, e contengono talora anche cellule rotonde ed emorragie. Tali focolai si trovano, oltre che nei sifilitici, anche in quei bambini il cui capo rimase a lungo nello scavo durante il parto; inoltre nell'ittero grave associato a suppurazione del cordone (BIRCH-HIRSCHFELD), poi in quei bambini (come osservò anche l'*Autore*) la cui madre sofferse di eclampsia, e che ebbero essi stessi degli ascessi convulsivi. Anche FISCHL ritiene provata nell'encephalitis neonatorum una vera infiammazione.

2 — Encefalite purulenta. Ascesso cerebrale.

Lo sviluppo di una encefalite purulenta, di un ascesso cerebrale, si deve attribuire alla penetrazione di piogeni. Questi possono: *a)* pene-

(*) Durante la correzione delle bozze, NOGUCHI annunzia di essere riuscito a coltivare il vero parassita della rabbia, e di aver potuto riprodurre la malattia con tali colture *(S)*.

trare nel cervello in seguito a *traumi*; *b)* essere *propagati* da un focolaio purulento vicino; *c)* arrivare *in via metastatica,* per la via del sangue, provenendo da una raccolta purulenta lontana.

a) **Ascessi cerebrali traumatici.** Questi hanno assai spesso carattere *icoroso.* I batterî si possono introdurre nella sostanza cerebrale anzitutto *attraverso una ferita aperta della scatola cranica,* spesso insieme con un corpo estraneo. La formazione dell'ascesso segue immediatamente. Così per es. si può trovare dopo pochi giorni totalmente suppurato, di colore giallo-verde e quasi in colliquazione, il canale di un proiettile attraversante il cervello (mentre senza l'intervento dei piogeni si produce soltanto rammollimento rosso). Non di rado i microrganismi arrivano al cervello *anche per via linfatica da ferite delle parti molli.* È importante sapere che *le ferite esterne possono essere piccolissime e guarire senza disturbi, mentre nel cervello si va sviluppando poco per volta un ascesso, che va sempre aumentando di volume, e che si rende manifesto improvvisamente o gradualmente, coi sintomi più gravi, solo dopo settimane, mesi e talora anche anni* (10--20); *la porta d'ingresso può allora essere da lungo tempo irriconoscibile.* Anche contusioni del cranio *senza ferite esterne* possono dar luogo a un ascesso quando siano mobilizzati dal trauma i bacteri che si trovano nelle cavità pneumatiche del cranio e arrivino al cervello: cfr. meningite traumatica (pag. 1177).

b) **Ascessi cerebrali propagati.** Questi sono per lo più di **origine otitica** (Lett. in Körner) e si producono in seguito ad *infiammazioni purulente*, spesso *fetide*, *dell'orecchio medio* o della *mastoide* e precisamente quasi soltanto in seguito a quelle che hanno decorso cronico, talora di decenni (pag. 1177 e 1168). Sono *per lo più solitari,* oppure, se esistevano in principio più ascessi, essi confluiscono tosto in un solo. Il *contenuto* è purulento o tenue, icoroso (bac. anaerobi, Rist, Ghon, Mucha, Müller), vi si trovano coaguli sanguigui e gas della putrefazione. La loro *sede* è sempre in *grande vicinanza dell'orecchio o dell'osso malato,* nel corrispondente *lobo temporo-sfenoidale* o (2-5 volte più raro) nel *cervelletto.* D'ordinario gli ascessi sono limitati all'intorno da uno strato di sostanza cerebrale; più raramente si continuano direttamente con un focolaio purulento osseo. Nei *bambini* gli ascessi otitici risiedono di solito nel cervello, più tardi piuttosto nel cervelletto. Sono più frequenti a *destra.* La *dura,* nel punto ove l'ascesso confina coll'osso malato, è per lo più *aderente alla superficie del cervello.* Le vie per cui avviene la propagazione al cervello (corrente retrograda pei linfatici o per le vene?) non sono esattamente conosciute.

Talora un ascesso cerebrale è propagato da *carie di altre ossa* o da una meningite, o dal naso e dalle sue cavità accessorie (l'ascesso d'origine nasale ha sede quasi sempre nei *lobi frontali).*

c) **Ascessi cerebrali metastatici.** Sono spesso multipli (fino a 100) e piccoli, e giacciono sopratutto nella corteccia, raramente nella midollare e nel midollo allungato. Alcuni possono raggiungere il volume di una ciliegia o di una noce. Si osservano colla maggior frequenza nell'*infezione piemica;* nell'*endocardite settica* si possono arrestare nel cervello degli emboli e produrvi prima encefalomalacia e poi ascesso. A preferenza si sviluppano nell'emisfero sin. (cfr. pag. 1216), e in primo luogo nel territorio dell'art. fossae Silvii. Gli ascessi metastatici si producono inoltre in seguito a *ferite* di una qualsiasi parte lontana, o per *tumori icorizzati* o per *processi ulcerativi icorosi dei bronchi e dei polmoni* (particolarmente nelle *bronchiectasie* che si sviluppano specialmente nei maschi: in essi costituiscono, per ordine di frequenza, la seconda fra le cause di morte rara nella tubercolosi polmonare) o nell'*empiema della pleura.* Vi hanno casi in cui, in seguito ad un'operazione in un punto lontano (legatura di emorroidi, litotomia), un *grosso ascesso cerebrale* costituisce l'*unica suppurazione secondaria.* Raramente si produce ascesso metastatico nell'infezioue da *mughetto* o nell'*actinomicosi* (vedi il caso a pag. 1145).

I **così detti ascessi idiopatici** sono in parte di origine traumatica; la porta d'ingresso era poco appariscente e guarì senza lasciar tracce. Altri casi si rivelano istologicamente *di natura tubercolare;* oppure precedette una meningite cerebrospinale od un'altra malattia infettiva (risipola, influenza, ecc.) che condusse, direttamente o coll'intermedio di un'otite purulenta, all'ascesso. Si deve pure pensare, come a possibile porta di entrata, alle *vie superiori* aeree e digerenti. In un caso sezionato dall'A. di ascessi multipli, rotondi, più grossi di una ciliegia con contenuto denso, verdastro, d'odore nauseante (emisferi cerebrali-donna di 25 a.) il punto di partenza era costituito da un antico focolaio bronchiale, occulto, purulento sabbioso, che aveva contratto aderenze con l'esofago e in esso si era perforato e che solo negli ultimi tempi aveva dato sintomi progressivamente crescenti di ostacolo alla deglutizione.

L'*aspetto degli ascessi* è diverso secondo la loro età. I *focolai purulenti* encefalici *recenti* si presentano dapprima come *isole* rammollite, punteggiate in giallo e in rosso; più tardi, quando la fusione purulenta è completa, quando si è costituito un vero ascesso, abbiamo una *cavità* più o meno anfrattuosa a *contenuto* liquido verde chiaro o color di zolfo, privo di odore o enormemente fetido, costituito talora da pus, talora da icore mescolato a fiocchi purulenti ed a prodotti di sfacelo del tessuto cerebrale. Di *batterî* si trovano lo streptococco e stafilococco piogene, il diplococcus pneumoniae ed altri, come pure diversi generi di anaerobî. La colorazione oscura, verde o nera, dipende da formazione di solfuro di ferro. I *dintorni* dell'ascesso sono edematosi, in rammollimento infiammatorio. Se il focolaio è superficiale, può seguire tosto una *meningite purulenta.* Quando un ascesso si ingrandisce rapidamente, può, sopratutto se risiede nel lobo temporale, perforarsi nei ventricoli laterali. La meningite, il piocefalo interno o la compressione cerebrale possono allora produrre la morte.

Un *ascesso antico e grosso* è per lo più rotondo od ovoidale ed ordinariamente *solitario,* poichè i focolai multipli conducono di solito rapidamente a morte. Esso può, a seconda della sede, far bozza ed appiattire le circonvoluzioni sovrastanti. In circa un mese l'ascesso può limitarsi verso le parti circostanti per mezzo di una membrana di tessuto di granulazione, di color grigio o grigio–rossiccio.

La glia non vi prende parte, anche se si trova un modico ispessimento all'esterno intorno alla membrana stessa (Lett. in App.).

In circa 2–3 mesi la membrana è solida ed esternamente fibrosa, mentre gli strati interni sono spesso ancora formati da tessuto di granulazione molle, grigio. Più tardi la capsula diventa ancor più resistente, la faccia interna è liscia come quella di una cisti. L'ascesso saccato può talora essere estratto in toto o viene fuori da sè, all'autopsia, dalle parti circostanti rammollite per encefalite.

Il *volume* dell'ascesso oscilla fra quello di un pisello e quello di un pugno. Nel cervello naturalmente esso raggiunge le massime dimensioni.

L'A. ad es. in una bambina di 3 a. con empiema cronico della pleura potè isolare dall'emisfero destro, dalla massa cerebrale circostante, una sacca grossa quanto un piccolo pugno (microscopicamente fibrosa) contenente 150 cc. di pus denso, torbido, mucoso, verdognolo. Possono comparire solo tardivamente, in modo apparentemente spontaneo, sintomi cerebrali acuti per edema infiammatorio.

Decorso. L'ascesso, e ciò vale sopratutto pei *traumatici,* può rimanere per molti anni o per sempre stazionario, *latente,* senza turbare gran che le funzioni del cervello. La secrezione del pus si arresta alla fine ed è del resto scarsa in tutti i vecchi ascessi. Il contenuto è formato da pus giallo-verde o pus in metamorfosi mucosa, filante; esso può persino, se il focolaio non è molto grosso, divenire per effetto di calcificazione, solido, granuloso, simile a calcina. Un antico focolaio però, anche se possiede una capsula fibrosa, *può di nuovo* per progressiva suppurazione della capsula, accrescersi ancora, talora può *improvvisamente riaccendersi, ciò che spesso avviene sotto l'azione di un trauma* come può anche avvenire del tutto *spontaneamente*: si forma allora tutto all'intorno un'estesa zona di rammollimento infiammatorio. Nelle vicinanze di un ascesso si possono talora formare nuovi focolai.

La **morte** *è quasi inevitabile,* a *meno di un intervento operativo,* e può avvenire: *a)* per una nuova *infezione della sostanza cerebrale circostante,* una encefalite acuta, che uccide per edema e compressione cerebrale; oppure *b)* avviene *la perforazione dell'ascesso nelle meningi o nei ventricoli cerebrali.* La morte avviene in coma coi fenomeni della paralisi del vago e della respirazione (respiro Cheyne-Stokes, ecc.); *c)* Anche la *tromboflebite dei seni* può complicare gli ascessi cerebrali, specialmente quelli da otite cronica purulenta: può seguirne piemia mortale: l'ascesso polmonare e la piemia possono allora portare a morte.

Raro è lo *svuotamento spontaneo* dell'ascesso all'esterno (nella cavità nasale, timpanica).

(Lett. sull'ascesso cerebrale in Oppenheim, Nothnagels Spez. Path. u. Ther. Vol, IX, P. F. 3 e Ballance, Some points in the Surgery of the Brain, Londra 1907).

3 — **Encefalite cronica. Sclerosi** (confr. pag. 1205).

Alcuni annoverano in questa forma anche la paralisi progressiva (confr. pagina 1198).

La *sclerosi del cervello* dipende il più delle volte da primitiva distruzione, degenerativa o infiammatoria, degli elementi nervosi, onde si risveglia nella nevroglia, un processo proliferativo che conduce a proliferazione della nevroglia stessa e al suo ispessimento. Nei punti in cui il processo è ancora relativamente recente (periferia del focolaio), che sono *molli, gelatinosi,* si vede un'esile trama di nevroglia proliferante, nelle cui maglie giacciono fibre mieliniche in parte ancor conservate, in parte degenerate, gocciole di mielina, gocciole di grasso e cellule a granuli adiposi (v. pag. 1204), le quali sono talora così abbondanti da dare origine a chiazze gialle. Qua e là appaiono anche linfociti nella glia, nella guaina dei vasi e nei loro dintorni. Spesso i vasi sanguigni si trovano in ispessimento ialino e la loro parete, specialmente negli stadi più recenti, è particolarmente ricca di nuclei. Agli stadi più inoltrati corrispondono di solito *punti induriti elastici,* che al taglio dànno l'impressione di gomma o di cuoio, appaiono cerei, traslucidi e possono avere colorito assai diverso, rosso-mattone o grigio rosso, o grigio puro, talora pallido, quasi bianco. Al microscopio si trova un fitto intreccio di neuroglia, in cui le fibre nervose o, se il focolaio risiedeva nella sostanza grigia, le cellule ganglionari, sono totalmente distrutte oppure, ciò che è più frequente, si trovano ancora alcuni cilindrassi, privi di guaina mielinica. Cellule a granuli adiposi, in scarso numero, si possono ancora trovare in questo stadio; in parte giacciono nelle guaine linfatiche dei vasi sanguigni.

Taluni autori distinguono una *sclerosi primaria*, che partirebbe dalla nevroglia e condurrebbe ad atrofia degli elementi nervosi, ed una *secondaria*, dipendente dalla distruzione primitiva degli elementi nervosi.

Nella **sclerosi diffusa del cervello**, che è rara, è colpita una gran parte dell'organo, talora l'intiera superficie del cervello, che diviene dura come cuoio. Ne segue una notevole atrofia, un *raggrinzamento* e un aspetto *pieghettato delle parti sclerotiche*: talora coesiste idrocefalo. Non di rado questo stato si manifesta con *idiozia* o con fenomeni di eccitamento motorio *(epilessia)*. Eziologicamente si devono prendere in considerazione la lue congenita e acquisita, fors'anco l'alcoolismo, verisimilmente anche la meningite e l'encefalite in tenera età. Esiste anche una *sclerosi diffusa* del *cervello* e *del midollo*, a cui corrisponde un determinato quadro clinico (Heubner): Lett. in Haberfeld e Spieler, che ammettono una patogenesi unica per la sclerosi cerebrale diffusa e la tuberosa: cfr. anche Zingerle, (Lett.).

Un cenno speciale merita la **sclerosi e gliosi tuberosa (ipertrofica)** (Bourneville, Hartdegen). Colpisce per lo più bambini e individui giovini (Neurath notò come età più avanzata 35 a., Vogt, 37) i quali presentavano di regola un notevole grado di imbecillità, mentre in alcuni casi si osservavano solo piccoli difetti psichici: costantemente coesisteva *epilessia* (H. Vogt).

Gli emisferi cerebrali sono qua e là costituiti di circonvoluzioni allargate, regolarmente disseminate di ispessimenti duri, spesso bianchi lucenti e a macchie grigio-biancastre, o da nodosità più o meno circoscritte, nell'interno dei quali sparisce la distinzione fra corteccia e midolla. In più della metà dei casi si trovano prominenze simili a tumori duri e irregolari, di rado un *glioma* circoscritto più grosso, nella parete interna dei ventricoli laterali. L'A. lo trovò anche in un giovine di 24 a. con sclerosi tuberosa del cervello, tumori multipli ventricolari, innumerevoli tumori renali, poliposi intestinale e piccoli tumori multipli cutanei. Di rado ne sono colpiti il cervelletto o altre parti. Le intumescenze e i tumori del ventricolo che, come potè osservare l'A. in un caso cortesemente favoritogli dal collega Steinbiss (fig. 633 *b*), possono raggiungere la grossezza di una castagna (istologia a pag. 233), son costituiti da tessuto nevroglico, in cui gli elementi nervosi sono assai ridotti, mentre vi si trovano figure atipiche che ricordano ora le cellule gangliari, ora i grossi astrociti: spesso vi si trovano anche estese calcificazioni, specialmente dei vasi, in forma di cordoni, di ammassi, di ramoscelli, ecc. Per le figure che ricordano le cellule gangliari o differenziate in vere c. ganglionari, Hartdegen propose il nome di *Glioma gangliocellulare*, accettato anche da Ziegler e da altri, variato poi in *Neurоglioma ganglionare*, *ganglioneuroma* o *ganglioglioneuroma* (v. Schmincke). Si possono osservare nei ventricoli tutti gli stadi di passaggio dalla gliosi diffusa alla formazione di tumori gliomatosi veri circoscritti: la sclerosi tuberosa forma così un vero e proprio legame tra malformazioni e tumori, così che a proposito di essa si può usare anche la denominazione di « malformazione tumorale ». Degna di nota è la coincidenza di essa con la presenza di *tumori renali multipli* (tumori misti per lo più a un sol costituente, come osservarono Lubarsch e Nuernberg, e l'A. nel caso surricordato e in 6 altri studiati da W. Fischer nell'istituto di *Gottinga* — v. pag. 915 —: eccezionalmente, come nel caso di de Montet, questi tumori renali hanno le caratteristiche dei tumori delle surrenali) inoltre con *tumori multipli del cuore* (v. rabdomiomi del cuore, ivi Lett.) e ancora con un'affezione cutanea indicata con il nome di epitelioma sebaceo disseminato, talora invece, come nella osservazione surricordata dell'A., corrispondente meglio a un fibroma (Lett. in NEURATH e H. VOGT); v. anche KIRPICZNIK.

Sclerosi nella cosidetta *ipertrofia* del cervello v. pag. 1195.

In una speciale malattia, propria per lo più dei giovani, la *sclerosi multipla disseminata (sclèrose en plaques),* si producono dei focolai per lo più contemporaneamente nel cervello (ed in qualche nervo craniano) e nel midollo (**sclerosis cerebro-spinalis multiplex**), più di rado in un solo dei due. I focolai sono piccoli e rotondi, o più grossi, poligonali, di color grigio, grigio-rosa, rosa-pallido o giallo-grigio, sodi e tenaci come gomma e di solito trasparenti. I focolai *insulari* possono fare una leggiera prominenza, oppure giacciono allo stesso livello delle parti vicine o finalmente, ciò che è più frequente, sono rientranti. Qua e là si riconoscono nei focolai delle piccole strie biancherigie o gialle, che corrispondono a vasi sanguigni. Taluni focolai sono riconoscibili solo al microscopio. Alcune parti, per es. il ponte o il midollo allungato, possono essere assai fittamente, anzi quasi in totalità, occupate dai focolai ed apparire molto inegualmente raggrinzate, indurite, rugose. I più grossi di questi *focolai irregolarmente distribuiti* si trovano per lo più nella sostanza midollare del cervello, attorno ai ventricoli.

Nel *midollo* i focolai grigio–azzurri possono trasparire esternamente attraverso le meningi molli. La sostanza bianca è sede prediletta delle alterazioni. Però alcune volte l'intiera sezione trasversale appare grigia o grigio azzurra, trasparente, vitrea, simile alla gomma al taglio, e molto raggrinzata. Immediatamente al di sopra e al di sotto, la sezione può apparire macroscopicamente inalterata o presentare soltanto pochi focolai. È sopratutto caratteristica *la disposizione saltuaria, indipendente da ogni determinato sistema di fibre, dei focolai.* Al pari di alcuni nervi craniani (sopratutto gli ottici e in ispecie il chiasma), possono anche le radici spinali essere in alcuni punti grigie.

Riguardo all'*aspetto microscopico* dei focolai, occorre rilevare che tanto nelle sclerosi costituite da un fitto intreccio di neuroglia con scarsi nuclei e prive di fibre mieliniche, quanto nei focolai più bassi, areolari, a crivello, spesso si trovano ancora *cilindrassi « nudi »*, privi di guaina mielinica, che spesso sono rifrangenti e rigonfiati a fuso. Alla lunga persistenza dei cilindrassi (confermata ancora recentemente da BARTELS, BIÉLSCHOWSKY e REDLICH) è dovuto, secondo SCHULTZE, il fatto che anche cospicui focolai sclerotici *non dànno luogo di regola ad alcuna degenerazione secondaria* o solo a degenerazione di scarsa estensione, poichè non esiste una vera distruzione delle vie di conduzione. Del resto, sull'istogenesi della sclerosi multipla esiste anche al giorno d'oggi la più grande varietà di opinioni. BORST, GOLDSCHEIDER e BÀLIENT ritengono il processo come una malattia delle guaine mieliniche causata da un'infiammazione vascolare o perivascolare: recentemente BORST ammette un'alterazione del sistema vasale con conseguente intoppo della circolazione linfatica: a questo tien dietro una proliferazione reattiva della glia. *Lo stadio iniziale* corrisponderebbe perciò al quadro di una *encefalite o mielite acuta.*

Riguardo all'**eziologia** furono incriminate le *pregresse malattie infettive acute* (MARIE) e sopratutto l'*intossicazione cronica da veleni metallici* (OPPENHEIM), l'*avvelenamento da ossido di carbonio, il puerperio* (BÀLIENT), *i traumi* (MENDEL) ciò che è più difficile a capirsi di un supposto agente tossico o infettivo anche puerperale. Fu incolpata anche la sifilide (CATOLA, PÉRRIN, PARISOT): STRÜMPELL, ED. MÜLLER e a. ricercano invece il fondamento della malattia in una disposizione congenita, *endogena*, mentre OPPENHEIM, che dimostrò per il primo che in parecchi casi si può risalire fino alla più tenera infanzia, ritiene l'anomalia congenita di sviluppo solo come un momento predisponente e non come quello eziologico vero (Lett. in E. MÜLLER, BORST).

Quanto arbitraria è la distribuzione dei focolai, altrettanto variabile è il **quadro clinico**. Nei casi tipici esiste il seguente *complesso sintomatico* (CHARCOT): *debolezza motoria,* per lo più associata a rigidità muscolare, *andatura paretico-spastica, spesso barcollante, tremore intenzionale, nistagmo* (scosse ritmiche, talora movimento rotatorio dei bulbi), *atrofia parziale dell'ottico, parola scandita.* A ciò si possono aggiungere accessi apoplettiformi e diminuzione dell'intelligenza: spesso ancora tendono a sparire precocemente i riflessi addominali.

Anche nella **paralisi agitante**, *malattia di* PARKINSON, malattia dell'età avanzata, si trovarono *processi sclerotici* nel sistema nervoso centrale prevalentemente nei cordoni posteriori e laterali, e cioè *focolai* intorno *ai piccoli vasi*, analoghi a quelli che si trovano nei processi senili: dubbia è quindi tuttora la dignità patognomonica di questi focolai descritti fra gli altri da REDLICH: cfr. OPPENHEIM (Lett.). Ricerche sul rapporto della mal. con le *paratiroidi*, v. ivi.

MARCHIAFAVA e BIGNAMI trovarono nel *corpo calloso* degli alcoolisti cronici, focolai di sclerosi derivanti da focolai degenerativi.

V — Granulomi infettivi del cervello.

1 — Tubercolosi cerebrale.

Della presenza di piccoli tubercoli (miliari) nella sostanza cerebrale *per propagazione di una meningite tubercolare* si parlò già a pag. 1182. Talora si sviluppano in questo modo anche grossi tubercoli, di rado in numero notevole, in tutte le parti del cervello. Ma per lo più questi ultimi, chiamati anche solitari o meglio conglomerati, si sviluppano *indipendentemente da un'affezione delle meningi,* in modo cronico, pel fatto che dei bacilli tubercolari, pervenuti nel cervello per la via del sangue, vi determinano lo sviluppo di un focolaio tubercolare.

I *tubercoli conglomerati* formano per lo più *nodi tondeggianti, sferici* o provvisti di bitorzoli, che possono essere *solitarî* o *multipli.* Nella corteccia hanno talvolta forma *irregolare, angolosa* (come le gomme). Raggiungono il volume di un *pisello,* di un *uovo di gallina* e persino quello di una *mela* (fig. 632). Clinicamente si manifestano coi sintomi di un tumore cerebrale (pag. 1239).

I *nodi più vecchi* sono in gran parte *caseosi,* di color verdastro, abbastanza sodi. Le masse caseose sono spesso, sulla superficie del taglio, irregolarmente *striate* in varie direzioni, talora anche con tracce di striatura concentrica. Finchè il tubercolo cresce, si vede alla periferia una *zona relativamente sottile di tessuto di granulazione,* molle, rosso-grigia, in cui giacciono numerosi tubercoli miliari e conglomerati (tubercoli da riassorbimento) e in cui si trovano talora abbondanti *bacilli tubercolari.* Mediante questa zona, che si perde gradatamente nella sostanza cerebrale, progredisce il granuloma tubercolare. In *istadî molto tardivi,* la zona di tessuto di granulazione tubercolare non esiste più; essa si è trasformata in *connettivo fibrillare,* che circonda il tubercolo completamente caseificato e lo delimita abbastanza nettamente all'esterno verso la circostante *sostanza cerebrale sclerotica o rammollita.* Quest'ultima ci spiega la facile enucleabilità del tubercolo all'autopsia. I bacilli spesso non sono più riscontrabili microscopicamente. I nodi antichi si lasciano facilmente enucleare in toto; quando il rammollimento intorno è notevole, il tubercolo, nelle varie manipolazioni dell' autopsia può spontaneamente cadere, come parecchi sarcomi.

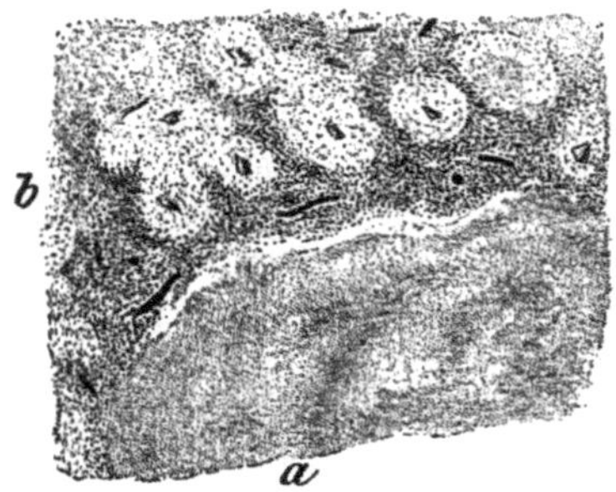

Fig. 631.

Zona corticale di un **tubercolo conglomerato solitario del cervello** in un bimbo di 3 anni. *a*, centro omogeneo, caseoso; nella periferia *b*, tessuto di granulazione con vasi e tubercoli (chiari) con cellule giganti (macchie scure nei tubercoli). Deb. ingr.

Per il *rammollimento* e la *fluidificazione* dei nodi tubercolari si producono *cavità ascessuali* con pus caseoso o giallo verde; per la diagnosi si può microscopicamente studiarne la parete.

I tubercoli solitari *sono più frequenti nei giovani,* specialmente nei bambini con tubercolosi delle ghiandole linfatiche (pag. 172 e seg.). Possono ingrossarsi rapidamente, ma anche restare a lungo stazionarî. *Sede di predilezione* sono *le parti basali del cervello,* cervelletto, ponte e parte basale della corteccia del cervello.

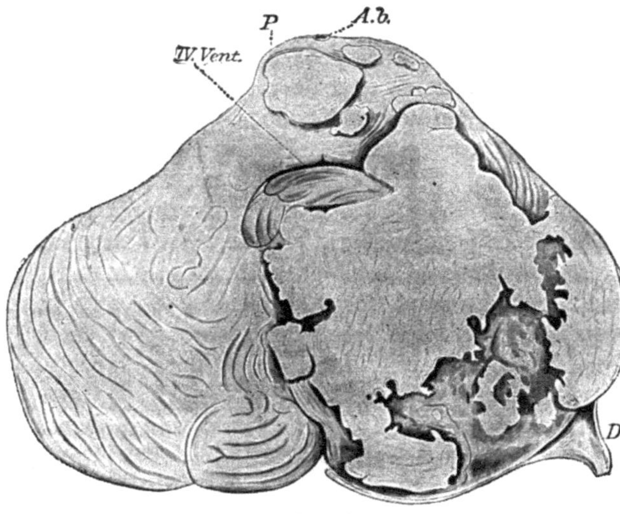

Fig. 632.

Voluminoso tubercolo conglomerato nell'emisfero destro del cervelletto e nel ponte: bambina di 6 a.; sezione obliqua (circoferenza del cranio 52 cm., contenuto dei ventricoli cc. 400 di liquido limpido: forte pressione cerebrale; diastasi della sutura coronaria, papilla da stasi: il cervelletto era premuto entro il foramen magnum; puntura lombare senza risultato. Sintomi cerebellari da 1 1/2 a.). *P*, ponte; *D*, dura madre; *Ab*, arteria basilare. IV *Vent*, IV ventricolo. Breslavia. 3/4 gr. nat.

La *predilezione pel cervelletto* (v. fig. 632) è spesso causa di compressione della vena di Galeno con susseguente stasi venosa, o impedito deflusso del liquido ventricolare per compressione dell' acquedotto di Silvio: ne è conseguenza un intenso *idrope dei ventricoli*. Per l'aumentata pressione cerebrale il *cranio dei bambini può dilatarsi fortemente* (fontanelle o suture aperte). La *tubercolosi meningea* locale o generalizzata può susseguire ad un tubercolo conglomerato.

2 — Sifilide del cervello e delle meningi molli.

Le alterazioni sifilitiche del cervello partono nel maggior numero dei casi dalle meningi.

a) Il tipo della sifilide cerebrale è la *meningite gommosa della base*. Essa può consistere nella formazione di focolai infiammatorî specifici *circoscritti*, solitari o multipli, o in una *diffusa* neoformazione di tessuto nelle meningi. Il tessuto gommoso è dapprima succoso, gelatinoso e ricco di cellule; poi caseifica qua e là e diviene fibro-calloso. È assai labile e può anche *caseificare* in totalità, ma più spesso si trasforma a isole, in parte in sostanza caseosa (gialla), in parte in tessuto *lardaceo* (grigio), in parte fibro-calloso (bianco), mentre in altri punti si può ancor constatare una proliferazione recente. Il tessuto gommoso che infiltra le meningi, dà luogo a una *tenace aderenza di queste colle parti del cervello da esse ricoperte e può penetrare nella sostanza cerebrale.* Nei casi gravi, una densa e opaca cotenna ricopre la base del cervello e avvolge come in un velo i nervi craniani e i vasi sanguigni.

La neoformazione gommosa si propaga all' epineurio dei nervi craniani ed infiltra l'avventizia dei vasi sanguigni. I **nervi**, sopratutto gli *ottici* e gli *oculomotori,* vengono perciò ad ispessirsi e, più tardi, non di rado, ad atrofizzarsi. Clinicamente si osservano con speciale frequenza *paralisi o paresi di uno dei nervi motori dell'occhio,* specialmente di uno o di entrambi gli oculomotori o dei loro rami. Le alterazioni che si producono nelle **arterie** consistono per lo più in una periarterite, mesoarterite ed endoarterite: e vi si possono produrre anche necrosi gommose (v. arterie pag. 83 e v. HEUBNER, NONNE, LUCE, Lett.). Per tal modo si può avere occlusione dei vasi spesso per formazione di trombosi, che alla sua volta dà luogo ad alterazioni a focolaio, *non specifiche,* del cervello, talora assai estese, sopratutto a rammollimento *bianco,* di rado rosso, (molto spesso si ha *emiplegia* da occlusione di una art. fossae Sylvii).

Dobbiamo ancora ricordare che l'unica alterazione sifilitica nel cervello può essere rappresentata da una arterite localizzata a un unico distretto vasale ad es. alla basilare. Relativamente rara è la deg. ialina dei piccoli ramuscoli arteriosi cerebrali con conseguenti piccoli focolai di rammollimento bianco, ma si può già osservare nei primissimi stadi della infezione luetica (cfr. STURSBERG).

b) Le *gomme più grosse circoscritte* prendono di regola la loro origine da una meningite gommosa. La proliferazione gommosa procede dalle meningi nella sostanza cerebrale per continuità, in forma di nodi di forma molto irregolare, a guisa di tumori spesso multipli. I nodi possono raggiungere la grossezza di un fagiolo: sede di predilezione è la base. Raramente si svolgono gomme multiple in un primo tempo nella sostanza cerebrale, per es. nei gangli centrali: ma sono pure predisposti quei punti che sono facilmente esposti a traumatismi (VIRCHOW). Il cervelletto, contrariamente a quanto si osserva nella tubercolosi, ammala solo molto di rado

Le *gomme* sono diverse secondo l'età loro: *negli stadî iniziali* sono in totalità grigio-rosse, molli-gelatinose, oppure molli e bianchicce al centro, grigio-rosse e gelatinose alla periferia. *Più tardi* divengono più sode, presentano sulla sezione un colore di carne pallida, e *sono attraversate da isole caseose, gialle, asciutte, elastiche, irregolari, spesso a contorni angolosi e confluenti, in modo da ricordare delle carte geografiche.* Si svolgono, l' una accanto all' altra, la metamorfosi *fibroso-sclerotica* del tessuto ricco di cellule e la *caseificazione;* molto raramente avviene, come nel tubercolo solitario, una caseificazione totale, omogenea del nodo; anche quando il centro è completamente caseificato, esiste ancora alla periferia *una zona molto larga* di colore grigio o grigio-rossiccio e di aspetto trasparente, che si perde gradatamente all'intorno. L'incapsulamento, come si ha nei vecchi tubercoli, è raro. *La sostanza cerebrale circostante* può essere rammollita per un' ampia zona attorno, oppure è lievemente sclerosata. *Le meningi molli* sopra una gomma sono di solito *tenacemente aderenti alla dura.*

Al microscopio i punti grigi sono costituiti da corte e sottili cellule fusate o da cellule rotonde (linfociti, plasmacellule) e da cellule epitelioidi, che spesso appaiono torbide, granulose, con nuclei poco evidenti (in via di alterarsi): si possono anche trovare cellule gigantesche isolate (eccezionalmente esse sono numerose). Le masse caseose ci presentano, entro una sostanza fondamentale granulosa, dei nuclei alterati, dei frammenti nucleari e delle cellule a granuli adiposi (vedi figura nei muscoli).

c) Nei sifilitici si sviluppa talora anche una **endoarterite obliterante delle arterie della base del cervello** (pag. 83) o una vera *arterite gommosa senza meningite gommosa.* Si parla allora di *sifilide cerebrale a forma arteritica* (cfr. NONNE). Il suo pericolo più grave sta nella conseguente diminuzione dell'afflusso sanguigno e nel consecutivo *rammollimento cerebrale.* La trombosi dell'*Ar. basilare* in preda a processo gommoso, può esser causa di morte improvvisa (Lett. in SAATHOFF).

Le alterazioni sifilitiche del cervello compaiono per lo più nel primo anno dell'infezione (così nel caso riferito da STRASMANN, con reperto di spirochete nell'endoarterite Heubneriana): di rado anche nel 10.° anno (NAUNYN, v. in OPPENHEIM).

Diagnosi differenziale fra tubercolo e gomma.

(Per le generalità vedi Gomma del muscolo).

I **tubercoli** hanno per lo più sede profonda e forma sferica, sono meglio limitati verso le parti circostanti, più caseosi in totalità e allora verdastri; hanno un sottile contorno grigio e trasparente, di tessuto di granulazione, nel quale spesso si possono riconoscere, anche macroscopicamente, dei tubercoli miliari; subiscono talora la fusione purulenta, sono di solito molto più grossi, sono frequenti nei bambini. Essi sono caratterizzati dal reperto dei bacilli della tubercolosi. Senza di esso la diagnosi differenziale rispetto alla gomma è talvolta impossibile. Si deve sempre tener conto del reperto degli altri organi. Si possono ricercare i tubercoli anche nelle pie, nelle vicinanze, e anche nella dura.

Le **gomme** sono per lo più superficiali, in rapporto colle meningi, sono di solito angolose, di forma irregolare per lo più appiattite, mal limitate rispetto ai tessuti circostanti, spesso lardacee, solo parzialmente caseose-gialle, hanno un ampio contorno di tessuto di granulazione in cui *non* si trovano noduli caseosi, poca tendenza al rammollimento (per quanto anch' esso si possa osservare con conseguente formazione di cisti), sono più spesso di piccolo volume e sono più frequenti negli adulti. Talora, negli stadi iniziali, vi si possono trovare spirochete.

Le **gomme** si distinguono dai **tumori** per la più estesa caseificazione, per la superficie meno distinta, per la conservazione meno completa dei loro elementi; le cellule e i nuclei appaiono alterati. GOLDZIEHER (Lett.) trovò in un caso un enorme numero di plasmacellule, ciò che nei tumori non si verifica.

L'**actinomicosi** è rara, e si presenta per lo più come ascesso, di rado come tumore. Nel museo di Basilea esiste un preparato di ascesso actinomicotico del Gyrus cerebri ad pontem di sin. in una donna di 34 anni con act. della mandibola, dello zigomatico, del tessuto retrofaringeo, delle ossa della base, della dura e delle meningi. Cfr. anche oss. dell'A. a pag. 45.

La **lebbra** è molto rara (Lett. in STAHLBERG).

VI — Tumori del cervello.

1 — Tumori specifici del sistema nervoso centrale (compresavi la retina) (*).

Il *glioma* è il più frequente tumore del cervello ed è costituito, oltre che da un delicato tessuto di sostegno connettivale (mesenchimale) e da vasi assai esili, da una neoformazione di nevroglia, il tessuto di sostegno del sistema nervoso centrale.

L'intero tessuto nervoso è di *origine ectodermica*, dal canale midollare embrionale: esso è costituito da *cellule epiteliali* embrionali originariamente uniche e che si differenziano poi in *neuroblasti* (cell. madri dei comuni elementi nervosi) e *spongioblasti*, colonnari, esili (cellule madri del tessuto di sostegno, della nevroglia). La **nevroglia** risulta di *cellule* e di *fibre*: di cellule esistono due varietà: 1. *Cellule ependimali* che conservano il carattere epiteliale embrionale originario. Propriamente si tratta di corpi spongioblastici, fra loro fittamente stipati. 2. *Cellule di nevroglia stellate o a ragnatela, astrociti,* con nucleo rotondo o polimorfo, e corpo cellulare difficilmente riconoscibile, attraversato da fibre rigide che non ne rappresentano affatto dei prolungamenti (v. pag. 1206, nota).

(Noi non possiamo qui entrare nella questione assai interessante, se alla costituzione del tessuto di sostegno del sist. nervoso centrale, oltre alla glia ectodermica

---

(*) Anche pei **gliomi della retina** che si osservano solo nell'infanzia (non di rado bilaterali) e assai spesso sono congeniti, e che talora si osservarono anche come malattie famigliari, ereditarie, considerati un tempo come sarcomi a cellule rotonde e a disposizione perivascolare, è stato pure dimostrato da diversi AA. (WINTERSTEINER, GREEFF, AXENFELD) che appartengono *ai veri gliomi* — fatto difficile a dimostrarsi in parecchi casi — e che hanno un'uguale origine ectodermica. Per l'origine di questi tumori a rapido accrescimento (penetrano nel vitreo, seguono l'ottico o perforano la sclera) si è ammesso come molto verisimile un germe embrionale; non di rado si trovano in questi casi anche altre malformazioni dell'occhio (cfr. BERGMEISTER). WINTERSTEINER indica con il nome di *neuroepiteliomi* tali gliomi in cui si trovano anche cellule di tipo epiteliale frequentemente disposte a *rosetta,* che egli fa derivare da trasposizione degli elementi dello strato granulare esterno, e ritiene equivalenti ai coni e bastoncelli rimasti a uno stadio di sviluppo inferiore. STEINHAUS per contro ritiene questi epiteli per epiteli « *primitivi* » inclusi nella retina (cfr. p. 1233), che si dispongono a gruppi (rosetta) e possono dar origine anche a glia (come a cellule nervose). GREEFF, che trovò accanto a cellule nevrogliche anche cellule gangliari, parla di *neuroglioma ganglionare,* WEHRLI ritiene il centro della rosetta per piccoli vasi a parete degenerata. **Gliomi** furono osservati anche nei *tronchi nervosi* del cervello, del midollo, come pure nei nervi periferici. Sui gliomi delle *surrenali,* v. p. 849. ASKANAZY in un emicefalo descrisse un glioma del polmone, che egli ritiene di origine ematogena metastatica. Sul *glioma* dell'ipofisi, v. HABERFELD (Lett.).

pigli parte anche un costituente mesodermale — mesoglia — (ROBERTSON, Lett. in SCAFFIDI).

Il **quadro microscopico del glioma** è diverso nei vari casi. Se partiamo dalla struttura normale della neuroglia, quale è descritta da C. WEIGERT — *delle cellule senza prolungamenti, disseminate in un intreccio di filamenti che le circonda,* costituendo la sostanza fondamentale — troviamo talora dei gliomi che ad essa essenzialmente corrispondono *(glioma povero di cellule)*, per quanto si trovino anche costantemente cellule gliari, che in contrapposto al comportamento normale (per lo meno come è descritto da WEIGERT) *sono provviste di prolungamenti.* (Si usi la colorazione di MALLORY). Il reticolo di fibre è comunemente disseminato di

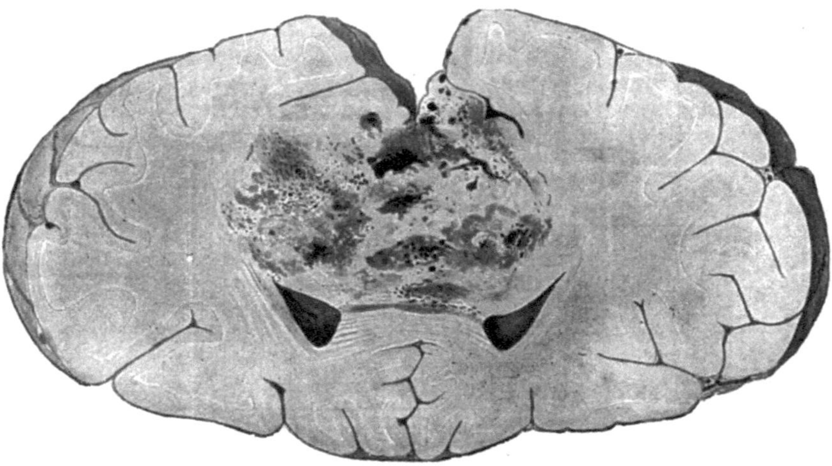

Fig. 633, *a.*

Glioma ricco di vasi del cervello con emorragie, necrosi, degenerazione grassa, rammollimento, che gradatamente passa nel tessuto normale. Sezione frontale attraverso i lobi frontali. Il tumore s'impianta nel corpo calloso (penetrando da questo nei corni anteriori dei ventricoli laterali) e penetra nei due emisferi. Uomo di 46 a. $^4/_5$ gr. nat. Preparato fissato in formalina al 10 %. Basilea.

piccoli nuclei rotondi, circondati da scarso protoplasma. Le fibrille appaiono spesso particolarmente rigide e piegate a gomito (si colorano col VAN GIESON in *giallo,* mentre il connettivo collageno si colora in *rosso*). Dai dintorni dei vasi sanguigni si irradiano non di rado fasci ondulati di fibre, più di rado cellule a colonna (così detta corona di raggi). Più spesso però i gliomi sono costituiti da *cellule di glia con numerosi prolungamenti raggiati, astrociti* (*astroma,* v. LENHOSSEK) e questi prolungamenti, intrecciandosi, fomano la rete della sostanza interstiziale. La grossezza degli astrociti è assai variabile; perciò si parla di cellule a raggi brevi e a raggi lunghi ed anche di cellule della glia gigantesche con prolungamenti. D'altra parte *è anche assai variabile il rapporto fra cellule e intreccio di fibrille;* talora prevalgono completamente le cellule, come nei sarcomi (**glioma ricco di cellule,** detto anche *gliosarcoma*). Inoltre possono prevalere le forme di astrociti od anche di cellule giganti con prolungamenti, o invece le cellule povere di protoplasma ravvicinate senz'ordine speciale con grosso nucleo rotondo, ovale o allungato, con numerosi corpuscoli di cromatina, spesso con processi di divisione, diretta — estranei alla nevroglia normale — e indiretti: i prolungamenti, o sostanza fibrillare interstiziale, sono tanto più scarsi quanto più abbondanti sono gli elementi cellulari, e possono anche mancare del tutto: questi ultimi non sono facili da differenziarsi dai comuni *sarcomi a cellule rotonde* o *fusate.* L'apparente contraddizione fra i gliomi costituiti secondo il tipo della glia normale e quelli ad astrociti (i quali furono ben studiati sopratutto da STROEBE coll'aiuto del metodo MALLORY) si spiega coll'aiuto della colorazione della nevroglia di WEIGERT (confr. STORCH), ammettendo che nei gliomi costituiti di sole grosse cellule con prolungamenti, la *differenziazione chimica della sostanza interstiziale*, per effetto della rapida divisione cellulare, *non sia ancor completa;* nella glia normale invece, dove non si trovano cellule aracniformi, le fibre della glia si differenziano (sostanza intercellulare) dalle cellule povere di protoplasma, e lo stesso può avvenire anche in taluni gliomi.

Talora si trovano anche dei *gliomi* in cui sono parte costituente *cellule* di **carattere epiteliale** ora a un solo strato corrispendenti all'epitelio dell'ependima, ora a più strati come l'epitelio embrionale del canale neuroepiteliale, disposte a *canali, colonne, cisti* o *rosette*. Per l'intelligenza di questi casi si deve ricordare che il tessuto di sostegno del sistema nervoso centrale deriva da *epitelio* (v. pag. 1231) e che in parecchi punti — intorno al canale centrale e nell'ependima ventricolare — conserva permanentemente tale carattere mentre per la maggior parte subisce un ulteriore sviluppo in cellule della glia. Possono quindi esistere *tumori epiteliali puri* o *quasi* (cfr. pag. 1185) e *tumori gliomatosi con formazioni epiteliali* che hanno il loro punto di origine dal ventricolo. L'A. MUTHMANN e SAUERBECK descrissero gliomi ricchi di cellule, che a prima vista s'imponevano come sarcomi perivascolari, originantisi dall'ependima del IV ventricolo (v. fig. 620), che rappresentavano un qualcosa d'intermedio fra un tumore epiteliale puro del sist. nervoso e un astroma, poichè essi, eccezion fatta dei vasi e degli scarsi cordoni epiteliali, eran costituiti da cellule a colonne *simili agli spongioblasti,* disposte spesso a raggiera intorno ai vasi e che davano origine alla nevroglia comune poichè *tali cellule, dal lato basale possedevano un lungo prolungamento.* Se questi si suddividono ulteriormente si formano così vere *cellule neurogliche,* gli *astrociti:* SAXER, BITTORF, BORST e a. ritengono come ammissibile che quest'ultimi nell'ulteriore accrescimento del tumore, per sdifferenziamento, possano viceversa riprendere la forma epiteliale, ciò che renderebbe superflua l'ipotesi di una dispersione di germe embrionale per la produzione dei tipi tumorali epiteliali; HART, RIBBERT, LANDAU (Lett.) però non ammettono questo sdifferenziamento per gli elementi della nevroglia già completamente differenziati.

Altri gliomi ricchi di elementi cellulari — tumori che l'A. osservò, in casi di sclerosi tuberosa nei ventricoli laterali, raggiungere il volume di una castagna — sono costituiti da *cellule allungate,* ancora lontanamente ricordanti gli spongioblasti — mancanti però del lato largo (per così dire epiteliale) — *piccole,* ammassate in fasci e cordoni — e in essi disposte fra loro parallelamente — talora anche irragianti dai vasi e dai fasci di connettivo: questi elementi ora mostrano stadi di passaggio a cellule piccole, e di aspetto epiteliale irregolare, ora ad astrociti allungati con lunghi fascetti di fibre e giacciono anche in ammassi di fini fibre; queste parti con scarse e fine fibrille decorrono come cordoni chiari, a limiti non netti, fra i fasci di cellule più scuri. Quanto minore è la formazione di fini fibrille, tanto maggiore può farsi la rassomiglianza fra *cellule gliomatose* e *sarcomatose*.

I gliomi ricchi di cellule che non si possono facilmente separare dai *sarcomi*, prendono anche il nome di *gliomi molli* o midollari, quelli più poveri di cellule e più ricchi di fibre sono dette *gliomi duri*. Esistono combinazioni delle due forme e ancora non tutti i gliomi ricchi di cellule sono molli. Altri gliomi presentano un aspetto gelatinoso della sostanza intercellulare a larghe maglie e sono chiamati *mixogliomi*. Molti gliomi sono assai ricchi di ampi vasi sanguigni **(glioma teleangectasicum)** ed hanno tendenza alle abbondanti emorragie, con distruzione del tessuto (cosidetto gl. emorragico o apoplettico: v. fig. 633).

Nei gliomi si formano talora granuli di sabbia *(psammogliomi)* e cellule gigantesche. I **gliomi** molto **ricchi di cellule** con scarso tessuto di sostegno, con cellule per lo più piccole con nucleo grosso, rotondo od allungato, ovale, o polimorfo, che crescono rapidamente e che sono detti anche *gliosarcomi* o *glioma sarcomatodes*, BAROT (*), sono capaci di invadere le parti vicine (meningi, ossa) e di dare metastasi, mentre i gliomi poveri di cellule crescono lentamente e non escono dai limiti della sostanza cerebrale, eccetto le *pie meningi*, che anche i gliomi, raramente anche in forma diffusa (SPILLER, Lett.): possono attaccare (v. ad es. il caso di STRAUSS). (Cfr. anche HILDEBRANDT; DURANTE li indica come sarcomi puri e SCAFFIDI sostiene che essi appartengono in parte ai « Mesogliomi » v. pag. 1232). Quando in un glioma i

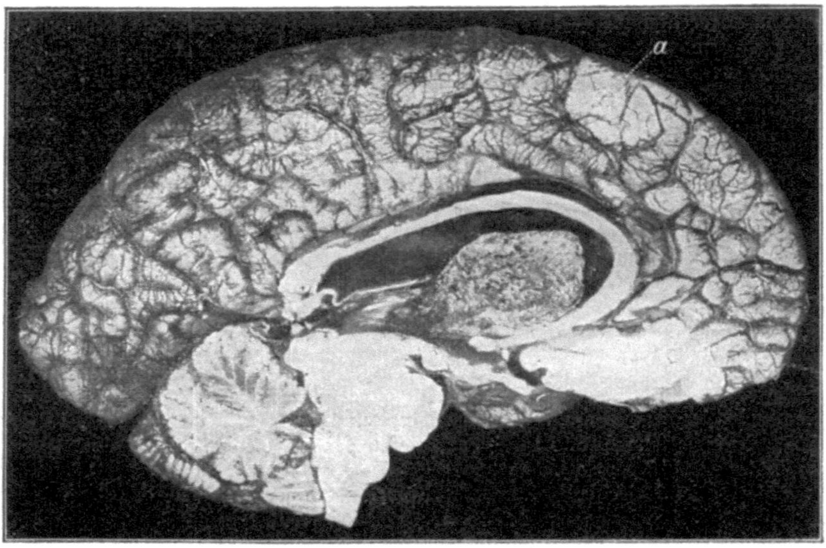

Fig. 633, *b*.

Glioma nel ventricolo laterale sinistro in un caso di **sclerosi tuberosa**. In *a*, larga circonvoluzione sclerotica (la parte ingrossata di essa era visibile sulla superficie esterna dell'emisfero cerebrale). Da un idiota epilettico di 16 a. Morte in un accesso. Peso del cervello gr. 1380. Preparato favorito dal collega STEINBISS. Sezione sagittale non completamente mediana. $^2/_3$ gr. nat.

vasi sanguigni sono circondati da un *mantello cellulare sarcomatoso* (STROEBE) si formano tumori con tutt'altra struttura: essi sono *combinazioni di glioma e sarcoma* (**glio-sarcoma**).

(*) La nomenclatura è qui spesso alquanto inesatta. Introdurre il concetto di « sarcoma » o di « sarcomatodes » porta facilmente a mancanza di chiarezza. Il sarcoma è un tumore mesenchimale e ad esso non si può riportare un glioma epiteliale. La rassomiglianza con il sarcoma sta tutta nella abbondanza di elementi cellulari e nell'accrescimento rapido e aggressivo. Quando un glioma ha un tale comportamento, gli si può applicare, senza pericolo di confusione, il nome di **glioma maligno ricco di elementi cellulari**. Però non tutti i gliomi ricchi di cellule sono eo ipso maligni. Esistono ad es. gliomi a cellule a colonna con grande abbondanza di elementi, nei ventricoli, che, nonostante un grande volume, rimangono locali. Questi si possono anche chiamare **gliomi ricchi di cellule**, *gliomi a cellule a colonna*, eventualmente anche *spongioblastomi:* a una osservazione superficiale essi appariscono microscopicamente molti simili a dei sarcomi a cellule fusate o angiosarcomi.

I *gliomi* si originano solo dall'encefalo e sopratutto dalla sostanza midollare degli emisferi, non raramente anche dal *verme* del *cervelletto*; sono di regola solitari o si presentano pressochè sferici e si differenziano per la consistenza e il colore, dal tessuto vicino in cui il tumore si perde impercettibilmente e senza comprimerlo *(forma circoscritta)* o i limiti non sono affatto netti e il tumore infiltra una regione *(forma diffusa)* di modo che tratti di circonvoluzione o anche interi complessi di circonvoluzioni si fanno voluminosi e per lo più relativamente molli e lisci, non solo, ma anche talora intere parti come il ponte, i talami ottici sono completamente gliomatose e perciò voluminose. Gli elementi nervosi, le fibre e le cellule mancano per lo più nel nucleo del glioma completamente (a differenza di quel che si verifica nelle gliosi che rappresentano l'iperplasia della glia, cfr. midollo a pag. 1262), mentre possono essere in parte conservate nelle parti periferiche del tumore stesso. I gliomi tipici del cervello *crescono lentamente*, *rimangono per lo più limitati nei confini del tessuto nervoso*, ma possono però invadere le pie meningi. Essi possono raggiungere persino la *grossezza di un pugno*. La consistenza è assai varia; ora *dura*, ora del tutto *molle*. Il *colore* dei gliomi è bianco-gialliccio o grigio-rossigno, ma di regola più trasparente della corteccia. In seguito ad *alterazioni regressive*, degenerazione grassa, piccole *emorragie* multiple, trasformazione gelatinosa, edema, necrosi, si produce un *aspetto variegato* di colori diversi (giallo, grigio-rosso, rosso, bruno, porpora) ed anche *rammollimento* e formazione di false cisti limitate da tessuto neoplastico *(glioma cistico)*. Più rari sono i gliomi ben delimitati o anche sviluppatisi liberi in un ventricolo (fig. 620), frequenti solo nella sclerosi tuberosa (fig. 633, *b*): quelli piccoli di regola duri, poveri di cellule, sono del resto relativamente frequenti nei ventricoli laterali.

Per la *trasformazione cistica*, ed anche per le emorragie, *il carattere di tumore può andar perduto per l'occhio inesperto*. Anche per una estesa *degenerazione grassa* si può produrre un quadro ingannevole, simile a quello del rammollimento bianco. Nei *gliomi teleangectasici* sono frequenti le cospicue emorragie; si può avere per tal causa un rapido aumento di volume; ma il tumore ne può anche essere in gran parte distrutto, cosicchè alla sezione si potrebbe credere di aver a che fare con un'*apoplessia*. Tuttavia alla parte periferica si troverà sempre, in qualche punto, del tessuto neoplastico, benchè talora in poca quantità. Lo **sviluppo dei gliomi** risale il più delle volte al *periodo embrionale* (v. caso di Podmaniczky, neuroglioma in un embrioma di pollo). Si può ammettere una *deviazione di sviluppo* che porterebbe o a una *dispersione di tessuto* (forse più frequente nei gliomi circoscritti) o una *malformazione congenita*, una differenziazione a campi della nevroglia (nei gliomi diffusi, Landau). I tumori si manifestano non di rado nella *prima infanzia*, talora anche in neonati: prediligono i primi decenni di vita, ma possono comparire anche nel 6.°. In parecchi casi un *trauma* esercitò una influenza indiscutibile se non nella formazione per lo meno nell'accrescimento del tumore. In un caso per nulla comune di Merzbacher intorno a un sarcoma si sviluppò un glioma resosi visibile 3 $^1/_2$ anni dopo una grave frattura del cranio, per lo stimolo esercitato da quest'ultima: Landau osserva con ragione che si deve trattare qui di una *speciale disposizione* del cervello, paragonabile a quella della cute che produce un cheloide cicatriziale invece del solito tessuto cicatriziale comune. La stessa speciale disposizione si deve invocare nei casi in cui, come in una osservazione dell'A. — giovane di 19 a. —, si sviluppò un glioma grosso quanto un ovo di pollo nel lobo parietale in cui era esistita molto tempo prima una impressione ossea da trauma che pure era stata operata da tempo. BARTEL richiamò l'attenzione sul non raro reperto dello *status lymphaticus* in casi di gliomi, considerati quali indici di una costituzione iperplastica, reperto che anche l'A. potè confermare. Riguardo al raro **neuroglioma ganglio celullare**, per cui il concetto di un'anomalia nello sviluppo embrionale, una specie d'iperplasia congenita con preponderanza della nevroglia, è egualmente assai plausibile, dicemmo già a pag. 1225, che essi essenzialmente non si differenziano dalla **sclerosi tuberosa**; al più si potrebbe forse aggiungere che nei casi di sclerosi tub. che si osservano nella primissima giovinezza, si trova istologicamente una notevole prevalenza dei grossi elementi cellulari in confronto alle proliferazioni della nevroglia, mentre negli individui vecchi si ha per lo più il caso inverso. Tumori analoghi si trovano nel midollo (cfr. KLING). Queste lesioni si devono tener distinte dai veri tumori, dai *gliomi*: esse appartengono piuttosto alle *gliosi*.

Gliomi e *gliosi* (iperplasia della nevroglia) si distinguono fra l'altro, lasciando da parte gli speciali attributi tumorali del primo — limiti e accrescimento —, per la ricchezza maggiore in cellule e in vasi del glioma, ciò che porta a una consistenza relativamente molle, mentre la gliosi si presenta pallida e dura. Nel glioma mancano per lo più fibre nervose e cellule gangliari e completamente, nella gliosi esse invece si trovano ancora bene evidenti.

Sui gliomi *ependimari*, v. pag. 1185 e pag. 1225.

2 — Altri tumori.

a) I *sarcomi*, che in generale si originano più spesso dalle meningi (fig. 619), dal periostio e dalle ossa della base del cranio che dal cervello stesso, formano sovente, se partono dalla sostanza cerebrale, *dei nodi midollari*, *rotondi*, spesso di aspetto variegato, che in generale sono *più nettamente limitati* dei gliomi e anche di questi più consistenti. Frequentemente il tumore sposta i tessuti circostanti e si isola, per mezzo di una zona di rammollimento encefalitico, dalle parti sane.

Istologicamente sono costituiti da *cellule fusate* o da *cellule polimorfe* (rotonde, grosse e piccole, fusate, a punte ottuse, ecc.). Nei *preparati per dilacerazione*, essendo le cellule molto delicate, si vedono non di rado solo dei nuclei liberi. Negli *angiosarcomi* le masse cellulari formano spessi manicotti attorno ai vasi. MINELLI descrive un raro *peritelioma melanotico* originatosi dai cromatofori che normalmente si trovano nei tessuti che circondano la parete vasale. Vi sono inoltre sarcomi che hanno la struttura dei *sarcomi endoteliali*; in questi si trovano spesso corpi cellulari stratificati attorno ai vasi o a gemme vascolari. Si hanno pure forme *teleangectasiche* ed anche *mixo-sarcomi*. Nelle parti periferiche del sarcoma si trovano ancora frequentemente ben conservate masse di glia, ciò che può portare a una diagnosi erronea di glioma sarcomatode o di glio-sarcoma in senso stretto. Così pure si può scambiare con glia, in un sarcoma, il reticolo di fibre di fibrina (cfr. STROEBE). **Punto di partenza** è l'apparato connettivo vascolare. *Eziologicamente*, spetta certamente una qualche importanza ai traumi: anche l'A. descrisse un caso tipico di questo genere (cfr. ADLER e a. anche BLÜHDORN).

La **distinzione del sarcoma dal glioma** è talora impossibile macroscopicamente. I sarcomi della sostanza cerebrale invadono però non di rado le meningi molto rapidamente (risp. si originano da esse), sono spesso intimamente aderenti ad esse e penetrano talora nella dura e nelle ossa, compenetrandole in forma di fungo, mentre i veri gliomi rimangono limitati nei confini del cervello e rispettano per lo più le meningi. In rapporto alla *rapidità dello sviluppo* ed alla *ricchezza di cellule* non v'ha alcuna differenza fra sarcomi e gliomi ricchi di cellule: quelli con scarsi elementi cellulari, hanno un accrescimento lento. Mentre il *glioma* si diffonde infiltrandosi e passa quindi senza una netta delimitazione nel tessuto sano, il *sarcoma* che si diffonde in modo destruente, è ben limitato dalla sostanza nervosa spesso da una zona di rammollimento. La tendenza alle emorragie, alla degenerazione mucosa e grassa, alla *formazione di false cisti,* esiste nei sarcomi come nei gliomi.

Le **metastasi** si osservano tanto nel *cervello stesso,* quanto in *organi lontani.*

b) Tumori primitivi rari della sostanza cerebrale.

Gli **angiomi** formano dei focolai di color rosso, costituiti da vasi neoformati, che possono essere dilatati, *cavernosi.* Spesso si localizzano sulla corticale e allora è molto verisimile la loro origine dalle pie meningi. Si vedono dei focolai a maglie piene di sangue, spesso capsulati, per lo più di piccolo, talora anche di notevole volume (v. fig. in ASTWAZATUROFF) (si trovano anche nella pia). Rarissimo è *l'angioma racemoso* (SIMMONDS, STERNBERG, STERZING, ABRIKOSOFF, RANZEL, Lett.): unico è il caso di SIMMONDS di « angioma arteriale serpentinum » formatosi lungo il tronco di un'arteria. I **mixomi** formano dei tumori grossi, molli, trasparenti. Essi possono rammollirsi al centro e trasformarsi in una *cisti* piena di liquido mucoso. Gli **osteomi,** a lento sviluppo e latenti, e i **fibromi,** piccoli, rotondi, duri, sono rari. Dei **carcinomi** che si sviluppano dalla parete dei ventricoli, già si è parlato (pag. 1186).

c) Tumori metastatici.

Si osservano: **Carcinomi,** specialmente i *corionepiteliomi maligni* (cfr. pag. 1131) v. fig. 634. Questi ultimi possono manifestarsi col quadro di una apoplessia sopravveniente con una *emiplegia* (cfr. caso di KREWER), mentre il tumore primitivo dell'utero fu asportato completamente o addirittura non vi esiste (cfr. caso di BUSSE in cui comparve l'emiplegia 6 mesi dopo un aborto). Lo stroma nelle metastasi cerebrali è sempre scarso: i nodi han sede relativamente lassa nella sostanza cerebrale, ciò che è prodotto dalla scarsezza di connettivo della regione: per spiegare la presenza del quale si ricorre al connettivo perivascolare (cfr. anche KLIPPEL e RENAUD).

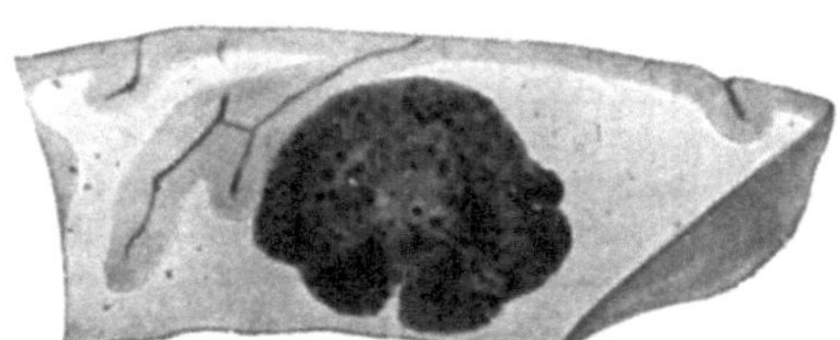

Fig. 634.
Corionepitelioma metastatico nel cervello.
Dal caso delle figure 178 e 598. Gr. nat. Basilea.

Talora i nodi sono separati dalle parti circostanti da un processo di encefalite. **Sarcomi**: quelli che derivano da sarcomi della cute e delle ossa e in particolar modo i *melano-sarcomi.* Il *volume* dei tumori metastatici varia da quello appena percettibile a quello di un ovo di pollo. Di regola si tratta di *nodi (a)*: notevole è la metastasi *diffusa (b)* che talora si osserva sulle meningi cerebrali e spinali.

Ricerche minute sulla *frequenza, numero, sede* e partecipazione dei carcinomi dei singoli organi alle metastasi cerebrali (sostanza cerebrale e meningi) si hanno solo per ciò che riguarda il materiale del Museo di Basilea. L'A. ha fatto studiare tale questione, unitamente ai casi raccolti nella letteratura, da KRASTING.

Su 1078 carcinomi (Basilea) con 817 sezioni di cervello, si trovarono 39 casi di metastasi cerebrali = 4,77 %: su 160 sarcomi con 118 sezioni di cervello, si trovarono 14 casi di metastasi cerebrali = 11,86 %. In $^1/_3$ dei casi (Basilea e Lett.) si ebbero metastasi *carcinomatose* cerebrali multiple: nei tumori solitari, più colpita si mostrava la metà sinistra del cervello: questo era colpito il più spesso, la corticale più della midollare: sede di predilezione spiccatissima erano le circonvoluzioni centrali di sinistra. Nei *sarcomi* prevalgono, nel materiale raccolto a Basilea, le metastasi multiple senza una predilezione per determinate regioni cerebrali: si presentano colpiti di più gli individui relativamente giovani, i maschi più delle femmine. I carcinomi dei vari organi che danno più spesso metastasi nel sistema nervoso cerebrale, si possono classificare come segue (39 casi del materiale di Basilea e 106 dalla letteratura): corionepiteliomi maligni, carcinomi delle surrenali, faringe, mascella, prostata, mammella, bronchi e polmoni, tiroide, sigma colico, cistifellea, retto, utero, stomaco. (Altri particolari sulle metastasi cerebrali v. in GALLAVARDIN-VARAY: specialm. sulle metastasi dei cancri dell'utero e sintesi della Lett. in OFFERGELD).

In 23 casi di carcinomi bronco-polmonari (Basilea), contrariamente all'opinione prevalente, l'A. trovò solo 1 caso di metastasi cerebrale (cfr. C. f. Schw, 1906): 1 volta su 6 casi osservati a Gottinga (v. pag. 332).

In un caso di Breslavia di *cancro gelatinoso bronchiale,* l'A. trovò innumerevoli metastasi cistiche nel cervello, che avevano una grande rassomiglianza con antiche cisti apoplettiche. Le cisti erano in parte più grosse di un ovo di piccione, con un contenuto denso, chiaro, intorbidato da grasso o bruniccio. Solo poche avevano un orlo di tessuto tumorale a piccoli granuli, ricco di vasi. Le metastasi piccole erano solide. Talora le metastasi si riconoscono solo al microscopio.

Per ciò che riguarda il *rapporto fra tumori primitivi e secondari* del cervello, su 144 casi raccolti a Basilea, ne abbiamo 91 primitivi = 63,19 %, 53 secondari = 36,81 %.

3. **Cisti** (false e vere) **nel cervello,** si hanno: *a)* per *emorragie* spontanee o traumatiche e per *focolai* di *rammollimento* semplici o infiammatori: *b)* per rammollimento ed emorragie in *tumori* (prim. e sec.) (gliomi, sarcomi, carcinomi, mixomi): queste *false cisti*, che si trovano specialmente nei gliomi e nei sarcomi, possono raggiungere il volume di un uovo di pollo e contengono un liquido chiaro, sieroso o con filamenti. All'inesperto può sfuggire la natura tumorale, poichè il tumore può ridursi a una sottile zona periferica della cisti: è perciò necessario l'esame microscopico: *c)* per *cisticerchi* ed *echinococchi*: *d)* per *formazioni di diverticoli* da parte delle cavità cerebrali (VIRCHOW, LICHTHEIM; v. anche AUERBACH-GROSSMANN, HENSCHEN e a.); *e)* per *strozzamento* di parte dei ventricoli laterali, spec. del corno post., da parte dell'ependima; *f)* rarissimamente per *cisti dermoidi* (ZIEHEN, RAYMOND). Sulle diverse specie di *cisti cerebellari* v. SCHOLZ (Lett.) e BARTEL e LANDAU. Cfr. anche *Porencefalia* a pag. 1196.

(Ricordiamo qui per incidenza i **tumori dei nervi intracranici**: neuromi, fibromi, sarcomi derivano spesso dal *n. acustico*. Il quadro clinico di questi tumori dell'angolo del ponte, risp. tumori del recesso acustico cerebellare, è caratteristico: cfr. OPPENHEIM, HENNEBERG-KOCH, HENSCHEN, JOSEFSON: particolari v. nervi).

Generalità sulle conseguenze dei tumori cerebrali.

Nella maggior parte dei tumori cerebrali si osserva, allorchè hanno raggiunto un certo volume, *idrocefalo interno* (ma anche senza di esso si hanno sintomi di compressione).

La sostanza cerebrale è di regola consistente e asciutta (cfr. REICHARDT). **Traccie della compressione cerebrale** si osservano sopratutto alla superficie interna della calotta cranica, da una parte in forma di *usure* e di *osteoporosi* (l'osso è arrossato), dall'altra in forma di ispessimenti della tavola vitrea; profonde fossette rotonde ed ovali sono separate fra loro da creste sclerotiche. Frequentemente si formano adesioni fascicolari fra le pie meningi e la dura. Le usure possono formarsi già in poche settimane. Talora la sostanza cerebrale è spinta a guisa d'ernia attraverso a fessure della dura, che sono dilatate dalle granulazioni di Pacchioni, entro le fossette del Pacchioni, e si mostra rammollita, poltigliosa (Beneke); tali ernie sono talora numerose, specialmente nelle fosse craniane anteriore e media, non di rado disposte parallelamente dall'avanti all'indietro. Riguardo allo spostamento di parti del cervelletto nel canale rachideo vedi pag. 1190.

Appartengono alla **sintomatologia dei tumori cerebrali** (tumor cerebri), fra i quali si ascrivono clinicamente, oltre ai veri neoplasmi primitivi e secondari della sostanza cerebrale, delle meningi, delle ossa, ecc., anche il tubercolo e la gomma, come pure i cisticerchi e gli echinococchi: *a)* **Fenomeni cerebrali generali**; il sintomo più caratteristico è la *papilla da stasi* (Uhthoff, Saenger, Reichardt) che in generale è tanto più frequente quanto più il tumore risiede posteriormente, e si trova spessissimo nei tumori cerebellari (Greeff); si ha inoltre dolore di capo, malessere, sonnolenza e, non altrettanto costanti, vomito, deliqui, rallentamento del polso, contratture generali. Si noti però che i sintomi cerebrali possono mancare anche in casi di grossi tumori, mentre altre volte si osservano quand'anche siano piccoli, qualunque ne sia la sede (v. Reichhardt). Un miglioramento nel quadro clinico si può avere, come recentemente notò Anton, per una metamorfosi regressiva e un allontanamento delle masse tumorali distrutte: a ciò può portare anche il fatto che il liquido cerebrospinale compresso trova una via d'uscita (orecchio, naso). *b)* **Sintomi di focolaio**; questi, in parte diretti, ma in maggior parte indiretti (pag. 1214), dipendono dalla speciale sede del tumore e non possono qui essere trattati minutamente. Vogliamo solo ricordare che i *tumori della regione motoria,* che si possono diagnosticare e localizzare per tempo e furono anche talvolta *operati* con buon esito, forniscono i *sintomi più spiccati,* che di regola insorgono col quadro dell'epilessia corticale. Quindi subentrano sintomi di paralisi, col carattere di *monoplegie,* che, col crescere del tumore, possono passare poco per volta in un'*emiplegia* (Oppenheim, Trattato, 5 ediz. 1908).

(Sintomi clinici e Lett. sui tumori cerebrali, v. in Allen-Starr, v. Bergmann, H. Duret, Bruns, Ballance, Biro).

Nei « *pseudo-tumori cerebrali* » (Nonne) si tratta sec. Weber e Schulz di infiltrazioni parvicellulari, emorragie, edema, obliterazione delle cisterne piali, ecc. da disturbi di circolo cerebrale per arteriosclerosi; danno i sintomi di un processo cerebrale locale che dia compressione: cfr. anche Nolen. Anche l'A. ebbe occasione di sezionare alcuni di questi casi.

Anche la *meningite sierosa* (pag. 1175) come l'*idrocefalo acquisito* (pag. 1190) possono portare a una erronea diagnosi di tumore: sulla prima, cfr. Nonne.

4 — Parassiti.

a) **Cisticerchi** (v. pag. 576); si presentano come vescichette in cui si vede per lo più un punto opaco (corrispondente al capo e al lungo collo del parassita) o in forma di noduli calcari con capsula connettivale, *nella sostanza cerebrale* (specialmente nei vecchi e nei pazzi). Per lo più essi sono *multipli,* spesso assai numerosi.

A preferenza si trovano *nella corteccia e nello strato subcorticale.* Sec. Jacobsohn essi stanno nei vasi che ne formano anche la capsula. Le vescicole sono in genere piccole, grosse come una capocchia di spillo o un pisello, ma possono anche raggiungere il volume di una noce. L'A. in un caso in cui si trovavano numerose vesciche nel tessuto sottocutaneo, nelle meningi e nel cervello, ne trovò una nella parte midollare dell'emisfero sinistro, grossa quanto un ovo di pollo. Il *lento accrescimento* delle vesciche fa sì che *il cervello si mostra frequentemente indifferente ad esse;* talora però si sviluppa *sclerosi* o rammollimento all'intorno. In un caso raro, uomo di 24 anni, l'A. trovò innumerevoli *cisticerchi suppurati* nella sostanza cerebrale sotto forma di *noduli* grigio-rosso-giallognoli, molli, *ricordanti le gomme o i tubercoli,* grossi quanto una lenticchia o un pisello. Al *microscopio* si trovò una capsula fibrosa ricca di vasi, di fibroblasti, di plasmacellule e di linfociti, circondata all'esterno da una zona di glia ispessita, con numerosi linfociti. La superficie interna della capsula fibrosa appariva granuleggiante (con poche cellule), sporgente in un lume in cui si trovavano detrito di parassiti e molti leucociti: non cellule gigantesche, pochi eosinofili. Importante per la diagnosi clinica è il reperto eventuale di cisticerchi cutanei (v. cute). (Per lo più le vescicole han *sede nella superficie cerebrale nelle meningi* (pag. 1188): talora sono anche *liberi* o aderenti ventricolo (pag. 1192).

b) **Echinococcus hydatidosus** (v. pag. 656). Si trova un'unica *vescica,* spesso assai grossa, persino del volume di un pugno, con una capsula connettivale fornita dalle parti vicine, oppure *più* vesciche (fino a cento). Esse risiedono alla *superficie* o *nella sostanza cerebrale* o *nei ventricoli.* Si osservano specialmente negli individui giovani, e producono *clinicamente* per lo più i *sintomi di un tumore cerebrale.* In rari casi si ebbe *perforazione spontanea* attraverso il cranio, il naso, le orecchie. Può coesistere echinococco del fegato (Lett. in BRUNS, SCHLAGINTWEIT, GOTHARD-RICHE, OPPENHEIM).

Echinococcus multilocularis (v. pag. 658) fu descritto in rarissimi casi: il primo caso fu descritto da ROTH e BIDER (cfr. MELNIKOW, Lett. POSSELT, Lett. v. HIBLER). Questo raro preparato si trova nella raccolta di Basilea (uomo di 53 anni, da 6 settimane sintomi di tumore cerebrale).

APPENDICE — **Osservazioni sulla pressione cerebrale.**

Le arterie, che giacciono negli spazî linfatici, riempiti di liquido cerebro-spinale, esercitano ad ogni sovrariempimento, ossia ad ogni sistole, una pressione sul liquido circostante; questo alla sua volta preme sopra le vene decorrenti nello spazio subaracnoidale, e queste perciò si svuotano più rapidamente nel seno. Quando si verifica un *aumento* nella pressione sanguigna, la pressione nelle arterie, e per conseguenza nel liquido cerebro-spinale, è pure aumentata; essa eserciterebbe quindi un'aumentata pressione sulla sostanza cerebrale *(compressione cerebrale)* se non esistessero pel liquido cerebro-spinale delle vie di deflusso, che rendono possibile il suo scarico, sopratutto nello spazio subaracnoidale del midollo. Ora, possono verificarsi delle circostanze in cui la pressione cerebrale aumenta, senza che possa avvenire il sovraesposto compenso; si manifesteranno allora i *fenomeni della compressione cerebrale* (fra gli altri la papilla da stasi). E qui occorre riflettere che un'aumentata tensione del liquido cerebro-spinale eserciterà anche una più intensa pressione sulla parete dei vasi e diminuirà perciò l'afflusso sanguigno, onde la nutrizione e la funzione fisiologica del cervello saranno alterate. *L'aumento della pressione intracranica* si produce per *cause che diminuiscono lo spazio disponibile entro la capsula cranica* o per *aumento di volume del cervello stesso.* Riguardo al primo fatto dobbiamo ricordare i traumi (depressioni), i tumori della dura, i tumori ossei, l'haematoma durae. Una compressione che si sviluppa *rapidamente,* per es. per parte di un tumore a rapido sviluppo, conduce spesso ad anemia e a rammollimento del punto compresso. I piccoli tumori della dura, a lento sviluppo, possono invece spostare la sostanza cerebrale, senza che si producano fatti degenerativi notevoli; in questo caso mancano di solito i sintomi della compressione cerebrale. Alcune limitazioni dello spazio, come per es. quella che avviene nella hyperostosis cranii, si svolgono così lentamente, accompagnate da successiva atrofia del cervello che spesso la compressione cerebrale non diviene apprezzabile. L'aumento di volume del cervello con effetto di compressione cerebrale è dovuto soprattutto a *emorragie*, a *tumori*, ad *ascessi*. Pel *quadro anatomico* delle alterazioni prodotte da compressione cerebrale, vedi pag. 1191 e 1239.

VII — Lesioni traumatiche del cervello.

Lo *scuotimento cerebrale, commozione cerebrale,* può avvenire in seguito a urti, a colpi, ecc., sulla testa. Senza produrre lesioni grossolane (che possono però in alcuni casi coesistere), esso può condurre a paralisi cerebrale passeggera, caratterizzata da perdita della coscienza e da paralisi motoria generale, la quale dura talvolta per molti giorni, oppure anche conduce a morte (Lett. in KOCHER).

Nella grave *commotio cerebri* tutte le funzioni psichiche sono abolite. Il polso è rallentato, per lo più piccolo; la respirazione può essere normale, oppure superficiale o irregolare. La pelle del viso e delle estremità è pallida, la temperatura del corpo diminuita. Le pupille sono dilatate, reagiscono poco o punto. La comparsa del vomito è un sintomo generale (altre notizie cliniche in TRENDELENBURG, WINDSCHEID e a.).

I *casi di morte per commotio cerebri,* in cui il reperto anatomico, nei casi netti, è negativo, sono qualificati come *shock* del cervello, confr. pag. 1213; altri credono che, nella commozione cerebrale, *tutti i centri,* allo stesso modo del *centro vasomotorio, siano direttamente, meccanicamente inibiti* (KOCH e FILEHNE). Che, anche senza lesioni grossolane, come emorragie cerebrali multiple, avvenga nello scuotimento una *disintegrazione di elementi nervosi,* si può dimostrare talora più tardi col reperto di *cellule ganglionari calcificate,* mentre in altri casi la presenza di *focolai di atrofia,* di *cicatrici* e di *cisti* ci permette di ammettere un pregresso spappolamento della sostanza cerebrale (senza lesioni esterne). Vogliamo ancor ricordare che, in modo analogo, lo *scuotimento del midollo spinale* può produrre la morte di fibre nervose (SCHMAUS).

Ad alterazioni molecolari del sistema nervoso centrale, non dimostrabili anatomicamente, si attribuiscono ordinariamente le alterazioni funzionali delle « **nevrosi traumatiche** ». Secondo OPPENHEIM, sono dovute a scosse fisiche e psichiche che agiscono sopratutto sul cervello. Esse furono osservate specialmente in seguito ad accidenti ferroviarî (« railway spine » o anche « railway brain »), ma si svolgono parimente, come ben si comprende, dopo i più svariati accidenti d'altra specie. In alcuni casi si trovarono, disseminate nell'intero encefalo, alterazioni dei piccoli vasi, dilatazioni aneurismatiche, degenerazione ialina, accumuli di cellule rotonde e di pigmento nelle guaine linfatiche (SPERLING, FRIEDMANN ed altri). Del resto le opinioni sulle neurosi traumatiche sono assai contradditorie (v. P. SCHUSTER). Nei traumi del capo si trovano sempre fine lesioni cerebrali: costanti sono le infiltrazioni cellulari delle pareti vasali (YOSHIKAWA).

Gli *spappolamenti della sostanza cerebrale* che si producono per intenso scuotimento locale o nelle fratture, in seguito a *colpi* o a *cadute sul cranio,* si presentano per lo più col quadro del *rammollimento rosso* di parti della corteccia; le parti sono di mollezza poltigliosa e disseminate, talora fittissimamente, di emorragie puntiformi.

La sostanza cerebrale spappolata, in rammollimento rosso, in seguito a un trauma qualsiasi (contusione, schiacciamento, ferita d'arma da fuoco, ecc.), purchè rimanga asettica, soggiace col tempo al *riassorbimento.* Questo può abbisognare di un *tempo lunghissimo,* ma del resto decorre come nei focolai emorragici o di rammollimento spontaneo. Bisogna però notare che nei traumi *le alterazioni dege nerative* spesso *si estendono molto al di là del dominio del traumatismo.* (Su ciò si fonda la dottrina di BOLLINGER sulle *apoplessie traumatiche tardive*: nei traumi si producono necrosi da rammollimento e in esse alterazioni vasali che danno poi luogo a emorragie. LANGERHANS ammette per tali casi la produzione di aneurismi traumatici). Allorchè un corpo estraneo, per es. una scheggia ossea, anche se asettica, rimane durevolmente in un focolaio cerebrale, questo può persino divenir *progrediente* e condurre ad esteso rammollimento cerebrale.

Nei *gravi traumi contundenti del cranio*, quali si producono per un colpo o per una caduta sul capo, il cervello può, direttamente o indirettamente, essere spappolato localmente *(contusio cerebri)*. Per un colpo violento, per es. con una sbarra di ferro, *il cranio e il cervello possono esser lesi nello stesso punto.* Ma se, per es., uno cade con grande violenza sull'occipite, il cranio si rompe là dove urta e talora si fratturano pure alcune ossa della base, mentre il cervello colle meningi molli non sempre è leso nel punto d'azione della violenza, ma invece in un punto ove l'urto, che si trasmette attraverso ad esso, incontra una solida resistenza, cioè nel caso speciale, alla base del lobo frontale e alla parte anteriore del lobo temporale; quivi il cervello può presentare uno spappolamento, spesso superficiale (rammollimento rosso): a ciò si dà il nome di *azione del contraccolpo.*

Residui di tale azione del contraccolpo, in forma di plaques jaunes, si trovano con speciale frequenza nelle parti del cervello che giacciono sulla vôlta dell'orbita e nella fossetta media del cranio. Nell'osso la *frattura indiretta o da contraccolpo* è rara. Anche parti *situate profondamente,* come le pareti del III e IV ventricolo e l'acquedotto che li congiunge, come pure il septum pellucidum, possono rompersi nei gravi scuotimenti. Nelle *lesioni assai gravi del cervello* (come avvengono nei disastri ferroviarî o anche come osservò l'A. per colpi sul capo con strumenti contundenti o anche in casi di frattura dell'occipite e della base cranica negli ubbriachi) si osservano anche talora *emorragie di parti profonde* del cervello. Esse sono per lo più di poca estensione (nei casi ricordati di ubbriachi, l'A. trovò un focolaio emorragico grosso quanto un uovo nel lobo frontale), multiple, spesso composte di piccoli grumi sanguigni rotondi, disposti a rosario. *Ciò che le distingue dalle apoplessie spontanee* è la sede delle emorragie in punti qualsiasi, mentre le apoplessie spontanee risiedono per lo più nelle vicinanze del corpo striato. Inoltre in un focolaio da contusione non manca quasi mai una emorragia intrameningea: spesso si trovano sottili scheggie ossee, per lo meno in casi di gravi colpi in vecchi. Di più le emorragie spontanee sono generalmente molto più cospicue e raramente avviene che non si trovi una delle cause ordinarie che le producono (affezioni renali, ipertrofia del cuore, arteriosclerosi, ecc.). Le emorragie nelle lesioni violente del capo si producono naturalmente con molto maggior facilità quando i vasi sono alterati (calcificati, fragili).

[Nelle *fratture della base del cranio* avviene non di rado un'*emorragia dall'orecchio.* Il più spesso l'emorragia proviene dalla *giugulare* o dal *seno trasverso,* che giacciono contro la parete della cavità timpanica, ed il sangue scorre, attraverso al timpano lacerato, nel condotto uditivo esterno. Si hanno però emorragie a timpano intatto, in cui, come l'*Autore* osservò più d'una volta all'autopsia, la frattura decorre in direzione sagittale attraverso l'apofisi mastoide, e il condotto uditivo esterno è lacerato nel punto di passaggio dalla porzione ossea alla cartilaginea].

Le *ferite del cervello* da *punta* o da *arma da fuoco* guariscono quando sono *asettiche*, per formazione di tessuto di granulazione e di cicatrice. I canali perforanti dei proiettili, che internamente contengono per lo più una poltiglia di sostanza cerebrale disfatta, ed hanno pareti fessurate e punteggiate di emorragie, possono rivestirsi in seguito di tessuto di granulazione, che diviene poi fibroso. Talcra la sostanza cerebrale rammollita, insieme con tessuto di granulazione, fa ernia attraverso l'orificio del cranio, come *fungus cerebri.*

Un proietto (si tratta qui di palle da revolver) spesso produce non un canale semplice ma un *canale ad uncino*: infatti esso urta nella parete del cranio contrapposta al punto d'entrata (spesso perforando la dura e lasciando sull'osso un'impronta di piombo o, se il fatto data da settimane, un piccolo osteofito) e rimbalza di nuovo per un tratto entro la sostanza cerebrale. I canali dei proiettili entro al cervello sono per lo più fusiformi, col foro d'entrata più ampio di quello d'uscita. La sostanza grigia, che è più ricca di sangue e meno coerente della bianca è ordinariamente più maltrattata di questa (confr. TILLMANN).

L'*infezione delle ferite del cervello* conduce di regola ad infiltrazione purulenta, a formazione di ascessi (pag. 1221) o a meningite. Essa può essere talvolta *spontanea*, per es. dal naso.

VIII — Appendici del cervello (Hypophysis cerebri e Glandula pinealis).

L'**hypophysis** o **ghiandola pituitaria** è una formazione di volume assai variabile; giace nella sella turcica ed è formata da 2 *lobi*; il **lobo anteriore** costituisce la *parte ghiandolare epiteliale*, più importante, ed è formato da numerosi *follicoli* o *alveoli* in parte riempiti, in parte solo tappezzati — parte post. — da epitelio e contenenti un *secreto colloide*. Essi sono circoscritti da setti connettivali e da capillari: deriva dall'ectoderma buccale. (Nell'ipofisi si possono trovare epitelî pavimentosi, residui ectodermici non epidermoidali del dotto ipofisario, ERDHEIM). Il **lobo posteriore**, costituisce la *parte nervosa* dell'organo (neuro-ipofisi): è la continuazione diretta dell'infundibolo, deriva dal sistema nervoso centrale, ha una sostanza interstiziale a fine fibrille, formazioni simili a cellule gangliari, fibrille nervose, scarsa nevroglia (cfr. HABERFELD) in cui è contenuto del pigmento (A. KOHN). Gli elementi epiteliali del lobo anteriore possono in parte penetrare nel post.: dubbia è la funzione di quest'ultimo. *Tra i due lobi* si trovano, in un tessuto ricco di vasi, delle cavità rivestite da epitelio vibratile (WEICHSELBAUM): esse possono dilatarsi in cisti. Sec. ERDHEIM e STUMME, che noi qui seguiamo, la parte ghiandolare possiede **tre tipi di cellule: 1. Cellule fondamentali.** Nucleo di grandezza diversa, rotondo o irregolare, scuro o anche chiaro; protoplasma che si colora debolmente, appena visibile, presentando così una certa rassomiglianza con gli elementi linfoidi, nessun limite cellulare (Cellule fondamentali di STIEDA, accumuli nucleari di ROGOWITSCH, protoplasma con grande nucleo di SCHOENEMANN). **2. Cellule eosinofile** (acidofile), con nucleo per lo più piccolo, sempre rotondo, con protoplasma abbondante o scarso, nettamente definito, zeppo di granuli che si colorano intensamente con l'eosina. **3. Cellule basofile** (cianofile), elementi più grossi dei 2, con nucleo rotondo, chiaro, protoplasma abbondante, ben delimitato contenente granuli grossolani colorantisi in violetto con l'ematosilina: 2 e 3 son dette anche *cell. cromofile* (FLESCH) poichè il loro protoplasma si colora intensamente, ciò che non avviene per le cell. fondamentali, *cromofobe*. Di regola il *rapporto numerico* fra i singoli elementi è il seguente: le cell. fondamentali (1) sono le più scarse (si trovano in ogni regione, talora nel centro di un alveolo o di un cordone circondate da 2 e 3), le eosinofili (2) sono le più numerose (per la maggior parte nella sezione posteriore del lobo ant.); le basofili (3) sono numerose come le fondamentali (nelle parti anteriori dove possono formare cordoni per proprio conto). (Sec. BENDA e MORANDI esisterebbero degli stadi di passaggio fra gli elementi basofili ed eosinofili, che rappresenterebbero solo stadi funzionali diversi, reperto negato da ERDHEIM). ERDHEIM trovò nelle cellule granuli di grasso; essi aumentano in numero e in volume con l'età. I granuli cromofili sono in maggioranza nell'età media: nella vecchiaia prevalgono le cell. fondamentali. Sec. LÖWENSTEIN (Lett.) queste, che egli considera come il fondamento dell'adenoma, sarebbero invece ancora più numerose negli individui giovani che nei vecchi.

Nei *conigli* RAGOWITSCH e STIEDA, HOFMEISTER, GLEY e a., videro prodursi *dopo l'estirpazione totale* della **tiroide**, un *ingrossamento* dell'*ipofisi*, che permetterebbe di concludere per una funzione compensatoria di quest'organo e che colpisce solo le cellule fondamentali, non le cromofili. Anche *nell'uomo* si potè constatare nell'*atrofia della tiroide,* nel *mixedema*, in una parte dei casi, *un ingrossamento dell'ipofisi* (BOURNEVILLE e BRICON, OSLER, CALDERARA (Lett.) e a.). DE COULON trovò nei *cretini* un'*atrofia* dell'*ipofisi*; altri invece un'*ipertrofia* (v. pag. 366). Mentre SCHOENEMANN in un gran numero di ricerche trovò che nei processi degenerativi della tiroide si avevano anche alterazioni degenerative nell'ipofisi che egli mette in parallelo con i primi, COMTE trovò invece in tutti i casi di degenerazione della tiroide, processi ipertrofici ed iperplastici dell'ipofisi, ciò che più s'accorda con i risultati delle ricerche sperimentali.

Interessante è anche la *relazione* tra **ghiandole sessuali** e *ipofisi*. COMTE e a. trovarono un'ipertrofia della ipofisi nella *gravidanza,* fatto che FICHERA riporta a un abbassamento della *funzione ovarica*. ERDHEIM e STUMME dimostrarono poi che nella gravidanza mentre la superficie di sezione prima grigio-rosea si fa bianco-grigiastra torbida e umida, aumentano in modo notevolissimo le *cellule fondamentali* preesistenti al 3.° posto e si formano le cosidette « *cellule della gravidanza* » granulose e prive di grasso: queste ultime verso il 3.° mese costituiscono quasi l'80 °/₀ di tutti gli elementi ipofisari: solo nella parte più posteriore del lobo anteriore prevalgono ancora le eosinofile. Nelle multipare l'aumento del peso raggiunge 3 volte la norma (nelle multipare fra 21 e 40 a. il peso medio è di cg. 61,8: particolari e Lett. sul peso v. in ERDHEIM e STUMME). Nel puerperio l'ipofisi si fa più piccola, le cellule gravidiche si trasformano in cellule fondamentali. FICHERA osservò l'ipertrofia della ipofisi in seguito alla *castrazione* degli animali (capponi, buoi) ciò che fu confermato da TANDLER e GRASS con la radiografia in numerosi uomini castrati (russi e rumeni appartenenti a una speciale setta religiosa). Questi AA. riportano all'ipofisi l'aumento in statura negli eunuchi (v. pag. 785), e EXNER (Lett.) negli innesti di ipofisi osservò pure un abnorme aumento dell'accrescimento (e un aumento nel consumo del grasso) per una conseguente ipersecrezione. STUMME (Lett.) trovò pure ingrossata l'ipofisi nella distruzione dei testicoli da processi patologici.

Le *alterazioni regressive* nell'ipofisi sono frequenti. Si osservano: degenerazione cistica-colloide degli elementi glandolari, proliferazione dello stroma connettivale, rammollimento cistoide dello stroma, sviluppo di numerosi vasi sanguigni nello stroma stesso, comparsa di concrezioni calcari. Non di rado le alterazioni regressive si associano con *proliferazioni iperplastiche* nel lobo anteriore, e si ha un *ingrossamento dell'ipofisi*, che fu indicato col nome di *adenoma* o *struma* dell'ipofisi (vedi fig. 635) (Istologia e Lett. in LÖWENSTEIN). Gli strumi possono raggiungere talvolta il volume di un uovo di gallina e rendersi manifesti colla pressione che esercitano sulle parti circostanti. Sono sopratutto minacciati gli ottici (cfr. ZANDER), ma anche le ossa possono essere usurate (cfr. ERDHEIM). Tutti gli altri *veri tumori dell'ipofisi* sono rari. I *carcinomi* (CAGNETTO, adenocarcinoma) e i *sarcomi* sono ancor relativamente frequenti. Molto rari i *lipomi* e i *teratomi* cistici (BECK).

In casi di *acromegalia* (v. pag. 739, fig. 390 e 391) si osservarono quasi costantemente (eccezioni in PETREN, Lett.), dei tumori (per lo più descritti come adenomi e sarcomi) o ingrossamenti pseudo-tumorali o per lo meno alterazioni istologiche; inoltre nella *polisarcia* (di rado combinata con l'acromegalia, STRÜMPELL) ed eventualmente nella ipoplasia genitale, la cosìdetta *polisarcia ipofisaria* o *distrofia adiposo-genitale* (Lett. FRÖHLICH, WEISS, NARBURG, STRADA).

Degli *adenomi* sono considerati come tipici e i più frequenti nell'acromegalia (BENDA) gli *eosinofili*: più rari sono i *basofili* (v. ERDHEIM). Altri parlano di strume e di iperplasie.

La sella turcica può essere profondamente scavata; nel caso riprodotto nella fig. 390 il dosso della sella era sottile come carta. Ma anche i seni frontali, quelli del mascellare superiore e le altre cavità pneumatiche, possono essere dilatati e rigonfi, come lo erano enormemente nel nostro caso. Si è persino pensato se questa dilatazione della sella non potesse essere primitiva e l'ingrossamento dell'ipofisi non avesse il significato di una proliferazione ex vacuo (IENDRASSIK, MITCHELL, LE COUNT), specialmente perchè l'esatto studio dei rispettivi casi ha dimostrato che spesso esiste una dilatazione della sella anche quando il riempimento di essa è dato solo da edema e da emorragia. Nei casi di WALDOW, per es., esisteva acromegalia tipica con dilatazione dei seni frontali e dell'antro di Higmoro, ma l'ipofisi era normale. Perciò, senza pregiudicare l'importanza dell'ipofisi per il processo acromegalico, si può con ARNOLD distinguere una forma « *pituitaria* » ed una « *non pituitaria* » dell'acromegalia; occorre inoltre rilevare ancora una volta che vi hanno anche *casi di tumori dell'ipofisi senza acromegalia* (FRÖHLICH, CARBONE e CAGNETTO, KOLLARITS, KRUMBHAAR, CREUTZFELDT, Lett. HARBITZ). CAGNETTO pensa a una *autointossicazione* che esercita un'irritazione sullo scheletro, sulle gh. sessuali (1. sintomo, cessazione delle mestruazioni, impotenza) e anche sull'ipofisi: questa reagisce diversamente, o affatto, o in forma di una degenerazione o di una iperplasia o della produzione di un tumore: particolarmente nel suo 2.° lavoro C. si dichiara avversario della teorica dell'iperpituitarismo. Anche HARBITZ ritiene la produzione di un tumore e i disturbi di accrescimento come processi equivalenti con eziologia comune. STUMME ripone il fondamento dell'accrescimento dell'ipofisi essenzialmente in un'alterazione delle ghiandole sessuali; il secreto dell'ipofisi accresciuto o, come si esprime MAYER, lo stato di alterata funzionalità dell'ipofisi sarebbe poi il fattore che porterebbe all'acromegalia (guarigione in seguito all'estirpazione). EXNER considera per contro come fatto primario l'ipersecrezione ipofisaria che porterebbe secondariamente all'indebolimento della funzione delle ghiandole sessuali.

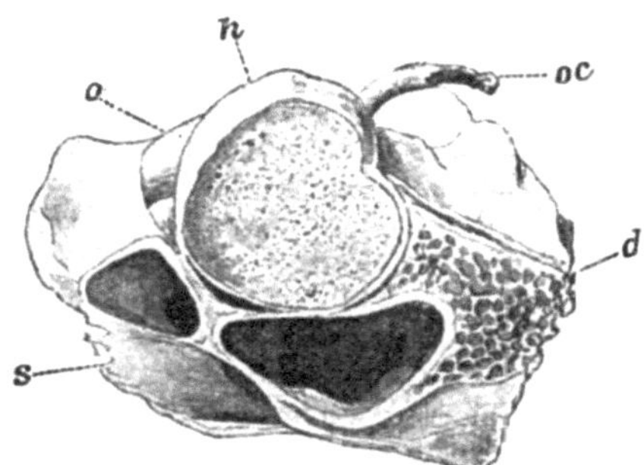

Fig. 635.

Struma dell' Hypophysis cerebri (*h*) che produceva alterazioni dei seni sfenoidali, dell'ottico (*o*) e dell'oculomotore (*oc*). Sezione sagittale mediana. Sotto lo struma la cavità dello sfenoide, anteriormente l'etmoide (*s*). (*d*) dura madre. Donna di 45 a. con carcinoma della parotide. Gr. nat. Breslavia.

La teoria dell'*iperpituitarismo* come fondamento dell'**acromegalia** (TAMBURINI e a.) acquistò sempre più aderenti; l'adenoma eosinofilo del lobo anteriore è considerato come il fattore che porta all'acromegalia. Questa manca quando il tumore ipofisario è altrimenti costituito, quando non ha la struttura « tipica » dell'adenoma, quando sia un endotelioma o sarcoma (v. ad es. CAUSSADE e LAUBRY) o è un carcinoma del dotto ipofisario, inoltre quando l'ipofisi è distrutta da una gomma o da un tubercolo in modo che più non vi esistano veri elementi ipofisarî. Anche i mirabili esiti dell'asportazione chirurgica dei tumori ipofisari furono citati fin da HOCHENEGG come le più probanti prove per quella teoria, secondo la quale il rapporto fra acromegalia e ipofisi sarebbe assai semplice. Esistono però dei casi di Acr. in cui manca ogni adenoma eosinofilo, ed inoltre *piccoli* adenomi eosinofili sono assai frequenti senza che vi coesista acr. (LÖWENSTEIN, ERDHEIM e STUMME). B. FISCHER ammette che questi piccoli adenomi siano troppo piccoli per poter provocare un'acr. da ipersecrezione, per quelli voluminosi, ammette che possano esistere delle differenze qualitative del secreto tali che morfologicamente non si possono dimostrare; le ricerche istologiche non sarebbero tutte sicure e finalmente parecchi casi sarebbero erroneamente classificati fra le acr. Queste interpretazioni però dimostrano che la questione del rapporto fra acr. e ipofisi è tutt'altro che semplice da risolversi, nè che si può spiegare semplicemente ammettendo che la prima quasi senza eccezione abbia per base l'ipersecrezione in un tumore ipofisario: forse entrano in gioco correlazioni organiche assai complesse.

I rapporti fra tumori ipofisari e **polisarcia** (Lett. in STRADA) sono assai oscuri. ERDHEIM (Lett.) è dell'avviso che la comparsa dell'adiposità dipende dal fatto che il tumore — non è necessario che esso appartenga all'ipofisi —, si spinge sulla base cerebrale e la comprime.

Altri però hanno vivacemente censurata tale ipotesi. B. FISCHER (Lett.) ricerca l'eziologia della distrofia adiposo-genitale in una lesione del *lobo posteriore dell'ipofisi,* mentre altri considerano questa come conseguenza di una atrofia genitale primitiva (v. Lett. in BIEDL). Non raramente si trova contemporaneamente un'ingrossamento, di rado un'atrofia fibrosa, della *tiroide*; ciò si osserva anche nei casi in cui fu estirpato il tumore ipofisario. Non accidentale è la combinazione alcune volte riscontrata dell'*acromegalia* con la *siringomielia* (PETRÉN, Lett.). Lett. in App. (*).

Tumori del dotto ipofisario, cistici, papillari, epiteliali e carcinomatosi, caratterizzati per lo più, ma non sempre (v. caso di BARTELS), dalla mancanza di cheratoialina e di corneificazione (ciò che avvicina questi tumori all'adamantinoma, v. pag. 405, col quale hanno parecchie rassomiglianze), abbondante calcificazione e talora anche da formazione metaplastica di osso (v. ERDHEIM), non si accompagnano *mai con* l'acromegalia, nè con il gigantismo, ma possono talora esser collegati con l'*adipositas* e l'*ipoplasia dei genitali*. ERDHEIM potè dimostrare che nell'80 % degli adulti si trovano nell'ipofisi *accumuli di cellule pavimentose*, specialmente nella faccia anteriore del lobo anteriore e più ancora nella linea che da questa lungo l'infundibolo si porta fino al chiasma: essa corrisponde alla regione in cui nell'embrione il *dotto ipofisario* ectodermale si inserisce al lobo anteriore dell'ipofisi; ogni accumulo dei ricordati elementi corrisponde a residui di questi dotti che nell'embriogenesi spariscono. Da essi possono derivare i tumori che STEINHAUS (Lett.) vorrebbe chiamare epiteliomi a cellule pavimentose dell'ipofisi (v. anche BARTELS, FORMANEK, MASERA, EHLERS, STRADA). HABERFELD dimostrò poi che questi « germi a sede indifferente » si trovano su tutto il cammino che l'ipofisi percorre per arrivare alla sua sede definitiva, tanto sotto forma di un organo costante macroscopicamente rilevabile (*ipofisi faringea* v. anche CIVALLERI e PENDE), quanto sotto forma di piccoli resti fra questi e la base craniana, fra l'ipofisi e la parete ant. della sella, allo sbocco superiore del canale craniofaringeo (Lett. in HABERFELD) o nella stessa sella

(*) SIMMONDS (e anche BORELLI) notarono la coincidenza di un diabete insipido con la presenza di un tumore del lobo posteriore invadente anche parte del lobo anteriore, la parte intermedia fra i due. [S.]

Che da tali germi ipofisari possano prodursi tumori, fu dimostrato con certezza da ERDHEIM, GOMME (STROEBE, Lett.) e *tubercoli* (cfr. M. B. SCHMIDT e HUETER) furono talora osservati nell'ipofisi senza che, nonostante la distruzione dell'ipofisi stessa, si avesse l'acromegalia.

L'*estirpazione totale* dell'ipofisi negli animali non porta a disturbi notevoli nel benessere generale (*).

Ghiandola pineale, Corpus pineale, Epifisi. Alterazioni: frequente è il reperto di *acervulus cerebri* (che si trova già dal 10.° anno) in maggior quantità (v. pag. 1171). *Ipertrofie*, *Tumori* (adenoma, sarcoma, glioma, neuroglioma ependimale, teratoma; ASKANAZY descrisse un *corionepitelioma* in un uomo di 19 a.) sono rari (Lett. in MARBURG, HART, PAPPENHEIMER). *Degenerazione cistica* si osserva spesso (Hydrops cysticus gl. pinealis). Nella meningite purulenta si osserva non di rado la *formazione di un ascesso* nell'epifisi. Interessante, ma ancora isolata, è un osservazione (OSTREICH e SLAWYK) della coincidenza di un tumore dell'epifisi e di gigantismo, in cui era esclusa una tipica forma di acromegalia. All'opposto esiste un certo numero di osservazioni in cui si trovarono, come del resto nel caso surricordato, una *precoce comparsa di peli* al pube e al viso, una *ipertrofia dei genitali con sviluppo sessuale prematuro* (pene grosso, erettile in piccoli bambini) e *adiposità* (Lett. in MARBURG, v. FRANKL, HOCHWART, ASKANAZY). Quale rapporto si debba porre in questi casi, è difficile dire (cfr. ASKANAZY); RAYMOND e CLARIDE (che del resto pongono fra i sintomi dei tumori epifisari, la « piccolezza » dei genitali (!)) ammettono che in tali casi si tratti di disturbi assai complessi in cui entrano in gioco numerose ghiandole sanguigne a secrezione interna. Dobbiamo ricordare ancora che nei tumori epifisari abbiamo sintomi di ipertensione cerebrale da idrocefalo (compressione dell'organo sulla v. magna Galeni e sull'acquedotto) e le relative conseguenze. EXNER e BOESE estirpando l'epifisi in molti giovani conigli, come gli altri, non poterono constatare nessuna influenza sull'accrescimento nè sulla comparsa della maturità sessuale (**).

D. MIDOLLO SPINALE

I — Meningi spinali.

Anatomia delle meningi spinali. La spessa e consistente **dura madre spinale** si comporta in modo essenzialmente diverso che nel cranio, e forma un sacco separato dal canale vertebrale, osseo e rivestito dal periostio, per mezzo del cosiddetto *spazio peri-* o *epidurale ;* essa non è in intimo contatto nemmeno col midollo (v. fig. 636 e 637). Nello *spazio epidurale* si trova del connettivo, del tessuto adiposo e numerosi vasi, specialmente plessi venosi. (Non si scambino con prodotti patologici infiammatorî gli ammassi di tessuto adiposo arrossato). In corrispondenza di ogni foro intervertebrale, la dura possiede 2 aperture, nelle quali si addentrano i nervi spinali (v. fig. 637). La dura circonda i nervi, perdendosi nelle loro guaine. In ogni foro intervertebrale essa vien rinforzata da connettivo lasso adiposo. La superficie interna della dura è rivestita di uno strato semplice di cellule epiteliali appiattite.

Le **meningi molli, l'aracnoide e la pia**, si comportano come nel cervello. Costituiscono un sacco di due foglietti, che forma lo *spazio subaracnoideo,* contenente il liquido cefalo-rachidiano. Il foglietto esterno, l'**aracnoide**, non aderisce alla dura : la superficie esterna dell' aracnoide e quella interna della dura sono spesso

(*) ASCOLI e LEGNANI osservarono invece arresto di sviluppo e alterazioni varie in vari organi (tiroide, surrenali, ecc.) estirpando l'ipofisi in cuccioli. [S.]

(**) C. FOÀ, estirpando l'epifisi in pulcini maschi giovani ottenne una ipertrofia notevolissima dei testicoli e delle creste. [S.]

separate da uno spazio rivestito da epitelio piatto. Solo nella regione cervicale si trovano in condizioni normali delle *sottili aderenze tra la dura e le meningi molli* (da non confondersi con residui d'infiammazione).

La **pia** sta ad intimo contatto del midollo, e manda, nel solco mediano anteriore di esso, un prolungamento connettivale spesso, lungo il quale si addentrano i vasi (setto mediano anteriore). Dalla pia si irradiano nel midollo i vasi, forniti di guaine linfatiche. — Le **arterie** del midollo sono la spinale anteriore e le spinali posteriori (dalle vertebrali); ed inoltre una serie di piccoli vasi derivanti dalle arterie intercostali, lombari, sacrali.

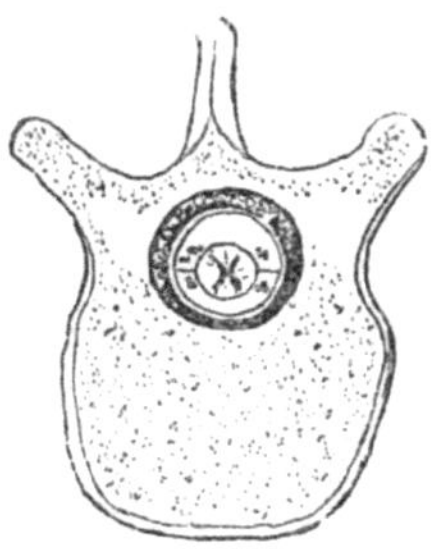

Fig. 636.

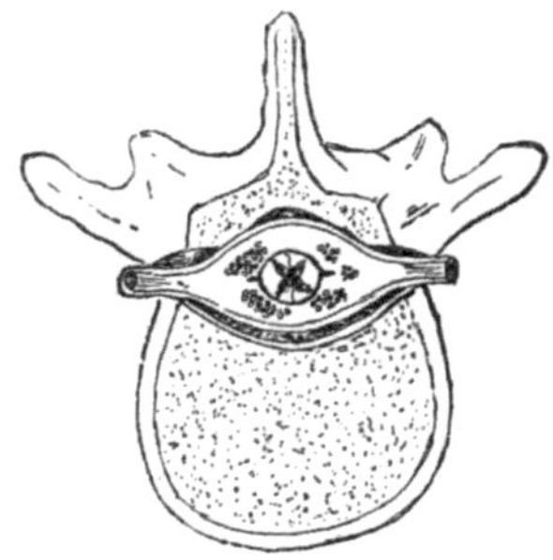

Fig. 637.

Fig. 636. — Sezione attraverso la X vertebra toracica.

Fig. 637. — Sezione attraverso la 1ª vertebra lombare in corrispondenza dell'uscita del XII paio dei nervi spinali. In ambedue le figure si vede nel mezzo il midollo spinale rivestito dalla pia e tenuto fermo ai due lati dal legamento dentato. Le radici dei nervi formano degli aggruppamenti laterali Tra la dura e il midollo e tra la dura e la parete del canale vertebrale esistono due larghi spazi, il secondo dei quali è riempito da tessuto adiposo. L'aracnoide non è disegnata. Da KEY e RETZIUS.

A. Malattie della dura madre spinale.

1 — Disturbi di circolo.

Emorragie nel tessuto epidurale possono aversi per traumi della colonna vertebrale, nell'asfissia, specialmente in quella dei neonati, ed inoltre nel tetano (similmente a quanto accade negli animali avvelenati con stricnina). Per lo più il sangue coagulato sta tra il periostio e la dura.

Nei neonati si osservano tanto in seguito alle oscillazioni dello SCHULTZE, quanto nel 10 % dei parti, in cui occorse intervento, e in seguito ad altre lesioni da parto (O. SCHÄFFER); si trovano emorragie anche sotto la pia e nel midollo stesso (G. BURKHARD). Si sia prudenti nel giudizio poichè anche l'asfissia intra-uterina da sola può darci il quadro anatomico che si può porre a carico delle oscillazioni di SCHULTZE (cfr. B. S. SCHULTZE contro HENGGE).

2 — Infiammazioni.

Le *infiammazioni acute e croniche* sono di solito propagate dall'esterno *(pachimeningite esterna)*: si verificano nella carie vertebrale, negli ascessi o decubiti della regione sacrale (nella paraplegia, ecc.), nel decubito di una spina bifida, o in seguito ad una perforazione traumatica del canale vertebrale. L'infiammazione, per lo più di carattere *purulento*, è circoscritta o diffusa. Di raro il pus è tanto abbondante da comprimere il midollo. La superficie interna della dura può essere anch'essa interessata *(pachimeningite interna)*.

Le *infiammazioni croniche* si presentano: *a)* In forma di *pachimeningite interna emorragica*.

Essa costituisce una *manifestazione di una flogosi specifica* delle meningi spinali, oppure è un *fatto a sè*. Si trova nella paralisi cerebrale ed inoltre negli alcoolisti, essendo in tal caso completamente *analoga alla pachimeningite int. emor. della dura cerebrale*. L'affezione può aversi contemporaneamente nella dura spinale e nella cerebrale.

b) Nella *pachimeningite cervicale ipertrofica* (Charcot e Joffroy) si ha, per lo più nella parte inferiore del midollo cervicale, alla superficie interna della dura, una proliferazione connettivale fibrosa, consistente, stratificata come le foglie di una cipolla; la meninge può avere uno spessore 5-10 volte maggiore del normale *(pachimeningite interna fibroplastica)*. La spessa cotenna connettivale, che talvolta può essere parzialmente ossificata, si estende di solito a guisa di anello attorno al midollo cervicale; può avere una lunghezza di circa 9 cm., ed essere così circoscritta (il più spesso in corrispondenza della parte inferiore del rigonfiamento cervicale) da far proprio l'impressione di un neoplasma fibroso. Anche le meningi molli partecipano all'infiammazione produttiva, la quale, seguendo i setti e i vasi (che possono mostrare delle alterazioni flogistiche), si avanza pure nel midollo (anzi, oggidì si riguarda piuttosto come primario il processo morboso delle meningi molli, da cui deriverebbero gli ammassi connettivali posti tra l'aracnoide e la dura). Da ultimo la dura presenta una fusione fibrosa con le meningi molli, le radici dei nervi e il midollo. Perciò si produce irritazione, ed in seguito atrofia dei nervi, e sclerosi del midollo compresso, od anche un'atrofia trasversale totale.

Etiologia. Vengono tirati in campo i raffreddamenti, i traumi, e specialmente la *sifilide*, la qual'ultima è in giuoco, secondo alcuni, nella maggior parte dei casi. **Decorso**: Può durare degli anni; può pure aversi una sosta. Rara è la guarigione. — Per le *manifestazioni cliniche* si distingue: 1. Stadio dei sintomi nevralgici (specialmente nelle estremità superiori) o stadio dell'*irritazione* radicolare. 2. Stadio con anestesia, *paralisi* e atrofia nel distretto sensorio e muscolare delle radici nervose compresse (specialmente nel dominio dei nervi ulnare e mediano: « *main en prédicateur* » per la contrazione degli estensori). 3. Stadio con partecipazione del midollo. Più tardi, quando l'intiera sezione trasversa in corrispondenza della compressione è distrutta, compaiono i sintomi della mielite trasversa (v. questa). L'affezione può tuttavia arrestarsi ad uno stadio meno inoltrato e persino venir a guarigione, quantunque con perdita di sostanza. Secondo Leyden-Goldscheider, il quadro descritto dal Charcot non è proprio solamente della pach. cerv. iper., ma piuttosto di una *meningite cervicale*, che può esser prodotta da diverse cause, e così per es. da spondilite o da tumori (v. ad es. Schultze).

3 — Granulomi infettivi.

La **sifilide** può produrre un *ispessimento fibroso diffuso* della dura *(pachimeningite diffusa spinale)* ed aderenze di essa colle altre meningi. Più spesso tuttavia colpisce dapprima le leptomeningi *(meningo-mielite luetica)*, propagandosi poi tanto alla sostanza del midollo, quanto alla superficie interna della dura madre, producendo un quadro molto prossimo alla pachimeningite cronica interna (CHARCOT). Talvolta, ma molto più raramente che nella dura cerebrale, si trovano delle proliferazioni *gommose* (Lett. NONNE). — La **tubercolosi della dura**, in forma di un'*infiammazione tubercolare cronica della superficie esterna*, si riscontra il più spesso nella carie vertebrale (v. pag. 750 morbo di POTT). Non raramente la superficie esterna della dura si trova allora ricoperta di uno strato caseoso, alto persino qualche dito, e che può assomigliarsi ad un tumore. Nello spessore stesso della dura si possono formare dei focolaî purulento-caseosi, che comprimono il midollo. Piuttosto di raro il tessuto di granulazione tubercolare perfora la dura, invadendone la *superficie interna;* si può stabilire poi una *tubercolosi miliare diffusa* del sacco durale, ovvero si produce una *pachimeningite tubercolare interna emorragica.*

4 — Tumori e parassiti.

I **tumori primari** sono *rari*. Si riscontrano *fibromi* e *fibroendoteliomi* (v. fig. 638), che talvolta circondano a mo' di conca o di cilindro il midollo, e possono essere di rilevante volume, eventualmente psammosi, oppure piccoli e multipli (TROITZKY, HEUSCHEN).

Si hanno inoltre sarcomi (fibro-psammo-melanosarcomi), mixomi o cromatoforomi (BOIT). Questi tumori hanno origine *extra* od *intradurale*, e vengono indicati col comune appellativo di **intravertebrali** *extramidollari* (vi appartengono anche i tumori delle *pie* meningi). I *sarcomi* possono derivare dalle parti esterne, periferiche, del sacco durale o dalla sua superficie interna, come nel cranio; formano dei tumori per lo più ovali, grandi sino come nocciuole. (Lett. su un notevole numero di tumori asportati chirurgicamente, v. in FLATAU). Una *proliferazione diffusa del grasso* epidurale si riscontra non raramente nelle infiammazioni croniche del midollo e dei suoi involucri; rarissimi sono i *lipomi* circoscritti: a preferenza si trovano nella regione caudale. Nelle regioni sacrale e coccigea si riscontrarono dei teratomi (con cartilagine, tessuto adiposo, ecc.); sono congeniti ed hanno per lo più una situazione mediana.

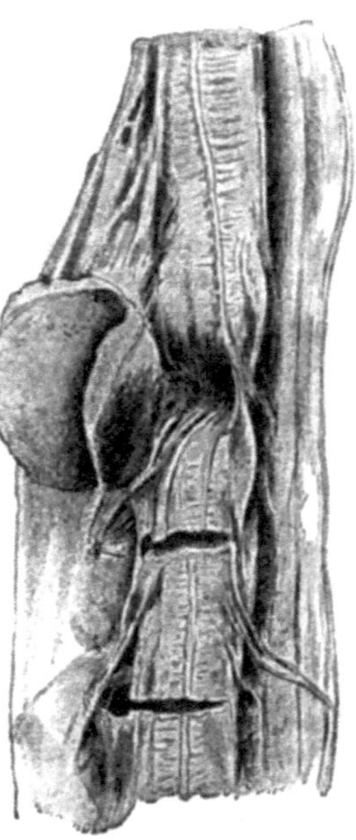

Fig. 638.
Fibro-endotelioma della dura madre spinale (intradurale) impiantato con larga base nella parte destra e ventrale della stessa in corrispondenza del 4°-6° nervo dorsale. Il tumore, in parte psammoso, lungo 3 cm. e spesso 2, sezionato longitudinalmente, ha prodotto una profonda impressione nel midollo: mielite trasversa. Donna di 48 anni. — Basilea.

Molto più frequenti, e perciò praticamente più importanti, sono i *tumori secondarî* che colpiscono la dura all'esterno o dall'interno metastaticamente, o, più spesso, invadono direttamente la dura dall'esterno: si tratta per lo più di tumori delle vertebre, che si riscontrano più spesso di tutti gli altri tumori meningitici e midollari presi insieme (SCHLESIN-

GER). Nella maggior parte dei casi sono costituiti da metastasi nelle vertebre di carcinomi delle mammelle o di altri organi, più di raro da sarcomi, condromi, osteomi, che in parte si originano dalle vertebre, e in parte sono propagati alle vertebre dalle parti circostanti.

Specialmente gli *ammassi cancerigni* possono talmente riempire il canale vertebrale, che il midollo, in seguito alla compressione o a disturbi del circolo sanguigno e linfatico, cade a poco a poco in rammollimento, in modo che si producono delle *estese paralisi* (pag. 1253). Dalla compressione o dall' invasione da parte del tumore delle radici posteriori, vengono provocati i più violenti *dolori nevralgici,* che per lo più non mancano nelle membra paralizzate. Non raramente si produce una *frattura delle vertebre* infiltrate dal tumore, nei quali casi si tratta per lo più di carcinomi secondarî. Ma ciò può anche esser provocato per es. da un *angioma,* come vide l'A., anche se il tumore non interessa che una sola vertebra. L'angioma può allora diffondersi epiduralmente (cfr. MUTHMANN). Ne segue schiacciamento del midollo e *mielite acuta da compressione,* che per lo più conduce a mielite trasversa (v. fig. 657). AUERBACH descrisse un corionepitelioma extradurale, che 9 mesi dopo un aborto dette luogo a una mielite da compressione.

Parassiti. Rarissimi sono nel sacco durale i *cisticerchi.* L'*echinococco* fu ripetutamente osservato, sia nel *sacco durale* (di forma rotondeggiante od ovale, e con compressione del midollo), sia *al di fuori della dura,* il che è più frequente. Raramente è primario; per lo più proviene in via secondaria dai muscoli della colonna vertebrale o dal cellulare sottopleurico o retroperitoneale, di rado dagli stessi corpi delle vertebre. Da queste parti gli echinococchi giungono attraverso ai fori intervertebrali nel canale rachidiano, e possono formare dei tumori che stanno sia all'interno che all'esterno della colonna, tra loro collegati per mezzo di peduncoli.

B. Malattie della pia-aracnoidea spinale.

1 — Disturbi di circolo.

Emorragie nello spazio sottoaracnoideo possono aversi per traumi (colpi, ecc.), nelle infiammazioni, nelle diatesi emorragiche, nella stasi agonica, in seguito ad emorragie cerebrali, o finalmente senza causa conosciuta. Nelle emorragie rilevanti *(apoplexia canalis spinalis)* si trovano dei grandi ammassi di sangue, specialmente attorno alle radici dei nervi.

2 — Infiammazioni (Meningite spinale).

a) Le *infiammazioni acute* possono essere cagionate da traumi, venir propagate dalle parti vicine (decubito sacrale) o prodursi per via ematogena. L'essudato è sieroso-purulento, purulento o fibrino-purulento, e, rispettivamente, scorrevole, vischioso o tenace. Esso infiltra la pia e si raccoglie nello spazio subaracnoideo. Per lo più vi si trovano i comuni piogeni.

Di quella forma di meningite spinale, che, in causa della comune partecipazione delle meningi cerebrali, vien detta **meningite cerebro-spinale,** e che compare non di raro *epidemicamente,* si tenne già parola nel cervello; in essa nei casi tipici si trova un microorganismo specifico (pag. 1178). Per lo più sono qui interessate anche le *parti limitrofe del midollo* e le *radici dei nervi*, e si può avere edema, infiltrazione parvicellulare o focolaî di rammollimento. Perciò si parla anche di *meningomielite* e di *neurite*. Nella *meningite traumatica purulenta*, che si riscontra per es. in seguito a fratture delle vertebre, ferite d'arma da fuoco, operazioni con infezione delle meningi (ed inoltre nella spina bifida, sia spontaneamente, in causa di una cancrena da decubito, sia per effetto di atti operativi) l'*infiammazione purulenta si estende per lo più assai rapidamente sino alle meningi cerebrali*. Dopo un brevissimo tempo (12-24 ore) si sono trovati talvolta completamente riempiti di pus cremoso tutto lo spazio subaracnoideo cerebro-spinale e i ventricoli cerebrali.

b) La **leptomeningite spinale cronica** si può associare, in forma di meningo-mielite, colla pachimeningite iperplastica cronica (v. pag. 1249). *Ispessimenti bianchicci ed opachi delle meningi*, talvolta con aderenze della dura, non sono rari *in corrispondenza di punti cariosi* della colonna vertebrale. Anche in seguito a *traumi* ed affezioni intramidollari con propagazione alla periferia, si possono avere nelle leptomeningi delle chiazze lattee. Ispessimenti locali si trovano pure talvolta nella *sifilide*. Di importanza pratica è la **meningite sierosa circoscritta** o *aracnoidite adesiva circoscritta:* si presenta come una raccolta di liquido cerebro-spinale nelle aderenze, clinicamente decorre come un tumore (sintomi di compressione), non è influenzata dalla puntura lombare: con gli stessi caratteri si può trovare anche nel cervello (pag. 1176) (Cfr. KRAUSE).

3 — Granulomi infettivi.

a) La **tubercolosi** può: α) esser *propagata* dalle vertebre o dalla dura, β) esser *ematogena* o γ) *linfogena*, ciò che è frequente nella meningite cerebrale (pag. 1180). In tal caso colpisce più la porzione toracica che la cervicale. La faccia dorsale è generalmente affetta in più alto grado. Talvolta si ha una formazione di noduli quasi pura. Molto spesso la meningite tubercolare è accompagnata da una *mielite periferica* non raramente con rammollimento bianco o rosso (i grossolani focolaî di infarto emorragico possono essere cagionati da trombosi) e da una *neurite* delle *radici* nervose, le quali possono anche essere disseminate di noduli *(meningo-mielite* e *neurite tubercolari)*. Si possono avere noduli anche nello stesso midollo, ma ciò è raro.

Nel sedimento del liquido cerebro-spinale predominano i *linfociti*.

b) **Sifilide**. Nella *leptomeningite*, o meglio *meningo-mielite sifilitica*, si trovano delle granulazioni grigie o rosso-grigie, gelatinoso-lardacee, che più tardi si trasformano in ispessimenti consistenti, in forma di chiazze pianeggianti bianco-grigie o gialle (necrotiche). Sempre sono maggiormente colpiti i *vasi sanguigni*, e talora in modo notevole (Endoarterite e flebite obliterante; v. anche pag. 1230). La meningo-mielite spinale sifilitica può anche essere associata a *meningite cerebrale basilare* (Lett. in BOETTIGER, MEYER, SCHEIBER, e spec. NONNE).

c) **Lebbra**. Esiste una *meningite lebbrosa*, con formazione di essudato grigio o giallo-grigio. Risiede specialmente nella *metà posteriore* della periferia midollare e attorno alle *radici dei nervi*, e per lo più è limitata alle meningi spinali.

4 — Tumori delle meningi molli del midollo (Lett. in App.).

Spesso, quasi nella metà degli individui che hanno oltrepassato i 40 anni, si trovano nell'aracnoide delle piastre ossee, dei piccoli **osteomi** per lo più nella parte posteriore: sono bianchi, porcellanacei, di contorno irregolare, lisci esternamente, scabri all'interno. Specialmente nella coda equina sono solidamente aderenti alla pia. Risultano dalla calcificazione ed ossificazione di un blastema ialino o fibrillare e sono vascolarizzati dalla dura (ZANDA). Talora sono *osteoidi*. Non hanno significato patologico, non provocano sintomi, e *non dimostrano che abbia agito un trauma*.

Di tumori **primari** si trovano *fibromi* (rari), *mixomi* (rarissimi) e *sarcomi* (fig. 639 e 640), specie a cellule rotonde ma anche in forme più rare, come angiosarcomi con degenerazione ialina (formazioni di cilindromi) ed inoltre endoteliomi alveolari, originantisi dal rivestimento endoteliale dell'aracnoide, in parte fibro-endoteliomi psammosi (Lett. STURSBERG, HERTZ), come pure periteliomi (cfr. LISSAUER), i già ricordati sarcomi melanotici, a chiazze o diffusi. Come forme congenite si rinvengono poi *lipomi* e *miolipomi* nell'estremità caudale del midollo, segnatamente in associazione con una spina bifida. Nelle radici dei nervi si riscontrano spesso — come manifestazione parziale di una *neurofibromatosi generale* — dei *neurofibromi* multipli, che possono raggiungere il volume di una noce; si presentano anche nella *coda equina*.

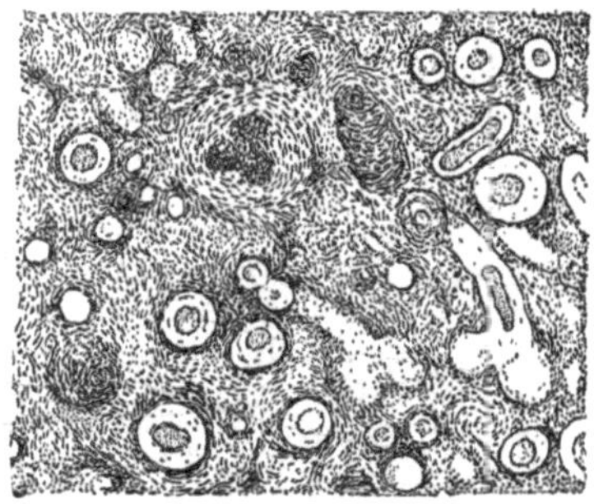

Fig. 639.

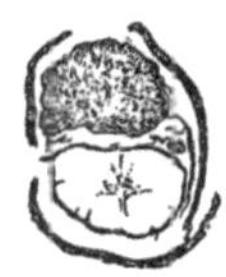

Fig. 640.

Fig. 639. — **Emoangiosarcoma con degenerazione ialina delle pareti vasali**. Dal tumore rappresentato nella fig. 640. Picc. ingr.

Fig. 640 — **Sarcoma dell'aracnoide spinale**. Sezione trasversa; super. il tumore, infer. (chiaro) midollo spinale; all'esterno tratti del sacco durale. Gr. nat.

In **via secondaria** si possono trovare, *propagati* o *trasmessi per metastasi, carcinomi* e *sarcomi* (e talvolta persino *gliomi* della retina, che seguendo la guaina dei nervi ottici giunsero alla base dell'encefalo): i sarcomi sono però rari: in primo luogo troviamo ancora i melano-sarcomi. In un caso di Breslavia (sezionato dal Dr. MARTINI) si rinvennero, come conseguenze di *sarcoma primario della dura madre cerebrale*, innumerevoli piccole metastasi nelle molli meningi in tutto lo spazio subaracnoideo del midollo; specialmente nella parte inferiore numerosi nervi della coda equina erano circondati da ammassi neoplastici in forma di nodi rotondi e fusiformi. Qui si è forse autorizzati ad ammettere un innesto di germi neoplastici. Un quadro analogo si può osservare anche nei *carcinomi*. Talora l'infiltrazione secondaria si presenta in modo diffuso (Lett. in NONNE): si danno anche dei casi in cui i nodi metastatici si presentano in modo diffuso fin dal principio (Lett. in RINDFLEISCH). *Diagnosi* con la puntura lombare a pag. 1186.

Sulla *diffusione extramidollare dei gliomi*, v. STRASSNER (Lett.).

La maggior parte dei tumori delle meningi molli spinali cresce lentamente: sono di regola piccoli, solo talvolta diventano più voluminosi, diffondendosi in senso longitudinale, e diventando oviformi o lunghi e spessi. Esistono anche dei *rari sarcomi* primitivi che si diffondono in superficie su tutto il midollo spinale. I tumori delle meningi (per lo più della pia) spesso spostano o comprimono il midollo, senza provocar sempre in esso delle gravi alterazioni; ma in certi casi cagionano a poco a poco *manifestazioni di compressione* nelle radici e nel midollo. Di raro il tumore penetra nella sostanza propria del midollo. Per l'*etiologia* vengono talora incolpati i traumi, specialmente pei sarcomi.

II — Sostanza propria del midollo.

Preliminari. Qui daremo soltanto qualche cenno per orientarci rispetto ai rapporti anatomici. Qualche cosa sulla fine struttura verrà ricordato a mano a mano che se ne presenterà l'occasione.

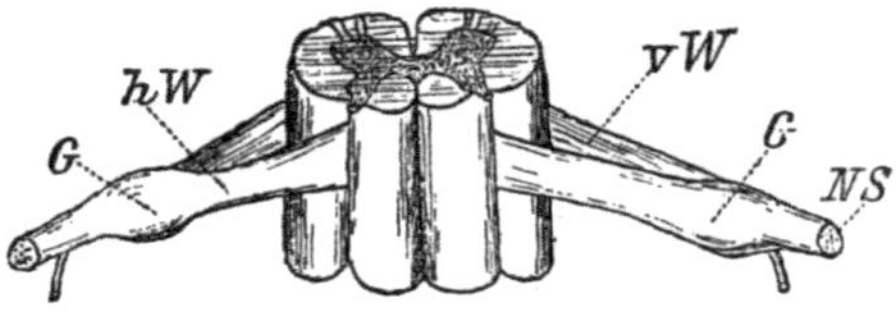

Fig. 641.

Segmento midollare col relativo paio di nervi spinali (modificato, da BRAMWELL). *v W,* radice anteriore; *h W,* radice posteriore; *G,* gangli della radice posteriore; *N S,* sezione trasversa del tronco (misto) dei nervi spinali.

Il *midollo spinale non si estende per tutta la lunghezza del canale vertebrale,* ma si arresta, in corrispondenza del *margine inferiore del corpo della* 1.ª *vertebra lombare,* col cosidetto *cono terminale.* Nella porzione inferiore del canale vertebrale sta la *coda equina,* un fascio di nervi spinali (radici del midollo lombare e sacrale) che percorrono in senso verticale un tratto di lunghezza varia del canale spinale, prima di giungere ai fori intervertebrali della colonna vertebrale e ai fori sacrali. Il *midollo spinale non ha egual spessore in tutti i punti.* Nella parte cervicale si nota il *rigonfiamento cervicale,* che comincia in corrispondenza della 3.ª-4.ª vertebra, raggiungendo il suo massimo a livello della 5.ª e 6.ª. All'altezza della 2.ª vertebra dorsale comincia il midollo toracico, che ha un volume uniforme. Nel *midollo lombare* si nota invece il *rigonfiamento* omonimo (10.ª-12.ª vertebra dorsale). Poi segue la *parte sacrale* che finisce nel cono terminale (1.ª-2.ª vertebra lombare).

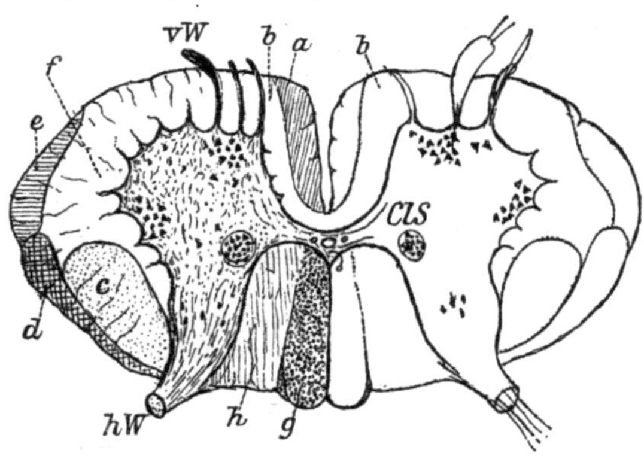

Fig. 642.

Sezione trasversale attraverso il rigonfiamento cervicale. Metà sinistra: *a,* fascio piramidale anteriore; *b,* fascio fondamentale del cordone anteriore; *c,* fascio piramidale laterale; *d,* fascio cerebellare del cordone laterale; *e,* fascio di GOWERS; *f,* fascio fondamentale del cordone laterale; *g,* fascio di GOLL; *h,* fascio di BURDACH. Nella metà destra, dei *fasci sono disegnati solo i contorni. C. l. S,* colonna di CLARKE; *v W,* radice anteriore; *W h,* radice posteriore. Schematica.

Il midollo spinale consta di una parte esterna o corticale [*sostanza bianca*] e di un nucleo interno [*sostanza grigia*]. La **sostanza grigia** ha in sezione trasversale la forma di un'*H,* ed ha anteriormente e posteriormente due sporgenze, che vengono dette *corni anteriori* e *posteriori;* i primi sono ottusi, i secondi appuntiti. Il tratto trasversale dell'*H* è dato dalla commissura grigia, che presenta un canale centrale rivestito di epitelio cilindrico. Dalle corna anteriori partono le *radici anteriori (motorie);* dalle posteriori le *sensorie.* Alle radici posteriori appartiene il *ganglio spinale o intervertebrale* (fine struttura e tipi diversi di essi in DOGIEL).

Dalla riunione di una radice anteriore con una posteriore risulta un **nervo spinale** (misto). Per *segmento midollare* s'intende quel disco di midollo da cui dipende un paio di nervi spinali.

Vi sono **31 paia di nervi spinali**: 8 cervicali, 12 dorsali, 5 lombari, 5 sacrali, e 1 coccigeo. I nervi spinali non fuoriescono all'altezza della vertebra di numero corrispondente. Ad eccezione della parte più alta del midollo cervicale, la *loro origine* nel midollo è *più alta del punto di uscita dal canale vertebrale*, e la distanza dei due punti diventa sempre più grande a mano a mano che si va verso il basso. Così, ad es., la 7.ª vertebra cervicale corrisponde all'origine del I nervo dorsale; l'apofisi spinosa della 5.ª e 7.ª vert. toracica corrispondono al VII e IX nervo dorsale; il nervo lombare I corrisponde in altezza all'11.ª vertebra toracica; il II a un livello intermedio tra l'11.ª e 12.ª toracica; il nervo lombare III e IV all'altezza della 12.ª toracica; il V nervo lombare ed il primo sacrale a un livello intermedio tra la 12.ª toracica e la 1.ª lombare; i nervi sacrali II-V all'altezza della 1.ª lombare, e il loro percorso è naturalmente tanto maggiore, quanto più profondamente escono dal sacro.

Dalle radici dei nervi e dalla sostanza grigia, la **sostanza bianca** viene divisa in cordoni: *anteriori, laterali, posteriori* (v. fig. 642). La *sostanza bianca* risulta essenzialmente di fibre nervose midollate, ordinate in fasci. Nel midollo normale di un adulto non si riconosce che i cordoni constino di fasci, ossia di determinate vie di conduzione. La conoscenza di queste è dovuta in parte all'*embriologia* (FLECHSIG), perchè i singoli fasci non si mielinizzano contemporaneamente; in parte alle *degenerazioni patologiche di fasci isolati,* (che ci hanno permesso di addentrarci un poco nella complicata struttura del midollo), in cui ammalano talora solo determinati sistemi di fibre, che vengono perciò a distinguersi dalle altre.

I varî **fasci** *o* **sistemi di fibre** (cfr. fig. 642) *che si distinguono nella sostanza bianca sono:*

1. Nel **cordone anteriore,** in ambi i lati:

Lateralmente al solco mediano anteriore, il *fascio piramidale anteriore (a)* o fascio di TÜRK o fascio *piramidale diretto* o *non crociato;* mette in rapporto il centro motorio corticale colla sostanza grigia delle corna anteriori e quindi coi muscoli. Il fascio si assottiglia progressivamente verso il basso, e alla metà del midollo dorsale è già scomparso.

La rimanente parte del cordone anteriore ne costituisce il *fascio fondamentale (b).*

2. Nel **cordone laterale,** in ambi i lati:

Il *fascio piramidale laterale (c)* o *crociato,* situato nella parte posteriore. (È una parte della via di conduzione cortico-muscolare o motoria, conducendo al basso [centrifugalmente] le fibre motrici e distribuendole a poco a poco alla sostanza grigia: le fibre si risolvono in fibrille, che vanno a circondare le cellule delle corna anteriori. Lo stimolo vien così trasmesso alle cellule gangliari, senza che esista una materiale congiunzione delle fibre colle cellule. Dalle cellule delle corna anteriori partono le radici motorie o anteriori). Il fascio piramidale crociato è, in sezione, di forma all'incirca triangolare; nella porzione cervicale e midollare non si avanza sino alla periferia del midollo, come avviene invece nella porzione lombare. Di massimo volume nella parte cervicale, va progressivamente diminuendo verso il basso (v. fig. 652).

Il *fascio cerebellare del cordone laterale (d)* sta nella parte posteriore e periferica e conduce (centripetamente) al verme cerebellare superiore le fibre che in esso penetrano dalle *colonne di* CLARKE. Assomiglia in sezione ad una semiluna, e comincia solo nella parte inferiore del midollo dorsale, crescendo dal basso all'alto.

Il *fascio di* GOWERS *(e),* o fascio antero-laterale ascendente, sta nella parte periferica anteriore. Consta di fibre *sensorie,* che provengono dalla sostanza grigia e che cominciano già nel midollo lombare.

Le parti rimanenti del cordone laterale costituiscono le *vie laterali miste (f).*

3. Nel **cordone posteriore** in ambi i lati:

Il *fascio di* Goll *(g)* o funicolo gracile, che è una via sensitiva ed ha situazione mediale.

Il *fascio di* Burdach o *cuneato* (h); è del pari una via sensitiva. È situato lateralmente al *fascio di* Goll, dal quale è separato per mezzo del setto paramediano, almeno nella porzione cervicale.

(Ulteriori notizie sulla distribuzione di queste fibre sensitive nei diversi piani del midollo, sono date nel capitolo sulle « degenerazioni ascendenti » a pag. 1265).

1 — Anomalie di conformazione.

Idromielia o *hydrorrhachis interna,* dilatazione congenita del canale centrale per abnorme raccolta di liquido cerebro-spinale v. a pag. 1259. Un'idromielia circoscritta vien detta **mielocisti**. *L'idrorrachia esterna* è una raccolta di liquido tra le meningi, specialmente nello spazio sub-aracnoideo. Il **raddoppiamento** del *canale centrale è raro.* Lo **sdoppiamento** *del midollo (diastematomielia)* dipende per lo più da mancata riunione delle due parti laterali simmetriche, è cioè una fessura. Un vero midollo doppio è rarissimo e ne è causa un raddoppiamento del canale centrale (Zingerle): si combina per lo più, di solito, (eccezione il caso di Westphal), con la spina bifida lombare o cervicale, talora anche con altre malformazioni. Assai di rado lo sdoppiamento si prolunga per tutta la lunghezza (cfr. v. Monakow). Nell'apprezzamento di queste ed altre anomalie bisogna ricordarsi che le mostruosità più varie possono esser simulate da *prodotti artificiali* (V. van Gieson); cfr. pag. 1285.

La **fessura della colonna vertebrale** o **rachischisi** si può riscontrare in tutta la lunghezza della colonna vertebrale oppure in una parte di essa, e dipende per lo più da mancata riunione degli abbozzi laterali. Nella *rachischisi totale* si scorge di solito una membrana sottile e trasparente (superficie interna della parte ventrale della pia), e sotto di essa la dura, che sta sulla doccia vertebrale appiattita (fig. 623). Alla pia talvolta aderiscono ancora dei rudimenti del midollo. Nella rachischisi parziale, il midollo è nel punto corrispondente, rudimentale. Una sporgenza a mo' di tumore non si osserva nella rachischisi semplice.

Sotto il nome di **spina bifida** *(cistica)* si raggruppano in generale tutti quei casi in cui, da una fessura del canale vertebrale, sporge un tumore cistico o simile ad un'ernia. Se ne distinguono *varie forme più o meno gravi.*

a) Nella forma più grave della spina bifida, cioè in quella che ad un'esatta ricerca risulta essere una **rachischisi** con **mielomeningocele** (von Recklinghausen), esiste per lo più sulla linea mediana nella *regione sacrale e lombare,* o più di rado nella dorsale o cervicale, un *tumore* riempito di siero, che sporge attraverso alla *colonna vertebrale aperta* e ad una *lacuna della dura madre.* La sacca può raggiungere il volume di una mela o di una testa di bambino, e in corrispondenza della sua parte più alta manca il tegumento esterno, e si ha una membrana riccamente vascolarizzata, in cui si trova una massa rossiccia e vellutata (rudimento del midollo), che ha l'aspetto di una piaga granuleggiante ed è non di rado affondata nel mezzo a mo' d'imbuto. Talvolta il tumore è diviso in 2 parti da un profondo incavo mediano (fig. 643). Perifericamente all' ammasso vellutato si trova una membrana fornita di epitelio, per lo più molle (zona epitelio-sierosa), corrispondente alla pia; poi una zona dermoide (Z. dermatica) e finalmente la pelle normale. Dobbiamo alle ricerche del RECKLINGHAUSEN le nostre conoscenze sulla formazione di questa sporgenza, che potrebbe sembrare a primo aspetto un prolasso del midollo, ma che ha invece per base una grave anomalia, cioè uno sviluppo rudimentale degli archi dorsali e di una parte del midollo, come pure dei muscoli e della pelle, venendosi appunto a costituire quello che dicesi un mielo-meningocele (esse furono confermate da MUSCATELLO quasi in toto, e per la massima parte anche da HILDEBRAND).

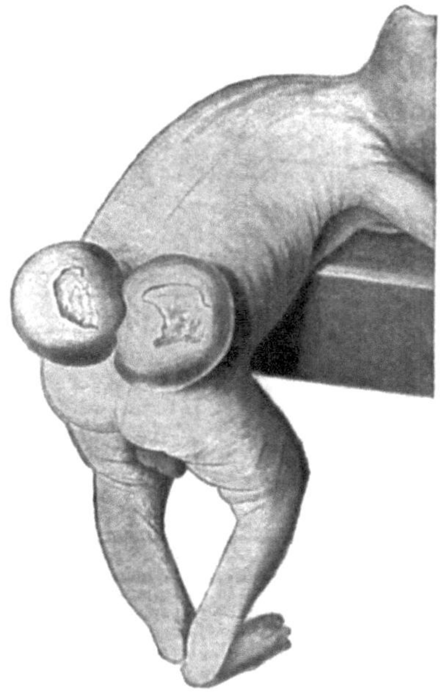

Fig. 643.

Spina bifida cistica lombare con un infossamento mediano semilunare: nelle parti più alte del sacco due regioni simmetriche, rosse, come ulcerate. Morte per meningite spino-cerebrale purulenta. Bambino di 3 settimane. Disegnato da un preparato a fresco; 1/4 gr. nat..

In una zona della colonna vertebrale, *in seguito ad una difettosità nei corpi delle vertebre, non avviene la chiusura;* la *dura madre e la pelle esterna sono fesse* e la *doccia midollare rimane aperta.* Così si avrebbe dapprima quello *stato di cose che vien indicato col nome di rachischisi parziale* (cfr. sopra). [Per una migliore intelligenza del processo, si supponga di praticare, durante l'epoca dello sviluppo, un foro dorsale nelle parti molli esterne e nella parete ossea vertebrale, mettendo direttamente in evidenza il midollo attraverso una breccia della dura, aracnoide e pia. Nel nostro caso, il midollo non sarebbe chiuso, ma sarebbe saldato in forma di un ammasso rosso vellutato alla *faccia interna della parte ventrale della pia.* Se ora si sollevasse in sito la pia, si renderebbero visibili le maglie sub-aracnoidali, e si vedrebbe come una specie di zaffo midollare inserito alla pia, e da esso, e specialmente dal rudimento vellutato, si vedrebbero partire ventralmente dei nervi, che dapprima decorrono per lo spazio sub-aracnoideo e poi escono attraverso la dura madre]. Ma poi si aggiunge al già detto un *idrope,* perchè nello *spazio aracnoideo* ha luogo un'abnorme trasudazione causata da una flogosi cronica **(idromeningocele).** Ma in pari tempo, per questa raccolta di liquido nello spazio aracnoideo che si distende ventralmente, la **pia madre** e la *piastra midollare* vengono *sollevate* dalla doccia vertebrale e spinte a *sporgere posteriormente* a mo' di sfera **(mielocele)**, di guisa che la *superficie interna della* **pia** col rudimento midollare, ad essa aderente e più o meno sviluppato, viene ad esser portato verso *l'esterno* ed a formare la parete esterna del sacco (ora trasparente ed ora con ispessimento fibroso con rassomiglianza ad una dura), sul quale si trova il *rudimento del midollo coll'aspetto del descritto ammasso vellutato rosso.* Questo ammasso o *area medullo-vasculosa* (v. RECKLINGHAUSEN) contiene numerosi vasi e, fra l'altro, delle cellule gangliari. L'area può terminare con una fossetta polare caudale e craniale, in cui terminano il filo terminale e il midollo (che in questi casi si estende verso il basso assai più della norma): essa può essere più o meno sviluppata, e diminuisce vieppiù se il sacco cresce fortemente per l'aumento della trasudazione nello spazio subaracnoideo. *Attraverso l'interno del sacco* possono decorrere liberamente dei nervi, i quali si originano in gran parte dalla parete del sacco che corrisponde all'area medullo-vasculosa, ed in piccola parte dal prolungamento midollare attraversante il sacco stesso. Il prolungamento colonniforme del midollo può inserirsi nell'interno del sacco, determinando alla sua superficie esterna un *rientramento a mo' d'ombelico.* Può accadere che *oltre la pia* formi la parete del sacco anche *un foglietto dell'aracnoide,* ed allora si vedono decorrere i nervi nella parete del sacco tra due membrane, delle quali l'esterna è costituita dalla pia, l'interna dall'aracnoide (v. fig. 644). [Se si volesse immaginare di raddrizzare il mielomeningocele, si dovrebbe innanzi tutto far scorrer via il liquido aracnoideo ed accorciare il prolungamento del midollo, ed i nervi che si originano da esso e dall'area, finchè avessero introflessa e stirata tutta la vescica in modo che la faccia interna della pia ed il soprastante rudimento midollare venissero a ritrovare esattamente la loro antica sede ventrale].

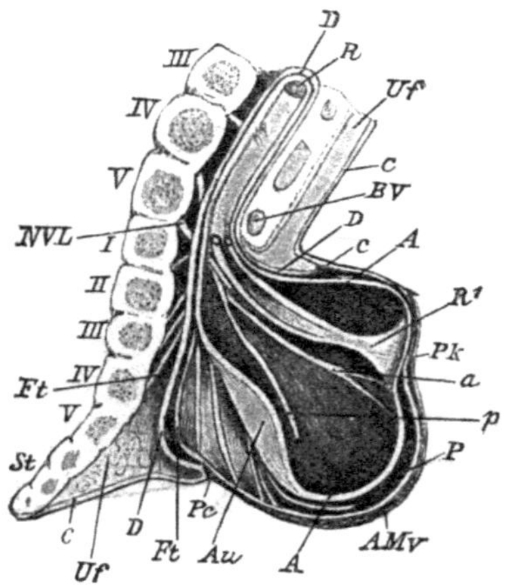

Fig. 614.

Spina bifida sacrale (Mielomeningocele); sezione sagittale un po' a sinistra della linea mediana: disegno della metà destra del preparato, secondo v. RECKLINGHAUSEN. *R*, Midollo spinale, lungo il quale stanno le radici ricorrenti del IV paio di nervi lombari che si vedono sezionati trasversalmente. L'aracnoide (*A*) nella porzione caudale del sacco è staccata tanto dalla dura (*D*) che dalla pia (*P*), e in un punto (*Au*) ripiegata all'interno: quivi si fanno visibili le radici dei nervi sacrali situati nella pia. *III, IV, V* indicano le corrispondenti vertebre lombari. *I, II, III, IV, V,* le sacrali, *St,* coccige; *a,* e *p,* radice anter. biforcata, e posteriore del *V* lombare destro (*NVL*) decorrenti liberamente attraverso il sacco aracnoidale; *Pk,* e *Pc,* fossetta polare craniale e caudale, quest' ultima col canale che va tra la dura e l'aracnoide. In *Pc* si ferma il filo terminale *Ft*, in *Pk* la colonna midollare, *C,* cute con l'epidermide; *Uf,* tessuto adiposo sottocutaneo; *BV,* parte laterale dell'arco della *V* vertebra lombare. Gr. nat.

Come una sottospecie dal mielomeningocele (aperto) di v. RECKLINGHAUSEN, E. NEUMANN descrisse un *mielomeningocele sottocutaneo* come una forma frequente di spina bifida: in questa forma si trova al posto dell'area medullo-vasculosa cute regolarmente costituita: sull'area m. v., al disopra, i tegumenti cutanei si sono normalmente congiunti.

b) Nella **forma di spina bifida** detta **mielocistocele o idromielocele,** il *midollo spinale, chiuso in tubo* ma dilatato nel suo canale centrale, fa in parte sporgenza. Anche qui esiste una *lacuna nella dura.* La parete del sacco risulta dalle meningi molli e può (secondo v. RECKLINGHAUSEN) avere nell'*interno* (non all'esterno, come nel mielo-meningocele), e per lo più nella parte ventrale, un'area medullo-vasculosa rivestita di epitelio, in corrispondenza della quale possono inserirsi, alla superficie esterna del sacco, delle radici nervose. Attraverso la cavità stessa non decorre naturalmente alcun nervo. Al di fuori, la pelle esterna può essere mobile al di sopra del sacco. Il fattore principale per la *formazione* del *mielocistocele* sta nell'arresto di sviluppo in lunghezza della colonna vertebrale, mentre il midollo, che cresce normalmente, diventa relativamente troppo lungo e si piega: nel punto di brusca inflessione viene a costituirsi una speciale tendenza alla dilatazione, e questa sporge all'esterno nel punto di resistenza minore. Questi punti deboli possono esser costituiti da difetti (per lo più laterali) della colonna vertebrale o da preesistenti lacune delle vertebre e degli archi vertebrali.

c) Nel semplice **meningocele**, e rispettivamente **idromeningocele**, il sacco corrisponde essenzialmente alla *parte dorsale* dello spazio sub-aracnoideo dilatato, senza partecipazione del midollo.

d) Può trovarsi inoltre associato un *meningocele* (da idrope degli spazi sub-aracnoidei) con un *mielocistocele*: si ha allora il **mielocistomeningocele**.

In opposizione a questa teoria, altri AA. ammettono come fatto primitivo la rachischisi del canale midollare, mentre le alterazioni nelle altre parti sarebbero da considerarsi come secondarie (corpi vertebrali, muscoli, ecc.), come necessarie conseguenze della mancata saldatura del canale midollare. L'argomento principale per questa teoria è che la chiusura del canal midollare nello sviluppo precede la formazione del blastema delle vertebre (e del cranio). Cfr. v. MONAKOW, (Lett.). Sull'anomalia di ARNOLD, — CHIARI nella spina bifida — prolungamento del cervelletto nel canale vertebrale, stiramento del midollo allungato verso l'alto — v. SCHWALBE e GREDIG.

Rara è la **spina bifida anteriore** (Lett. in NIEBERDING e OEHLECKER). Di particolare interesse sono i rari casi di *spina bifida sacrale anteriore*, in cui il sacco della spina bifida sporge come un tumore nel bacino: possono complicare e render difficile una diagnosi ginecologica. KRONER e MARCHAND descrissero ad es. uno di questi casi. Anche l'A. ne potè osservare uno: a una ragazza vergine di 22 anni con prolasso dell'utero (!) fu estirpata una cisti grossa come due pugni a contenuto limpido; comparvero in seguito sintomi di paralisi. Solo all'autopsia se ne capì il perchè: si trovò una grande lacuna nella parete anteriore del sacro, là dove la cisti si inseriva; mancavano la metà sinistra inferiore del sacro e la parte sinistra delle vertebre coccigee: morte per meningite purulenta (*Diagnosi differenziale* con i fibromi del bacino e i fibromi delle ossa del bacino, ecc. WHITNEY, Lett., KÜTTNER).

La **spina bifida occulta** (che rappresenta un *sacco di un meningocele* nascosto nei tessuti, e che sporge da una fessura di una vertebra o del sacro) può andar congiunta ad una forte *ipertricosi* della pelle che la ricopre (**ipertricosi sacro-lombare**). Colle pareti del sacro possono trovarsi in rapporto degli accumuli, coll'aspetto di neoplasmi, fibrolipomatosi e di tessuto muscolare, che si prolungano nella colonna vertebrale, nella dura che ricopre la fine del midollo spinale (v. RECKLINGHAUSEN). BORST vi osservò anche dei fasci nervosi. Appartengono a questa lesione una parte dei tumori descritti come lipomi sacrolombari, come pure le cosidette « pseudocode » *(lipomi peduncolati caudali)* della regione sacrale (Lett. in BORST). Si spiegano tali produzioni in questo modo: in seguito allo scoppio di un mielomeningocele e per la conseguente retrazione cicatriziale, sono tratti in profondità quei dati germi di tessuti — in esse si osservano lacune non solo della colonna vertebrale, ma anche della dura ed eventualmente della pia — ed essi si sviluppano secondariamente in un tumore. Frequentemente vi coesistono altre anomalie (lussazione dell'anca, ecc.).

2 — Formazione di cavità nel midollo spinale (Idromielia, siringomielia).

L'idromielia o hydromyelus è, in un certo senso, pel midollo spinale, quello che l'idrocefalo interno è per il cervello, e può a questo esser associato. Il canale centrale è dilatato e pieno di liquido idropico. La dilatazione può esser congenita o acquisita ed esser così forte che il midollo, dopo lo svuotamento del liquido, si riduce ad un sacco floscio a sottile parete. Il *canale centrale* dilatato (la cui sezione è assai variabile, con aspetto triangolare, romboidale o, nelle forti dilatazioni, rotondo) è rivestito di epitelio cilindrico, e può mostrare delle sinuosità *(diverticoli)*, in parte prive d'epitelio, come pure essere *duplice* o *triplice* in causa di alterazioni nella chiusura della doccia midollare.

Sull'**origine** dell'idromielia diffusa non si può stabilir nulla in non pochi casi. L'*idromielia acquisita* si attribuisce in parte ad affezioni infiammatorie del canale centrale, che possono associarsi a focolai morbosi nel midollo (nel cui canale centrale può anche aversi **piomielia** o raccolta di pus); in parte a vari fattori che ostacolano il *deflusso del liquido cerebro-spinale e provocano una stasi linfatica*, e a questo proposito si citano: traumi del midollo o del cranio, contusioni e spostamenti per fratture, meningiti pregresse, aderenze delle meningi, ecc. Se il canale è dilatato da sangue, oppure se si formano nel midollo in seguito ad emorragie puntiformi traumatiche (di rado spontanee, Lett. in DOERT), o delle *cavità tubulari* longitudinali, o dei focolai *anulari* in sezione o *disseminati* (MINOR) si parla di **ematomielia** (Lett. in TANIGUCHI). *Attorno al canale centrale dilatato*, specialmente se si tratta di una dilatazione infiammatoria, acuta (o anche senza di essa) si può stabilire un *rammollimento del tessuto*, in modo che la cavità acquista un aspetto irregolare. Talvolta avviene anche una *proliferazione secondaria*, più o meno vivace, *della neuroglia*. Queste alterazioni mostrano già *lo stretto rapporto che hanno tra loro l'idromielia e la siringomielia.*

Nella **siringomielia** (σῦριγξ flauto), il midollo spinale, specialmente nella porzione cervicale, o più esattamente nel tratto cervico-brachiale, e spesso anche in tutta la sua lunghezza, è percorso da cavità; od anche tutto il midollo può essere ridotto ad un tubo cavo, nel qual caso esso può essere esternamente inalterato, o rigonfio e fluttuante.

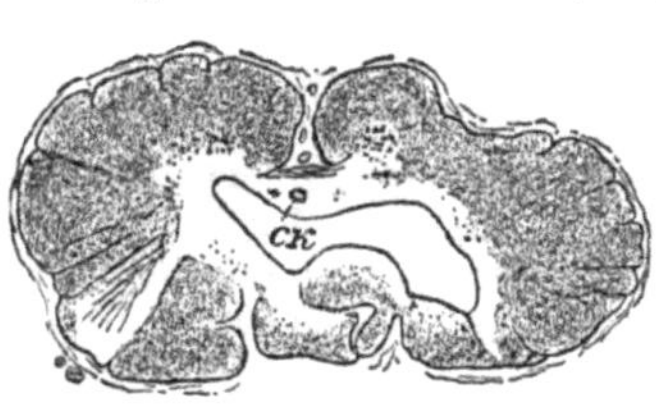

Siringomielia. Sezione trasversale a livello dell'VIII nervo cervicale. *CK*, canale centrale; poster. ad esso la cavità circondata da ammassi di nevroglia (in chiaro). Ingr. di circa 3,5. — (Sec. E. ASMUS, Über Syringomyelie. Biblioth. med. C. Heft. I, 1893. Cassel).

Spesso la cavità è così larga che vi può esser contenuta la punta di un dito. Quando il midollo è estratto, e ne è uscito il contenuto tenue ed acquoso, appare simile ad una doccia, ovvero è completamente appiattito. Se si taglia trasversalmente un tale midollo, si vede che la cavità interna è intersecata di travate di tessuto delicato o grossolano e di membrane minutamente perforate che si inseriscono alla parete.

In altri casi il midollo non si altera in modo così grave: nelle sezioni si vedono delle cavità irregolari, specialmente nel dominio della commissura posteriore, e con profonda invasione dei cordoni posteriori, i quali ultimi possono esser addirittura separati fra loro. Per lo più l'alterazione è bilaterale e asimmetrica, e spesso più intensa da un lato. Gli spazi cavi hanno una parete molle, spesso con cencetti di tessuto, ed un contenuto tenue, acquoso o bruno-gialliccio, o gelatinoso, o di rado sanguigno. Le sezioni trasversali hanno un *aspetto assai vario a seconda del livello nel quale sono praticate.*

Qua e là le cavità si continuano, sopra e sotto, in masse di nevroglia solide, o solo interrotte da piccole fessure. Vi sono anche dei casi in cui la sezione dimostra principalmente un tessuto, a situazione centrale o comprendente piuttosto le corna ed i cordoni posteriori, molle o consistente e spesso con lacune da disfacimento, che si può seguire anche su tutta la lunghezza del midollo, in forma di un accumulo cilindrico o simile ad un bastone, costituito di nevroglia e cagionante un ispessimento del midollo, o non accompagnato da alcuna modificazione della forma esterna di questo.

Accanto alle cavità ed alle parti gliose si vedono talvolta dei punti molli, bianchi o con atrofia grigia. Specialmente nella porzione cervicale, non è insolita una lepto- e pachimeningite. — In altri casi, che clinicamente mostrano spesso delle particolarità, si trova un *tumore* con netta delimitazione e con rigonfiamento del midollo, e talvolta con formazione secondaria di cavità nel tessuto del tumore od anche nel midollo. — Il *processo che costituisce la base anatomica della siringomielia non è affatto unico.*

Nelle diverse affezioni spinali croniche progressive che vanno sotto il nome di siringomielia si ha la formazione di **cavità longitudinali**, *che si trovano di preferenza nella sezione centrale del midollo, e spesso anche di* **produzioni di nevroglia** *notevoli equivalenti alla produzione cavitaria o precedenti ad essa o concomitanti, in prossimità della cavità o là dove pure si localizzano le cavità eventuali)* cfr. SCHLESINGER Lett.).

Le singole affezioni che dobbiamo prendere in considerazione, sono:

Intanto, come già si è ricordato, l'**idromielia** *a*), (v. in proposito pag. 1259). Secondo LEYDEN, la siringomielia ha origine da **anomalie di sviluppo del canale centrale**: persiste un prolungamento del canale, a direzione posteriore, che si strozza in un diverticolo, a forma di doccia, rivestito di epitelio cilindrico, che provoca *secondariamente* una proliferazione di nevroglia.

Inoltre si possono formare delle cavità *b*) per **disfacimento del tessuto midollare**, il quale può essere dovuto ad *emorragia traumatica, ematomielia*, (MINOR, STADELMANN, KÖLPIN) quando si produce la così detta emorragia tubulare centrale sotto forma di una lacuna allungata riempita di sangue nel midollo. (cfr. pag. 1259 e Cap. 8). Del resto, un *trauma* può essere talvolta la causa essenziale (e non solo la causa occasionale) di una s. (cfr. BAWLI, F. SCHULTZE, WESTPHAL, NONNE, ecc.). Inoltre possono aver importanza *processi meningo-mielitici* (WIETING, SAXER, LASAREW), una *mielite* periependimale (PETRÉN, Lett.) o focolai primarî di *rammollimento da mielite (mielite cavitaria).* Al disfacimento del tessuto può seguire una **proliferazione secondaria della glia** *(sclerosi), povera di cellule* e *d'intensità molto varia,* spesso assai limitata (PETRÉN, Lett., parla di *tipo sclerotico* di siringomielia, quando l'esito della distruzione di parte del midollo sia prevalentemente dato da *connettivo sclerotico* e da *vasi sclerotici*). In un terzo gruppo si tratta *c*) di una **proliferazione primaria della glia** che talvolta è ricca di fibre, tal'altra di cellule, mostrando nel primo caso una estensione più diffusa in forma di cordone, nel secondo presentandosi invece coll'aspetto di un tumore circoscritto in cui può aversi un'intensa formazione di cavità da disfacimento: nel primo caso la formazione di nevroglia cresce lentamente e dà il quadro tipico della siringomielia (pag. 1262); nel secondo invece, si hanno notevoli deviazioni. Secondo HOFFMANN, SCHLESINGER, ecc., si tratta, nel maggior numero dei casi di s. tipica, di una **gliosi centrale primaria**, in cui si hanno le sopra ricordate proliferazioni di **glia diffuse a bastone**.

La proliferazione della glia, che talvolta è *povera di cellule, stipata* (con rassomiglianza a una sclerosi), e talvolta *fornita di molte cellule* (in modo simile a certi gliomi), comincia, secondo HOFFMANN, *dalle parti posteriori della parete del canale centrale,* e *piglia origine da un tessuto germinale, rimasto come residuo della vita fetale.* Si è anche ammesso che le cellule ependimarie del canale centrale e delle sue dipendenze periependimarie (STROEBE), abbiano la proprietà di produrre della nevroglia (Cfr. pag. 1231 nel cervello). Per uno stimolo, p. es., per un *trauma* (come causa occasionale) si stabilirebbe la produzione del tessuto. Frequentemente si formano nella proliferazione della glia, pel disfacimento del tessuto neoformato, delle *cavità* con produzione di altre cavità secondarie, in modo che si ha il quadro tipico della s. (cosidetta s. gliomatosa tipica) colle sue cavità, che prediligono le parti centrali (sostanza grigia), e colle sue fessure longitudinali. Tuttavia può mancare una grossolana formazione di cavità. In certi casi esiste contemporaneamente *idromielia.* Si comprende come, nel disfacimento delle parti circostanti, la parete del canale centrale possa venir distrutta, cosicchè il *canale centrale si fonde colla cavità di rammollimento,* che può acquistar l'aspetto di un *diverticolo.* In varie sezioni trasversali si trovano allora dei punti in cui esiste questa fusione, mentre in altri si riscontra il canale centrale, semplice o congenitamente doppio, e vicino ad esso la cavità da disfacimento della nevroglia. — Il **glioma** solido circoscritto o diffuso per larga porzione, di regola solitario, iniziantesi dalle parti centrali, si distingue per l'abbondanza di cellule e di vasi, per l'accrescimento eccessivo e per la netta delimitazione, dalla gliosi diffusa (cfr. pag. 1235) ed ha i caratteri di *un vero tumore* per lo più con *formazione di cavità,* per fenomeni regressivi. Secondo HOFFMANN, la « *gliosi centrale* », che di regola costituisce la base del quadro clinico della sir., deve nettamente *distinguersi* sia dal lato anatomico che clinico dal *glioma,* che ha un accrescimento rapido e provoca intense manifestazioni irritative. Sarebbe lecito di considerare la *gliosi* come una varietà di proliferazione di nevroglia benigna, povera di cellule, simile per struttura alla glia normale (un'iperplasia), e il *glioma* invece come la varietà tumorale, ricca di cellule e di vasi, con struttura dissimile dalla nevroglia. Ma bisogna aggiungere che esistono dei *passaggi* tra le due varietà, dal glioma povero di cellule a quello ricco, il quale per il suo accrescimento aggressivo e perchè può oltrepassare le pie meningi offre una certa rassomiglianza col sarcoma e a torto (cfr. cervello pag. 1234) è indicato anche come una specie del glioma « sarcomatoso » (cfr. BORST).

Il *neuroepitelioma gliomatoso* del midollo toracico descritto da ROSENTHAL, è da porsi accanto al tumore cerebrale (e delle retine) di cui si è parlato a pag. 1236. Nel caso di KLING, oltre alla gliosi centrale con formazione di cavità si trovò un tumore a rapido accrescimento (neuroepitelioma gliomatoso gangliocellulare) nel midollo toracico inf. Nel caso di FRÄNKEL, si trovarono nel tumore anche regioni « simil-sarcomatose »: v. anche THIELEN.

Tutte le cause che cagionano delle cavità possono produrre nelle *parti vicine* del midollo delle *degenerazioni* più o meno spiccate.

La sir. è una malattia a decorso assai cronico. (Sec. PETRÉN i casi con abbondante proliferazione di glia, portano all'esito in pochi anni, mentre invece nei casi a decorso cronico, prevalgono le alterazioni sclerotiche, prodotte da processi flogistici cronici). Quando, come è il caso più frequente, è colpito il *midollo cervicale* con tipica invasione della sostanza grigia posteriore, si hanno i seguenti **sintomi** caratteristici: a) *Atrofia muscolare progressiva* delle estremità superiori (quasi sempre bilaterale), compresa la cintura scapolare (atrofia del cucullare, mano ad artiglio); b) *paralisi sensitiva parziale,* e cioè analgesia e termoanestesia, nelle estremità superiori, collo e dorso, mentre il tatto ed il senso muscolare sono poco alterati; c) *disturbi vasomotorî e trofici* nella pelle, ossa, articolazioni (delle estremità superiori, cfr. pag. 824), con formazione di vesciche, tumefazioni, patereccí, ecc., ed eventualmente di gangrena (secondo il tipo RAYNAUD v. pelle, ma senza dolore), mutilazioni delle falangi, fratture e lussazioni spontanee. Molto frequentemente si sviluppa una scoliosi o cifoscoliosi.

Nella **malattia di Morvan**, o meglio, secondo SCHLESINGER, nella sindrome di MORVAN, o *paresie analgésique à panaris des extrémités supérieures,* si hanno *disturbi trofici* insieme con analgesia e termoanastesia, e specialmente sono *notevoli i paterecci e le flictene.* Questo complesso sintomatico può aversi tanto nelle affezioni centrali (siringomielia), quanto nelle malattie del sistema nervoso periferico (varietà lebbrose). Ma il considerare senz'altro la malattia di MORVAN come lebbra (ZAMBACO), non è certo ammissibile (cfr. BABES, LIE, NONNE): cfr. anche cancrena nel cap. pelle.

3 — Processi istologici dell'atrofia semplice, delle degenerazioni ed infiammazioni del midollo spinale, e loro esiti.

Nell'*atrofia semplice* degli elementi nervosi del midollo sp., le fibre e cellule nervose si impiccoliscono senza mostrare notevoli alterazioni strutturali. L'atrofia può arrivare sino alla completa scomparsa degli elementi: può essere una manifestazione senile o, ad esempio, un'atrofia da inerzia.

Così dopo l'*amputazione di un'estremità,* può, coll'andar degli anni, stabilirsi nel lato corrispondente del midollo un'atrofia del cordone e delle radici posteriori, delle corna anteriori, della colonna di Clarke e delle vie piramidali, con una diminuzione di volume di tutte queste parti (cfr. pag. 1201). Lett. in 4.

Nelle *degenerazioni* di varia natura che producono distruzione di sostanza, e che possono esser dovute a disturbi circolatori (ischemia, emorragie), o a cause tossiche o traumatiche, e così pure nelle *infiammazioni* midollari, noi riscontriamo nelle cellule e nelle fibre le stesse alterazioni istologiche che vedemmo nel cervello (pag. 1201 e seg.). Dove la sostanza del midollo si distrugge, si vedono: *a)* nelle *cellule gangliari* le alterazioni descritte a pag. 1201; *b)* nelle *fibre nervose* il disfacimento delle guaine mieliniche e dei cilindrassi (pag. 1204). Agli ammassi in distruzione si trova sempre commisto del *liquido,* e, se questo è molto abbondante, il materiale di disfacimento assomiglia a latte di calce. Ciò corrisponde al quadro del *rammollimento bianco,* semplice *(mielomalacia).* Se si ha anche una fuoriuscita di globuli rossi, si produce il *rammollimento rosso.* Se si tratta di un rammollimento da *processo infiammatorio (mielite),* dai vasi sanguigni fuoriescono leucociti ed essudato: i leucociti si trovano spesso nelle guaine perivascolari. I prodotti dell'infiammazione si mescolano per lo più coi prodotti di disfacimento della sostanza nervosa. — Già si è parlato (pag. 1204) delle *sfere granulose,* delle *cellule a granuli di grasso* cariche dei prodotti di disfacimento cellulare, come pure delle *cellule a granuli pigmentari* derivanti dalle fasi regressive dei corpuscoli rossi. *c)* La *sostanza fondamentale vascolarizzata* si comporta diversamente, a seconda che sono andati distrutti *solo gli elementi nervosi* od anche il *tessuto di sostegno* (V. in proposito pag. 1205). Nel primo caso vediamo che come esito finale si ha una proliferazione riparatrice della glia, con produzione di un tessuto molle e lasso o di una fitta e consistente *sclerosi*, potendosi spesso riconoscere ancora per molto tempo nella sostanza bianca l'architettura grossolana del tessuto fondamentale, e rispettivamente la direzione delle fibre nervose, che prima vi erano contenute. Per la produzione di una sclerosi è necessario molto tempo (dei mesi). Spesso vi si trovano dei corpi amilacei (pag. 1206). Se la sostanza del midollo venne in qualche punto completamente distrutta, come può accadere per emorragie, suppurazioni, icorizzazioni e nelle degenerazioni traumatiche molto gravi (sezioni trasversali e completi stritolamenti), allora si ha nella guarigione come risultato finale una formazione di *connettivo cicatriziale*, e ciò sopratutto quando è stata lesa anche la pia. I piccoli focolai di distruzione possono essere costituiti da *proliferazioni di glia.*

Non si hanno nelle *cellule gangliari* (facendo astrazione dai cambiamenti della sostanza tigroide) dei *processi riparatori,* e per l'uomo ciò vale anche per le fibre nervose. Negli animali, un tratto di cilindrasse in connessione col corpo cellulare può talvolta rigenerarsi (STROEBE).

4 — **Degenerazioni secondarie** (Lett. in App.).

Quando una fibra nervosa, che non rappresenta nient'altro che un prolungamento cellulare, viene separata dal corpo cellulare a cui appartiene (e che costituisce per essa il centro trofico), diventa incapace di vivere ulteriormente e soggiace in tutta la sua lunghezza alla degenerazione secondaria. Se da un focolaio morboso viene interrotta la continuità tra cellule e fibre in corrispondenza di un intero sistema (cordone) di fibre, si ha una *degenerazione a fascio.* A seconda poi che la degenerazione procede in direzione centripeta o centrifuga, si parla di *degenerazioni ascendenti e discendenti.*

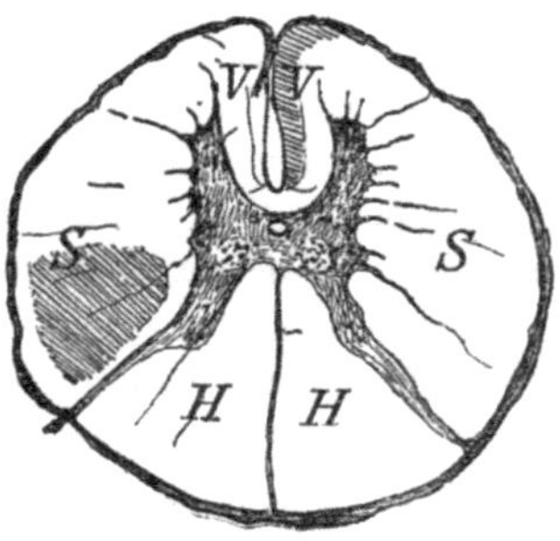

Fig. 646.
Sezione trasversa attraverso il midollo dorsale superiore Le parti degenerate (tratteggiate) corrispondono al fascio piramidale anteriore (diretto) *destro* e al fascio piramidale laterale (crociato) *sinistro*. La via di conduzione motoria era interrotta nel cervello a *destra*: la degenerazione avvenuta nel midollo è una **degenerazione discendente**. Schematica. Ingr. circa 3,5.

Degenerazione discendente si ha specialmente nelle vie piramidali.

La **via di conduzione motoria** è rappresentata, come è noto, dai *fasci piramidali anteriori e laterali.* La via ha il suo centro trofico nella regione motoria della corteccia cerebrale, nella quale stanno le cellule, i cui cilindrassi formano le vie di conduzione motoria, che decorrono nel midollo lungo i fasci piramidali sino alle corna anteriori (I *tratto della via di conduzione cortico-muscolare*).

Nelle corna anteriori si hanno nuovamente delle cellule gangliari motorie, i cui prolungamenti formano le radici motrici coi corrispondenti nervi motorî, che si prolungano sino agli apparati muscolari terminali (II. *tratto della via di conduzione cortico-muscolare*).

Se la via motrice vien interrotta nel cervello, per es. nella capsula interna, nel midollo spinale si trova atrofia del cordone piramidale anteriore dello stesso lato e del crociato del lato opposto (fig. 646). — Se vien interrotta tutta la via motoria nel midollo (sezione trasversale, mielite trasversa), si trovano degenerati al di sotto da ambo i lati i fasci piramidali (v. fig. 647 *a, b, c*). Poichè i cordoni piramidali anteriori si estendono solo fino alla parte mediana od inferiore del midollo toracico, essi degenereranno naturalmente soltanto nel caso che l'affezione del midollo sia situata in alto.

Se degenerano anche le cellule gangliari motorie delle corna anteriori, si ha inoltre degenerazione discendente nel II tratto della via di conduzione cortico-muscolare, cioè degenerano le fibre motrici che partono dal midollo.

Anche nel *cordone posteriore* furono osservati 4 fasci nervosi in degenerazione *discendente,* fra questi il fascio a virgola, v. pag. 1266.

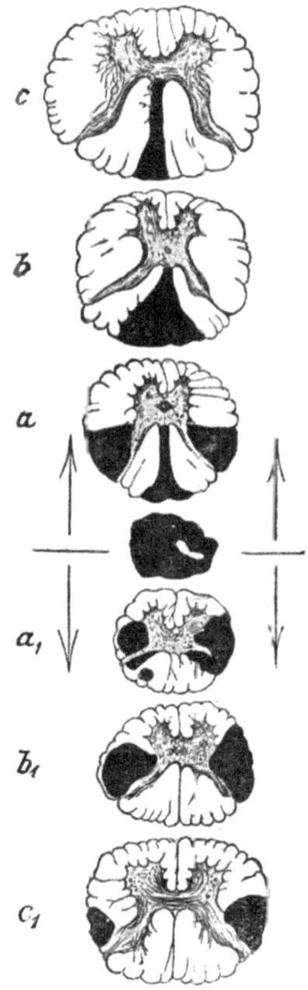

Fig. 647.

Alterazioni del midollo spinale nella lenta compressione da carie delle vertebre per dimostrare le **degenerazioni secondarie ascendenti e discendenti** (Da CHARCOT) *a*, regione dorsale media; *b*, reg. dorsale sup.; *c*, rigonfiamento cervicale; a_1 reg. dorsale inf.; b_1, reg. lombare sup.; c_1, rigonfiamento lombare; *c*, punto compresso nella reg. dorsale inf. Le vie degenerate sono disegnate in nero.

Degenerazione ascendente. Da un punto primieramente degenerato per rammollimento infiammatorio, o stritolato o sezionato trasversalmente, può svilupparsi con direzione centripeta una degenerazione secondaria delle vie sensitive. La separazione di una fibra nervosa sensoria, ascendente, dalla sua cellula, ne cagiona sempre la distruzione.

Le vie di **conduzione sensoria** sono rappresentate dai *cordoni posteriori,* e, nel midollo toracico, da *parte dei cordoni laterali,* cioè dal fascio cerebellare laterale e dal fascio di GOWERS. Le fibre ascendenti sensorie si originano da cellule gangliari che, per i cordoni posteriori, stanno nei gangli intervertebrali, pel fascio cerebellare, nelle colonne di CLARKE, e pel fascio di GOWERS probabilmente nelle corna posteriori.

Subito al di sopra del punto leso, si trova degenerata tutta la regione delle vie sensorie. Tuttavia, nel cordone posteriore la degenerazione dei cordoni di BURDACH diminuisce a poco a poco verso l'alto, e nel midollo cervicale si trovano degenerati solo i fasci di GOLL (risultanti dalle fibre lunghe che sono rimaste sezionate). Questo fatto (fig. 647 *a, b, c*) dipende dalla speciale distribuzione delle fibre sensorie nei cordoni posteriori, che si può riassumere come segue (*).

Le fibre sensorie che entrano nei cordoni posteriori attraverso le corrispondenti radici, si collocano internamente alle corna posteriori, e decorrono verso l'alto nelle *parti laterali* dei cordoni, nella zona di entrata delle radici. Le *nuove fibre*, che entrano nei piani superiori assumendo un decorso obliquo, diretto verso l'alto e nello stesso tempo all'interno e all'indietro, respingono verso la linea mediale, cioè nel dominio dei fasci di Goll, le fibre penetrate prima di loro (Kahler), in guisa che le *fibre che nel midollo sacrale e lombare stavano in una zona dei cordoni posteriori completamente laterale, vengono nel midollo cervicale ad aver situazione mediale*, cioè *formano i fasci di* Goll. Le parti laterali, separate dai cordoni di Goll per mezzo del setto paramediano, costituiscono qui i fasci di Burdach (v. fig. a pag. 1254).

In seguito alla *distruzione* della *coda equina*, degenerano, per la lesione delle fibre delle radici post., i cordoni posteriori, i quali nel midollo lombare degenerano *quasi completamente* (sino ad una piccola zona mediale ed alla porzione situata più in avanti), mentre *andando in alto la degenerazione si fa più limitata* e da ultimo nel tratto cervicale si limita ai soli cordoni di Goll. Tutto ciò è spiegato dal fatto che al di sopra della lesione entrano sempre nuove fibre, derivanti da radici posteriori intatte, in modo che il cordone di Burdach viene per così dire a ricostruirsi a mano a mano che sale. Se ne deve concludere che i cordoni di Goll sono il prolungamento delle fibre derivanti dalle radici del midollo lombare (Singer, Kahler).

Nelle *affezioni trasversali*, che si hanno per tagli, compressioni, ecc. si ha *degenerazione discendente* specialmente nelle vie piramidali, e *deg. ascendente* nei cordoni posteriori, nei fasci cerebellari del cordone laterale e nei fasci di Gowers (fig. 647).

Nella sezione trasversale del midollo cervicale o toracico degenerano in senso *discendente* anche due piccole zone dei cordoni posteriori, a forma di virgola, situate in vicinanza delle corna posteriori, e che vengono appunto indicate col nome di *fasci a virgola* (F. Schultze) (Cfr. Matuszewski, Lett.).

Alterazioni istologiche nelle degenerazioni secondarie. La degenerazione secondaria si forma subito dopo l'interruzione della conduzione e, *in tutte le fibre colpite, contemporaneamente* (**). Già al secondo giorno comincia il disfacimento della guaina mielinica (Stroebe), e dopo pochi giorni anche quello del cilindrasse. Per alcuni mesi i cordoni degenerati sono molli, opachi e bianchi. La loro rete di nevroglia contiene del liquido, o ammassi da disfacimento, o cellule a granuli adiposi; in essa si conservano delle *cellule granulose* per mesi ed anni, mentre le sue maglie si fanno a poco a poco più fitte. Anche nelle guaine linfatiche peri-vascolari, e spesso pure nella pia finitima, si trovano delle cellule granulose dopo lunghissimo tempo dal principio della degenerazione. Spesso esistono abbondanti *corpi amilacei*. Il tessuto perivascolare è ispessito. Da ultimo il cordone degenerato si raggrinza sempre più, e si forma un tessuto grigio, piuttosto denso *(gliosi* o *sclerosi secondaria)*.

La paralisi spinale di Brown-Séquard è uno speciale complesso sintomatico che si ha per l'*emisezione* sperimentale del midollo o per una simile interruzione di continuità prodotta in altro modo (per es. per tumori, carie, processi sifilitici,

---

(*) Cfr. anche a p. 1275 gli appunti sui *neuroni sensitivi*.

(**) Nella *sclerosi primaria* dei cordoni, il processo colpisce le fibre ad una ad una.

traumi). Si ha *paralisi* con iperestesia ed elevazione di 0,5-1.° C di temperatura (vasoparalisi) nel lato affetto, e *anestesia* nel lato opposto. Tale emilesione si trova per lo più nel midollo toracico. Se si tratta di emisezione traumatica, la prognosi è relativamente buona.

5 — Processi infiammatorî e degenerativi, diffusi o a focolaio, compresi sotto il nome di mielite.

Per mielite (*) s'intende l'esistenza nel midollo di processi flogistici e degenerativi (e rispettivamente di rammollimento) a focolaio o diffusi, con sede nella sostanza bianca *(leucomielite)* o nella grigia *(poliomielite)* (**) o in ambedue.

Nel gruppo delle mieliti si distinguono: *a*) quelle che hanno un *vero carattere infiammatorio*, come ci è indicato dalla etiologia (in cui hanno la massima importanza le malattie infettive), dall'iperemia, dall'edema flogistico, dall'essudazione ed emigrazione di linfo- o leucociti, dal rigonfiamento e dalla degenerazione del parenchima nervoso con presenza di cellule granulose (pag. 1204), e, talvolta, anche dalla forte infiltrazione delle parti circostanti ai vasi e del tessuto interstiziale — si formano delle infiltrazioni cellulari, a focolai, con diversi tipi cellulari, dovuti in parte a emigrazioni, in parte a proliferazione, e — non di raro inoltre — dalla presenza di germi infettivi. Queste infiammazioni si hanno per infezione ematogena o linfogena o per propagazione.

Tra le **malattie infettive** devono esser qui ricordate in primo luogo le acute, come *vaiuolo, scarlattina, influenza, erisipela, polmonite, morbillo, pertosse*, ed inoltre la *gonorrea*, la *sifilide* e la *tubercolosi*, riguardo alla qual'ultima non si ritiene per verità che produca delle mieliti specifiche. Si deve citare anche la *malaria*. In questi casi si ha una *mielite* o spesso una *meningo-mielite* (nel caso di STRÜMPELL essa seguì a un patereccio stafilococcico). **Sperimentalmente** si è potuto produrre mielite con infezione generale da vari *batterî* (piogeni, bacterium coli, bacilli del tifo e della difterite) od anche colle loro sole *tossine*. Una vera **infiammazione propagata** del midollo si ha quando un processo infiammatorio delle *vertebre* (carie tubercolare), della *dura*, della *cavità cranica* (meningite purulenta), o, sopratutto, delle molli *meningi* (meningite cerebro-spinale) si propaga seguendo i rami vascolari, al midollo o anche solo alla sua parte periferica **(meningomielite)**.

Ma sotto il nome di « mieliti » si comprendono anche *b)* delle alterazioni che cominciano come *degenerazioni* (e talvolta anche come *emorragie)* e che possono esser conseguenze di disturbi di nutrizione da *intossicazione*, *traumi* (scuotimenti), ecc.; questi processi possono invero mostrare nell'ulteriore decorso delle manifestazioni di rammollimento con un aspetto macroscopicamente e anche microscopicamente eguale a quello di un rammollimento infiammatorio. Una netta separazione tra

(*) Lett. in SCHMAUS, E. IX-1904 e HARBITZ-SCHEEL.
(**) πολιός = grigio.

le alterazioni infiammatorie e quelle semplicemente degenerative (come nelle neuriti) non è del resto possibile (cfr. anche SCHMAUS).

Così, ad es. si indica persino un *semplice rammollimento bianco* del midollo da schiacciamento, come *mielite traumatica* o da *compressione* (pag. 1282); lo stesso dicasi anche del rammollimento che segue alla legatura dell' aorta addominale, malgrado non si tratti di un processo infiammatorio: il processo è per lo più primitivamente di natura degenerativa, ma ben presto vi si unisce una infiltrazione cellulare e una proliferazione reattiva della nevroglia. In conseguenza il quadro istologico di un processo primitivamente degenerativo viene ad avere con quello primitivamente flogistico questi punti di contatto: *distruzione di fibre nervose, comparsa di cellule migranti* e *proliferazione di glia.* Dove si trovano tali caratteri, possiamo parlare di mielite. La sostanza distrutta serve da stimolo flogistico.

Tra le **sostanze tossiche** che possono cagionare una mielite ematogena acuta, ricordiamo l'*ossido di carbonio,* il *cloroformio, il solfuro di carbonio* ed inoltre quelle che si producono nella tubercolosi cronica, nella cachessia cancerigna, nel diabete, nella sifilide ed anche nelle già ricordate *infezioni* acute, a cui si deve riconoscere la più gran importanza nell' eziologia della mielite: annoveriamo ancora la *tossina del botulismo* (v. HINZE Lett.).

[I particolari dei **processi istologici della mielite** corrispondono a quelli che si riscontrano nelle parti del sistema nervoso soggette a distruzione infiammatoria o semplicemente degenerativa, che vennero descritti a pag. 1263 e seg.].

Il **decorso** è *acuto o cronico.*

Nella *mielite acuta* il tessuto di disfacimento è molle e non si presta a tagli netti. In sezione, quando è prevalentemente colpita la sostanza bianca (leucomielite), il disegno appare sbiadito, e la sostanza stessa, molle e divenuta giallo-grigia o bianco-gialliccia o chiazzata di rosso, si spande come una poltiglia. Al microscopio si dimostrano facilmente delle cellule granulose nei preparati per strisciamento. Se esistono numerose emorragie si parla di *mielite emorragica,* e in tal caso si ha un rammollimento rosso.

Vi sono anche delle forme purulente, che conducono alla formazione di *ascessi nel midollo.* Questi sono tuttavia rarissimi in confronto agli ascessi cerebrali. I piogeni possono pervenire da una *lesione,* oppure per via *linfogena* od *ematogena.* Nell'ultimo caso esiste in qualche punto del corpo un focolaio dal quale i batteri vengono embolicamente trasportati: così ad es. una tromboflebite, una endocardite, o un focolaio polmonare. CHIARI descrisse una *mielite suppurativa* derivata da una bronchiectasia con numerosi focolai purulenti di forma allungata (v. anche SILVAST). Anche nella gonorrea si possono produrre degli ascessi (cfr. anche WOLFF).

Nelle ricerche di HOCHE e MARINESCO comparve la mielite per l'introduzione di agenti infettivi nel midollo solo quando erano iniettate contemporaneamente sostanze embolizzanti (licopodion), cioè quando si formavano disturbi di circolo (Lett. in SCHMAUS).

Nei **casi a decorso cronico** i punti ammalati possono aver una consistenza notevole ed un aspetto grigio-vitreo, la distruzione delle parti nervose essendo stata accompagnata o seguita da una vivace proliferazione della glia *(degenerazione grigia, sclerosi).*

La *degenerazione grigia* costituisce anche l'esito solito dei casi di mielite venuti a **guarigione**, a meno che la proliferazione della glia non sia stata impedita dall'età troppo avanzata dell'infermo o da una distruzione della nevroglia da parte del processo infiammatorio, come quando per es. si giunge sino alla formazione di ascessi.

Alle mieliti ematogene appartiene specialmente quella forma che i clinici indicano per antonomasia come **mielite** e che separano, come *affezione* ematogena *primaria diffusa* del midollo, dalle malattie sistematiche e dei cordoni, nonchè dalla poliomielite che colpisce specialmente i bambini. La mielite è acuta o subacuta, di raro è cronica.

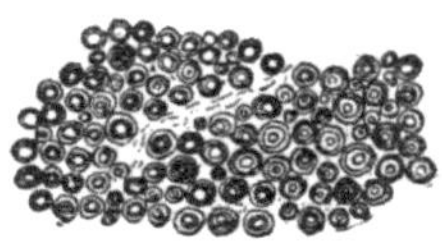

Fig. 648.

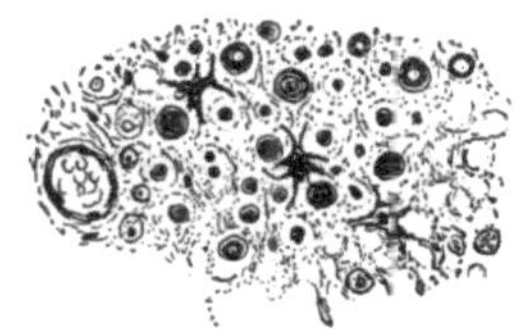

Fig. 649.

Fig. 648. — Sostanza bianca del midollo spinale normale. Fibre midollate sezionate trasversalmente: la guaina mielinica è scura, il cilindrasse non è colorito. Ingr. medio.

Fig. 649. — *Degenerazione grigia* della sostanza bianca e scomparsa delle fibre nervose; spicca fortemente il tessuto gliare con fibre, vasi sanguigni e cosidette cellule aracniformi. Nella glia esistono delle lacune dovute alla scomparsa dei nervi e in esse si trovano alcune cellule granulose. Qua e là si trovano sparsi dei corpi amilacei scuri e stratificati. Ingr. medio.

Per l'**etiologia** tengono il primo posto le *infezioni*, e già vennero ricordate quelle che hanno più importanza. Inoltre vanno prese in considerazione le *intossicazioni*. Anche nella gravidanza e nel puerperio si possono avere delle mieliti (per lo più di prognosi infausta), per le quali si sospetta un'origine infettiva, mentre altri le riferiscono piuttosto ad *autointossicazione* (cfr. v. Hösslin, Lett. Rosenberger e Schmincke). Il **decorso** è vario; il decorso più benigno si ha nelle mieliti che seguono a malattie infettive acute. Le mieliti a decorso subdolo e progressivo, e quelle che conducono a mielite trasversa, non guariscono quasi mai. A seconda dell'**estensione** se ne distinguono varie forme; *mielite generale* in cui il midollo è colpito per grande estensione: *mielite centrale* in cui è principalmente colpita la sostanza grigia centrale, potendosi diffondere gli agenti infiammatorî nell'interno del canale ependimario; *mielite disseminata* in cui si hanno molteplici focolai infiammatori in varî punti del midollo; *mielite trasversa* in cui è ammalata l'intiera sezione trasversale.

Le *manifestazioni cliniche* della **mielite trasversale** corrispondono a quelle di un *taglio attraverso il midollo*, e sono le seguenti:

Nella *mielite dorsale:* paraplegia senza atrofia degenerativa, con rigidità ed aumento dei riflessi tendinei. Anestesia: la sensibilità è diminuita o spenta nelle gambe e nel tronco sino ad una zona di varia altezza. Eventualmente, dolori a cintura. Eccitabilità riflessa delle gambe conservata, spesso aumentata. Paralisi della vescica e del retto: decubito.

Nella *mielite lombare :* paraplegia, ma con paralisi flaccida, degenerativa. Riflessi tendinei aboliti; esagerati i cutanei. Paralisi vescicale e rettale.

Nella *mielite cervicale inferiore:* paralisi atrofica delle braccia; paralisi spastica delle gambe; anestesia degli arti e del tronco; restringimento delle pupille; disturbi della respirazione e specialmente della inspirazione per la partecipazione dei muscoli addominali ed intercostali; del resto come nella m. dorsale.

Nella *mielite cervicale superiore* si aggiungono paralisi del diaframma ed eventualmente sintomi bulbari.

In appendice dobbiamo ricordare qui anche la **paralisi di Landry** o *paralisi ascendente acuta,* che è una malattia con sintomi molto caratteristici, provocata da fattori tossici ed infettivi assai varî. In alcuni casi non si ha alcun reperto anatomico positivo; ma nella maggior parte di essi si possono dimostrare delle alterazioni midollari, specialmente della *sostanza grigia* (mielite centrale).

Il **quadro morboso** può esser così descritto: dopo leggieri prodromi (malessere) si sviluppa una *paralisi flaccida degli arti inferiori,* che ben presto diventa completa. I *riflessi tendinei,* e così pure i *cutanei,* sono per lo più diminuiti o scomparsi; l'*eccitabilità elettrica* dei muscoli paralizzati e la *sensibilità* non sono in generale alterate. Nello spazio di pochi giorni la paralisi si estende al tronco e alle braccia. Poi vengono colpiti i muscoli della deglutizione, della favella e della respirazione; compaiono sintomi bulbari e all'8.°-10.° giorno, di raro più tardi (dopo settimane) o più presto, può avvenire la *morte con sintomi asfittici.* Nel *rapido propagarsi* della paralisi flaccida dalle gambe al dorso, e da questo alle braccia e ai nervi bulbari (solo di raro si ha un andamento inverso discendente) risiede, secondo Oppenheim, il carattere comune a tutti i casi di tale malattia, che mostra del resto una quantità di variazioni. In qualche caso si ha la *guarigione,* retrocedendo la paralisi a poco a poco.

I **reperti anatomici** sono poco concordanti. Talora si dovette ricorrere a fini alterazioni delle cellule gangliari. In altri casi si trovarono alterazioni vascolari ed infiammatorie, e specialmente manifestazioni di flogosi interstiziale, mentre in altri ancora predominavano il rigonfiamento e le alterazioni parenchimatose. Si sono trovati dei focolai disseminati nel bulbo e talvolta anche nel midollo. Sec. Wickman i reperti concordano con quelli della poliomielite. Anche Marburg fa notare lo stretto rapporto con la poliomielite. Questa, malattia infettiva, a seconda della sua localizzazione, dà poliomielite, encefalite, paralisi di Landry, neurite o Herpes Zoster. Remlinger osservò anche decorrere con il quadro di una paralisi di L., un caso di idrofobia, ciò che è interessante per la somiglianza osservata da Wickmann fra i processi patologici della poliomielite e della rabbia. Alcuni autori pongono a base della malattia una neurite. Negli *altri organi* fu ripetutamente riscontrato: tumore di milza, tumefazione delle glandole mesenteriche, infarti emorragici nei polmoni e nell'intestino.

Riguardo all'**etiologia** vanno posti in prima linea i fattori *infettivi* e *tossici.* Così si è visto dipendere la malattia dal vaiuolo, dalla difterite, dal tifo, dall'influenza, dalla polmonite, da infezioni settiche e perfino dal carbonchio, e ripetute volte vi furono dimostrati gli agenti infettivi specifici. Vennero tirati in campo anche l'alcoolismo e la sifilide. Secondo l'opinione molto plausibile dell'Oppenheim, si deve ritener come probabile che il veleno danneggi le vie motorie del midollo, del bulbo e dei nervi periferici, agendo come paralizzante con un meccanismo funzionale che non lascia gravi alterazioni anatomiche, oppure con un'azione più intensa, nel qual caso si hanno poi le alterazioni anatomiche. In ogni modo non si deve arrivare di regola ad un'alterazione molto grave delle vie e dei centri trofici, perchè non si ha affatto atrofia muscolare. Anche gli *esperimenti sugli animali,* con batterî e tossine, illustrano questa molteplicità dei sintomi mielitici (Lett. sulla paralisi di Landry, in Schmaus).

6 — Sclerosi multipla.

Sulla partecipazione del midollo alla *sclerosi multipla* o *disseminata (sclerosis cerebrospinalis multiplex)* v. Cervello pag. 1226.

7 — Affezioni primarie sistematiche del midollo spinale.

1 — Affezioni che colpiscono i neuroni motorî (*).

Si parla di **neuroni** motorî e sensorî, intendendo per *neurone* (Ramon y Cajal, Waldeyer) un'unità anatomica e funzionale, risultante di 3 *parti*, cioè di una *cellula gangliare* (cellula nervosa) coi *prolungamenti protoplasmatici* afferenti *(dendriti)* e col *prolungamento nervoso o cilindrassile (neurite)* efferente. I prolungamenti cilindrassili e protoplasmatici terminano liberamente con fine ramificazioni (arborizzazioni terminali o telodendri). Le cellule dei neuroni motorî risiedono in parte nella corteccia cerebrale, e in parte nelle corna anteriori (e nei nuclei bulbari), mentre i loro prolungamenti nervosi decorrono nelle vie piramidali, e formano le radici anteriori e i nervi periferici di moto.

Dai **neuroni motori** vien costituita la **via di conduzione cortico-muscolare**. Questa via (v. pag. 1264) va, in ambedue i lati, dai centri corticali motori (centri psicomotori della corteccia) alle corna anteriori del midollo, formando i fasci piramidali. Il neurite, che proviene dunque da una cellula gangliare situata nella corteccia, si suddivide attorno a una cellula delle corna anteriori. Il complesso di questo neurone forma il *primo tratto della via motoria.* I dendriti delle cellule motorie delle corna anteriori, insieme col loro corpo cellulare e col neurite, che partendo dalla cellula va a formare il nervo motore prolungantesi sino ai muscoli, costituiscono il *secondo* neurone, il cui complesso forma il 2.° *tratto della via di conduzione cortico-muscolare.*

a) **Poliomielite anteriore acuta (paralisi spinale infantile)** Morbo di Heine-Medin. La paralisi spinale atrofica acuta, o poliomielite acuta delle corna anteriori, è un'affezione che colpisce a preferenza la fanciullezza, e che è provocata da un agente tossico-infettivo, eventualmente in conseguenza di malattie infettive, come scarlattina, pertosse, morbillo (porta d'ingresso ignota: intestino, faringe, tonsille?) per via ematogena o linfogena. Essa compare d'improvviso (talvolta epidemicamente, Geirsvold) con una febbre alta, che di regola non dura che pochi giorni od ore, e conduce rapidamente, spesso in una notte, alla paralisi di uno o più membri (per lo più dapprima è colpito l'arto inferiore sinistro). In seguito, le membra paralizzate cadono in atrofia.

Possono ammalarsi i *bimbi* di ogni età, lattanti o puberi: di rado sono colpiti gli adulti.

(*) Riguardo la dottrina dei neuroni V. fra gli altri, Nissl (*Die Neuronenlehre und ihre Anhänger,* Jena, 1903). Secondo la dottrina del neurone, i singoli neuroni hanno fra loro rapporti solo di contatto. Dalle ricerche di Apathy, Bethe, O. Schultze e a. risulterebbe che tale indipendenza anatomica e fisiologica del neurone non esiste, ma che la sostanza nervosa in tutta l'estensione del sistema nervoso costituisce un tutto continuo. Sec. Bethe tal fatto sarebbe dovuto a filamenti e a reticoli di neuro-fibrille che si trovano nell'interno dei dendriti e dei neuriti, come pure nelle cellule gangliari che circondano pure con un sistema a graticcio, il « reticolo di Golgi ». Le fibrille sono in parte elementi di conduzione. Noi per ora conserveremo con Hoche, Edinger, ecc. a scopi didattici e teoretici il concetto di neurone come unità nervosa funzionale (cfr. anche van Gehuchten in *Handb. d. path. Anat. der Nervensystems* di Flatau, ecc. Berlino 1903), se anche non anatomica e genetica.

Le *paralisi raggiungono di colpo il loro grado più alto*; tutte le modificazioni successive tendono al miglioramento. Infatti le paralisi sono in gran parte *transitorie*, si concentrano durevolmente da ultimo solo *su alcuni muscoli (atrofia isolata)*, per es. della gamba. L'*atrofia muscolare degenerativa che si sviluppa assai rapidamente* (reazione degenerativa) può venir dissimulata dalla proliferazione dell'adipe e del connettivo. — Cfr. a pag. 830 *piede paralitico equino e calcaneo* e figg. I e II a pag. 840.

Le più recenti ricerche hanno dimostrato che questa malattia, la cui natura infettiva fu già sospettata da WICKMANN nel 1905, è provocata da un *virus vivente invisibile, filtrabile* (che passa cioè attraverso alcuni filtri bacterici) (FLEXNER e LEWIS, LANDSTEINER e LEVADITI) la cui trasmissibilità alle scimmie fu dimostrata prima da LANDSTEINER e POPPER e poi confermata dai surricordati osservatori, e da KNÖPFELMACHER, LEINER e VON WIESNER, ROEMER e a. (v. Lett. in App.). Il quadro clinico e anatomo-patologico che sperimentalmente si ottiene è uguale a quello che si osserva nell'uomo. Come vie di trasmissione servono sperimentalmente il cervello (inoculazione intracranica di materiale midollare), i nervi periferici (inoculazione intraneurica), la cavità peritoneale, la via sanguigna, il sottocutaneo, la camera anteriore dell'occhio e le ghiandole linfatiche periferiche, per cui si ritiene che il virus seguendo i nervi giunga al più presto al midollo spinale. Si riuscì anche ad ottenere un trasporto seriale per più generazioni del virus nelle scimmie. È importante notare che il virus si potè più volte trovare nella mucosa naso-faringea e anche nei gangli linfatici. *Ignoto ci è tutt'ora il modo d'infezione nell'uomo.*

Come ci hanno dimostrato le ricerche di WICKMAN, HARBITZ e SCHEEL si tratta di *un processo flogistico diffusamente infiltrante l'intero midollo spinale, compresevi le pie meningi, strettamente legato ai vasi, che raggiunge* **il massimo di intensità in piccole parti del corno anteriore** (nelle regioni più ricche di vasi). Le stesse alterazioni diffuse si trovano pure nel *midollo allungato* e in gran parte del *cervello*. Mentre però HARBITZ e SCHEEL ritenevano essere costantemente prima localizzazione del processo l'alterazione delle meningi da cui l'infiammazione (infiltrazione a cellule rotonde) per via linfatica, lungo le guaine vasali della pia, si diffondeva poi alla sostanza nervosa centrale, WICKMANN osservò che il virus invece a differenza di quello meningitico, predilige i vasi linfatici della sostanza nervosa e si riversa nei corni anteriori. Clinicamente si possono avere tipi diversi a seconda che l'infiammazione si localizza prevalentemente in una o in un'altra sezione, e si possono avere poi forme di passaggio alla paralisi bulbare acuta, alla meningo-encefalite, eventualmente anche alla mielite trasversa. Anche i *gangli intervertebrali* presentano di regola un'infiltrazione parvicellulare nonchè alterazioni degenerative (FLEXNER e LEWIS, Lett., LANDSTEINER e LEVADITI, Lett.). Nei *nervi periferici* non si trova in questo stadio veruna alterazione.

Negli **stadi precoci** del processo si ha una infiammazione acuta, puramente interstiziale, non purulenta, che si localizza in modo predominante nell'*apparato vascolare*, specialmente arterioso e venoso. Tali focolai d'infiltrazione sono caratterizzati dalla presenza di numerose cellule, specialmente *linfocitarie* (linfociti quasi esclusivamente, sec. MARBURG, grossi mononucleati: WICKMANN li chiama grossi linfociti), in piccola parte però anche da leucociti (HARBITZ e SCHEEL). Rapidamente compare *degenerazione delle cellule gangliari*, intorbidamento, rigonfiamento, deg. grassa, con penetrazione in essa di elementi rotondi (neurofagi di WICKMANN). Tali processi sono sempre contenuti nei focolai flogistici, i quali però possono vedersi circondare anche cellule gangliari tutt'ora intatte, ed esistere anche esternamente nella sostanza grigia. Le prime descrizioni degli stadi precoci (v. ad es. MATTHES e PRAETORIUS, Lett.) mettevano in ispeciale evidenza fra le alterazioni della sostanza grigia dei corni anteriori, a cui si dava dapprima esclusivamente importanza e che in modo assai notevole è compromessa, l'edema, le emorragie, le distensioni e le trombosi dei vasi, la presenza di cellule rotonde e granulose nelle guaine linfatiche. Mai

presenza di cellule rotonde e di cellule granulose nelle guaine linfatiche. Non furono trovati *bacteri* nemmeno nei focolai recenti: WICKMANN e HARBITZ e SCHEEL e la maggior parte degli sperimentatori, confermarono ancora recentemente tale reperto negativo (v. WICKMANN e Lett. a pag. 1272). Queste nuove ricerche dimostrarono ancora che il diplococco trovato da SCHULTEZ, GEIRSVOLD e a., non di rado, nel liquido cerebro-spinale non rappresenta nulla di specifico, ma non è che il portato di un inquinamento accidentale, come già aveva sostenuto l'A. (Lett. in App.).

La somiglianza già ricordata a pag. 1270 e 1221 delle lesioni anatomiche con quelle dell'idrofobia, che fu indicata anche come una poliomielite acuta — virus invisibile filtrabile, vivente, conservante a lungo la propria virulenza in seguito all'essiccamento e alla conservazione in glicerina; diffusione al midollo lungo i nervi per applicazione periferica del virus stesso — fu confermata ancora dai più diversi osservatori (v. Lett. in App. e pag. 1272).

Se si esaminano *stadî più avanzati,* datanti da mesi ed anni, si constata nel distretto corrispondente alla paralisi persistente, la mancanza di cellule gangliari e di fibre nervose, per una estensione più o meno grande, la quale interessa per lo più un tratto laterale (corni anteriori) del midollo cervicale o lombo-sacrale, lungo da pochi mm. sino a parecchi cm. Anche macroscopicamente può talora notarsi, nella metà del midollo alterato, un assottigliamento, al quale partecipa la sostanza bianca.

Una *diminuzione delle cellule gangliari* può essere constatata anche al *di fuori del dominio della paralisi persistente.* Di regola, corrispondentemente alla scomparsa delle cellule gangliari, sono atrofizzate anche le *fibre delle radici anteriori,* e può scomparire anche una parte delle *fibre della sostanza grigia.* Talvolta si hanno alterazioni degenerative anche nelle *corna posteriori,* come pure nei cordoni anteriori e laterali. Le *radici nervose* e i *nervi* ed i *muscoli* corrispondenti al distretto leso, cadono in *atrofia* secondaria. *Contratture* paralitiche, v. pag. 839. *Pseudoernie laterali addominali* v. pag. 503.

La **poliomielite anteriore subacuta e cronica** *(paralisi spinale atrofica subacuta e cronica)* si presenta generalmente in età più avanzata. Microscopicamente si tratta per lo più di una scomparsa delle cellule e fibre nervose nel dominio delle corna anteriori. La paralisi atrofica colpisce a preferenza tutto un complesso di muscoli *(atrofia in massa),* e specialmente quelli delle gambe e i muscoli della spalla e del braccio. I muscoli sono flaccidi; i riflessi tendinei scomparsi.

b) **Sclerosi laterale amiotrofica (Charcot).** Ne è base anatomica l'associazione dell'atrofia delle *vie piramidali,* delle corna e radici anteriori, e dei nervi spinali motori. Queste stesse alterazioni si trovano nel midollo allungato, e nei nuclei motori dell'ipoglosso, facciale, accessorio, vago e trigemino, e compaiono allora i sintomi della paralisi bulbare progressiva. Se le lesioni si spingono ancora più in alto, nel ponte, nel peduncolo cerebrale, nella capsula interna e nella corteccia (nelle cellule piramidali del lobulo paracentrale e delle circonvoluzioni centrali), si può dire che è colpita *tutta la via cortico-muscolare,* cioè *ambedue i neuroni motorî* (v. pag. 1265).

I *muscoli* hanno il carattere dell'*atrofia degenerativa,* come nell'atrofia muscolare spinale. I fenomeni tendinei sono assai esagerati. Il *complesso sintomatico* risulta nei casi tipici dall'associazione di 3 gruppi di sintomi, e cioè di quelli della poliomielite cronica anteriore, della paralisi spinale spastica e della paralisi bulbare.

La malattia di cui è ignota l'*etiologia* (traumi [GIESE], disposizione congenita [STRÜMPELL], raffreddamento, spavento, sforzi [OPPENHEIM], tossiemia vascolare [HAENEL]), colpisce specialmente l'età media, talora si riscontra già a 25 a. Morte per lo più per pneumonite da deglutizione.

c) La **paralisi bulbare progressiva** *(paralisi progressiva labio-glosso-faringea)*, che può anche presentarsi in forma autonoma, senza sclerosi laterale amiotrofica, dipende da una scomparsa progressiva dei nuclei dei nervi motori del *bulbo* e del *ponte*. L'atrofia interessa primieramente il nucleo dell' ipoglosso, poi quello del facciale, del glossofaringeo, della parte motrice del trigemino e dell'accessorio.

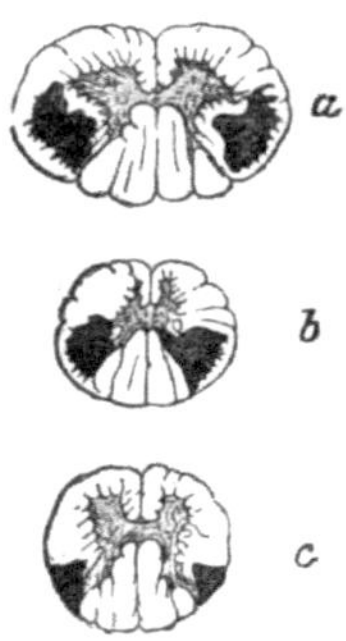

Fig. 650. **Sclerosi laterale amiotrofica.** *a*, *b*, *c*, midollo cervicale, toracico e lombare. Le parti lese, in nero, corrispondono ai fasci piramidali laterali. (Schematiz. da CHARCOT).

Come effetto di ciò si ha *paralisi e degenerazione dei muscoli delle labbra, della lingua, del palato, della faringe e della laringe.* Primo sintomo è per lo più un disturbo della parola in forma di *disartria*, seguono poi disturbi della deglutizione, fonazione e respirazione. Nel midollo si trovano spesso le alterazioni caratteristiche della sclerosi laterale amiotrofica e dell'atrofia muscolare progressiva: esse possono essere sopraggiunte, oppure la paralisi bulbare ad esse si associa.

Eziologia oscura (sifilide?). Morte per lo più in 1-3 a. per inanizione, bronchite, polmonite da deglutizione.

Come *paralisi bulbare senza reperto anatomico* si indica la **paralisi miastenica** o *myasthenia gravis pseudoparalytica* (OPPENHEIM). La facile stanchezza, la debolezza dei muscoli del tronco, della nuca, delle estremità s'impongono accanto ai sintomi della paralisi bulbare. I muscoli però non modificano nè il volume nè l'eccitabilità: mancano per lo più disturbi sensorî e sensitivi, il reperto anatomico nell'apparato nervoso è negativo anche quando la malattia duri degli anni: s'impone per contro il reperto muscolare caratterizzato ora da infiltrazioni di cellule rotonde, ora da fibre muscolari « pallide », ora da miositi degenerative, ora da degenerazioni ialinoidi. Il processo può essere più o meno acuto o cronico; di preferenza sono colpiti individui giovani. Poco si conosce della sua *natura*. OPPENHEIM (Lett.) ammette come verisimile una *disposizione congenita*: si è anche pensato ai prodotti tossici di tumori (spesso si osservarono tumori del mediastino, v. pag. 354). Sec. CHVOSTEK si dovrebbe pensare anche a eventuali alterazioni funzionali delle paratiroidi.

d) **Forma spinale dell'atrofia muscolare progressiva** *(amyotrophia spinalis progressiva tipo* DUCHENNE-ARAN). Il reperto essenziale del midollo è un'*affezione delle corna anteriori,* consistente nell'atrofia delle cellule gangliari motorie e delle fibre nervose; all'atrofia partecipano le radici anteriori, i nervi muscolari e i muscoli stessi. È adunque atrofizzato il II tratto della via di conduzione cortico-muscolare, cioè il *neurone motorio periferico* (v. pag. 1265 e 1271).

La malattia insorge di regola nell'età media e per lo più colpisce dapprima la porzione cervicale. L'atrofia, accompagnata da contrazioni fibrillari, di solito si stabilisce primieramente nei *piccoli muscoli di ambedue le mani (affondamento* degli spazî interossei, *appiattimento* dell'eminenza tenar ed ipotenar, *mano ad artiglio, mano scimmiesca,* ecc.) e si diffonde assai lentamente e senza uniformità ad alcuni muscoli (atrofia isolata), e poi, nel *corso di molti anni,* alla più gran parte dei muscoli del braccio, della spalla ed eventualmente anche del dorso. Da ultimo possono venir colpiti anche i *muscoli respiratorî* (specialmente il diaframma), oppure *sopraggiungono i sintomi della paralisi bulbare progressiva* ed accade la morte. *L'atrofia è il sintomo primario, e la paralisi ne è solo una conseguenza.* I riflessi tendinei nelle braccia sono diminuiti. I *muscoli colpiti* sono pallidi, fulvi, intersecati di striscie gialle di grasso. Le fibre si assottigliano progressivamente; il loro contenuto diventa granuloso e grasso, e da ultimo non rimangono quasi che gli otricoli del sarcolemma coi loro nuclei. Il pettorale, per es., può esser trasformato in una membrana striata, sottile e quasi trasparente. Non si sviluppa una pseudo-ipertrofia.

e) A base della **paralisi spinale spastica (sclerosi laterale)** sta, secondo ERB, CHARCOT e STRÜMPELL, una *sclerosi primaria dei cordoni laterali,* e specialmente una sclerosi simmetrica primaria dei *fasci piramidali crociati.* Il *complesso sintomatico* molto caratteristico è costituito da una *paralisi spastica, senza atrofia dei muscoli e con esagerazione dei riflessi tendinei.*

La malattia comincia per lo più tra i 20 e i 40 anni ed è eminentemente *cronica.*

Di regola i primi sintomi sono costituiti da disturbi dell'andatura e da rigidità dei muscoli. Più tardi le gambe sono generalmente contratte in estensione (il malato scivola sul pavimento a piccoli passi); mancano dolori.

Esiste anche una forma eredo-familiare, che colpisce specialmente i membri maschi (STRÜMPELL). L'*eziologia* ci è solo nota in parte (lue, traumi, intossicazioni — piombo — malattie infettive acute, puerperio).

Esistono solo pochi casi anatomicamente *puri.* Per lo più all'autopsia si trovano altre lesioni spinali di varia natura, come sclerosi multipla, mielite cronica, sclerosi associata dei cordoni, idromielia, tumori, ecc. Anatomicamente frequente è una sclerosi laterale primitiva isolata, nella *demenza paralitica* (Lett. in ERB, REDLICH, STRÜMPELL).

La *paraparesi spastica congenita* o *acquisita precocemente* **(morbo di Little, rigidità spastica congenita degli arti)** non è una malattia spinale pura, ma bensì una malattia cerebrale, resp. cerebro-spinale. Causa principale: parto difficoltato e prolungato con traumi (forcipe, emorragie intrameningee, porencefalia, ecc.) per cui sian lese le vie piramidali. Secondariamente si pensa a un arresto di sviluppo nella regione motrice. Non di rado si hanno altre anomalie di sviluppo (Lett. in NEUMARK e a.).

2 — Malattie che colpiscono i neuroni sensori.

Le cellule gangliari dei **neuroni sensori** stanno nei ganglî spinali (ganglî intervertebrali) e possiedono un *unico* prounlgamento nervoso, che si divide però tosto in una fibra a decorso centrifugo ed in una a decorso centripeto. La prima costituisce una fibra sensoria dei nervi periferici; la seconda penetra lungo la radice posteriore nel midollo spinale, nel quale si suddivide nuovamente in un ramo principale che ascende nei cordoni posteriori verso il bulbo, e in un ramo più piccolo che si perde ben presto nella sostanza grigia. Tanto dal tronco quanto dai rami longitudinali delle fibre delle radici posteriori partono, in tutti i piani del midollo, delle collaterali che si distribuiscono alla sostanza grigia. Queste collaterali, specialmente abbondanti nel terzo medio dei cordoni cuneiformi, cioè nella zona d'entrata delle radici, si distribuiscono attorno alle cellule gangliari sensorie e motorie, costituendosi così un rapporto di contiguità, molto importante per la fisiologia dei *riflessi*. Una parte delle fibre delle radici posteriori arriva nel bulbo, e vi si arresta in corrispondenza dei nuclei dei cordoni posteriori. Nel midollo toracico un forte numero di fibre delle radici posteriori si porta alle colonne di Clarke.

Decorso delle fibre sensitive nel bulbo e nel cervello. I fasci di Goll e di Burdach arrivano nel midollo allungato al nucleo gracile e al nucleo caudato, due gruppi di cellule gangliari situati alla parte superiore dei cordoni posteriori. I cilindrassi di queste cellule si dirigono verso l'alto, s'incrociano nella linea mediana e si uniscono colle vie sensorie del midollo, che già si sono incrociate. La via sensoria così riunitasi decorre in forma di nastro attraverso il bulbo e il ponte, e le sue fibre si dividono in: α) quelle che attraversano la calotta del peduncolo cerebrale, giungono nel braccio posteriore della capsula interna, dove stanno dorsalmente alle vie piramidali, irradiandosi poi attraverso la corona raggiata nella corteccia del lobo parietale; β) quelle che si portano al nucleo lenticolare, e γ) quelle che giungono nei corpi quadrigemelli.

Tabe dorsale. Fra le alterazioni anatomo-patologiche della tabe (tisi midollare) tiene il primo posto la *progressiva scomparsa delle fibre nervose dei cordoni posteriori*, per modo che si produce in essi la degenerazione grigia *(sclerosi)*. In tali casi, i cordoni posteriori presentano già *macroscopicamente* un evidente impicciolimento e assottigliamento; non sono più sporgenti, ma bensì infossati ed induriti, e il loro aspetto non è bianco-opaco, ma piuttosto grigio trasparente per la scomparsa della mielina. Generalmente nei casi gravi si trova assottigliato tutto il midollo. La pia, nella parte posteriore del midollo, è ispessita, torbida e spesso aderente.

A un esame minuto si rivela anche un'atrofia della sostanza grigia e precisamente delle *corna posteriori*, in cui è semplicemente colpita la zona marginale di LISSAUER (*), ed inoltre un'atrofia delle fibre delle *colonne di* CLARKE, che provengono dalle radici posteriori. Di regola si atrofizzano anche le radici posteriori, che possono apparire grigie. In queste si ammette il *punto di partenza* del processo (LEYDEN, SCHAFFER ed altri), poichè la degenerazione dei cordoni posteriori rappresenta la continuazione intramidollare del processo delle radici.

Anche nei *gangli spinali* si è potuto dimostrare in alcuni casi atrofia, la quale interessava tanto le fibre che le cellule nervose. Sembra che si abbia regolarmente anche un'atrofia dei *nervi periferici sensitivi*.

L'alterazione delle radici viene diversamente spiegata. OBERSTEINER e REDLICH accennano ad uno strozzamento da parte di un processo raggrinzante della pia. Poichè le radici posteriori non vengono colpite da questa meningite posteriore con egual intensità e tanto meno nello stesso tempo, ed anzi alcune possono rimaner immuni, essendovi differenze segmentarie e talora anche fra un lato e l'altro, l'OBERSTEINER crede che non sia giustificato il considerare la tabe come una vera

(*) Fascio situato lateralmente alle corna posteriori e formato dalle radici posteriori dopo la loro entrata nel midollo.

e propria malattia sistematica. SCHAFFER ritiene che abbia particolare importanza nelle lesioni radicolari tabetiche il processo infiltrativo e vascolare anche meningeo.

DEJERINE pure ritiene come fatto essenziale una flogosi primitiva delle radici posteriori, conseguenza della quale sarebbe la tabe.

Altri sono inclinati a riguardare come fatto fondamentale di tutto il processo tabetico un'*affezione delle cellule dei gangli spinali* (o per lo meno un'azione su di esse esercitata dal virus provocatore della tabe) (P. MARIE, OPPENHEIM), la quale produrrebbe, in via secondaria, tanto la degenerazione delle colonne di CLARKE e delle radici posteriori, quanto quella dei nervi periferici. Alcune volte furono infatti trovate delle *alterazioni degenerative di queste cellule* (WOLLEMBERG, OPPENHEIM, STROEBE, ecc.). Tuttavia, come rileva l'OBERSTEINER, questi reperti sono di scarso valore.

Secondo l'OPPENHEIM (Lehrb., pag. 139) non è necessaria alcuna alterazione di struttura affinchè le fibre sensitive originate dai ganglî spinali cadano in atrofia nel midollo, nel bulbo e alla periferia, cominciando dai loro punti terminali: questa atrofia sale a poco a poco, cioè progredisce verso le cellule gangliari, cosicchè anche le loro fibre finiscono col distruggersi.

Anche nei *nervi periferici* e nei loro apparati terminali si è voluto di recente trovare il punto di origine della tabe.

L'alterazione dei nervi e dei cordoni consiste in una distruzione delle fibre nervose molto lenta e quindi non accompagnata che da assai scarse cellule granulose. Anche nei casi avanzati si possono ancora riscontrare qua e là, tra le fibre atrofiche e i cilindrassi nudi, delle cellule granulose, degli accumuli cellulari perivascolari e delle fibre nervose ben conservate. Da ultimo gli elementi nervosi mancano completamente, e si trova una fitta e fibrosa proliferazione di nevroglia (sclerosi), spesso ricca di corpi amilacei (fig. 649, pag. 1269).

L'inizio dell'affezione ha luogo per lo più nel *midollo lombare superiore* nei *fasci di* BURDACH, e precisamente ammalano per prime le zone simmetriche in corrispondenza della zona d'entrata delle radici. Più tardi i cordoni posteriori *nel midollo lombare e dorsale possono esser totalmente degenerati,* eccettuata una piccola zona in prossimità della commissura posteriore. Nel *midollo cervicale* la degenerazione ascendente entra sempre più nel dominio dei cordoni di GOLL, e può dapprima esser molto limitata; ma negli stadî ulteriori ammalano anche le parti esterne del cordone posteriore. Solo alcuni piccoli campi rimangono inalterati (fig. 651). In rari casi il processo può iniziarsi nel *midollo cervicale.* Verso l'alto l'affezione si continua talora nel *bulbo;* la radice spinale del trigemino ed il fascio solitario possono atrofizzarsi, e così pure talvolta i **nuclei dei nervi oculomotori.** Frequentemente ammalano i **nervi ottici**; i nervi si trovano in questi casi atrofici e grigi. Anche nel *cervello* si possono riscontrare qualche volta dei focolaî grigi.

Per l'**etiologia**, acquista sempre più fautori l'idea di FOURNIER-ERB, che abbia la massima importanza la sifilide (contro le idee di LEYDEN): essa sarebbe un prodotto della infezione luetica non influenzabile dalla cura specifica, e ciò particolarmente secondo quanto ci risulta dalle ricerche più recenti (v. reazione di WASSERMANN. Sec. NONNE e HOLZMANN, la reaz. di W. sarebbe positiva con il siero di sangue in circa il 60-70 % dei casi, mancherebbe sempre nel liquido cerebro-spinale: cfr. il comportamento nella paralisi progressiva a pag. 1199. Lett. in App.). STRÜMPELL e GOWERS non videro *nessun caso di tabe* in cui si potesse *escludere* con sicurezza la *sifilide.* Altri oppongono le ricerche di GLÄSER in Amburgo (24 % sifilide: cfr. per contro HÜBNER e NONNE) e di v. DÜRING in Anatolia, dove è frequente la lue e rara la tabe, e non ammettono un rapporto fra le due affezioni.

EICHHORST e STRÜMPELL considerano la tabe come una malattia nervosa postsifilitica. I *traumi,* gli sforzi, gli eccitamenti, gli eccessi sessuali, il raffreddamento son considerati da LEYDEN come momenti eziologici, da ERB solo come adiuvanti, dai più solo come aggravanti. Secondo la teoria dell'esaurimento o del logorio di EDINGER si avrebbe una degenerazione midollare in conseguenza di un'insufficienza di materiale di riparazione per un aumento di logoramento funzionale; in un organismo infetto di sifilide e intossicato da tali tossine, sarebbe diminuito il potere nutrizio-riparatore: sarebbe così disturbato l'equilibrio fra fibre nervose e sostanza di sostegno e quest'ultima prenderebbe il sopravvento. TUCZEK mostrò che nell'avvelenamento cronico da segale cornuta *(ergotismo)* si può sviluppare un quadro sintomaticamente simile a quello della tabe, ma che però *non è progressivo.* Anche nella *pellagra (maidismo),* malattia che si ha in seguito a nutrimento con polenta di mais guasto e che domina principalmente nell' Italia settentrionale, nella Francia meridionale,

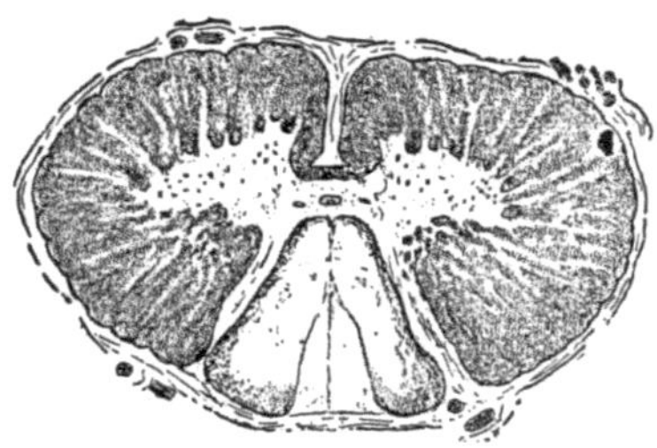

Fig. 651.

Tabe dorsale. Midollo cervicale. Stadio avanzato. I cordoni posteriori sono quasi completamente degenerati (chiari) e specialmente le parti mediane (fasci di Goll) che sono separate dai fasci di Burdach per mezzo di un setto. Colorazione Weigert (*). Ingr. di una lente.

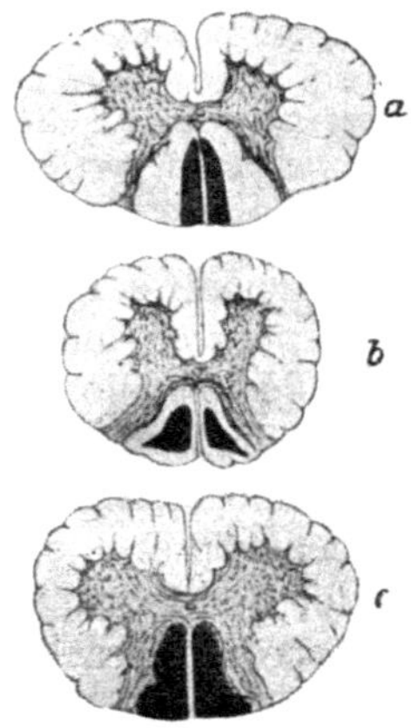

Fig. 652-654.

Fig. 652-654. — **Tabe dorsale**. Degenerazione dei cordoni posteriori: *a,* midollo cervicale, degenerazione dei fasci di Goll; *b,* midollo dorsale: degenerazione delle zone radicolari laterali; *c,* midollo lombare: degenerazione completa dei cordoni posteriori. Schematica.

nella Spagna e nella Rumania (cfr. TIZZONI, NAGEOTTE, e RICHE, Lett. e CAMURRI), si trovano delle affezioni sistematiche combinate che colpiscono specialmente i fasci di GOLL e spesso anche i cordoni antero-laterali (LEYDEN); ne sono causa (TUCZEK) le sostanze tossiche che si formano nel mais guasto (per maggiori notizie v. BABES e SION).

Si ritiene che, come in questi casi le alterazioni anatomiche della tabe sono prodotte da veleni chimici, così anche la sifilide produca nel corpo dei veleni (tossine) che cagionano la degenerazione di determinate porzioni del sistema nervoso (STRÜMPELL); si noti però che le alterazioni anatomo-patologiche della tabe nulla hanno di comune con quelle che caratterizzano sempre la sifilide viscerale. Esistono però dei casi, per quanto rari, in cui accanto alla tabe si hanno lesioni specifiche sifilitiche (gomme, lesioni vasali, forme di combinazione) (v. FIEANDT) (V. anche Lett. in App.). La tabe è molto più frequente negli uomini che nelle donne; di solito compare tra i 20 e i 50 anni (5, 10, 15, 20 anni dopo l'infezione luetica, di rado

(*) Nei preparati coloriti con l'ematossilina di WEIGERT o con la modificazione proposta da PAL, le guaine mieliniche si colorano *in nero: i punti privi di mielina appaiono quindi scoloriti.*

prima o dopo). La tabe si sviluppa anche in individui con lue congenita. Non di rado si accompagna a *paralisi progressiva*.

Degli svariatissimi sintomi di questa malattia, eminentemente cronica, ricorderemo: 1.° Nello *stadio iniziale:* a) *mancanza del riflesso rotuleo* (segno di WESTPHAL); b) rigidità pupillare riflessa, rigidità alla *luce* (ROBERTSON); spesso si ha *miosi* (restringimento pupillare) precoce; c) *dolori lancinanti*; d) *leggieri disturbi di sensibilità negli arti inferiori*; e) *paralisi* temporanea *di un muscolo oculare* (diplopia), ecc. Questo stadio dura dei mesi o degli anni (2-20). 2.° *Stadio a sintomi completi:* a) Comparsa dell'*atassia* (mentre le forze sono conservate) e della deambulazione caratteristica; b) *fenomeno di* ROMBERG (oscillazioni quando gli occhi sono chiusi); c) parestesie di varia natura; d) disturbi vescicali, ecc. 3.° *Stadio terminale*: Complicazioni da parte della vescica, dei reni (cisto-pielite) e *morte*. Si ha atrofia dei muscoli, e, quantunque non frequentemente, si può avere una vera paralisi delle gambe, e allora si può parlare di un stadio paralitico. Per le *artropatie tabetiche* v. pag. 824. Lett. in App.

3 — Affezioni sistematiche combinate.

In rari casi, talune degenerazioni, principalmente delle vie sensitive dei cordoni posteriori, si combinano con la degenerazione delle vie piramidali o dei fasci cerebellari del cordone laterale. Per lo più si tratta di un'associazione di affezione dei cordoni posteriori e laterali.

Ne risultano così delle combinazioni dei sintomi proprî alla distruzione dei varî gruppi di neuroni, *clinicamente molto interessanti*. Le combinazioni diventano tanto più complicate, in quanto i *sintomi della degenerazione isolata dei cordoni posteriori* (tabe — atonia muscolare, atassia) e *quelli della degenerazione isolata dei cordoni laterali* (paralisi spinale spastica — aumento del tono muscolare, esagerazione dei riflessi tendinei, debolezza motoria) si escludono in parte a vicenda. A seconda che *prevale* la *lesione* dei cordoni posteriori o quella dei cordoni laterali (WESTPHAL), si hanno dei complessi sintomatici di cui 2 giustificano, secondo OPPENHEIM, la diagnosi di affezione sistematica combinata, e cioè: 1) *complesso sintomatico della paralisi spinale spastica,* con associazione di atassia: dolori lancinanti, rigidità pupillare, disturbi vescicali e altri sintomi tabici; 2) *complesso sintomatico della tabe,* insieme con debolezza muscolare, che può anche diventar prevalente.

Alle affezioni sistematiche combinate dei cordoni posteriori e laterali appartiene anche la **malattia di Friedreich** od **atassia ereditaria.** È una affezione rara, per lo più familiare (vengono colpiti parecchi fratelli), che comincia nella fanciullezza; in essa degenerano i fasci di Goll in toto, quelli di Burdach quasi completamente, ed inoltre i fasci cerebellari dei cordoni laterali, i fasci piramidali crociati e le colonne di CLARKE, in cui si può constatare atrofia delle fibre e distruzione delle cellule. Per lo più sono colpiti anche i cordoni di GOWERS. Invece non è costante nè considerevole l'atrofia delle corna posteriori e dei nervi periferici. Alcuni ritengono base essenziale di questa malattia una atrofia congenita del cervelletto.

Tra i *sintomi clinici,* oltre l'atassia (deambulazione calpestante e brancolante, andatura tabetico-cerebellare) e la mancanza dei riflessi tendinei, si notano movimenti coreiformi, nistagmo e disturbi della favella, mentre, *a differenza della tabe,* mancano sintomi tabetici importantissimi, come crisi viscerali, atrofia del n. ottico, rigidità riflessa della pupilla, paralisi dei muscoli oculari; insoliti sono pure i disturbi vescicali e rettali. Alcuni (per es. LEUBE) considerano la malattia di FRIEDREICH come una semplice varietà della tabe (Lett. in OPPENHEIM).

8 — Lesioni traumatiche del midollo spinale.

1. La **mielite traumatica acuta** si ha: *a)* In seguito a *ferite* da taglio, da punta o da fuoco. Quivi si ha degenerazione in una zona circostante alla ferita, piuttosto larga; in essa le fibre nervose si rigonfiano e muoiono. Non si osserva rigenerazione del tessuto nervoso (cfr. YAMADA, Lett.) In seguito si formano le degenerazioni secondarie dei fasci (pag. 1264), e nella ferita si produce una cicatrice di connettivo e di nevroglia. *b)* In seguito a *lesioni parziali della colonna vertebrale* (α), consistenti in contusioni e fratture (nel caso dei corpi vertebrali, per lo più da compressione) con distacco di frammenti, dislocazioni, distorsioni o lussazioni complete delle articolazioni laterali delle vertebre (lussazioni rotatorie); oppure si tratta di *lesioni vertebrali totali* (β), fra le quali si deve distinguere, secondo KOCHER, la *lussazione totale* (rilevante scivolamento di vertebre, cagionato da lussazione bilaterale delle articolazioni laterali con spostamento e stritolamento dei dischi legamentosi) e la *frattura-lussazione totale*, in cui le articolazioni laterali vengono lussate ed i corpi vertebrali fratturati.

KOCHER vi distingue 2 varietà, cioè la *frattura e lussazione da compressione* e la *frattura obbliqua con lussazione;* in quest'ultima la frattura decorre dall'indietro all'avanti, e ne segue un fortissimo scivolamento con consecutiva contusione del midollo.

Sono inoltre particolarmente frequenti le fratture e le lussazioni, con flessione ad angolo acuto (cifosi) e corrispondente spostamento, nelle colonne vertebrali già alterate ad es. per cancro o tubercolosi.

La *lussazione* è il distacco unilaterale (lussazione da abduzione) o totale delle superfici delle apofisi articolari. La vertebra superiore, che si considera come la lussata, si sposta per lo più in avanti. (Per *diastasi* si intende la dislocazione delle vertebre in senso longitudinale).

In queste varie contingenze il midollo può essere *direttamente contuso;* così, per es., nelle fratture un corpo vertebrale può esser talmente *compresso* in direzione perpendicolare, che i dischi legamentosi si avvicinano e il midollo vien compresso dalla spongiosa appiattita, stritolata e schizzata in fuori; oppure, e più frequentemente, il corpo vertebrale vien leso maggiormente in avanti, e la colonna si piega con angolo aperto anteriormente. La vertebra sana soprastante scivola in avanti, mentre il corpo stritolato, *cuneiforme,* vien spinto posteriormente, comprimendo il midollo contro gli archi vertebrali (fig. 655).

In altri casi, una scheggia ossea distaccatasi entra nel canale vertebrale e comprime il midollo, senza che di regola la dura venga lacerata. Per lo più si tratta di *frammenti* di *corpi vertebrali* fratturati; ma può anche trattarsi, per es., nelle vertebre cervicali, di una *porzione dell'arco,* sulla quale stia l'apofisi spinosa

Relativamente spesso il midollo spinale viene *scalfito* o più *gravemente leso,* ma è invece rara una *completa soluzione* di continuità, la quale tuttavia fu osservata anche dopo violenti scuotimenti o distensioni, senza concomitante frattura. Molto spesso le fratture e lussazioni traumatiche sono accompagnate da *versamenti sanguigni* tra il periostio e la dura, che contribuiscono alla compressione del midollo e che derivano dalla lacerazione dei plessi venosi assai sviluppati di questa regione. Dai traumi della colonna vertebrale può esser prodotta anche un'*ematomielia* (pag. 1260): essa si può osservare anche in una colonna intatta.

Alla formazione di questi *versamenti sanguigni colonniformi* è specialmente predisposta la sostanza grigia, e sopratutto quella delle *corna posteriori,* particolarmente nel *midollo dorsale.* Ciò fu verificato anche sperimentalmente (GOLDSCHEIDER

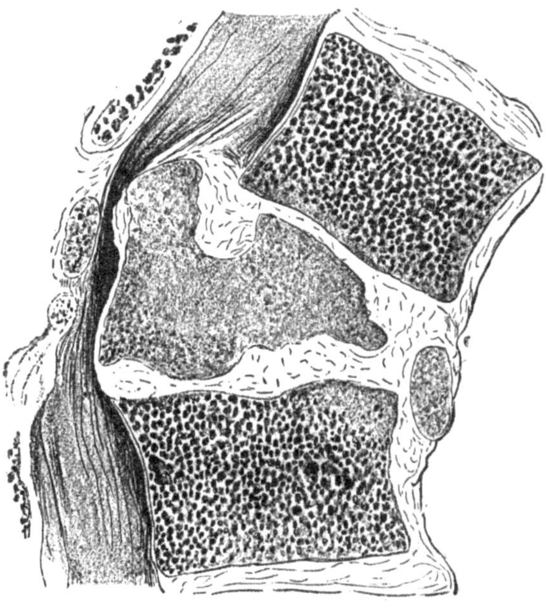

Fig. 655.

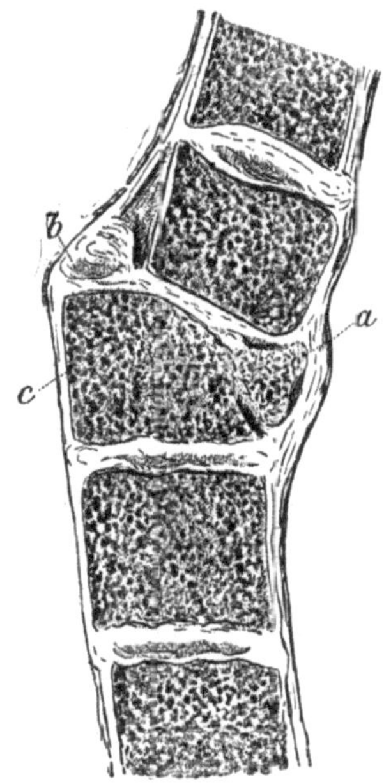

Fig. 656.

Fig. 655. — **Frattura da compressione** con deformazione cuneiforme dell'11ª vertebra toracica. Cinque mesi prima caduta sui piedi da un'impalcatura. Consolidamento del frammento posteriore, ma con compressione del midollo, mielomalacia e poi cistite ed ascessi renali. Muratore di 37 a. $^{9}/_{10}$ gr. naturale.

Fig. 656. — **Frattura consolidata della 7ª vertebra cervicale** (*c*) con distacco di un cuneo anteriore (*a*) e lussazione della colonna vertebrale. Mielite trasversale completa da compressione. In *b* un piccolo frammento. Caduta da un carro 4 mesi e $^{1}/_{2}$ prima. Uomo di a. 41. $^{9}/_{10}$ gr. nat.

e FLATAU, cfr. anche LUXENBURG). Commozioni possono passare senza conseguenze o produrre gravi e permanenti alterazioni cellulari (Lett. in ARNDT). Altri particolari sulle affezioni traumatiche del midollo (ematomielia, mielorressis) a colonna integra v. in OPPENHEIM (cfr. anche WINKLER e JOCHMANN). Per la parte forense v. DECTZ. Sui traumi della colonna e sulle relative conseguenze v. de QUERVAIN.

Nei punti lesi avviene una *distruzione degli elementi nervosi,* ed eventualmente anche della nevroglia e del connettivo: si produce un *rammollimento bianco semplice,* ovvero un *rammollimento rosso,* se si associano delle emorragie. Le zone alterate si fanno poltigliose, reticolate e quasi fluide; il reticolo è costituito dai setti rimasti. Le parti circostanti sono spesso rammollite e gialle, e disseminate di cellule rotonde e granulose. Per alterazioni del circolo sanguigno e linfatico si può produrre un rammollimento bianco o rosso anche in punti lontani dalla regione lesa. Nelle maglie del tessuto si possono conservare ancora per molto tempo delle cellule a granuli adiposi e, nei focolai originariamente rossi, delle cellule pigmentifere, in modo che il punto alterato, che diventa sempre più appiattito (fig. 638), appare talora colorato in giallo o in bruno. Da ultimo si può stabilire una sclerosi gliosa od una proliferazione del connettivo; il quale ultimo fatto si osserva specialmente nei punti che vennero infettati o che furono intensamente contusi o stritolati, e così, spesso, nelle fratture-lussazioni totali.

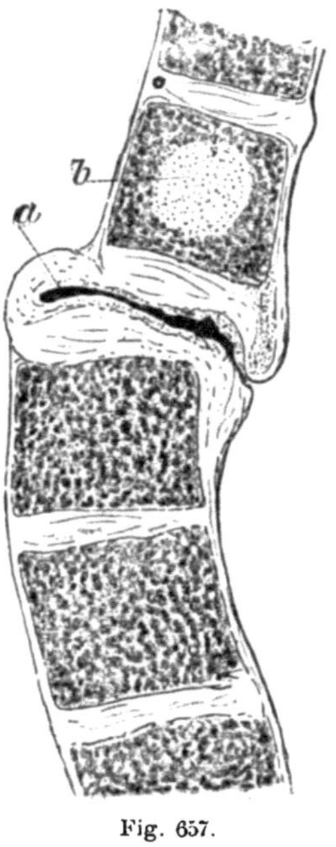

Fig. 637.

Frattura spontanea da compressione della 2ª vertebra dorsale (*a*) cancerosa, con cifosi e compressione trasversale del midollo. La paralisi trasversale si sviluppò nel corso di 8 settimane. Un nodo cancerigno osteoplastico nella 1ª vertebra dorsale lussata (*b*). Donna di 55 a., alla quale 5 anni prima era stata amputata la mammella sinistra per scirro. 9/10 gr. nat.

Sopravvenendo infiammazione si riscontrano microscopicamente le alterazioni descritte a pag. 1268, e può aversi, anche per un vasto tratto delle parti circostanti, notevole imbibizione edematosa ed essudazione. Talvolta si sviluppa un *ascesso,* al quale può seguire una meningite.

Si tengano presenti le osserv. fatte a pag. 1267 sul concetto di *mielite.*

Per lo più è interessata tutta la sezione trasversale, e si ha il quadro della *mielite trasversale* acuta (pag. 1269). Si produce un'interruzione di tutte le vie di conduzione midollare, i centri spinali (cioè le cellule gangliari) si distruggono, e i nervi periferici motori degenerano. Di regola si ha esito letale. (Quasi sempre in seguito alla paralisi vescicale si ha una cistite e una pielonefrite, e spesso si formano concrezioni nei bacinetti: cfr. K. Müller, Seefisch).

2. La **mielite traumatica cronica** si produce per lenta compressione del midollo *(mielite da compressione).* Nei punti compressi il midollo cade in degenerazione: clinicamente la lesione si manifesta con paralisi (da compressione). L'affezione può esser prodotta dai più vari fattori capaci di restringere lo speco vertebrale: ricorderemo:

a) La *carie tubercolare delle vertebre,* la quale ha importanza, pel nostro argomento, non per quei casi in cui si produce una frattura improvvisa con forte dislocazione e compressione da parte di una vertebra spostata, ma bensì per quelli in cui si produce una compressione graduale, la quale è colla massima frequenza cagionata da una *raccolta di pus extradurale,* che spinge sempre più la dura contro il midollo. In questi casi la colonna vertebrale può anche diventare lentamente cifotica in un punto. Di raro si ha qui un appiattimento ed un assottigliamento a fuso del midollo (la cifoscoliosi non tubercolare non cagiona quasi mai compressione). **b)** I *tumori secondarî della dura madre*, e specialmente la carcinosi secondaria che fa seguito all'infiltrazione cancerigna dei corpi vertebrali: in tali casi si riscontra talora uno spesso mantello neoplastico, che circonda e cementa il midollo, e sopratutto le radici. **c)** La graduale *frattura dei corpi vertebrali cancerigni* con dislocazione dei frammenti e conseguente mielite da compressione (fig. 637). **d)** I *tumori primarî della dura o delle pie meningi* (fig. 638) costituiscono solo di raro una causa di compressione. **e)** Gli *stravasi sanguigni* attorno al midollo o nel suo canale centrale. **f)** La *pachimeningite* specialmente sifilitica. **g)** I *parassiti*, specialmente echinococchi.

Nei singoli casi, il *midollo reagisce in modo molto vario*. Talvolta le manifestazioni mielitiche compaiono solo tardivamente, spesso istantaneamente; altre volte cominciano invece al primo inizio della causa che restringe il cavo vertebrale. Quando si produce rammollimento del midollo (malacia), ciò può accadere: α) per *diretta compressione* delle parti nervose, ed il midollo appare allora appiattito e spostato, per lo più molle, di rado sclerotico ; β) *per compressione ed occlusione delle vie sanguigne e linfatiche*, il che accade di sovente, avendosi ischemia od edema, con successivo rigonfiamento, rammollimento o disfacimento di tutta la sezione trasversale e con produzione di una mielite trasversale. Seguono poi le degenerazioni secondarie dei cordoni (pag. 1264).

Dapprima degenerano i fasci, mentre le cellule gangliari si conservano più a lungo. A seconda del grado della compressione si giunge poi col tempo, nella regione lesa, alla proliferazione della glia o alla formazione del connettivo. Nei casi di « *mielite da compressione* » da *tubercolosi vertebrale* si tratta per lo più, secondo Schmaus, dell'effetto di un *edema da stasi* e di un *edema infiammatorio*, che agiscono rigonfiando gli elementi nervosi e cagionando una forte essudazione ed emigrazione cellulare, per modo che gli elementi stessi vanno distrutti (rammollimento). Tutto sarebbe l'effetto della pachimeningite che accompagna la carie delle vertebre. Conformemente all'asserto dello Schmaus, sta il fatto che il midollo spinale in corrispondenza del punto nel quale si ammette un restringimento del canale vertebrale e in cui *in vivo* si supponeva una compressione, non appare talvolta per nulla affatto schiacciato ed appiattito, ma al contrario rigonfio.

In appendice ricorderemo qui le così dette **affezioni da decompressione o malattia dei cassoni.** Quando gli operai che lavorano nei cassoni (apparecchi da polombaro) nelle fondamenta dei ponti, in cui sono assoggettati ad una pressione di 3-4 atmosfere, passano bruscamente nell'atmosfera, si osservano talora manifestazioni anche gravi, e cioè *paralisi di origine cerebrale e specialmente spinale*, che in pochi minuti possono giungere ad una vera paraplegia. Può anche aversi tosto la morte in forma *apoplettica*, o dopo ore o giorni con *disturbi cardiaci o polmonari*. Sec. le ricerche sperimentali di Heller, Mager, e v. Schrötter (Lett.) nel passaggio improvviso dall'aria compressa a quella libera, il sangue contiene gas liberi, quasi esclusivamente N., assorbiti dai tessuti sotto la forte pressione (v. Leyden) e diffusi nei capillari al ritorno della pressione normale (Zunzt): queste bollicine di gas provocano un' embolia gasosa (Hoche), da cui possono essere occlusi i piccoli vasi midollari (spec. nei cordoni laterali o posteriori del midollo cervicale e dorsale inf.) come anche rami cerebrali più grossi. Ne possono seguire focolai di rammollimento ischemico, e scoppi di vasi con conseguente lacerazione di fibre nervose (per lo meno negli animali esposti a una rapida decompressione da 10-18 atmosfere, v. Leyden, Nikiforoff). Esito eventuale di sclerosi, formazione di cavità, degenerazioni secondarie. Anche i sintomi cardiaci e polmonari si possono riportare a embolismi gasosi (emorragie polmonari).

9 — Granulomi infettivi del midollo spinale.

1. **Tubercolosi.** *a)* Già ricordammo che una *meningite tubercolare* può esser seguìta da una mielite tubercolare *(meningomielite)*, nel qual caso il tessuto di granulazione tubercolare si addentra nel midollo lungo i vasi, producendo degenerazione (rigonfiamento e rammollimento) della sostanza midollare stessa.

b) *Tubercoli voluminosi* (conglomerati di tubercoli, così detti tubercoli solitarî) ad inizio solitario, per lo più nella sostanza grigia, sono rari; essi sono rotondi, consistenti, grigio-giallastri, talvolta concentricamente stratificati (OBOLINSKY) ed eventualmente rammolliti al centro, ma quasi mai scavati; spesso sono circondati da una zona di rammollimento. Anche quando raggiungono una notevole grandezza (come una nocciuola) possono esser circondati da un sottile strato di midollo e non apparire perciò a tutta prima ad un esame esterno; ma può anche darsi che il midollo presenti un rigonfiamento fusiforme. A seconda della sede (di preferenza nel midollo spinale lombare, v. anche MOHR) e del volume dei tubercoli, si comportano differentemente le vie di conduzione e le degenerazioni secondarie. In mezzo ai tubercoli si possono ancora trovare talvolta dei cilindrassi nudi (L. MÜLLER). *Origine:* in parte hanno origine *ematogena* da una tubercolosi polmonare od ossea od articolare; in parte *linfogena,* come nella carie vertebrale o nella tubercolosi delle meningi spinali. *c)* Molto raramente compaiono nel midollo *numerosi tubercoli disseminati,* indipendenti da una tubercolosi meningea, che provocano in loro vicinanza dei focolai di degenerazione mielitica di varia intensità, potendo cagionare anche delle degenerazioni secondarie dei cordoni (tubercolosi nodulare di RAYMOND); cfr. v. RENCZ.

2. **Sifilide.** Le *gomme,* in qualsivoglia punto della sostanza del midollo spinale, sono rare: spesso sono multiple e in rapporto con quelle delle meningi. Certe *malattie sistematiche,* come la tabe, sono in rapporto colla sifilide. Abbastanza di raro si hanno gravi *alterazioni vasali sifilitiche* a netta delimitazione, che possono cagionare rammollimento, e, ad es., paraplegia improvvisa. In altri casi, nella sifilide, la paraplegia dipende da una meningite cronica gommosa della regione cervicale, venendo il midollo fittamente circondato dai prodotti della proliferazione specifica. Lett. sulla sifilide spinale in NAGEOTTE e RICHE.

3. **Lebbra.** In singoli casi sono state dimostrate nel midollo degenerazioni delle fibre e delle cellule nervose (TSCHIRJEW): focolai infiammatorî, emorragie, ed anche gli stessi bacilli specifici, tanto nella sostanza di sostegno (CHASSIOTIS) quanto nelle cellule gangliari dei gangli spinali (SUDAKEWITSCH) (Sulla deg. dei cordoni post. cfr. LIE) (Lett. in STAHLBERG).

10 — Tumori primari del midollo spinale.

Si trovano *gliomi*, *gliomixomi*, cosidetti *gliosarcomi*, *sarcomi a cellule fusiformi*, *mixosarcomi*, *emangiomi*, ecc. Eccezionali sono i tumori *epiteliali* (Lett. in BRUNS, SCHLESINGER, BORST). All'infuori dei *gliomi*, sono tutti rarissimi. I gliomi provengono per lo più dalla sostanza grigia (nel midollo cervicale) e formano degli ammassi allungati, situati centralmente, ma senza netta delimitazione; essi lasciano immuni le meningi. Se un *glioma centrale* cade in disfacimento, specialmente nelle parti interne, venendo così intersecato da cavità e spesso diventando addirittura canaliforme, allora il caso si ascrive alla siringomielia (v. pag. 1260). L'origine dei gliomi rimonta in molti casi al periodo fetale; il loro accrescimento è lentissimo. Anche i traumi avrebbero importanza nello sviluppo del tumore.

I così detti « *neuromi veri* » del midollo, quali furono descritti da alcuni, sono stati riconosciuti come *prodotti artificiali* (VAN GIESON, HANAU) e cioè come sostanza bianca normale sporgente da lacerazioni della pia, inavvertitamente praticate durante l'estrazione del midollo. Appartengono ugualmente a prodotti artificiali, come potè dimostrare SCHULTZE in un midollo prima congelato poi sgelato, gli innumerevoli « tumori » di glia descritti da FREUDWEILER. Anche le *eterotopie* della *sostanza grigia* possono essere prodotti artificiali. (Nelle vere eterotopie manca qualunque grossolana alterazione del midollo spinale).

I clinici raggruppano sotto il nome di *tumori spinali*, non solo i veri neoplasmi, ma anche tutte le altre formazioni del midollo o delle meningi che hanno lo stesso effetto locale (tubercoli, gomme, parassiti).

Affatto eccezionali sono i **tumori metastatici**, *sarcomi* e *carcinomi* (caso di TANIGUCHI, nodi carcinomatosi intramidollari da cancro bronchiale: v. ancora GALLAVARDIN e VARAY).

Talora, in casi di tumori delle meningi, singoli nodi possono penetrare nella sostanza midollare. Naturalmente anche i cancri metastatici della colonna possono diffondersi nel midollo.

11 — **Parassiti.**

In rari casi si trovano nella sostanza del midollo dei *cisticerchi*. L'*echinococco* si trova solo al di fuori del midollo, di rado è primitivo delle meningi: per lo più dalla colonna dorsale toracica sup. o lombare o sacrale penetra nel canale vertebrale pur conservandosi extradurale: nella colonna esso arriva dal tessuto sotto pleurico o dal bacino: può anche condurre a morte per compressione del midollo (Lett. in BORCHARDT e ROTHMANN).

E) NERVI PERIFERICI

Preliminari anatomici. Il sistema nervoso periferico consta di nervi, gangli e terminazioni nervose.

I nervi periferici constano di **fibre nervose mieliniche** (le *fibre amieliniche* formano la massa principale delle fibre del simpatico).

Nelle fibre mieliniche distinguiamo: 1. **il cilindrasse**, spesso 1–10 μ: esso si presenta finemente striato longitudinalmente essendo formato da *fibrille, neurofibrille*, collegate da *neuroplasma*, in numero diverso a seconda dello spessore della fibra nervosa (10–50: cfr. SOBOTTA, Atlante). 2. la *guaina midollare*, formata di mielina e aderente al cilindrasse. Essa si presenta interrotta nel suo decorso (strozzamenti di RANVIER): il tratto compreso fra due strozzature prende il nome di *segmento*. 3. la **guaina di Schwann** o **neurilemma**, una fine membrana in cui si trovano *nuclei con un po' di protoplasma*, conosciuti anche col nome di cellule della guaina di SCHWANN o cellule di SCHWANN. Il neurilemma non è prodotto connettivale, ma ectodermico e deriva da cellule speciali, le cellule della guaina o lemnoblasti (cellule nevrogliche).

Una guaina connettivale, la guaina di HENLE o **guaina endoneurale** circonda le singole fibre nervose. I gruppi di fibre mieliniche riuniti in cordoni cilindrici (fascio nervoso) sono circondati da una guaina connettiva formata di lamelle concentriche **(perineurio)**. Fra i fasci che costituiscono un grosso tronco nervoso si trova un connettivo lasso, contenente grasso che come **epineurio** circonda all'esterno l'intero nervo.

1 — Degenerazioni e infiammazioni dei nervi.

Quando un nervo si distrugge senza processi infiammatori, come quando, ad es., la fibra nervosa vien separata dalla sua cellula gangliare, si parla di *degenerazione semplice*, od *atrofia;* questo processo interessa principalmente il parenchima del nervo, cioè la guaina mielinica ed il cilindrasse. Se, invece, nel perineurio e nel tessuto interstiziale si stabilisce un processo essudativo con infiltrazione cellulare e proliferazione del tessuto, e si vengono in tal modo a produrre la distruzione del parenchima nervoso o se i processi degenerativi del parenchima stesso sono complicati con alterazioni flogistiche del connettivo, allora si parla di *neurite.* Si distingue una perineurite e una neurite interstiziale e parenchimatosa, quantunque questa distinzione non si possa sempre seguire strettamente.

Mentre la perineurite e la *neurite interstiziale* sono caratterizzate nelle forme acute da iperemia, essudazione, emigrazione di leucociti e più tardi da produzione di connettivo con un andamento prettamente infiammatorio, nella *neurite parenchimatosa* le alterazioni sono tanto mascherate da quelle della *degenerazione semplice*, che non è possibile tra queste due affezioni una netta delimitazione. Alcuni autori infatti ascrivono le *degenerazioni semplici* alla neurite, e le indicano come *neurite parenchimatosa*, in contrapposto con la *neurite vera, interstiziale.*

Si distingue anche una *degenerazione primitiva e secondaria delle fibre nervose*: alla prima, in opposizione alla deg. sec., appartengono i casi provocati da quei processi che non dipendono da distruzione del centro trofico, dalla separazione delle connessioni con questo, ma da un'azione diretta sulle fibre nervose.

a) **Atrofia o degenerazione semplice dei nervi** si ha *quando un nervo viene tagliato.* Tutta la porzione periferica del nervo (ed anche i suoi apparati terminali muscolari ed i muscoli stessi) cadono in degenerazione (secondaria) dopo la cessazione del rapporto delle fibre colle corrispondenti cellule nervose, come porta la legge di WALLER, mentre le fibre del moncone cerebrale, presentano solo leggiere alterazioni che col tempo possono scomparire.

Le ricerche compiute in questi ultimi 10 anni hanno dimostrato che in una interruzione della parte periferica non si ha a che fare con una degenerazione Walleriana: si trova solo una scomparsa progressiva della sostanza differenziata, vale a dire delle fibrille delle fibre nervose che appaiono poi come elementi protoplasmatici (fasci di cellule difficilmente colorabili) (Regression cellulaire, v. DURANTE, Lett.), permangono in questo stato a lungo o subiscono trasformazioni varie su cui torneremo a proposito della *rigenerazione.* E. NEUMANN concepisce la deg. W. come uno *sdifferenziamento delle fibre nervose (cilindrassi e mielina) in un neuroplasma embrionale*, conseguenza del mancato collegamento con le cellule gangliari centrali esercitanti un'influenza regolatrice sull'intera catena di neuroblasti a loro collegata. Anche DÜRCK ritiene la deg. W. come la trasformazione delle fibre nervose in cilindri neuroplasmatici contenenti nuclei.

Alterazioni grossolane nel moncone periferico si trovano solo come prodotti degenerativi di un piccolo tratto che non oltrepassa che pochi strozzamenti di RANVIER: le alterazioni *minute* che tosto si producono nella parte centrale sino al nucleo, d'importanza però affatto secondaria, furono ricordate a proposito della *degenerazione* retrograda a pag. 1201.

La degenerazione in via centrifuga dopo il *taglio* del nervo avviene *per tutto il tratto e in tutte le fibre:* le fibre sensitive degenerano però più rapidamente di quelle motrici (MÖNCKEBERG e BETHE). Nelle *contusioni* le fibre degenerano a poco a poco.

Istologicamente si constata subito dopo il taglio un intorbidamento della mielina, la quale già dopo 2–4 giorni si dissolve in sfere e goccie di varia grandezza: si produce una decomposizione chimica della mielina: l' ac. stearinico che vi si produce si colora in nero con il metodo MARCHI. Coll'apparire di *cellule a granuli adiposi,* i prodotti di disfacimento vengono riassorbiti in un lasso di tempo che va da settimane a mesi. Insieme al disfacimento della guaina mielinica s'istituisce una distruzione progressiva del *cilindrasse,* caratterizzata da rigonfiamento, formazione di vacuoli e spezzettamento: sec. MÖNCKEBERG e BETHE anzi, esso si altera prima di ogni altra parte. I nuclei della guaina di SCHWANN proliferano vivacemente. Fino a che il materiale di disfacimento non è stato portato via tutto o assimilato — le cellule proliferate della guaina di S. diventano fagociti, e come cellule a granuli adiposi inglobano il materiale disfatto — le guaine di SCHWANN ne contengono dei residui. Dopo il completo riassorbimento delle parti nervose andate distrutte, si conservano nel nervo le guaine di SCHWANN, i cui nuclei proliferano, e l'epineurio; se quest'ultimo prolifera, si può produrre un *indurimento fibroso* (cirrosi) del nervo. Quando questa proliferazione non avviene, il nervo appare *grigio.*

La *degenerazione semplice* dei corrispondenti muscoli e nervi periferici si osserva inoltre nella **distruzione delle cellule motorie delle corna anteriori** ed in quella delle **radici motorie.** Corrispondentemente alla distruzione successiva delle cellule motorie, in una stessa sezione trasversale di un nervo, si trovano ancora talvolta delle fibre *sane*, o solo **poco** alterate, accanto a fibre *completamente degenerate.* Anche **quando vanno distrutte le terminazioni nervose intramuscolari** può aversi un'atrofia (funzionale) dei corrispondenti nervi (allo stesso modo che p. es., dopo la enucleazione del bulbo si ha degenerazione grigia del nervo ottico). Nei nervi si presenta anche l'**atrofia senile.** Quando l'atrofia si sviluppa molto lentamente, la guaina mielinica può scomparire a poco a poco e il cilindrasse conservarvisi per lungo tempo od anche durevolmente. Il nervo diventa sottile, grigio, vitreo *(degenerazione grigia).* Si possono pure riscontrare dei *corpi amilacei.*

b) **Neurite** *(vera infiammazione dei nervi e degenerazione ematogena).* L'indicazione di neurite è usata poco esattamente tanto per le vere e *pure infiammazioni dei nervi,* quanto per le *degenerazioni* dei nervi periferici provocate da un prodotto tossico per via ematogena. Nella *vera neurite acuta* il nervo appare arrossato e rigonfio; spesso la tumefazione ha aspetto fusiforme. La parte connettivale del nervo (l'epi - il peri - e l'endoneurio) contenente vasi è sede di un'infiammazione essudativa con iperemia e fuoriuscita di essudato e di leucociti. Possono pure aversi emorragie e rilevanti raccolte di pus. Le infiammazioni leggiere si limitano talora al tessuto interstiziale e possono venir a guarigione; le gravi producono la distruzione della guaina mielinica e spesso anche del cilindrasse.

Nell'*infiammazione suppurativa e cancrenosa* il nervo può andar completamente perduto ed aversi poi trasformazione fibrosa. Le infiammazioni *suppurative* dei nervi, che seguono ad affezioni delle parti circostanti (p. es. ad un flemmone da ferita infetta o ad una suppurazione articolare o alla carie della rocca per il facciale), si propagano talvolta in senso centripeto *(neurite ascendente* o *migrante*, Lett. in Bolten).

Nella *neurite acuta e cronica,* mentre scompaiono le fibre nervose, si sviluppa una proliferazione connettivale più o meno vivace. Se essa è abbondante *(neurite prolifera)* il nervo diventa più spesso, consistente e per lo più grigio; ma può anche ridursi ad un cordone connettivale appiattito, pigmentato o bianco-grigio e aderente alle parti circostanti. Talvolta si formano in alcuni punti dei rigonfiamenti fibrosi nodulari *(neurite nodosa disseminata).* A seconda della diffusione, i clinici distinguono una *neurite localizzata* ed una *neurite multipla* (polineurite).

Tra le cause di degenerazione ed infiammazione ematogene dei nervi sono da ricordarsi le infezioni ed intossicazioni, i traumi, ed i disturbi di circolo e di nutrizione. Spesso non si possono trovare che influenze poco precisate, e tra queste figura anche il *raffreddamento,* che può essere in questione, almeno come causa occasionale.

Fra le **malattie infettive** nel cui decorso o in conseguenza delle quali si può presentare una *neurite multipla* o talora una *n. localizzata,* nomineremo il tifo addominale ed esantematico, la difteria genuina, la scarlattina, il vaiuolo, l'erisipela, l'influenza, il reumatismo articolare acuto, la polmonite, la malaria, la tubercolosi, la gonorrea (Lesser) e la sifilide, Nella piemia puerperale possono esser colpiti ad es. i nervi del braccio (Kast). *La paralisi difterica costituisce la forma più frequente di polineurite a base infettiva* (pag. 419). La neurite che si ha nelle malattie suddette è un effetto locale delle *tossine,* oppure dipende in una parte dei casi da una *localizzazione dell'infezione.*

La malattia propria dell'Asia orientale, spec. di Giava e del Giappone, ma che si può trovare anche in altre regioni (Africa tedesca, Dansauer) e che va con il nome di **Beriberi** (Kakke), è una *forma endemica di polineurite,* dovuta sec. alcuni a un'infezione (Baelz, Scheube, Daniels), sec. altri a una intossicazione da certi pesci (Miura, Grimm) o a riso mal conservato (Yamagiwa): v. Lett. in Dürck). (Sec. Glogner si tratterrebbe piuttosto di una polimiosite con segmentazione). Cfr. anche Nocht, Schaumann. I casi di neurite multipla apparentemente spontanei come una malattia infettiva acuta sono verosimilmente di natura infettiva tuttora sconosciuta.

Delle **intossicazioni** dobbiamo ricordare quelle a *decorso cronico,* e specialmente quelle da *alcool* e da *piombo;* possono pure avere importanza le intossicazioni *acute* da arsenico, ossido di carbonio, mercurio, ecc. come pure l'ergotismo. Anche nel diabete mellito, nel carcinoma, nella stitichezza cronica e nelle bronchite putrida si presentano talvolta delle *polineuriti* che si riferiscono ad una *autointossicazione.* La **neurite alcoolica** *è la polineurite più frequente;* ha quasi sempre *decorso acuto o subacuto,* e spesso ne è causa occasionale un raffreddamento od una affezione febbrile. Le *gambe,* e generalmente dapprima nel dominio dei nervi peronei, vengono di regola colpite simmetricamente da paralisi (piede a posizione equina); mancano disturbi vescicali. In certi casi vien colpito anche il sistema nervoso centrale. La **paralisi saturnina** che si presenta nell'intossicazione cronica da piombo, per es. nei compositori di caratteri, negli operai delle fabbriche di piombo, nei pittori, inverniciatori, ecc., è limitata quasi sempre ad un determinato distretto muscolare periferico e precisamente agli *estensori della mano e delle dita,* e per lo più bilateralmente. Del dominio del *radiale* vengono colpite solo alcune parti; i supinatori e il tricipite, nei casi tipici, non sono mai attaccati. Possono partecipare alla paralisi anche piccoli muscoli della mano innervati dal mediano e dal cubitale. Le mani sono piegate in giù e, quando vengono passivamente sollevate in alto, cadono poi di nuovo in basso. Sono a preferenza colpiti quei nervi i cui muscoli sono sottoposti allo sforzo massimo (cfr. TELEKY, lett.). Eccezionalmente vengono colpite le estremità inferiori (paralisi del *n. peroneo* mentre è tuttavia risparmiato il m. tibiale ant.) (spec. nei bambini). I muscoli si atrofizzano. La *colica saturnina* precede spesso le paralisi. Nelle cellule ganglionari della parete intestinale fu dimostrato sperimentalmente un processo degenerativo (R. MAIER). Una parte delle paralisi saturnine è di origine *spinale,* come conseguenza di una *poliomielite anteriore* (OPPENHEIM). La **paralisi arsenicale** si ha per lo più nelle intossicazioni acute. La cosiddetta **neurite puerperale** (MOEBIUS), che si presenta già nella seconda metà della gravidanza (v. V. HÖSSLIN) o solo nel puerperio dopo un parto perfettamente normale, dipende forse da un'autointossicazione (EULENBURG). Nelle forme leggiere la paralisi è localizzata, e a preferenza nel dominio del mediano e del cubitale (tipo brachiale). Esiste anche una forma localizzata nelle gambe, come pure una grave neurite puerperale *generale.*

Assai varia è l'origine della **neurite traumatica,** potendo questa esser prodotta da *ferite, contusioni e strappamenti* nei movimenti muscolari forzati, da *pressione* o *compenetrazione* esercitata da *tumori,* ecc., da *lesioni da parti articolari spostate* o da *frammenti di ossa,* da *compressione di un callo osseo,* ecc. Fra i nervi delle estremità, il più frequentemente colpito è il radiale.

Dei **disturbi di circolo e di nutrizione,** che possono provocare delle neuriti multiple, meritano menzione le gravi forme di *anemia* ed inoltre *l'involuzione senile;* in quest'ultima, il fattore essenziale è forse l'*arteriosclerosi.*

2 — Granulomi.

La **tubercolosi e la sifilide dei nervi** si riscontrano specialmente nel dominio dei nervi cerebrali e spinali; le alterazioni seguono a processi locali tubercolari e sifilitici che si propagano ai nervi e li portano ed atrofia (cfr. Cervello e Midollo spinale pag. 1229 e 1284).

La **lebbra** si localizza frequentemente nei nervi, e ciò nella forma detta appunto *lepra nervorum s. anaesthetica* (cfr. pelle). *I bacilli specifici* penetrati nel tessuto connettivale dei nervi vi provocano una *proliferazione granulomatosa,* che cagiona la degenerazione delle parti nervose e più tardi un ispessimento fibroso fusiforme.

3 — Rigenerazione.

Quando un nervo viene tagliato, tutto il moncone periferico va, come dicemmo, distrutto. Nel moncone centrale si stabilisce una degenerazione che arriva al più vicino strozzamento di RANVIER e anche a qualche segmento più alto. Ma se le due estremità del nervo vengono riunite *(sutura nervosa),* si forma da esse un tessuto di granulazione, prodotto dalle parti connettivali del nervo, che ristabilisce il rapporto dei monconi e si trasforma poi in tessuto nervoso. Sui processi che vi si svolgono le opinioni sono tuttora divise, e noi ricorderemo le due teorie principali che si dividono il campo: 1, *teoria di* WALLER *del germogliamento*. Secondo questa la degenerazione del moncone periferico è una conseguenza dell'interrotta connessione con le proprie cellule gangliari in cui si trova il centro nutritivo del nervo corrispondente: nella rigenerazione i monconi di fibre rimaste indenni nella parte prossimale producono giovani fibrille in modo indipendente, senza compartecipazione cioè degli elementi cellulari periferici, e dirette perifericamente. La rigenerazione si compie così per un vero germogliare del moncone periferico.

Secondo questa teoria dal moncone periferico penetrano giovani fibre nervose nel connettivo che unisce i due tratti di nervo separati (WALLER), lo attraversano e proliferano nella parte periferica del tronco, in degenerazione: esse penetrano così nell'epi- e nel perineuro, in parte anche nell'antica guaina neurilemmatica, arrivano dopo qualche tempo sulle terminazioni (VANLAIR, STROEBE, e a.), e finalmente è così ricostruita un'unione ininterrotta fra cellule gangliari, fibre nervose e terminazioni. Le piastre muscolari dei nervi motori si rigenerano in situ (GESSLER). Non si ha così nessuna saldatura di fibre nervose per un incontro di esse da ambo le parti, ma una vera neoformazione di sostanza nervosa da parte del moncone centrale nella parte periferica distaccata.

Il *moncone degenerato serve, in certo modo, soltanto come ponte* o via di conduzione, e la sua funzione può essere sostituita dall'interposizione di un materiale indifferente (filo di cautciù) se i due monconi sono tra loro molto allontanati od è stato asportato un tratto del nervo (VANLAIR, GLUCK). La lunghezza del pezzo asportato non deve tuttavia esser maggiore di 4 cm. (WÖLFLER): quando nella lacuna prodotta in un nervo si innesta un altro pezzo di nervo, anche questo serve come sostegno alle nuove fibrille: esso non ne produce (HUBER). (Sec. PERRONCITO possono talora entrare funzionalmente in campo anche vie collaterali, senza una rigenerazione anatomica).

Nella *formazione delle nuove fibre* nel moncone prossimale, i *cilindrassi* si mostrano *rigonfi* per un certo tratto al di sopra del taglio, e poi si dividono: da essi partono dei gettoni che nell'interno delle guaine di SCHWANN *vengono circondati da un involucro mielinico inegualmente spesso,* in modo che si ha un aspetto varicoso. Le giovani fibre sono riunite in fascetti che poi escono dalle guaine, di SCHWANN ed acquistano un neurilemma proprio.

2. *Teoria autogenetica.* Secondo questa hanno importanza nella rigenerazione anche processi centrali, però le nuove fibre ristabilienti la continuità, si originano dalle cellule di SCHWANN tanto del moncone centrale che del periferico. Ciò avviene dopo che i processi degenerativi sono per la massima parte scomparsi. Le fibre che si producono nel moncone periferico, si uniscono con quelle originatesi dal moncone centrale.

Data la grande diversità di vedute che esistono sui particolari di questi processi, noi rimandiamo alle ricerche di DURANTE e porteremo solo qui reperti che a noi sembrano più sicuri e secondo i quali la rigenerazione avviene per opera delle cellule di SCHWANN (v. BÜNGNER, NEUMANN, WIETING e a.) Si tratta di quegli elementi ricordati a pag. 1285 che si ritengono ora, contrariamente alle ipotesi prime che li dicevano connettivali, di origine mesoblastica (STROEBE), come prodotti da germi gangliari, e quindi cellule ectoblastiche: si chiamano anche *neuroblasti* o *neurociti*, cellule delle fibre nervose (*), capaci di produrre per accrescimento e differenziamento del proprio protoplasma, in modo *discontinuo*, cilindrassi e anche guaine mieliniche: i neuroblasti si allungano, si fondono in un fascio ricco di nuclei (catene, fasci cellulari) e, se si uniscono con gli elementi del moncone prossimale per cui si renda possibile il funzionale passaggio dello stimolo, si differenziano in fasci di fibrille.

R. CAJAL, PERRONCITO e a. non poterono però convincersi della rigenerazione autogena (v. per contro BETHE): essi osservarono che i neuriti (assoni) del moncone centrale, indipendentemente da ogni catena cellulare, son capaci di dare origine a nuove fibre, che si ramificano e che si possono vedere crescere con grande rapidità già dal 2.° giorno dopo la ferita, prima ancora dei fasci cellulari di v. BÜNGNER: questi nuovi assoni si dirigono in gran numero, evitando gli ostacoli, perifericamente, e in parte arrivano al moncone periferico in cui penetrano: le fibre di questo degenerano. *La rigenerazione si inizia già dopo alcuni giorni* e dura un tempo vario. Sorprendente, e non facilmente accordabile con le ipotesi di VANLAIR STROEBE, è il fatto che dopo la sutura la funzione tanto più lentamente e incompletamente si restituisce, quanto più la lesione si trova vicina al centro del nervo (cfr. OPPENHEIM): nei nervi dell'articolazione della mano tale stato dura spesso 3-6 settimane.

Dopo l'asportazione del capo periferico del nervo, come avviene nelle amputazioni, prolifera il connettivo del moncone, e in questo tessuto di granulazione, che si trasforma poi in cicatrice, si addentrano i gettoni nervosi. Questi, non potendo prendere nel tessuto di cicatrice una direzione rettilinea, assumono un decorso molto tortuoso ed intrecciato, e quando sono in grande quantità, come avviene spesso, formano un *rigonfiamento clavato* simile ad un tumore (di regola aderente alla cicatrice e alla pelle), che vien detto *neuroma da amputazione*.

Mentre dapprima non si trova mielina, può col rempo (mesi) comparire una delicata guaina midollare. Più neuroni d'amputazione tra loro vicini possono fondersi insieme. Anche in direzione centripeta possono formarsi, per un tratto di vari cm., dei neuroni, producendosi così un aspetto a rosario.

4 — Tumori.

a) Tumori primitivi dei nervi.

aa) **Neuromi falsi**. Non di rado si trova in un nervo un tumore isolato con i caratteri di **fibroma** o di **fibromixoma**. Si chiama **falso neuroma** o fibroma, fibromixoma del nervo, neurofibroma, neuromixoma, ecc. Si ha così un fibroma solo eccezionalmente indoloro, isolato, di regola *fusato*, del nervo nelle grosse ramifica-

(*) Sec. A. KOHN tanto le cellule gangliari con le loro cellule periferiche quanto le cellule delle fibre nervose (della guaina di SCHWANN) si originano da una forma comune, il *neurocite* del nervo embrionale: essi possono produrre anche cellule della nevroglia. Sull'origine indipendente delle fibre nervose dai neuroblasti nel sistema periferico, v. spec. O. SCHULTZE.

zioni delle estremità (neuroma del tronco isolato di COURVOISIER), ad es. nei tronchi nervosi nella cavità ascellare (SCHMIDT e DELBLANCO) e assai spesso nel nervo mediano (fig. 658). Questi tumori s'avvicinano molto alla neurofibromatosi: in rari casi raggiungono il volume di una testa di bimbo. Si osservano anche **lipomi** talora multipli e a volte anche diffusi (DURANTE). ORLANDI descrive anche un **rabdomioma** (raro). **Sarcomi,** per lo più a cellule fusate o mixosarcomi possono originarsi dal connettivo dei nervi o si sviluppano come varietà maligne di fibromi, ricchi di cellule (v. pag. 1293 e cfr. anche pag. 1294).

Tumori isolati dell'**ottico** prima della sua penetrazione nel bulbo, portano a un rigonfiamento fusiforme, diminuzione della forza visiva, dolori ed esoftalmo: colpiscono per lo più individui giovani: da taluni sono classificati fra le *fibromatosi* con le quali condividono la tendenza alla degenerazione maligna (v. BYERS), mentre altri (v. HARBITZ), parlano di *gliomi,* derivati dalla nevroglia che circonda l'ottico, separandoli completamente dai comuni fibromi dei nervi.

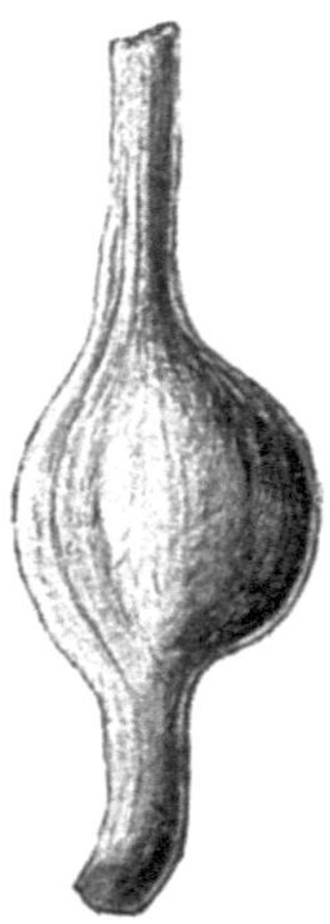

Fig. 658. **Fibroma fusiforme** *del nervo mediano*. Grand. nat. Breslavia.

I cosidetti **tumori dell'angolo ponto-cerebellare** (HENNEBERG, KOCH) da altri chiamati **tumori dell'acustico** (HARTMANN, HENSCHEN, Lett. e a.) sono indicati ora come neurofibrogliomi, ora come gliofibromi, e riportati a residui di tessuto embrionale nella regione dei nervi cerebrali dorsali: essi possono essere connessi o no con il n. acustico. Altri sarebbero fibromi, fibrosarcomi, sarcomi.

Per lo più ne sono colpiti individui in piena virilità: il quadro clinico ne è caratteristico (v. anche OPPENHEIM, STERNBERG, JOSEFSON, LEISCHNER, Lett.) cfr. pag. 1238.

bb) **Neuromi veri.** Si trovano talora, specialmente nelle estremità, **neuromi** *solitari* cutanei o più spesso sottocutanei estremamente dolorosi *(tubercula dolorosa)*; in questi neuromi originatisi nei filuzzi nervosi periferici si nota talora una grande ricchezza in fibre mieliniche dimostrabili con la colorazione all'ematossilina di WEIGERT: difficili a riconoscersi istologicamente sono per contro i neuromi a fibre amidollate. (Diagnosi differenziale, v. pag. 1075).

Rarissimi sono i veri neuromi con la struttura di **ganglioneuromi** *(neuroma ganglionare)* costituiti per lo più da *cellule gangliari rotonde* e da *fibre prevalentemente amieliniche*: essi si originano in parte dai *nervi cerebrospinali* (CZERNY, BENDA, VEROCAY e a.) per la massima parte dal *simpatico* (specialmente del cordone sinistro) (Lett. WEGELIN, Anatomia v. in L. R. MÜLLER): possono inoltre prendere origine dalla midollare delle surrenali (Lett. in App.), dai grossi gangli addominali (ganglio celiaco, BENEKE), come pure dal ganglio cervicale dell'utero, eccezionalmente: si originano multipli nel sottocutaneo (KNAUSS, KREDEL, BENEKE) e anche nella capsula articolare del ginocchio (HAGENBACH). Questi tumori possono raggiungere il volume di una testa di bimbo. In uno dei casi minutamente studiati da BENEKE si trattava di un *ganglioneuroma maligno* con *metastasi* a tipo simil-epiteliale nelle ghiandole linfatiche (v. anche MILLER, Lett., IAKOBSTHAL). Un *glioma maligno* del simpatico fu descritto da SCHILDER.

MARCHAND descrisse un tumore cellulare puro del *ganglio di* GASSER con infiltrazione del trigemino e dei suoi rami, che egli fa derivare da uno stadio ancora indifferente dell'abbozzo ganglionare e chiama *neurocitoma* (Neurociti a pag. 1291). Nel caso di RISEL si era sviluppata anche della nevroglia. Altri tumori del ganglio di GASSER (gliomi, sarcomi, endoteliomi) v. in GIANI, Lett.

Sotto la denominazione della cosidetta **Neurofibromatosi** (malattia di Recklinghausen) si aggruppano fibromi multipli dei nervi, tumori cutanei a tipo di molluschi, pigmentazione della cute, ispessimento elefantiasico, che possono presentarsi singolarmente o riuniti nel quadro della malattia: si associano anche talora altre malformazioni, anomalie e formazioni neoplastiche, ad es. gliomi del sistema nervoso centrale. I diversi componenti della neurofibromatosi si presentano:

a) quali **fibromi multipli dei nervi, neurofibromatosi in senso stretto:** colpisce per lo più i nervi spinali i cui rami profondi (ischiatico e i suoi rami, vago) e anche, in modo speciale i rami cutanei, possono esserne colpiti: lo stesso dicasi dei nervi cerebrali e del simpatico. Si formano in molti nervi, talora in tutti (v. fig. 659), dei rigonfiamenti multipli, *nodulari,* fusati, a corona di rosario, o diffusi, lombricoidi o a viticcio, *plessiformi,* di volume vario fino a raggiungere quello di un pugno. La proliferazione si forma nel dominio dell'endo- e del perineurio, dissocia le fibre o le circonda, oppure il nervo è colpito tangenzialmente, decorre quasi al davanti del rigonfiamento (come nella fig. 658) o al disopra di esso. Le fibre nervose possono conservarsi. I tumori plessiformi sono per lo più di consistenza dura. Relativamente rari sono i disturbi funzionali, specialmente i motori: più spesso si osservano quelli sensitivi.

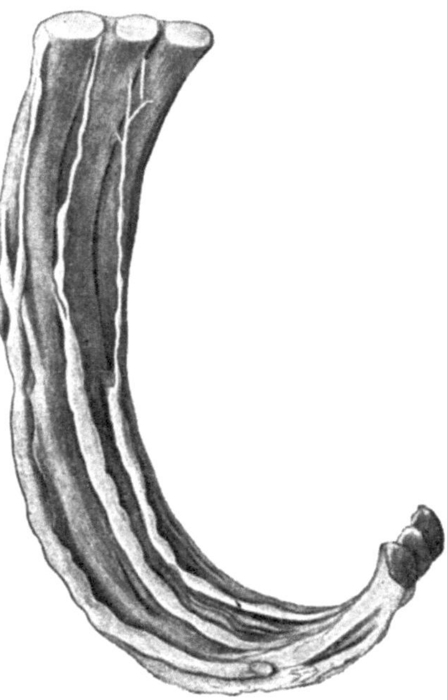

Fig. 659.
Neurofibromatosi dei nervi intercostali. Caso di neurofibromatosi universale con partecipazione dei nervi periferici, cerebrali, spinali e simpatici. Formazione tumorale (glioma) e rammollimento nel midollo. Ragazzo di 15 anni. 1/2 gr. nat. Basilea.

Non di rado coesistono altre anomalie e malformazioni. Si trovano pure associate produzioni di tumori nel midollo (gliomi, come nel caso raffigurato nella fig. 659) e tumori delle meningi cerebrali e spinali (Lett. in Kaulbach e Verocay). Quando si producono anche tumori particolarmente nei più fini nervi cutanei, ciò che è assai frequente, che nei casi di Harbitz si trova costantemente, si ha contemporaneamente il quadro più particolarmente descritto in *c)* di **tumori cutanei multipli** (cosidetti fibromi molluschi). Spesso fu pure osservata nella neurofibromatosi la **pigmentazione della cute** (sec. Thomson, Lett., nel 25 %): tale colorazione, sec. Soldau, rappresenta una fibromatosi delle terminazioni nervose cutanee. Spesso le macchie e i nevi sono congeniti, ma aumentano di numero e di intensità con il tempo; si presentano come lentiggini o come chiazze ovali più grosse, oppure la pelle è diffusamente colorita in brunastro; il dorso, il collo e il viso ne sono sede di predilezione.

b) Nel così detto **neuroma racemoso** (V. Bruns) un cosidetto neurofibroma forma un convoluto a sviluppo solo locale, lombricoide o a viticcio, limitato alla cute o al sottocutaneo di un territorio nervoso circoscritto. Tale forma si presenta quasi sempre come *congenita. Sede di predilezione*: regione degli occhi, tempia, orecchie, nuca, dorso, petto. Quando essi formano dei forti, massivi ispessimenti cutanei o anche dei lobi penduli, si parla di **elefantiasi neuromatosa** o **Pachydermatocele**. Anche qui si possono trovare rapporti con il connettivo dei nervi. Talora si formano vere deformità, particolarmente dei piedi, delle gambe, dei genitali esterni, della nuca, del viso, ecc., eventualmente di tutti i tegumenti. L'elefantiasi è per lo più congenita o si forma nella prima puerizia con accrescimento lento e indoloro. La cute è di regola consistente, ruvida, sagrinata, rugosa. Più tardi si fa stazionario. Il *neuroma racemoso* è chiamato anche *fibroma racemoso* (Thoma) o neurofibroma racemoso (Lett. in Strauss), altri parlano di *neuroma* (Verneuil) in senso stretto: secondo essi si può talora anche ammettere che oltre una proliferazione connettivale si possa trovare non solo un allungamento, ma anche un vero aumento numerico di nervi. Si noti però che altri, recentemente ancora Wegelin, non poterono osservare nessuna neoformazione di nervi: W. ritiene anche che le striscie di nuclei allungati, a bastoncello che in tali casi si trovano e che Verocay riporta a nuclei di Schwann (neuroblasti), derivino solo dalle guaine connettivali dei nervi.

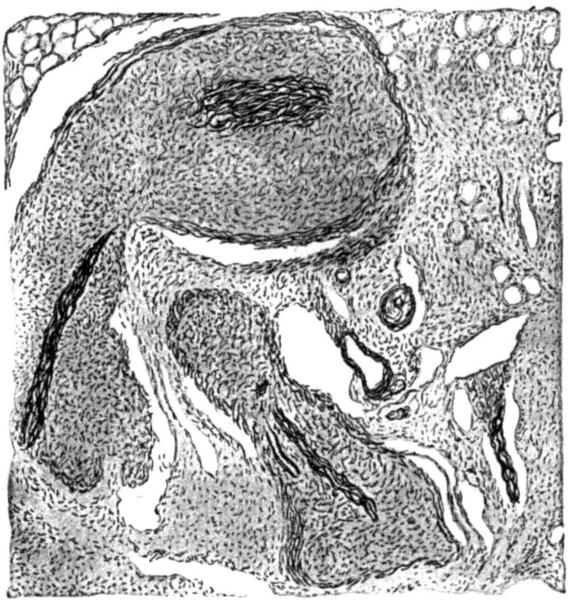

Fig. 660 a.
Da un **neuroma racemoso** della regione occipitale di una ragazza di 15 anni. Il tumore datava da 10 a.: accrescimento rapido da ultimo: vi si vedono nervi dalle cui parti endo- e perineurali deriva la proliferazione di tessuto lasso e mucoide e fibrille numerose (nere) in parte in fasci, in parte isolate. Tra i nervi tessuto perineurale contenente grasso e vasi, lasso e ricco di elementi cellulari. Deb. ingr.

c) Del tutto diversi si presentano i *fibromi cutanei* dei nervi (detti anche **neurofibromi** o anche **fibromi cutanei multipli**, che per v. Recklinghausen sarebbero *formazioni fibromatose nelle sottili diramazioni dei nervi sensitivi cutanei (fibromata nervorum)*. Questi tumori, il cui volume varia da quello affatto microscopico fino a quello di una testa, si presentano *spesso in grandissimo numero* e han sede o *profondamente nella cute,* o *nel sottocutaneo* o sporgono *sulla superficie cutanea* come porri, o noduli, o mezze sfere appiattite, come appendici o borse o polipi peduncolati, disseminati nel tronco, collo e testa, asimmetricamente. La consistenza è per lo più *molle (fibroma molluscum):* qualche rara volta anche molto dura: sono per lo più dolenti alla compressione. Harbitz nota la possibilità di una regressione parziale dei nodi cutanei. Come *mollusco elefantiasico* si indica una bozza informe che si origina da un nervo.

Eziologia e sviluppo della neurofibromatosi.

Si è abbastanza concordi nel ritenere che tutte le varie forme ricordate formino un tutto unico, il sintomo di una malattia che dipende da una *disposizione congenita;* si tratta di una malformazione in senso lato, di una malattia sistematica (v. THOMSON Lett., ADRIAN, Lett. HARBITZ, ecc.). Le alterazioni o si rendono manifeste subito dopo il parto, o assai più tardi, spesso solo negli ultimi decenni Comunemente ne formano l'inizio la pigmentazione cutanea e i tumori della cute. WEGELIN classifica la neurofibromatosi, specialmente i neuromi racemosi, fra le malformazioni dei tessuti di tipo iperplastico, amartomi (ALBRECHT), che, quando si fanno punti di partenza di una proliferazione tumorale autonoma, sono chiamati amartoblastomi. ADRIAN trovò l'*ereditarietà* in $^1/_5$ dei casi: HARBITZ riscontrò la comparsa di una elefantiasi congenita in 5 generazioni. Il migliore esempio per il fatto che tutte le diverse forme costituiscono un unico complesso è la circostanza che la malattia può presentarsi in diverse generazioni sotto tutti i possibili aspetti: che tutte le specie possono combinarsi, o presentarsi a gruppi o isolate e anche sotto forma attenuata (formes frustes). Sembra che gli *uomini* siano a preferenza colpiti.

Di particolare importanza è il non raro **passaggio in tumori maligni, sarcomatosi** con i caratteri di sarcomi a cellule fusate o mixomatose, o gigantesche, spesso anche in varietà ricca di cellule di fibromi dei nervi (WINIWARTER, WESTPHALEN, v. BRUNS, GARRÉ, ecc.). Le diverse forme delle neurofibromatosi si comportano in questi casi in modo affatto diverso, poichè sono quasi solo le forme ricordate in a) quelle che danno questa degenerazione sarcomatosa. Sec. v. BRUNS $^1/_{12}$ di tutti i casi di fibromi multipli terminano in sarcomi (Lett. in THOMSON, ADRIAN). L'A. osservò in Basilea uno di questi casi in una ragazza adulta con neuromi multipli senza notevoli tumori cutanei: un enorme sarcoma a cellule fusate dell'ischiatico aveva resa necessaria la disarticolazione interileo-addominale. Rare sono le metastasi, per lo più sempre nuovi nodi sono colpiti dalla degenerazione sarcomatosa.

Nuove vedute sull'istogenesi della neurofibromatosi. DURANTE, confermato da FRANCINI (Lett.), aprì una nuova corrente d'idee sulla natura e sull'origine della maggior parte dei tumori dei nervi. Egli partì dall'ipotesi che l'intero segmento interanulare (compreso fra due strozzamenti di RANVIER) corrisponda a una cellula altamente differenziata (in relazione alla teoria della costituzione pluricellulare delle fibre nervose, teoria delle catene cellulari). Avrebbe così luogo una *regression cellulaire des cellules segmentaires des tubes nerveux*, per cui ne risulterebbe una distruzione degli elementi differenziati del segmento (cilindrasse e mielina) e un aumento del protoplasma indifferente; si formerebbero allora per una contemporanea divisione cellulare dei fasci omogenei contenenti nuclei o cellule fusate *(neuroblasti)*. Queste ultime, fondendosi insieme formano nuovi fasci di protoplasma e diventano fibre nervose midollate o no. Si formano così *neuroni amielinici* e *mielinici*. Se le giovani cellule formatesi per regressione rimangono elementi fusati separati, e come tali proliferano, si forma un *neuroma cellulare* o *neuroblastico* (chiamato anche *sarcoma dei nervi*). D'altra parte gli elementi nervosi neoformati diventano capaci di diverse metamorfosi: per atrofia assumono l'aspetto di *connettivo* e per imbibizione di mucina o per assunzione di gocciole di grasso, si fanno simili ai *fibromi, mixomi* e *lipomi* dei nervi, per quanto però, per la natura loro siano sempre dei *neuromi*. VEROCAY descrisse una proliferazione diffusa e circoscritta delle cellule della guaina di SCHWANN, che egli ritiene come uniche procreatrici del tumore *(senza che si debba ammettere,* nella *neurofibromatosi, una compartecipazione* del *connettivo),* da cui possono originarsi anche cellule gangliari (come cellule e fibre della nevroglia). HARBITZ non potè convincersi sulla realtà di tali vedute e appoggia la « natura connettivale » dei « fibromi dei nervi ».

Anche in un secondo lavoro Verocay sostiene che il tessuto dei tumori multipli dei nervi *non è connettivo*, ma uno speciale tessuto *neurogeno* caratterizzato da fasci contenenti nuclei e fini fibrille ordinate in fascetti (da distinguersi dal connettivo), la cui origine si deve riportare alle cellule delle fibre dei nervi o a corrispondenti cellule embrionali; V. propone per questi « tumori di fibre di natura nervosa » il nome di **neurinoma** (ἴνος; fibra): per l'aumento del numero e della polimorfia dei nuclei, si formerebbe il **neurinoma sarcomatodes**. Quei tumori in cui la *partecipazione* del connettivo è notevole e predomina nel quadro istologico del tumore, si chiamerebbero *tumori misti, fibroneuromi* o *neurinofibromi*. Questa ipo-

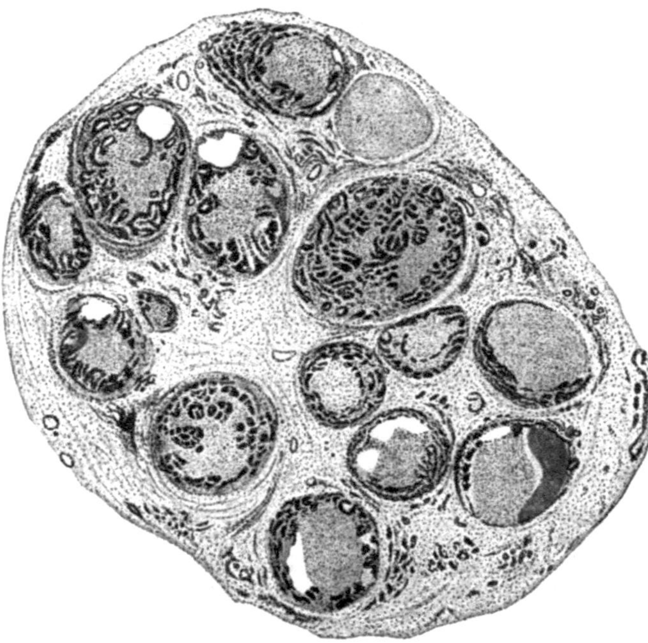

Fig. 660 b.

Sezione trasversa di un **nervo brachiale infiltrato da un carcinoma**. Cancro a epitelio piatto dell'avambraccio. Le cellule cancerigne si infiltrano negli spazi linfatici endo e perineurali. Figure simil-ghiandolari per lo zaffamento epiteliale di questi. Ingr. circa 15 diametri.

tesi ci spiega bene una specie delle neurofibromatosi e ha trovato parecchi aderenti (Herxheimer, Adami e Nicholls). Però recentemente Wegelin interpretò le striscie di nuclei allungati, a bastoncello, che si trovavano in un neuroma racemoso non nel senso di Vercay di nuclei di Schwann (neuroblasti), ma solo come propri di guaine connettivali. Tale interessante questione non è quindi ancora risolta. E con essa un'altra: si possono osservare dei fibromi dei nervi, come l'A. potè osservare in molti casi di diversi tumori di nervi, che mostrano le caratteristiche tintoriali del connettivo (colorazione rossa con il v. Gieson). Lo stesso Verocay non nega la compartecipazione del connettivo: esistono anzi dei casi in cui essa predomina. Per contro altri ve ne sono in cui il tessuto simil-connettivale non si colora con il Gieson in rosso, ma in giallo; questo s'interpreta come tessuto neurogeno. Sono sempre necessarie ulteriori ricerche e il confronto di molti pezzi e di vari stadi di casi numerosi.

b) **Tumori secondari.** I *carcinomi* infiltrano talora *secondariamente* i nervi (ad es. nei parametri in casi di cancri del collo, di cancri del retto, ecc.) e si diffondono fra i fasci nervosi che in genere si atrofizzano. In genere però i nervi oppongono *grande resistenza* all'invasione tumorale: di regola ne sono per lo più compressi, specie quando il perineurio è compenetrato dallo stesso tumore. Le cellule tumorali si diffondono per lo più per le vie linfatiche come osservarono SCHROEDER, VAN DER KOLK, COLOMIATTI, STILLING ed ERNST, ciò che del resto si può agevolmente osservare: per tale zaffamento degli spazi linfatici, vi si possono formare eleganti formazioni pseudo-ghiandolari (v. fig. 660 *b*). Riguardo ai *sarcomi* o *carcinomi secondari multipli* nei nervi spinali, all'interno del sacco durale, cfr. le osservazioni a pag. 1253. (Sulla istologia patologica dei nervi, e Lett. v. in DURANTE in *Manuel d'histologie pathol.* di CORNIL et RANVIER, III ediz., Vol. 3. 1907).

MUSCOLI

(Lett. sull'anatomia patol. e patologia dei muscoli, in DURANTE e LORENZ).

1. Anatomia. Sviluppo. Le *fibre muscolari striate* son costituite da *fibrille*, elementi contrattili, *trasversalmente* striate, e di *sarcoplasma* non differenziato, in cui sono racchiuse le fibrille a formare lunghi fasci: ciascuna fibra muscolare è circondata da una membrana omogenea, il *sarcolemma*. (Con il met. argentico di BELSCHOWSKY, si può riconoscere nel sarcolemma un delicato reticolo di fibrille; cfr. FINKELNBURG). Sulle ramificazioni delle fibre muscolari, v. THOMA. I *nuclei ovali* stanno vicino al sarcolemma negli strati periferici del sarcoplasma, ordinati in file longitudinali. Le fibre muscolari sono cellule singole cresciute enormemente in lunghezza, o meglio son date da una quantità di cellule unite in una fibra, derivanti da una cellula mononucleata rotondeggiante. Lo spessore delle fibre varia notevolmente; ogni muscolo è formato da fibre di diverso spessore (SCHIEFFERDECKER). Sec. tali A. varia anche il valore della sezione trasversa dei nuclei nello stesso soggetto. Il numero dei nuclei notevolmente aumenta *prima* del parto, *dopo* del quale si trova invece un costante e progressivo aumento delle fibre e delle masse nucleari: precede cioè all'accrescimento delle fibre una notevole proliferazione nucleare.

2. Difetti congeniti di tutti i muscoli o di un gruppo, non sono rari. Per lo più si osservano nei pettorali (Lett. in BING e BUSSE).

3 — Disturbi di circolo.

L'*anemia* rende i muscoli pallidi ed asciutti, e si riscontra nel l'anemia generale, specialmente in seguito a malattie di lunga durata; oppure è un effetto di alterazioni locali, come compressione, od interruzione del circolo arterioso. L'ischemia completa produce *necrosi*, ma essa si presenta nei muscoli solo di rado, in causa delle numerose anastomosi dei vasi muscolari. Il muscolo diventa gialliccio, color d'argilla, asciutto e friabile.

Le *emorragie* della sostanza muscolare, in seguito a lacerazioni, si osservano in muscoli sani, provocate da traumi, o per rotture spontanee da violente contrazioni (nel tetano); altre volte si formano in muscoli alterati, abnormemente lacerabili (per es. nel tifo). Uno stravaso sanguigno abbondante dicesi *ematoma* muscolare.

Ematoma traumatico del massetere per applicazione di forcipe sul mascellare, o per altre manovre nel parto v. in HOFSTÄTTER.

Emorragie *primarie* si vedono nella *emofilia*; *secondarie* nelle malattie infettive.

4 — Atrofie e degenerazioni dei muscoli.

1 — Atrofie.

Atrofia semplice. Le fibre si assottigliano conservando la loro striatura trasversale normale, e da ultimo possono distruggersi completamente. Per la scomparsa dell'emoglobina in esse contenuta, le fibre atrofiche possono apparire pallide come la carne di pesce, oppure diventano secche e brune, per il raccogliersi nel loro interno del *pigmento* in forma di granuli gialli e brunicci *(atrofia pigmentaria o bruna)*.

L'atrofia può essere un'atrofia da *inerzia;* si riscontra anche nelle *cachessie,* nell'*involuzione senile,* nella *compressione* da tumori, ecc.

Atrofia neuropatica (neurogena e spinale) e miopatica.

Nel gruppo delle atrofie muscolari che sono indicate coll'appellativo di neuropatiche, la causa dell'atrofia sta in un'affezione del sistema nervoso periferico e centrale. Atrofie muscolari *neurogene* si hanno dopo la disgiunzione o la degenerazione dei nervi periferici (per es. nella tabe), oppure in seguito a *neurite multipla* o a paralisi degenerativa da intossicazioni, per es. nell'avvelenamento cronico da piombo, od infine per lesioni (tagli trasversali) di nervi puramente motori.

Le atrofie muscolari di *origine spinale,* si hanno specialmente nella scomparsa delle cellule gangliari delle corna anteriori e dei nuclei bulbari, e se ne tenne già parola nel midollo spinale. L'estensione dell'atrofia varia naturalmente in rapporto con quella dell'affezione midollare. A pag. 1274 ricordammo anche una forma speciale di atrofia muscolare, che si sviluppa nella distruzione graduale e successiva delle cellule spinali motorie, per cui viene chiamata *amiotrofia spinale progressiva* (tipo DUCHENNE-ARAN) o *forma spinale dell'atrofia muscolare progressiva.*

Da questa forma deve invece tenersi distinta quella varietà di atrofia progressiva che è detta **miopatia primaria** o **atrofia muscolare miopatica progressiva** o **dystrophia musculorum progressiva**. Quivi i muscoli ammalano primieramente, e nel midollo e nei nervi non si trovano rilevanti alterazioni.

Le cause di tale affezione non sono ben conosciute, ma probabilmente ne è base un'anomalia congenita di sviluppo.

Alterazioni anatomiche. Nei muscoli si trovano associate *varie alterazioni.* Le fibre primitive in parte sono **atrofiche**, in parte presentano una **vera ipertrofia** (sez. trasversale sino a 230 μ. (OPPENHEIM) contro i 10–100 μ delle fibre normali, STÖHR); vi sono delle forme in cui l'ipertrofia prevale sull'atrofia. Nelle fibre si sono osservati anche dei *vacuoli* e delle *divisioni* nucleari dirette; talvolta le fibre muscolari *aumentano di numero.* Il *perimisio interno* appare spesso *ricco di* *nuclei* e più fortemente sviluppato: frequentemente è **mutato in tessuto adiposo**. Questa lipomatosi del tessuto connettivale, che può condurre ad una **pseudoipertrofia lipomatosa del muscolo atrofico**, è un processo secondario che segue all'atrofia delle fibre muscolari, ovvero l'eccessivo sviluppo primario dell'adipe comprime ed atrofizza le fibre, od infine l'atrofia delle fibre e la lipomatosi si presentano contemporaneamente.

Quadro clinico *(Differenze tra la miopatia primaria e la miopatia spinale).* Le miopatie primarie *cominciano nell'età giovanile* (la miopatia spinale di regola nella media età) ed in molti casi costituiscono una malattia *ereditaria,* familiare (mentre nella forma spinale l'eredità non ha alcuna importanza). L'affezione ha un andamento *estremamente cronico.* La distrofia si presenta specialmente nei muscoli del tronco, della cintura pelvica, della colonna lombare, della spalla, del braccio e della coscia. La *deambulazione* si fa *stentata* e si ha *lordosi delle vertebre lombari,* perchè sono resi insufficienti i muscoli che provvedono alla estensione della colonna vertebrale; questa lordosi non appare nella posizione seduta, in cui il bacino ha valido appoggio. Le *spalle diventano « slegate »; le scapole sporgono come ali sul torace.* Le parti distali delle estremità, e specialmente la *mano e le dita,* rimangono *inalterate* (mentre nella miopatia spinale vengono colpite per prime, avendosi la mano ad artiglio). Corrispondentemente al vario contegno delle fibre muscolari, in una *parte dei muscoli* si ha un'evidente *atrofia,* in altri invece un *aumento di volume* ed un'alterazione di forma, che dipendono dalla *vera* e *falsa ipertrofia.* (Nella miopatia spinale i muscoli non sono mai ipertrofici). (Particolari in PAPPENHEIMER). L'*atrofia* è specialmente evidente nei muscoli che fissano la scapola (cucullare, grande pettorale, grande dorsale, gran dentato anteriore) ed inoltre nel bicipite, nel quadricipite femorale, ecc. L'*aumento di volume invece si ha* specialmente nei muscoli del polpaccio, nei glutei, nell'infraspinoso, deltoide, tricipite, ecc. All'affezione possono partecipare anche i *muscoli del viso;* particolarmente l'orbicolare delle labbra (la bocca sta alquanto aperta) e delle palpebre, la cui chiusura avviene incompletamente. Nella *facies myopathica* i tratti del viso diventano rigidi e simili ad una maschera. L'*eccitabilità elettrica* dei muscoli ammalati è quantitativamente diminuita. Non si ha reazione degenerativa, e mancano i tremolii fibrillari (in contrapposto alla miopatia spinale). Nella distrofia avanzata mancano i fenomeni tendinei.

Si possono distinguere diverse **varietà di miopatia primaria**, quantunque non esistano fra esse delle differenze rilevanti: *a)* **pseudo-ipertrofia (lipomatosis luxurians progressiva)**. La malattia si sviluppa nella prima fanciullezza, predilige il sesso maschile e colpisce specialmente i muscoli delle sure, della coscia, dei lombi e del bacino. Il volume dei muscoli aumenta, mentre la loro forza diminuisce. Da ultimo i muscoli sono trasformati in ammassi gialli di grasso. *b)* **forma infantile** (DUCHENNE) *con partecipazione primaria dei muscoli della faccia,* e specialmente dell'orbicolare delle labbra e delle palpebre. Nei casi spiccati si ha un'espressione stupida, a maschera, detta *facies myopathica* (DÉJERINE-LANDOUZY). *c)* **Forma giovanile**, che compare nell'età giovane o media: sono colpiti più gravemente i muscoli della spalla e del braccio: l'affezione resta limitata a pochi muscoli; *d)* **forma ereditaria** (LEYDEN), con pronunciato carattere ereditario. Comincia per lo più nell'8.°-10.° anno, o più tardi, con debolezza della schiena e delle gambe. (Lett. in LORENZ: sulla forma giovanile familiare v. anche PAPPENHEIMER).

2 — Degenerazioni.

a) Nella *tumefazione torbida od albuminosa*, o *degenerazione granulare* acuta, la striatura trasversale vien mascherata dal deposito di granuli albuminosi, che scompaiono coll'aggiunta di acido acetico.

L'alterazione si produce in seguito a disturbi di circolo, come pure in vicinanza di focolai infiammatorî, e può passare nella degenerazione grassa.

b) Nella *degenerazione grassa,* si trovano nella sostanza contrattile delle piccole goccioline di grasso, che possono anche confluire in grosse goccie. La striatura trasversale va ben presto perduta. La degenerazione grassa si ha in leggiero grado nelle cachessie croniche (per es. nella tisi), in alto grado in certi avvelenamenti (per es. da fosforo).

Già dopo circa 48 ore dall'avvelenamento, i muscoli si trovano opachi e rosso-gialli o addirittura gialli, molli e succosi.

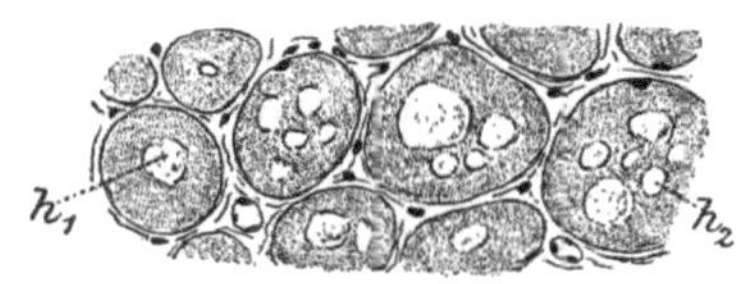

Fig. 661.

Sezione trasversa di un fascio muscolare con *degenerazione idropica o vacuolare*: h_1 e h_2 goccioline di liquido, grosse e piccole, nelle fibre. Da un muscolo del polpaccio pallido e gelatinoso.

c) Nella *degenerazione idropica o vacuolare,* nelle fibre muscolari pallide ed acquose, si vedono al microscopio delle goccie chiare, più o meno numerose (fig. 661).

d) Nello *sgretolamento* si osserva il disfarsi della sostanza muscolare in fibrille o in frammenti di qualsiasi forma.

e) La *degenerazione cerea o ialina* (fig. 662), venne per la prima volta descritta dallo ZENKER nell'ileo-tifo, in cui colpisce specialmente i muscoli addominali, gli adduttori della coscia, ed inoltre i muscoli della lingua. Consiste in una trasformazione omogenea e vitrea del contenuto sarcolemmatico striato, il quale si rigonfia e si spezza in tanti frammenti come un ammasso rigido, e a preferenza in direzione trasversale. Il contenuto sarcolemmatico diviene ialino e si disfà in particelle sempre piccole, che vengono riassorbite. Questo processo di degenerazione ialina è stato anche indicato come una *necrosi da coagulazione,* necrosi e coagulazione.

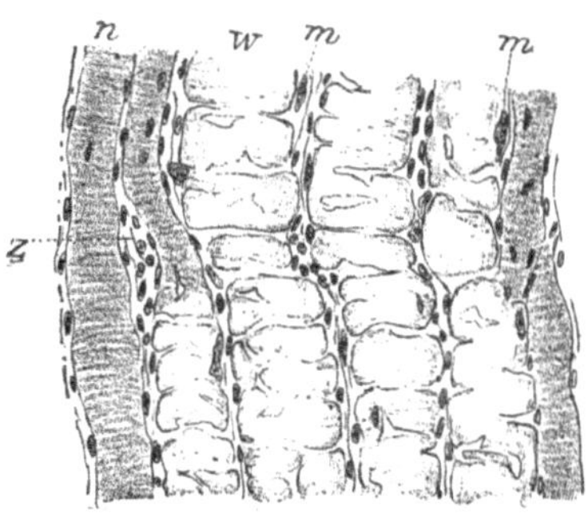

Fig. 662.

Degenerazione cerea del retto addominale in un caso di tifo addominale. *n,* fibra striata indenne: l'immediatamente vicina nella parte inferiore, e le seguenti in totalità, presentano un disfacimento a zolle vitree, ceree *(w), m,* corpuscolo muscolare ingrossato; *z,* perimisio interno infiltrato. Medio ingr.

Secondo THOMA si tratterebbe di una lacerazione spontanea e si presenterebbe come un rigonfiamento ialino della sostanza contrattile, talora collegata a infiltrazione leucocitaria, con perdita della birifrangenza: precede la fluidificazione e il riassorbimento. (Sec. BENECKE un processo analogo di rigonfiamento e coagulazione della sostanza muscolare si avrebbe anche nelle fibrocellule muscolari *liscie*).

Quando la degenerazione è molto estesa, i muscoli appaiono opachi, pallidi, simili a carne di pesce, e perdono la loro compattezza; si lacerano facilmente presentando dei versamenti emorragici, intramuscolari, o sotto le fascie, che possono essere assai rilevanti. Tali *ematomi muscolari* si rinvengono abbastanza spesso, nel tifo, nel *retto addominale.*

L'**etiologia** dell'alterazione è *assai variabile.* Si riscontra *nel tifo ed in altre malattie infettive* (tubercolosi, vaiuolo, tetano, febbre ricorrente, ecc.), dopo *ustioni* e *congelazioni,* in seguito a *traumi* (tagli, strappamenti, lacerazioni spontanee nelle contrazioni violente), nella *trichinosi*, in cui essa sarebbe dovuta a un'azione tossica sulle fibre che possono non contenere trichine, ed anche in seguito a *stasi* come pure nell'*ittero dei neonati* (HEYDRICH).

Le degenerazioni *a-e* dipendono da svariatissime circostanze, quali strapazzi, contusioni, lacerazioni, infiammazioni, infezioni, intossicazioni, disturbi di nutrizione da cause generali o locali (decubito, emorragie).

Nelle più diverse forme di *atrofia semplice* o *degenerativa* si ha in seguito una *proliferazione rigenerativa dei nuclei muscolari* (fig. 662): essi possono formare *striscie* e *accumuli,* e in tale stato mantenersi a lungo dopo la distruzione della fibra muscolare e localizzarsi come sarcoblasti mono- o plurinucleati alla parte esterna del contenuto del sarcolemma in via di distruzione. Si può avere così un risarcimento più o meno completo. (Particolari al par. 6). Nel *tifo* tale risarcimento è per lo più completo: solo là dove si ebbero forti *emorragie* e gravi *rotture,* si formano cicatrici connettivali.

f) La **degenerazione amiloide** del perimisio interno e del sarcolemma è rarissima. Essa venne osservata da ZIEGLER ed altri nei nodi amiloidi dei muscoli della lingua e della laringe (in cui l'A. l'osservò anche nella muscolatura *liscia:* cfr. JOHANNI). Altri particolari in HUETER.

g) La **calcificazione** si riscontra nei muscoli in trasformazione fibrosa, nelle fibre muscolari necrotizzate (PIELSTICKER, Lett.) ed inoltre in corrispondenza di ascessi tubercolari. Rarissima è una deposizione generalizzata di calce (calcinosis) nel tessuto sottocutaneo e intermuscolare in seguito a trauma o a reumatismo pregresso (v. LHERMITTE).

5 — Infiammazioni dei muscoli (miositi).

Si originano per propagazione dalle parti circostanti (per es. da flemmoni della pelle e delle aponeurosi, da decubiti, ulcus cruris, ecc.), o per cause traumatiche (contusioni, lacerazioni), o per trasporto per via sanguigna degli agenti dell'infiammazione.

Nelle forme *leggiere di flogosi* si ha *imbibizione sierosa* ed *infiltrazione cellulare del perimisio;* le fibre muscolari possono essere inalterate, o in preda a tumefazione torbida, a degenerazione grassa o a necrosi da coagulazione.

La *miosite acuta* con essudato siero-cellulare si ha talvolta in seguito a ferite dei muscoli, nella infezione carbonchiosa propagata dalla pelle, e nello stadio iniziale di miositi più gravi. Nella *trichinosi* si possono trovare nel tessuto interstiziale infiltrati parvicellulari disseminati, indipendenti dai parassiti. In alcuni casi, la degenerazione della sostanza contrattile è più intensa dell'infiammazione interstiziale. Le fibre in parte degenerate possono più tardi venir rigenerate.

Nella non frequentissima **infiammazione muscolare multipla, polimiosite**

acuta e cronica (E. WAGNER), i muscoli delle estremità e del tronco si rigonfiano, insieme colle parti molli circostanti, con dolori e disturbi generali. L'affezione è accompagnata da febbre e probabilmente è d'*origine infettiva*, e così la si è osservata in seguito ad influenza, angina, reumatismo articolare, processi purulenti (come ascessi delle tonsille, ecc.). L'edema della pelle e del tessuto sottocutaneo può esser così intenso da mascherare il gonfiore dei muscoli. Questi appaiono di colore mutato e simili a carne di pesce; il parenchima è in degenerazione granulosa, cerea o vacuolare; gli interstizî sono disseminati di cellule rotonde e talvolta anche di emorragie.

I muscoli sono *dolenti alla pressione,* e ben presto diventano *incapaci d'ogni funzione,* in modo che gl'infermi giacciono in abbandono e non possono muovere alcun membro.

Il più spesso vengono colpite le parti delle membra vicine al tronco; di rado invece i muscoli della respirazione, deglutizione, ecc. — Vi sono dei *casi leggeri,* che possono terminare colla guarigione, e dei *casi gravi,* con esito letale dopo settimane o mesi, in seguito ad asfissia o pneumonite da deglutizione. L'affezione venne detta da HEPP **pseudotrichinosi**, perchè nel suo decorso clinico ricorda la *trichinosi.* La pelle edematosa è per lo più arrossata e talvolta presenta anche degli esantemi, pel che UNVERRICHT parla di **dermatomiosite**. Nei casi cronici, la durata può essere di 1–2 anni.

Miosite purulenta. Costituisce dapprima una infiammazione interstiziale, la quale nella forma ematogena si presenta per lo più a focolai, mentre nella forma propagata ha invece estensione diffusa. Essa dà poi origine alla formazione di *ascessi* circoscritti, oppure dà luogo ad un *flemmone* diffuso nel tessuto interstiziale. La sostanza muscolare cade in degenerazione o in necrosi, per un tratto più o meno vasto. I piccoli ascessi, per lo più multipli, quali si presentano il più spesso nella piemia, rappresentano delle cavità nettamente delimitate, riempite di pus e di frammenti di tessuti; mentre gli ascessi che si formano nel dominio di una miosite flemmonosa sono generalmente da principio poco ben circoscritti, e passano senza limiti netti nelle parti circostanti succose e purulente. La miosite flemmonosa ha spesso un carattere necrotizzante, *icoroso,* nel qual caso i muscoli caduti in cancrena appaiono opachi, di color bruno-nero o grigio-nero o verde-grigio sporco, e sono spugnosi, poltigliosi od untuosi. Ciò si presenta specialmente in seguito ad ascessi stercoracei, ed inoltre nelle ferite con infezione settica e nella cancrena da decubito. In quest'ultima i brandelli muscolari, per l'evaporazione, facilmente si prosciugano. Gli ascessi possono venir incapsulati per la proliferazione del tessuto connettivo delle parti circostanti e dar poi luogo, dopo l'allontanamento del pus, a cicatrici fibrose. Di solito si riscontra un'intensa proliferazione di tessuto di granulazione, con esito in sclerosi, nelle *suppurazioni muscolari croniche*, quali si riscontrano nella tubercolosi, nell'actinomicosi e nella morva.

Sec. SALTYKOW il *pus nella miosite purulenta* non è composto solo di leucociti, ma anche di *cellule muscolari* e del *tessuto,* ciò che sec. BUSSE corrisponde perfettamente all'antica ipotesi di GRAWITZ e del suo allievo KRÖSING sulla partecipazione attiva del tessuto al processo infiammatorio.

Col nome di **miosite fibrosa (fibroplastica)** si indica una produzione di connettivo nei muscoli, per la quale avviene una trasformazione fibrosa, in cui le fibre muscolari degenerano in vario modo.

Essa si origina quasi sempre in modo *secondario* e per diverse ragioni. Così può essere esito di un processo muscolare degenerativo o infiammatorio, acuto o cronico. I gradi leggieri possono seguire ad un' atrofia muscolare spinale o primaria; le forme gravi si vedono in vicinanza di ossa ed articolazioni con infiammazione cronica, come pure nelle affezioni cutanee, quali l' eczema cronico e l'*ulcus cruris*. In tali casi i muscoli si presentano spesso intersecati da principio da cordoni e setti fibrosi bianchi. Più tardi un muscolo può essere completamente trasformato in tessuto fibroso. Quando un ascesso muscolare cicatrizza, ciò si deve appunto ad una miosite fibrosa.

La malattia che va con il nome di **Caput obstipum musculare**, rigidezza del collo, dipende, sec. KADER, in alcuni casi da *lesione* dello sterno-cleido-mastoideo, in altri da un' *infezione* ematogena, per lo più però da ambedue le cause. Si sviluppa a spese degli elementi muscolari in via di disfacimento un connettivo abnormemente abbondante. Tale reperto fu confermato da HILDEBRAND e dalle esperienze di HELLER. KEMPF per contro propende per un'origine da ischemia, ipotesi appoggiata anche da SCHLAESSMANN (Lett.): la causa di tale malattia dovuta a paralisi muscolare ischemica e contrattura, sarebbe d'origine intrauterina per una diminuzione della cavità.

6 — Granulomi infettivi.

a) La **tubercolosi** dei muscoli è piuttosto rara. Una miosite tubercolare può essere *propagata* da un'affezione specifica ossea od articolare, oppure, e ciò è più frequente, da una pleurite tubercolare; sono in tal caso colpiti i muscoli intercostali. Quivi si possono formare degli ispessimenti fibrosi, ed originarsi dei *nodi* caseosi che si rammolliscono e caseificano, o degli *ascessi* freddi con perforazioni fistolose. Gli ascessi possono diventare migranti (cfr. spondilite tubercolare pag. 751). La tubercolosi può propagarsi ai muscoli anche da una mucosa (tubercolosi della lingua pag. 382) o dalla pelle (lupus).

La **tubercolosi muscolare ematogena** è *rara;* essa si presenta nella tubercolosi miliare od indipendentemente da questa. In quest' ultimo caso si possono formare in singoli muscoli degli *infiltrati di tubercoli,* simili ad un tumore; oppure si ha un'invasione tubercolare, che è seguita da *noduli miliari* e da *disfacimento granulo-grasso della sostanza muscolare,* insieme con *emorragie.* (I chirurgi chiamano questi casi di lesioni tubercolari indipendenti, non propagati da parti vicine, « tuberc. primitiva » dei muscoli. Cfr. ZELLER, KAISER). PILLIET ne descrisse i particolari istologici: SALTYKOW (Lett.) dimostrò *sperimentalmente* che gli elementi muscolari prendon parte notevole tanto all' infiltrazione parvicellulare che compare nei primi giorni, quanto alla formazione delle cellule epitelioidi, ciò che aveva anche ammesso, prima, KRÖSING (GRAWITZ) (v. anche HUNGERBÜHLER).

b) La **sifilide** dei muscoli si presenta: α) in forma di un ispessimento cronico del tessuto connettivale del muscolo, insieme con atrofia del parenchima *(miosite fibrosa sifilitica).* Essa colpisce a preferenza il bicipite, e cagiona sovente contratture. β) Si formano delle *gomme* che a poco a poco si estendono nelle vicinanze, risultandone un tumore sporgente, con tendenza al disfacimento, e che non è mobile nè rispetto alla cute, nè rispetto alle parti sottostanti. Ne possono risultare delle ulceri profonde, sinuose, che guariscono per lo più con profonde cicatrici. γ) *Si associano miosite interstiziale e formazione di gomme*, in modo che queste ultime rappresentano degli ammassi asciutti, caseosi (i cui contorni ricordano una carta geografica) incuneati in un tessuto fibroso *(gomme fibrose dei muscoli)*.

L'affezione si presenta nei più diversi muscoli, principalmente delle *estremità superiori*, sopratutto nel *bicipite*, ed inoltre negli *sterno-cleido-mastoidei*, nei

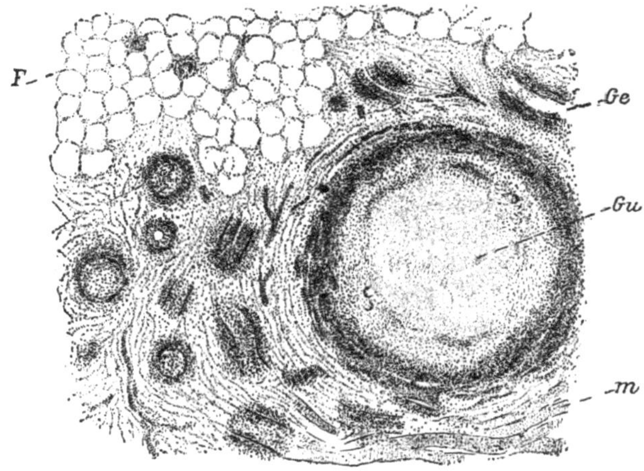

Fig. 663.

Gomma di forma rotonda con centro caseoso e grasso e una zona a cellule fusiformi, chiara, con 3 cellule giganti (tipo LANGHANS). All'esterno una larga zona oscura di tessuto di granulazione. Nel circostante *tessuto fibroso* esistono ancora delle fibre muscolari sparse *(m)*, Vasi, specialmente vene *(Ge)* in preda a *vascolite* e *perivascolite*, circondati e infiltrati di cellule rotonde ed in parte obliterati. *F*, ammassi di tessuto adiposo. Il preparato corrisponde al margine di una grossa gomma in disfacimento della pelle e dei muscoli del dorso, di cui è parola nel testo. Medio ingr.

muscoli del dorso e in quelli della *lingua* (cfr. BUSSE). Il preparato della fig. 663 proviene da una gomma della pelle e dei muscoli del dorso, grossa più di un pugno, e perforatasi con apertura crateriforme. Queste proliferazioni sifilitiche; insolitamente voluminose, erano in parte molli e disfatte, in parte gelatinose, carnose, fibrose, caseose ed asciutte.

Generalità sulla struttura microscopica delle gomme. Diagnosi differenziale.

Le piccole *gomme* presentano molto spesso **al microscopio** un aspetto rotondeggiante od a forma di trifoglio (v. fig. 663). *Da principio* constano solamente di un tessuto di granulazione ricco di cellule, o risultante, nel centro specialmente, di cellule epitelioidi o di rare cellule giganti (le gomme dei muscoli striati formano un'eccezione, poichè in esse si trovano sempre cellule giganti, cfr. LANDOIS) ed alla periferia di cellule linfoidi, come si vede talvolta in piccolissime gomme, dette appunto gomme miliari (v. Pelle). Esse *contengono* spesso abbondanti *vasi sanguigni*, in contrapposto coi tubercoli, reperto ritenuto decisivo da v. BAUMGARTEN, e la caseificazione può mancare completamente. Le gomme sviluppate, un po' vecchie, mostrano per lo più *tre zone: a)* un centro caseoso, con necrosi da coagulazione, che assai spesso (quando si tratta di gomme vecchie) lascia ancora riconoscere un carattere fibroso della sostanza fondamentale: con la colorazione delle fibre elastiche vi si può riconoscere il contorno dei vasi. All'esterno si trova *b)* una zona media di cellule fusiformi, intrecciate e non molto fittamente riunite, con cellule epitelioidi, ed in parte anche cellule rotonde e alcune giganti scarse, ma costanti nelle gomme muscolari (del tutto simili a quelle dei nodi tubercolari) poste in un tessuto connettivale con abbondanti fibre. Ancora all'esterno si ha *c)* una zona di tessuto di granulazione giovane, ricco di cellule rotonde (linfociti, plasmacellule, scarsi leucociti) e di vasi. Dobbiamo considerare queste zone come una proliferazione originata dal connettivo delle parti circostanti (zona esterna) con successiva trasformazione in tessuto fibroso (zona media) che racchiude, ed in parte compenetra e sostituisce, la proliferazione gommosa caseificata ed in via di parziale assorbimento. Questa *spiccata tendenza alla trasformazione fibrosa,* anche nelle gomme più voluminose, distingue il sifiloma dal tubercolo. Da questo fatto dipende anche la *delimitazione poco netta* delle gomme *(in confronto dei tubercoli)* rispetto alle parti circostanti, in modo che spesso le gomme stesse sono situate in un connettivo calloso. I vasi, e in modo speciale le *vene* (RIEDER), che circondano od attraversano i noduli gommosi, sono spesso in preda a *vasculite;* tutte le tonache possono presentare infiltrazione cellulare ed essere ispessite, e così possono essere infiltrate di cellule rotonde le parti circostanti ai vasi *(perivasculite).* Il lume vasale può essere ristretto ed in parte obliterato dalla proliferazione dell'intima. Le ramificazioni dei vasi, che più tardi possono andar eventualmente incontro alla trasformazione gommosa, cagionano spesso la forma a trifoglio dei focolai, che ricordammo dianzi. I contorni del tessuto si perdono negli ammassi caseosi delle gomme assai più gradualmente che nei tubercoli. Nel centro delle gomme si trovano spesso dei vasi ancor pieni di sangue, persino in una sostanza caseosa soda e di antica data, in cui si può anche riconoscere un carattere fibroso. *Tutti questi costituiscono dei caratteri differenziali di fronte alla tubercolosi.* La ricerca di spirochete nelle gomme dà quasi sempre risultati negativi.

La *diagnosi differenziale colla tubercolosi* (cfr. anche pag. 974 e 1230) può venir assicurata nei casi dubbî (specialmente nelle gomme piccolissime di cui sopra) per mezzo della colorazione dei bacilli di KOCH. Bisogna guardarsi da una diagnosi errata di *sarcoma.*

c) Nella **morva** si presentano spesso in grande quantità, nei muscoli e nei loro interstizî, degli ascessi e così pure dei noduli di tessuto di granulazione, con tendenza ad una fusione purisimile. L'infezione morvosa può propagarsi per via linfatica o sanguigna.

d) Nella **actinomicosi** possono presentarsi nei muscoli delle granulazioni con tendenza alla degenerazione grassa (color giallo zolfo), o alla trasformazione fibrosa o alla formazione di ascessi. L'infezione avviene di regola per continuità da un focolaio vicino (cfr. Actinomicosi della pleura e figura pag. 329).

7 -- Lipomatosi. Ipertrofia vera. Rigenerazione.

Lipomatosi *(proliferazione del tessuto adiposo).* In diverse specie di atrofia il perimisio interno si trova spesso più fortemente sviluppato e ricco di nuclei che in condizioni normali, e di frequente il perimisio si trasforma in tessuto adiposo. In tal modo può venir mascherata la diminuzione di volume cagionata dall'atrofia. Noi vedemmo ciò ad es.

nella paralisi spinale infatile (pag. 1271). La *lipomatosi* può essere nell'atrofia muscolare progressiva tanto rilevante, da produrre persino un aumento di volume della parte, e si parla allora di *pseudoipertrofia*.

La **vera ipertrofia delle fibre muscolari** consiste in un allungamento ed ispessimento delle fibre (MORPURGO, Lett.), e forse anche in una loro moltiplicazione. Il lavoro muscolare può cagionare l'ipertrofia dei muscoli (ipertrofia funzionale).

SCHIEFFERDECKER ritiene che nell'ipertrofia funzionale cambi anche l'aspetto del sarcoplasma, poichè il numero dei nuclei si fa minore (al contrario di quanto avviene nel normale accrescimento delle fibre), la lunghezza del nucleo si mantiene, aumenta lo spessore, diminuisce la massa relativa.

Anche senza aumento della funzione può aversi in rari casi una vera ipertrofia; così ad es. dopo il tifo. Nella distrofia muscolare progressiva (pag. 1299) si presenta anche una vera ipertrofia. Altrettanto si ammette pel *morbo di* THOMSEN *o myotonia congenita*.

Nel **morbo di Thomsen**, ERB, DÉJÉRINE e SOTTAS, FULDA ed altri trovarono in pezzetti di muscolo, escisi dal vivente, un ispessimento del doppio delle fibre primitive, una moltiplicazione dei nuclei, ed una parziale tendenza della striatura trasversale a scomparire, un aspetto omogeneo.

L'affezione colpisce di solito *parecchi membri* di una famiglia e si *trasmette di generazione in generazione*. (Così si trasmise nella famiglia di THOMSEN per 4 generazioni). Comincia nella prima fanciullezza e si manifesta con *ipervolume* dei muscoli associato a *diminuzione delle forze*, con rigidità muscolare e contrazioni spasmodiche passeggiere, quando un muscolo entra in azione volontaria dopo essere stato a lungo in riposo. Così, ad es., il braccio esteso può divenire istantaneamente rigido; in una stretta di mano il malato non può rilasciar subito la mano stessa, e così via. Le emozioni, la fatica, ecc. esagerano questi fenomeni. Tutti i muscoli possono essere colpiti, ma tuttavia in modo molto vario. L'esame obbiettivo permise all'ERB di dimostrare: α) *un aumento dell'eccitabilità muscolare meccanica*; percotendo il muscolo si produce una lenta e prolungata contrazione tonica della parte colpita; β) alterazioni dell'eccitabilità elettrica, cioè la *reazione miotonica* (ERB). Di speciale importanza è il fatto che, coll'applicazione stabile di una forte corrente galvanica, si hanno « delle onde di contrazione che si succedono ritmicamente, propagandosi pel muscolo l'una dopo l'altra, e che partono dal catode verso l'anode ».

Rigenerazione dei muscoli.

Le modalità del processo rigenerativo dipendono essenzialmente dalla qualità del danno che il muscolo ha subìto. Nelle semplici lesioni della sostanza contrattile con conservazione del protoplasma, del sarcolemma e dei muscoli, quali si vedono nel tifo, nel congelamento e nelle contusioni (PIELSTICKER) si ha una completa rigenerazione (VOLKMANN).

Le parti della fibra che sono andate perdute, vengono rigenerate in forza di una neoformazione che parte dai nuclei e dal sarcoplasma ancora contenuti nel sarcolemma, e che segue il tipo dello sviluppo embrionale. Le lesioni traumatiche sono seguite da una guarigione per opera di tessuto muscolare, solo quando non cagionano che una minima perdita di sostanza; in tutti i casi più gravi, come ad es. nella divisione totale di un muscolo, la riunione avviene bensì, ma per mezzo di un tessuto di granulazione originato dal connettivo, nel quale solo più tardi, nel corso di settimane, penetrano delle nuove fibre muscolari, provenienti da gettoni muscolari che si avanzano dalle fibre vecchie.

La rigenerazione parte dai *nuclei* delle fibre preesistenti. Essa s'inizia con una moltiplicazione dei nuclei muscolari, che avviene in parte per divisione diretta e in parte per cariocinesi; tale moltiplicazione ha luogo tanto nei nuclei che esistono ancora in fibre muscolari viventi, quanto in quelli che giacciono liberi tra gli interstizi di fibre muscolari tra loro separate o ridotte in pezzi (sarcoliti), per es. da una contusione. Ben tosto avviene anche una *neoformazione di sarcoplasma.* (Secondo le interessanti ricerche sperimentali di THOMA, gli ammassi di nuclei in vicinanza dei margini della rottura derivano per la massima parte da un affluir ivi di nuclei muscolari). *Negli ammassi di sarcoplasma ricchi di nuclei si formano poi delle nuove fibre muscolari,* che compaiono nella continuità e alle estremità delle vecchie fibre, crescendo in ispessore e in lunghezza e formando i così detti *germogli* o *gettoni muscolari* (NEUMANN, NAUWERK), nei quali si continua, senza limiti netti, la sostanza a striatura trasversale ancora conservata. Nei gettoni muscolari si differenziano delle fibrille, in cui compare prima la striatura longitudinale e poi la trasversale. Prima della formazione dei gettoni, o successivamente ad essa, può accadere una *divisione longitudinale* della fibra in accrescimento in 2 o più fibre giovani. Se la divisione avviene nel moncone prima che s'inizino i processi proliferativi, può aversi la formazione dei gettoni in ciascuno dei capi prodottisi per la scissione. Quando il sarcolemma è tagliato trasversalmente, si formano dei gettoni muscolari terminali. I nuclei *muscolari* che non sono in connessione con fibre muscolari viventi si trasformano in grandi *cellule* ad aspetto epiteliale, che, per ulteriore divisione, formano degli *ammassi protoplasmatici polinucleati* che si presentano in grande quantità *(otricoli cellulari muscolari di* WALDEYER): in parte vanno poi distrutti per degenerazione grassa (NAUWERK), ma in parte si trasformano in *sarcoblasti,* dai quali si *formano,* seguendo il tipo embrionale, delle *fibre muscolari.* (Forse, queste *cellule muscolari indipendenti* si uniscono poi colle fibre vecchie o coi gettoni che da queste provengono). Questi ammassi protoplasmatici possono in parte venir considerati come *cellule giganti,* che fagocitano, o almeno circondano, dei frammenti di sostanza protoplasmatica. — Il *taglio dei nervi* non ha influenza sul decorso della rigenerazione (KIRBY). Le infiammazioni intense che provocano dei gravi disturbi di nutrizione, impediscono i processi rigenerativi.

(Lett. sulla rigenerazione muscolare in PIELSTICKER).

8 — Tumori.

a) Formazione di osteomi intra- ed intermuscolari (cosidetta miosite ossificante).

Nel connettivo intra- ed intermuscolare si producono in diverse condizioni patologiche delle formazioni ossee (osteomi). Ciò avviene secondo le modalità della proliferazione ossea periostale (pag. 703 e 704); cioè l'osso si sviluppa direttamente dal tessuto germinale e connettivale, oppure indirettamente, attraverso uno stadio intermedio cartilagineo.

Secondo LEXER, per la proliferazione delle cellule connettivali si produce un tessuto germinale, si formano delle nuove fibrille, che poi possono subire una trasformazione in cartilagine ed in osso. Perciò nella miosite progressiva ossificante si potrebbe parlare di uno *stadio di induramento connettivale.*

La formazione di osteomi vien indicata spesso come **miosite ossificante** o *miosite interstiziale ossificante* (MÜNCHMEYER). La neoformazione ossea non ha tuttavia sede esclusiva nel connettivo lasso tra le singole porzioni di muscolo o tra i singoli fasci muscolari, ma bensì anche nel connettivo compatto delle *fascie,* dei *tendini,* dei *setti aponeurotici intermuscolari* e dei *legamenti* (MAYS). Le fibre muscolari si comportano in modo completamente passivo, sono compresse e condotte ad atrofia semplice; talvolta possono mostrare per vero una proliferazione dei nuclei, ma ciò non ha che un'importanza affatto trascurabile.

La malattia si presenta in due forme, che si possono indicare col nome di *circoscritta* o *molteplice,* o con CAHEN, con quello di *stazionaria* o *progressiva.* Estesa Lett. in KÜTTNER.

α) La produzione ossea si stabilisce in singoli muscoli dopo un *trauma unico* o *ripetuto,* e in seguito ad *infiammazioni croniche* delle ossa vicine (per es. dell'articolazione dell'anca, nella tabe). Vi appartengono le tipiche ossificazioni localizzate del brachiale nella *lussazione del gomito* (MACHOL), del deltoide e del pettorale nelle così dette **ossa da esercitazioni** (per urti del fucile, ecc., cfr. BUSSE e BLECHER), gli osteomi del bicipite dei *ginnasti* e degli adduttori della coscia o del vasto, le così dette **ossa dei cavallerizzi** (per una grave lacerazione o per ripetute e piccole lacerazioni, KNORAK). Si formano degli zaffi ossei o degli ammassi simili a dei pettini, o delle spine o a dei vomeri che risiedono in parte sulle ossa in forma di esostosi immobili e si spingono fra i muscoli, nelle aponeurosi, nei tendini, ecc. Possono chiamarsi *osteomi in continuità,* aponeurotici, tendinosi, legamentosi o intramuscolari. Sec. BUSSE ha importanza per l'istituirsi di una *miosite traumatica* portante alla produzione di osso, il prodursi di una *emorragia* e di una mortificazione del tessuto muscolare in seguito al trauma, di un focolaio cioè che provoca secondariamente una vivace neoproduzione, una organizzazione e produzione di connettivo con conseguente ossificazione. In seguito a vasti ematomi intramuscolari si possono formare anche **cisti** con parete ossea e contenuto liquido. BERNDT ammette come necessaria per la produzione di una ossificazione muscolare in seguito a un unico trauma, la comparsa di una leggera *infiammazione* ematogena (cfr. anche RÖPKE, Lett.). La mios. oss. traumatica ha grande tendenza alla *regressione spontanea.*

β) La seconda forma è la così detta **miosite ossificante progressiva o multipla,** che s'inizia per lo più nella prima giovinezza e spontaneamente, presentandosi dapprima nei muscoli della spalla, nello sterno-cleido-mastoideo, nei masseteri, poi nel dorso e diffondendosi poi per tutto il corpo. In una parte dei casi vennero osservate anomalie delle estremità (specialmènte microdattilia). Generalmente, l'affezione del gruppo muscolare colpito comincia con una tumefazione dolente e di consistenza pastosa (*infiltrazione* — 1 stadio). Segue *indurimento fibroso* (2 stadio) e quindi direttamente o indirettamente una produzione di osso (talora si trova cartilagine nel 2 stadio) (3 stadio) (MÜNCHMEYER, LEXER). I 3 stadi si possono trovare contemporaneamente, l'uno vicino all'altro. I muscoli non hanno in ciò alcuna parte, e per la compressione o per l'inerzia cadono in atrofia semplice o in degenerazione grassa (CORNIL e COUDRAY). *Gli ammassi ossei neoformati hanno un aspetto molto vario.* Nel dorso formano per lo più delle *sbarre appiattite, dentate.* Gli archi vertebrali e le apofisi spinose possono esser riuniti da *ponti ossei,* come si vede in uno scheletro perfettamente studiato dal RECKLINGHAUSEN e conservato in Strasburgo.

Nei muscoli lunghi, come nei flessori dell' avambraccio, si formano spesso degli *ammassi ossei cilindrici,* che possono fissare le estremità in una contrattura ad angolo. Così pure si possono formare nel massetere dei ponti che immobilizzano la mandibola. In altri punti si formano degli ammassi dentati, nodosi o ramificati, oppure stiliformi, lunghi e sottili, che s' inseriscono nel periostio come esostosi o che s'irradiano nelle parti molli come *osteomi discontinui.* La *combinazione delle esostosi multiple cogli osteomi muscolari* si può ritenere *costante,* senza però che la direzione dell'ossificazione sia determinata in ogni punto dai fasci muscolari. Se si produce anche anchilosi delle articolazioni, il malato « ossificato » fa l' impressione di un qualche cosa di fragile e di lapideo.

Sull'**etiologia** della malattia, per ciò che riguarda β) (Lett. in De Witt) non si conosce molto. Vennero sospettate delle *relazioni* con *malattie del midollo* (Eichhorst) e colla *sifilide* (cfr. Lang). Per spiegare il processo di formazione ossea, specialmente nei muscoli, si è ammesso un rapporto delle ossa neoformate collo strato periostale osteogeno. Specialmente se noi consideriamo col Koester il *connettivo intermuscolare come lo scheletro* dell' *apparato motorio,* si può pensare, come dice il Recklinghausen, ad una speciale **diatesi ossificante** congenita di tali parti connettivali. (I traumi durante il parto o dopo, avrebbero pure importanza). I limiti tra il periostio e il connettivo intermuscolare sarebbero andati perduti o in certo modo spostati perifericamente verso i muscoli, il cui tessuto connettivale assumerebbe il carattere di un periostio. Questa spiegazione è decisamente più accettabile di quella che ammette un ulteriore sviluppo di *tessuto periostale dislocatosi* nell'epoca fetale, o di *osteoblasti migrati dal periostio.*

Secondo Virchow, il concetto della diatesi ossificante dovrebbe intendersi in senso ancor più lato, e non limitarsi a determinate formazioni preesistenti, poichè l'ossificazione può anche diffondersi a parti (ad es. il tessuto sottocutaneo) che non hanno nulla a che fare colle ossa o coi muscoli.

Per una qualche relazione con affezioni spinali (e con un'influenza trofica del midollo) parlerebbe anche la circostanza che nella tabe e nella siringomielia compaiono non di rado, ed anche in modo multiplo, delle ossificazioni muscolari e delle esostosi. Così l'A., in una frattura tabetica del femore e in una grave artropatia pure tabetica dell'anca, vide nella muscolatura della coscia dei lunghi osteomi, stiliformi e mobili. Si parla anche di *forma neuropatica* della mios. oss. circoscritta.

b) **Le neoformazioni primarie dei muscoli** sono piuttosto rare.

Si originano il più spesso dal connettivo muscolare. Si riscontrano: **Fibromi,** per lo più duri, che si sviluppano specialmente nell'aponeurosi del retto dell' addome. — **Lipomi,** che possono originarsi dal connettivo interstiziale (lip. interstiziali) o dall'intermuscolare (lip. intermuscolari); questi ultimi sono più rari e possono perforare le aponeurosi, venendo ad esser situati per la massima parte nel tessuto sottocutaneo, mentre il peduncolo è intermuscolare; si formano a preferenza nella coscia e nel dorso. — **Mixomi,** con aspetto gelatinoso, costituiti da fibromi mixomatosi, o più spesso da sarcomi mixomatosi. La sede di predilezione ne è la coscia, con situazione intermuscolare. — Ricorderemo inoltre i **condromi** (Honsell), i rari **condrolipomi** (Kolaczek), gli **angiomi** (Muscatello, Pupovac, Sutter, Kolaczek e a.: Lett. fino al 1906 in Putti e Reclus et Magitot), gli **ematolinfangiomi** (Ritschl), gli **angiolipomi cavernosi**; l'A. vide ad es. un voluminoso angiolipoma diffuso dei muscoli del polpaccio. — Degli **osteomi** si è già parlato. — I **sarcomi** non sono rarissimi: se ne presentano di varie specie (fibrosarcomi, sarcomi a cellule rotonde, fusiformi, mixosarcomi, angiosarcomi, ecc.); possono aver origine intermuscolare: rarissimi sono i *rabdomiosarcomi* o i *rabdomiomi maligni* (caso di Fujinami, dubbio sec. Busse).

Fra i **tumori secondari** i più frequenti sono i *carcinomi*. Essi sono per lo più propagati per contiguità, per es. da un cancro della mammella al muscolo pettorale; più di rado da un cancro dell'utero allo psoas-iliaco, ecc. Di rado si formano per via ematogena (v. oss. dell'A. a pag. 485). Le cellule cancerigne formano degli *infiltrati diffusi* o dei *nodi disseminati*; esse possono penetrare nel perimisio int., negli otricoli sarcolemmatici ed erodere lacunarmente la sostanza contrattile o comprimerla. I tumori che partono dal periostio, come *osteomi, sarcomi, condromi* (cfr. pag. 795), penetrano spesso nei muscoli vicini in modo continuo o discontinuo.

La reazione dei muscoli alla penetrazione dei tumori maligni determina le più diverse alterazioni muscolari, figure quali si trovano nelle diverse degenerazioni, nella rigenerazione e nell'infiammazione. Dai fascetti primitivi possono formarsi file di cellule gigantesche e anche del connettivo (FUJINAMI, cfr. anche BUSSE).

9 — Parassiti.

1. Il più importante parassita muscolare è costituito dalla **Trichina spiralis**.

PAGET e OWEN nel 1835 videro per i primi la trichina. ZENKER per il primo però (1860) la riconobbe quale agente parassitario di una malattia gravissima: nello studio istologico della muscolatura di un caso diagnosticato dai clinici come tifo, egli ritrovò una « migrazione recente di trichine ».

Dalla *carne di maiale cruda* o insufficientemente affumicata o salata, le trichine giungono nel canale gastro-enterico di un ospite, per es. dell'uomo, allo stato di vermi completi (nematodi). Dopo che la capsula è stata sciolta dal succo gastrico, le trichine in due giorni e mezzo raggiungono la maturità sessuale, e sono rappresentate da vermiciattoli bianchi, lineari, appena visibili **(trichine intestinali)**. Alla penetrazione nel canale digerente seguono le note di un *catarro gastro-enterico*, variamente intense, a seconda della gravità dell'infezione. Se questa è intensa, si può avere vomito violento e diarrea profusa (le feci si presentano simili a zuppa di piselli come nel tifo o ad acqua di riso come nel colera). — Le trichine mature si accoppiano (i maschi, lunghi 1-2 mm., muoiono in seguito) e ciascuna femmina (lunga circa 3 mm.) partorisce, a cominciare dal 7.° giorno dall'introduzione delle trichine muscolari, da 1000 a 1300 embrioni. Le trichine femmine penetrano, come CERFONTAINE e l'ASKANAZY dimostrarono il primo nel ratto, il secondo nel coniglio, nei villi intestinali e anche fin nella sottomucosa, specialmente della parte più alta del tenue, dove giacciono nel tessuto o nei vasi linfatici: gli embrioni poi lunghi 0,09-0,1 mm. passano nella corrente linfatica. Talora si trovano anche in diverse altre regioni della parete intestinale e anche liberi in peritoneo. Che gli animali trichinosi possano contagiare anche con le loro feci (HÖYBERG) fu ammesso da STAÜBLI: i trichinotti intestinali non sono per lo più adatti all'infezione, tutt'al più si può avere la propagazione di embrioni da uno in 2 o più ospiti.

Dalla parete intestinale nella quale non lasciano alterazioni notevoli, gli embrioni pervengono nella linfa e dal dotto toracico nel sangue, e vengono trasportati passivamente nei vari muscoli striati (nel cuore, nei cui capillari furono trovati da HERTWIG e a., non si fermano). Quivi essi dai capillari penetrano attivamente nel tessuto interstiziale, e quindi attraverso il sarcolemma nelle fibre primitive (stadio dell'*invasione*). Ciò avviene nella 2.ª settimana (9-10 giorni) dopo l'infezione: quindi si sviluppano in *trichine muscolari*. Le trichine si accumulano in maggior quantità all'estremità del muscolo, nella quale sono trattenute dal tessuto connettivo.

La durata della vita delle trichine è di 5-8 settimane; depongono le uova e si ha una seconda invasione nei muscoli.

Esse si sviluppano completamente in 14 giorni, e sono allora lunghe 0,7-1 mm.: presentano un'estremità cefalica appuntita ed una caudale ottusa. La trichina capace allora di infettare, giace nell'*otricolo sarcolemmatico rigonfio*, del cui contenuto essa cagiona il disfacimento; il parassita è per lo più *avvolto a spira* sul lato dorsale. Tra le ripiegature del verme si trova un ammasso finemente granuloso, che deriva dalla degenerazione torbida e grassa della sostanza muscolare (fig. 665). I nuclei del muscolo proliferano. Da principio la trichina è circondata solo dal sarcolemma, più tardi si riveste di un *involucro chiaro chitinoide*, e di una *capsula fibrosa, a forma di limone o di fuso*, lamellare, striata, circondata da residui di sostanza muscolare, da nuclei e che viene prodotta dal circostante tessuto connettivo: il sarcolemma è distrutto, le fibre muscolari atrofizzate. Una sola capsula può contenere una o più (2-5) trichine. Dopo un anno, ai poli della capsula si sviluppano nel connettivo delle *cellule adipose*. La capsula è dapprima del tutto trasparente; dopo un certo tempo (3-6 mesi) s'impregna di *sali calcarei*, cominciando per lo più dai poli e si rende macroscopicamente ben visibile. Le capsule calcificate si vedono *macroscopicamente* in forma di punti o linee corte e spesse, bianco-gialle, disseminate fittissimamente e nel modo più evidente in certi muscoli, come ad es. in quelli esterni della laringe. *Al microscopio* (basta un ingrandimento di 25-50 diametri) le capsule appaiono a luce trasmessa opache e grigio-scure o nere (fig. 664); a luce incidente invece, bianche e splendenti.

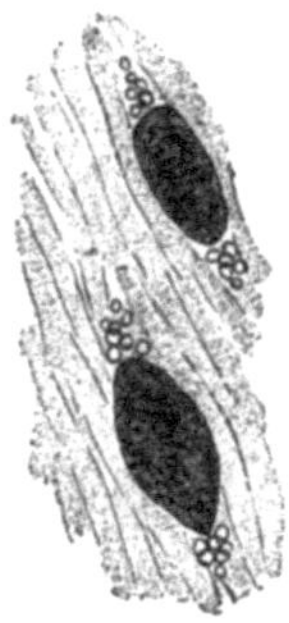

Fig. 664.

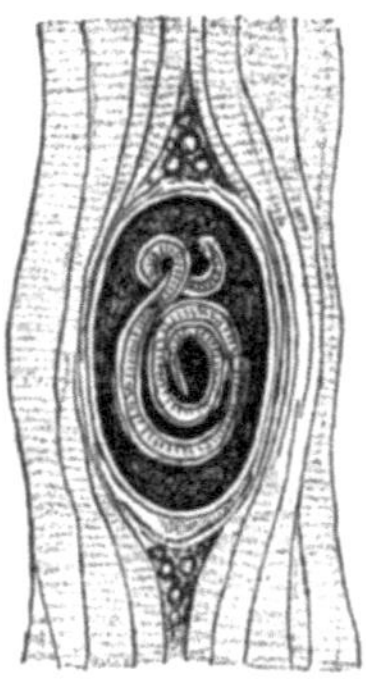

Fig. 665.

Fig. 664. — **Trichine calcificate** nei muscoli dell'uomo: nelle parti circostanti, infiltrazione di grasso. Ingr. 25 volte circa.

Fig. 665. — Sezione attraverso ad una **Trichina muscolare incapsulata** previa dissoluzione dei sali di calce. Medio ingrandimento.

Nel *maiale* la capsula non è quasi mai calcificata e perciò invisibile a occhio nudo, poichè il maiale è macellato prima che incominci la deposizione di calce nel caso più favorevole (prima cioè di un anno dall'infezione). I maiali non muoiono mai di trichinosi e quasi mai hanno sintomi di malattia. Sulla *degenerazione ialina* dei muscoli trichinosi, e sugli *infiltrati parvicellulari* da miosite v. pag. 1301 e 1302.

[Per l'esame della *carne sospetta*, la si taglia in direzione delle fibre e vi si aggiunge della KOH, colla quale i muscoli si rigonfiano e si disfanno, mentre spiccano le trichine. Per poter esaminare a piccolo ingrandimento dei grossi pezzetti di carne (1 cm.^{2}), si comprimono tra due vetri].

Le trichine muscolari, anche nelle *capsule calcificate,* conservano per molti anni (fino a 31) la *capacità di svilupparsi:* alcune però muoiono già prima dell'incapsulamento (Ehrhardt). Tale stadio si può chiamare **stadio di riposo** (stadio di latenza dei clinici). (In esperienze sui conigli — ingestione — si vide che in 7 giorni si sviluppano nuovamente le trichine intestinali, gli embrioni e' poi le trichine muscolari. Anche i *ratti* si possono facilmente infettare, facilmente muoiono per trichinosi intestinale, però le trichine intestinali non servono per lo più a contagiare, mentre la carne trichinosa dei ratti può infettare il maiale. I cani sono assai resistenti, ma non immuni. Da ultimo sono pure facilmente infettabili le cavie e i gatti). Le trichine non muoiono subito nemmeno colla morte dell'ospite, e nella *carne in putrefazione* si conservano ancora delle settimane. Vengono uccise da una temperatura di 65-69° C. Quando la trichina muore può *calcificarsi* da sola o insieme colla capsula o può essere disciolta: quelle che muoiono spontaneamente sono disseccate e raggrinzate. In seguito, il connettivo circostante proliferando può penetrare nella capsula e nel parassita eliminandolo completamente **(stadio dell'eliminazione)**; come ultimo residuo permangono nodi e fasci fibrosi (cfr. Langerhans e Ossipow).

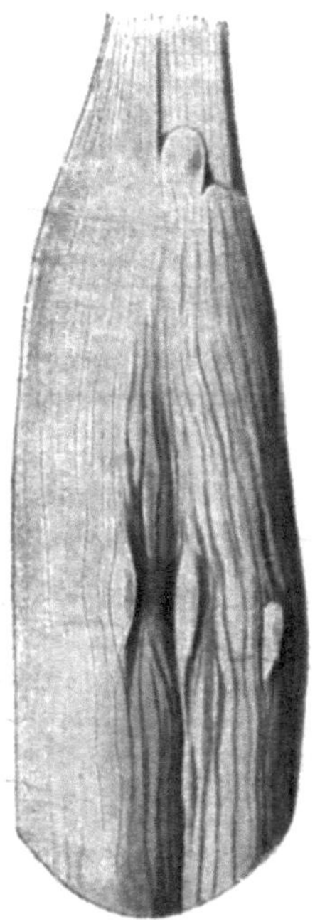

Fig. 666.

Numerosi esemplari di **Cysticercus cellulosae** nella muscolatura del l'uomo. $^1/_2$ gr. nat. Museo di Breslavia.

L'invasione delle trichine è specialmente abbondante nel *diaframma,* nei *muscoli della laringe* e della *lingua,* nei *muscoli intercostali addominali* e *lombari,* e sopratutto in *vicinanza delle ossa e dei tendini.* I muscoli delle estremità per lo più sono colpiti in grado minore. Virchow trovò delle trichine nelle glandole mesenteriche; Fiedler nel sangue, Heller (e Staübli) nel dotto toracico degli animali 14 giorni dopo l'ingestione.

La **trichinosi**, che con la ben fatta polizia igienica delle carni diventa sempre più rara, comincia per lo più, nei casi tipici, con un **violento catarro gastro-enterico** e dolori di ventre. Nella seconda settimana, o più tardi, si presentano le gravi **manifestazioni muscolari**, che consistono in gonfiore e violento *dolore, paralisi,* disturbi trofici con reazione degenerativa, e mancanza quasi costante del riflesso patellare (Eisenlohr). Si può avere così un complesso sintomatico che ricorda quello di una neurite o polimiosite. Sono specialmente colpiti i muscoli oculari, masticatorî e laringei (difficoltà e dolore nei movimenti degli occhi; eventualmente strabismo, difficoltà nella masticazione e nella deglutizione). Se sono fortemente attaccati i muscoli respiratorî (diaframma, muscoli intercostali ed addominali), si può avere la morte per polmonite da deglutizione. Gli **edemi**, che costituiscono il terzo sintomo principale, si mostrano quasi senza eccezione e compaiono assai presto (dal 7.° giorno in avanti) nelle *palpebre* e nel volto, specie sotto gli occhi, e più tardi anche in altri distretti cutanei (estremità superiori ed inferiori). Nei casi gravi si ha per lo più **febbre** alta, accompagnata da un *grande abbattimento,* e con carattere intermittente, avendosi così una certa somiglianza col tifo (il primo famoso caso dello Zenker era stato creduto un tifo addominale), ma a differenza di quello che si verifica in questo, lo sfebbramento si protrae a lungo. Nei casi gravi la malattia dura 4-6 settimane: la mortalità è diversa, talora assai elevata. La morte avviene per lo più in 4-6 settimane, in mezzo ad una grande debolezza. La necroscopia dimostra generalmente una degenerazione grassa degli organi parenchimatosi, specialmente del fegato. Nei *bambini* la trichinosi ha tendenza a decorrere più benigna.

Pseudotrichinosi, v. pag. 1303: importante diagnosticamente è l'*eosinofilia* che nella trichinosi compare assai precocemente, all'8.° giorno, di regola però un po' più tardi (cfr. in proposito fra gli altri Staübli, Lett., e v. anche pag. 134). Staübli nota pure che la trichinosi, in diretta opposizione con il tifo (non complicato), è accompagnata da un'evidente *iperleucitosi*, composta non solo da eosinofili, ma anche da neutrofili.

Per la diagnosi differenziale si tengano presenti la *sarcocisti miescheriana*, i così detti **otricoli di Miescher**, per la prima volta visti nel topo domestico, che non raramente si trovano nella carne di maiale. Si tratta di formazioni macroscopiche bianco-giallastre, scure e granulose al microscopio, ovali, rotonde od otricolari, raggiungenti anche la lunghezza di 1 mm.: stanno di preferenza nelle fibre muscolari che ancora hanno la striatura trasversale, e che da esse sono rigonfiate (v. Hèssling): si trovano pure in parte nel connettivo e anche allora sarebbero stati parassiti in primo tempo delle fibre muscolari (cfr. Braun). Gli otricoli risultano costituiti da una membrana che racchiude innumerevoli corpiccioli affilati ed ovoidali (sporozoiti); setti trasversali dividono numerose cellette basse. Tali formazioni, si potrebbero confondere da inesperti con *trichine* calcificate o incapsulate e vuote o anche con *cisticerchi* già morti e calcificati, e ciò tanto più che anche gli otricoli possono *calcificare*.

Il *Cysticercus cellulosae* (relativamente frequente nei muscoli: Lett. in Danielsen): forma nel connettivo intermuscolare delle vescichette, che sporgono in modo fusiforme quando si comprimono i fasci muscolari ad esse circostanti (fig. 666). Producono una lieve miosite interstiziale. Per lo più i cisticerchi si presentano isolati, ma se sono abbondanti si trovano in mucchi, e si possono palpare attraverso la pelle. Di regola hanno un decorso latente. Per la storia naturale del cisticerco cfr. pag. 576.

L'*echinococco dei muscoli* è rarissimo; è relativamente frequente nel lato interno delle estremità (Lett. in Thorel e Bardulin).

GUAINE TENDINEE E BORSE MUCOSE

1 — Affezioni delle guaine tendinee e dei tendini.

I *tendini* sono avvolti dalle **guaine tendinee** in cui essi scivolano, le parti venendo lubrificate dalla sinovia. Le alterazioni morbose delle guaine tendinee e delle borse mucose mostrano in generale la più grande concordanza con quelle delle membrane sinoviali (v. il capitolo sulle Articolazioni).

Le **infiammazioni delle guaine tendinee (tendovaginiti)** si producono in seguito a ferite, contusioni, sforzi; oppure sono propagate da processi flogistici della mano o del piede. Di rado si producono per via ematogena pel trasporto degli agenti dell'infiammazione, oppure spontaneamente (cosiddetta infiammazione reumatica). Nella *tendovaginite acuta* (1) si forma nelle guaine tendinee un *versamento siero-fibrinoso* o puramente *fibrinoso (a)*. La forma puramente fibrinosa viene anche chiamata *tendovaginite acuta secca.*

Se si pone la mano sopra al punto malato, provocando dei movimenti, si ha la sensazione d'un crepitìo cagionato dalle asprezze delle superficie *(tendovaginite crepitante)*. Ciò si osserva il più spesso nel lato estensorio dell'avambraccio, in seguito a strapazzi, (Sulla tv. crep. del tendine d'Achille, v. WEISS). — La **tendovaginite purulenta** *(b)* è per lo più propagata dalle vicinanze, per es. da patereccî, ma può anche aver origine ematogena. — Ambedue le forme, tanto la fibrinosa che la purulenta, si presentano ad es. nella **gonorrea,** in cui l'infiammazione purulenta non provoca generalmente nessuna grave distruzione di tessuto. JACOBI e GOLDMANN poterono dimostrare i gonococchi nel tessuto. La tendovaginite *gonococcica* talora si presenta isolata, tal'altra insieme con infiammazione articolare, talvolta infine insieme con metastasi multiple. Nel *piede* e nella *mano* essa si riscontra generalmente insieme con *infiammazioni delle articolazioni* (pg. 816); D. NASSE è inclinato a ritenere come *caratteristica*, di fronte al reumatismo articolare, la costanza di questa associazione e il lungo persistere dei disturbi motorî. Cfr. anche Gonorrea delle *borse mucose* pag. 1317.

Nei casi gravi, in cui si trovano i comuni cocchi piogeni, il tendine può esser condotto a necrosi; esso diventa opaco, rigonfio, corroso, sfibrillato e di color sporco; se viene a trovarsi allo scoperto, si dissecca e si raggrinza. In questa ed in altre condizioni può aversi un'aderenza tra la guaina ed il tendine.

La *tendovaginite cronica* (2), che è provocata da stimoli irritativi di lunga durata, può esser accompagnata da un'abbondante secrezione sierosa. Questo *igroma delle guaine tendinee*, o *hydrops tendovagi nalis*, si ha colla massima frequenza nella mano, specialmente nei flessori della palma e nelle guaine tendinee del dorso e del lato estensorio delle dita. Nel lato palmare le guaine dilatate assumono la forma di una bisaccia e di una clessidra, per l'azione del legamento volare del carpo, steso trasversalmente al di sopra di esse. Spesso vi si formano i così detti corpi risiformi *(corpora oryzoidea)*, ed in tal caso l'affezione è di regola tubercolare (cfr. Tubercolosi).

Nella *gotta* (pag. 825), nel tessuto dei tendini e delle guaine si depositano degli urati, e si producono delle *infiammazioni croniche* che procedono con essudazione, necrosi dei tessuti e neoformazione reattiva. Un tessuto ricco di cellule può infiltrare il tendine e la guaina tendinea, riempiendo la guaina stessa e dilatandola.

Questo tessuto di granulazione, che può contenere anche delle cellule giganti, cresce attorno ai depositi di urati, spesso considerevoli, ed in parte può anche compenetrarli *(tendovaginite urica prolifera)*.

La *tubercolosi delle guaine tendinee* si ha il più spesso per propagazione da un'affezione tubercolare delle articolazioni o delle ossa. Raramente è primaria, e in tal caso si localizza specialmente nell'avambraccio e nella mano. I tubercoli si stabiliscono nella guaina, e in questa si può produrre un'essudazione sierosa *(a)* o siero-fibrinosa *(b)*. Le granulazioni possono farsi grosse come tumoretti per scarsa essudazione e abbondante produzione di connettivo che poi si retrae, *forma fungosa (c)*. In altri casi le granulazioni caseificando producono pus, *ascessi freddi* anche con tragitti fistolosi verso l'esterno *(d)*. La forma con essudato sieroso puro *(a)* è detta anche *idrope sieroso* o *igroma tubercolare*, mentre quella sierofibrinosa *(b)* dà luogo spesso alla formazione di corpi risiformi, nel qual caso si trovano, e spesso in grande quantità, quei corpi liberi, simili a grani di riso o di popone, che sono conosciuti col nome di *corpora oryzoidea*, che nel vivo producono scricchiolamento e sfregamento e di cui parlammo già a proposito dell'analoga affezione delle articolazioni (pag. 829).

Sifilide. Nella sifilide terziaria possono risiedere nelle guaine tendinee ed essere mobili con esse, dei *nodi gommosi* grandi persino come una ciliegia o come una noce; altre volte, ma più raramente, hanno sede negli stessi tendini, propagandosi poi alle guaine (Lett. in ULMANN).

I **veri tumori** delle guaine tendinee sono molto rari (BELLAMY, Lett.). L'A. studiò un caso di *sarcoma* (cellule fusate corte e grosse, in parte ordinate in file) presentantesi con il quadro di un igroma: era la recidiva di un igroma estirpato 2 anni prima dal metacarpo sinistro della parte dorsale della mano destra: donna di 40 a. — Lett. sui sarcomi in A. ROSENTHAL.

L'A. pure ebbe occasione di studiare in due casi i tumori descritti come « *mielomi* » (HEURTAUX, BONJOUR, MALHERBE e a.): in uno dei casi si trattava di un tumore delle guaine tendinee del piede, nell'altro del piccolo dito. Clinicamente sono relativamente benigni, istologicamente con l'aspetto *sarcomatoso*; si trovano cellule fusate, cellule gigantesche enormi (simili ai mieloplassi), pigmento giallo-bruno presentante la reazione del ferro, vasi e tessuto interstiziale spesso ialini e interi nidi di cellule che presentano una grande analogia con quelle del xantoma (v. pelle) e in cui si può trovare della sostanza birifrangente, che anche macroscopicamente può dare un aspetto biancastro torbido, a chiazze su una superficie gialla bruniccia. Una grande rassomiglianza esiste sopratutto con il *xantoma tuberoso* (v. pag. 1376 e si hanno casi di *xantomatosi* in cui si trovarono tumori multipli cutanei e tumori analoghi nelle guaine tendinee e nelle capsule articolari (v. ad es. ARNING). Il nome di *mieloma* dato per la presenza di cellule gigantesche non è adatto: si parla di *sarcoma a cellule gigantesche pigmentato* o di fibrosarcoma giganto-cellulare (Lett. in A. ROSENTHAL).

2 — Affezioni delle borse mucose.

Le **borse mucose** sono costituite di spazî cavi riempiti di sinovia, e circondati da una membrana connettivale liscia: derivano da produzione di fessure e di lamine nel tessuto interstiziale (DISSE). Si distinguono spazi sottocutanei e profondi: questi stanno in prossimità delle articolazioni, ma non comunicano con queste. Esse sono come dei cuscinetti posti principalmente nei punti in cui i muscoli o le aponeurosi scorrono sulle parti scheletriche, in cui avvengono continui moti di sfregamento tra i muscoli, le aponeurosi e la pelle. Di solito si trovano in *regioni fisse;* ma tuttavia possono, in particolari condizioni, svilupparsi in *punti atipici*, poichè rappresentano delle formazioni acquisite.

Le *infiammazioni acute delle borse mucose (bursitis acuta)* ad essudato sieroso, siero-fibrinoso o purulento, sono per lo più di origine traumatica.

Possono tuttavia essere *ematogene*, come nella **gonorrea**, nella quale i *dolori del calcagno,* spesso ostinatissimi, sono per lo più provocati da una borsite achillea profonda (NASSE, NOBL). Sec. altri si tratta di dolori provocati da flogosi della guaina achillea (JAKOBY) o da una periostite del calcagno. KAUMHEIMER (Lett.) osservò nella polmonite una borsite purulenta pneumococcica (NOBL).

La *borsite cronica*, l'*igroma* o il cosidetto *Hydrops bursarum* cronico risultano dalla distensione per liquido d'una borsa mucosa, normale o neoformata. È specialmente frequente l'igroma prepatellare (specialmente nelle fantesche « *the housemaid's knee* »); si trova allora nel connettivo una cavità poco ben delimitata, che può essere intersecata di briglie e travate fibrose, e che deriva dalla trasformazione cistica della borsa prepatellare costituita, com'è noto, di tre saccoccie.

Altre localizzazioni della borsite cronica, sono: la *b. subacromiale* di recente ben studiata clinicamente, che si presenta spesso come reumatismo, dolori, neurite, periartrite reumatica (v. CODMANN, Lett.) e il non raro *Hy. bursae olecrani.*

La *parete* dell'igroma può essere sottile, ovvero, in casi cronici, ispessita, fibroso-ialina; in rari casi, nell'interno è grossolanamente bernoccoluta o rivestita di proliferazioni, di villi e di filamenti dendritici, vitreo-callosi, che formano delle maglie. Può anche aversi una parziale calcificazione. Molto raramente, nella parete o nell'interno di queste escrescenze, si formano delle proliferazioni cartilaginee, che possono distaccarsi e costituire dei corpi liberi, analoghi ai così detti sorci articolari (v. pag. 842): si può avere anche una calcificazione parziale.

Tali casi che possono presentare figure molto eleganti, v. fig. 667, erano prima chiamate *Bursitis proliferans* (VIRCHOW). Però si tratta, come dimostrò GRASER per il maggior numero dei casi, non di un processo flogistico produttivo, ma solo di un processo degenerativo; le sporgenze e le travate orizzontali sono parti che, meglio nutrite, sfuggono alla distruzione e si alterano solo secondariamente. LANGEMAK (confutato da KREUTER) identifica il processo con quello della produzione di gangli (v. sotto) e li ritiene entrambi come prodotti di una fluidificazione di connettivo fibrillare fibroso (cfr. RICKER). L'iperplasia può essere provocata da iperemia arteriosa. Osserva con ragione LANGEMAK, che non è da usarsi la denominazione di GRASER di *igroma destruente*. L'A. dall'esame di numerosi casi, anche precoci, riportò l'impressione che sussista l'analogia con il processo della formazione di gangli.

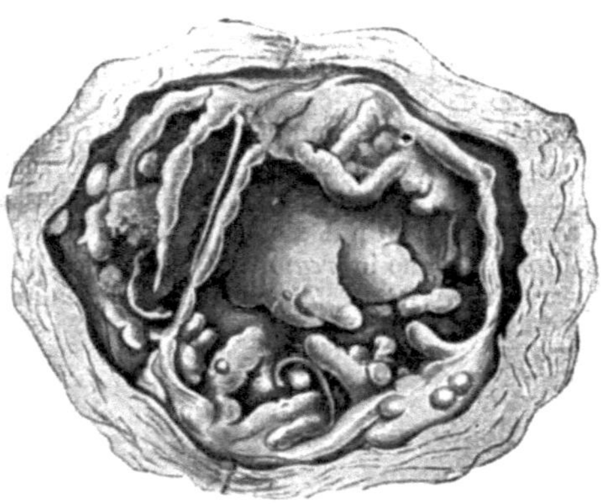

Fig. 667.
Hygroma praepatellare da un operaio di 45 a. $^{11}/_{12}$ gr. nat. Basilea.

Il *contenuto* degli igromi è dapprima spesso, mucoso, molto ricco d' albumina e simile a miele; più tardi diventa fluido, tenue, sieroso. Secondariamente può formarsi un ematoma *(bursa haemorrhagica)*; spesso vi si trovano dei corpi risiformi *(ganglion crepitans)*, che anche qui costituiscono per lo più una manifestazione tubercolare relativamente benigna, *(igroma tubercolare)* (v. pag. 829). L'essudato in tal caso è generalmente chiaro, sieroso. Tuttavia l'igroma tubercolare può anche presentarsi in forma di granulazioni fungose, caseificantisi.

REINHARDT distingue una forma di *tubercolosi primitiva sclerosante*, in cui si trova scarso prodotto specifico, ma un prevalere di connettivo denso, in opposizione con la forma più frequente di tessuto di granulazione tubercolare.

Il così detto *ganglio* o *sopraosso*, che si presenta per lo più nella regione del carpo (ganglio carpale), ed inoltre nella regione dorsale del metacarpo, o più raramente del metatarso, si riteneva dapprima in parte come un idrope della guaina tendinea associato ad ispessimento della pelle, ed in parte come un'estroflessione a diverticolo delle guaine tendinee od anche delle borse mucose, che veniva paragonata alle estroflessioni erniose che si possono formare nei sacchi sinoviali articolari. Ma, secondo LEDDERHOSE, RITSCHL e THORN, ecc., i gangli sono dovuti ad un *processo degenerativo colloideo-gelatinoso del connettivo iperplastico* delle parti circostanti all'articolazione, e ciò in seguito a traumatismi cronici. Il tessuto connettivo proliferato si rammollisce per l'uso, e sopratutto per lo strofinìo al di sopra delle ossa: vi si formano dei piccoli focolai gelatinosi e delle cavità che a poco a poco confluiscono in una cisti, grandi persino come un uovo di colomba, e riempite di una gelatina vitrea e trasparente, densa e mucosa. I gangli possono guarire per riassorbimento del contenuto della cisti.

PAYR designa i *ganglî (carpali) come cisti da rammollimento flogistico traumatico del connettivo para-articolare.* In quasi tutti i casi egli trovò delle cellule giganti nel contenuto ed anche nella parete dei ganglî. Lo stesso processo ammette FRANZ per i gangli del cavo della mano.

Rari sono i **tumori**. Si trovano *sarcomi* per lo più a cellule rotonde o fusate, talora anche gigantesche (FRITSCH), poi mixomi, endoteliomi, papillomi. Sede di predilezione: borsa prepatellare (Lett. in ADRIAN e MARTINA).

PELLE

(Cute. Integumentum commune)

Alterazioni cadaveriche.

Le più importanti sono: 1. **Livori, macchie ipostatiche cadaveriche,** che non mancano quasi mai, salvo nei cadaveri molto anemici e fortemente idropici. Esse si presentano nelle parti *declivi* come macchie varianti dal rosso chiaro fino al rosso azzurro, marmoreggiate al bordo, a limiti abbastanza netti; il sangue si è ivi accumulato. Sono particolarmente evidenti quando il sangue si mantiene fluido, come in tutti i casi di morte asfittica: le macchie sono allora rosso-bluastre (nell'intossicazione da CO son rosse chiare). Le parti che essendo costantemente appoggiate contro il piano sottostante sono esposte ad una compressione, ne rimangono libere: esse appaiono come macchie, strie pallide, sopra un fondo rosso bluastro.

Differenza tra l'ipostasi e l'emorragia, all'incisione: nell'ipostasi il sangue, sotto il getto d'acqua, scorre via; dopodichè la ferita rimane pallida. Nell'emorragia, per contro, il tessuto è infiltrato di sangue, ed il sangue non scorre via colla lavatura.

2. In conseguenza della **putrefazione** si formano *a)* le striscie di colore sporco, dal bruno rossiccio fino al verde, chiamate **macchie da diffusione,** che si presentano sopratutto lungo le vene, e che a poco a poco crescono in larghezza. Esse si formano per diffusione della sostanza colorante del sangue. I contorni delle striscie sono sfumati: vi si possono trovare bollicine di gas. Oltre la pelle, può essere così alterato anche il tessuto sottocutaneo. Come ulteriore fenomeno cadaverico è da menzionare *b)* la *colorazione* verdognola dell'*addome,* che incomincia di solito a destra, in basso. Essa è dovuta a sviluppo di solfuro di ferro. I gas intestinali (idrogeno solforato e solfuro d'ammonio) si diffondono e si combinano col ferro dei globuli rossi decomposti, formando solfuro di ferro (Hoppe-Seyler, Harnack). *c) Sollevamenti vescicolari dell'epidermide* si formano nella putrefazione avanzata. Le vesciche possono scoppiare, ed allora le parti si fanno secche, pergamenacee. *d)* Nel cosiddetto *enfisema cadaverico* la pelle, sollevata in vesciche, crepita alla pressione. Il fatto essenziale è qui la formazione di gas della putrefazione nel tessuto sottocutaneo.

3. **Fenomeni di disseccamento.** Sopratutto nei punti in cui, prima o dopo la morte, si formano delle *abrasioni* più o meno estese dell'epidermide, la pelle, seccata rapidamente, prende un colore brunastro, ed è pergamenacea o coriacea, secca, molto dura, ed inoltre trasparente, ed un po' affondata.

I — Disturbi di circolo della cute.

a) L'**iperemia** della pelle, che consiste in un arrossamento, in parte diffuso, in parte circoscritto, che scompare sotto la pressione del dito e varia nel colore dal rosa pallido al rosso azzurro scuro, per quanto riguarda l'*iperemia attiva*, è oggetto d'osservazione sopratutto nel vivo. L'iperemia semplice della pelle sparisce nel cadavere. Il clinico indica le piccole macchie iperemiche col nome di *roseola*, le più ampie con quello di *eritemi*. Questi ultimi rappresentano già i gradi più leggieri d'infiammazione della cute, e saranno trattati con questi. L'*iperemia venosa*, che colpisce grandi distretti cutanei e vien detta *cianosi*, è ben visibile anche nel cadavere. La pelle diviene di color rosso fino all'azzurro cupo. Una piccola macchia cianotica vien detta *lividura*.

Nell'*Erythrodermia congenita*, che può essere totale o parziale (capo, mani) la cute assume un colorito rosso bruno, rosso rame e può essere squamosa o no. *Microscopicamente* si trova: aumento e dilatazione dei capillari, pigmento nell'epidermide, nel corion, e assottigliamento dell'epidermide (Lett. in RAICH, SCHONNEFELD).

b) **L'anemia** della pelle, p. es. nei dissanguati o nella clorosi, è visibile anche nel cadavere per una colorazione straordinariamente pallida e cerea, spesso con leggiero riflesso verdognolo.

c) **L'edema** della pelle *(anasarca)* consiste in una imbibizione di liquido acquoso, principalmente del tessuto sottocutaneo, e meno del compatto tessuto proprio della pelle. La pelle, pallida, oppure rossa e gonfia per infiammazione, ha superficie liscia; se si preme fortemente la punta del dito sulla pelle edematosa, vi rimane un infossamento.

Quanto alla sua origine, esso è un edema da stasi, dovuto ad un ostacolo locale meccanico o funzionale (nervoso) o ad un rallentamento della corrente sanguigna, oppure una manifestazione parziale d'un edema generale (nelle nefriti); oppure ancora esso si forma come edema collaterale nelle vicinanze di focolai infiammatori. (Nell'*anestesia da infiltrazione* di SCHLEICH si tratta d'un'*edemizzazione* artificiale) (Sull'*edema maligno*, cfr. pag. 1341).

Nel **mixedema** (v. pag. 365) la pelle, sopratutto sulla faccia, ma anche in altre regioni, è pallida, secca, rugosa, d'una gonfiezza elastica. La gonfiezza non scompare sotto la pressione del dito. Non si tratta d'accumulo di liquido sieroso, ma d'infiltrazione d'una massa mucosa semiliquida, nelle maglie del connettivo. La secrezione per parte delle ghiandole cutanee cessa.

d) **Emorragie della pelle.** Le emorragie nella pelle e nel tessuto sottocutaneo si mostrano in forma di macchie circoscritte, puntiformi, piccole, o grandi sino come una lenticchia *(petecchie)*, che non scompaiono sotto la pressione del dito, o come striscie *(vibici)*, o noduli *(lichen haemorrhagicus* o *purpura papulosa)*; o in forma di macchie irregolari, grandi da un tallero al palmo d'una mano *(ecchimosi)*; o come *ecchimomi* od *ematomi* più grandi, formanti delle bozze, che risiedono nel corion e nel tessuto cellulare sottocutaneo, e di rado invadono anche la stessa epidermide. Si raccolgono sotto il nome di *porpora* le emorragie che si formano spontaneamente.

Sede delle emorragie superficiali è principalmenle il corion, e sopratutto lo strato subpapillare, dal quale il sangue si spinge fra gli strati dell'epitelio. Se l'emorragia è più considerevole, l'epidermide, infiltrata dal sangue, può venir sollevata in vescicole. Se il sangue penetra nelle ghiandole sudoripare, esso può sgorgar fuori da queste *(ematidrosi)*. — Il *destino dei piccoli spandimenti sanguigni* è di regola un rapido riassorbimento con *trasformazione della emoglobina.* Le macchie rosse divengono rosso-azzurre, verdognole, giallastre, fino al bruniccio. Il pigmento, di regola, viene condotto via pei linfatici. Le ghiandole linfatiche regionali possono perciò divenir pigmentate. Il sangue giacente fra gli epitelî, pel distacco fisiologico dell'epitelio, viene eliminato con questo; dove rimane il pigmento, si forma temporaneamente una macchia nericcia.

Eziologia. Si formano emorragie della pelle: α) Per **traumi** (ammaccatura, contusione). β) Come **emorragie sintomatiche**, nel decorso di parecchie *malattie infettive* (vaiuolo, scarlattina, endocardite, setticemia, reumatismo, tifo petecchiale e addominale, peste bubbonica, ecc., *porpora sintomatica*, cfr. LENHARTZ), nei quali casi, in parte almeno, sono d'origine *metastatica* (E. FRAENKEL). γ) nelle *intossicazioni* (nell'ittero, nefrite, avvelenamenti da iodio, bromo, fosforo antipirina, nelle morsicature di serpenti ecc., come **porpora tossica;** δ) come **porpora cachettica** nei *gravi disturbi di nutrizione,* come anemia, leucemia, cachessia cancerigna e da sarcomi multipli, nel morbo di BRIGHT, in cui bisogna anche supporre un'alterazione nella resistenza delle pareti vasali. In una parte dei casi della prima specie le emorragie possono formarsi per otturamento dei piccoli vasi cutanei per parte di bacteri, o si ammette, analogamente alle sunnominate autointossicazioni ed avvelenamenti comuni, un'alterazione della parete vasale per l'azione del veleno prodotto da bacteri dimostrati o supposti (LEUBE). ε) Come manifestazione parziale di malattie, spesso d'origine oscura, che s'indicano col nome di **porpora essenziale (idiopatica).** Taluni di questi casi sono *infezioni* (infezioni emorragiche), il che è stabilito con certezza, sia per il reperto negli stravasi e nel sangue di *bacteri noti* (streptococcus pyogenes), o di *nuove specie,* sopratutto bacilli (PETRONE, TIZZONI e GIOVANNINI. W. KOCH ed altri), sia anche per l'*inoculabilità* della porpora emorragica. ζ) **Porpora neuropatica** nelle isteriche (v. BINDER): tale è l'origine delle « stigmate ».

Si distinguono **diverse forme della porpora essenziale.** Esse hanno per carattere comune la tendenza alle emorragie spontanee nei tessuti ed alla superficie della pelle e delle mucose.

Nei casi più leggieri si ha il quadro della **purpura simplex**, nella quale le chiazze emorragiche si limitano alla cute, sopratutto alle regioni estensorie (*); per solito le si accompagnano dolori e tumefazioni delle articolazioni **(purpura seu peliosis reumatica)**. La *porpora senile* si ha particolarmente nelle estremità inferiori in seguito a disturbi di circolo da arteriosclerosi grave. — Nella **purpura emorragica, o morbus maculosus** WERLHOFII, che per lo più ha decorso subacuto o cronico e può essere accompagnata da febbre alta, si hanno, oltre alle emorragie cutanee, per lo più piccole ma innumerevoli, anche delle emorragie nelle mucose e negli organi interni (reni, cervello, peritoneo) come pure sulla superficie libera del naso, dei reni e dell'intestino (Lett. in IMMERMANN). — Anche lo **scorbuto** appartiene a questo gruppo: per KAPOSI, LEUBE ed altri, esso non è essenzialmente distinto dalla porpora. È ritenuta sopratutto come patognomonica l'*affezione* scorbutica *delle gengive* (v. p. 379). Questa, e le *emorragie nelle parti più profonde dei tessuti* (muscoli, periostio, linee epifisarie, ecc.), prevalgono nello scorbuto. Sono frequenti le infiammazioni emorragiche secondarie nella pleura, pericardio, endocardio, peritoneo, reni. L'*eziologia* dello scorbuto, che viene talvolta osservato come epidemia nelle prigioni, nelle città assediate, sulle navi mal tenute, si vedeva dapprima esclusivamente nel nutrimento cattivo, scarso, sconveniente, nelle cattive condizioni di abitazione, ecc. Oggi si ritiene tutto ciò solo come un momento predisponente, che prepara un terreno favorevole, meno resistente, ad una causa che si suppone *infettiva.* Cfr. anche il *morbo* di MÖLLER BARLOW, pag. 775.

(*) Le punture di pulci (purpura pulicosa) possono simulare una porpora semplice.

II — Infiammazioni della pelle.

Generalità sull'eziologia delle infiammazioni della pelle.

Le cause delle infiammazioni nella pelle sono straordinariamente varie: *a)* Dirette influenze dannose esterne, e cioè meccaniche (urto, percosse, pressione, grattamento, sfregamento), chimiche, termiche, parassitarie (parassiti vegetali ed animali). Esse provocano una dermatite *primitiva, essenziale. b)* Indirette, influenze dannose interne: provocano una dermatite *secondaria* o *sintomatica*. In queste ultime si tratta d'infiammazioni ematogene, in cui gli agenti infettanti che erano nel sangue, si arrestano nella pelle; oppure con le loro tossine ledono i vasi cutanei o i nervi rispettivi o l'epidermide, oppure si tratta di disturbi di nutrizione e di infiammazioni cutanee per eliminazione di diversi veleni (iodio, antipirina, maidismo, prodotti del ricambio); oppure la dermatite è consecutiva ad affezioni del sistema nervoso centrale e periferico, o ad irritazione di nervi. *c)* Alcune infiammazioni della pelle sono d'eziologia non chiara.

Il **processo anatomo-patologico fondamentale comune** alle varie infiammazioni cutanee è un'*infiammazione essudativa;* tuttavia esse si comportano in modo assai diverso, specialmente in rapporto alla causa, forma, decorso, e conseguenze. Parleremo dei fatti istologici delle varie forme d'infiammazioni cutanee trattando dei singoli processi morbosi.

Nei singoli casi impareremo a conoscere anche le **forme elementari (Hebra), sotto le quali si presentano le efflorescenze**; ma di queste possiamo fare seguire già qui una breve definizione.

Queste **forme elementari (efflorescenze primarie)** sono: *macchia* **(macula)**, un'alterazione del colore della pelle a chiazza; *nodulo* **(papula)**, sporgenza cellulare o sierosa, emisferica o conica, che raggiunge persino la grandezza d'una lenticchia; *nodo* **(tuberculum** seu **nodus)**, una tumefazione che sorpassa in grandezza la papula; *ponfo* **(urticaria)**, un'efflorescenza solida, che è più larga che alta; *vescicola* **(vesicula)**, e *bolla* **(bulla)**, situate nell'epidermide, entrambe con contenuto sieroso o siero-emorragico; *pustola* **(pustula)**, vescicola con contenuto purulento; **impetigo**, pustole più grandi.

Incontreremo più tardi anche le varie *forme ulteriori di sviluppo* **(efflorescenze secondarie)** di queste forme elementari, e così la formazione di **croste** che si formano per disseccamento delle pustole, come anche *escoriazioni, erosioni, scalfitture, screpolature* **(rhagadae)** ed *ulceri* **(ulcera)**, che costituiscono perdite di sostanza di varia profondità e forma; ed inoltre le varie forme di *squame* **(squame)**, cioè la *desquamatio furfuracea,* a pagliuzze, e la *desquamatio membranacea* fogliacea.

1 — Singole forme d'infiammazione della pelle.

1. **Le più lievi infiammazioni cutanee:** esantemi del morbillo della scarlattina, eritema essudativo multiforme, ed orticaria.

a) **Esantemi del morbillo e della scarlattina**. Rappresentano forme lievi dell'infiammazione della pelle, caratterizzate essenzialmente dal rossore e, in parte minore, anche da tumefazione essudativa.

Nel **morbillo** (morbilli, rougeole) i cui sintomi essenziali sono rappresentati dall'esantema, dalla febbre, e dal catarro delle vie respiratorie superiori, si formano macchie rotondeggianti, piane o leggermente rilevate, discrete, mai confluenti, da rosso-azzurrognole a rossogiallognole, e munite di noduli centrali. La loro grandezza va da una lenticchia fino ad una falange, e alla pressione impallidiscono fino a divenire macchie giallognole *(morbilli laeves)*; oppure si formano dei noduli fini, rossi, che sono localizzati in corrispondenza dello sbocco dei follicoli *(morbilli papulosi)*.

Sulle fini alterazioni istologiche v. EWING.

L'esantema compare, dopo un *periodo d'incubazione* di 10 giorni ed uno *stadio prodromico,* con febbre, di 3-5 giorni, *dapprima al viso, sulla fronte e sulle tempia,* e di qui si allarga nell'occipite, collo, tronco, spalle, estremità. *Acme dell'esantema* al 1.°-2.° giorno della sua comparsa (5.°-6.° della malattia); acme della temperatura 5.°-6.° giorno; poi *risoluzione per crisi.*

L'acme dell'esantema dura 12-24 *ore, od anche un tempo minore.* Poi esso impallidisce, lasciando *macchie giallognole o brunastre,* e ne segue una *desquamazione forforacea* (che comincia al principio della seconda settimana), talvolta accompagnata da forte prurito, che spesso dura fino al 14.° giorno (contando dal giorno dell'eruzione). — *Irregolarità di questo decorso tipico* sono il *morbillo vescicolare, confluente* od *emorragico*: il decorso è pure atipico quando il morbillo sopravviene a una scarlattina (cfr. H. RISEL). *Macchie* di KOPLIK, v. cavità orale a pag. 377.

Delle *complicazioni* del morbillo dobbiamo nominare specialmente la laringite e le *bronco-polmoniti,* che uccidono molti bambini, specialmente piccoli e deboli (v. anche p. 280).

Nella **scarlattina** si formano sulla pelle dei *puntini o delle macchiette* innumerevoli, fini, fitti, per lo più non più grossi d'una capocchia di spillo e d'una lenticchia, piani o leggermente rilevati, che appaiono dapprima sul collo e sulla nuca, e poi si diffondono rapidamente sul dorso, sul petto, e su tutto il corpo. Allora quasi sempre si forma, per confluenza dei punti, un *rossore punteggiato, diffuso,* cosicchè la cute appare come inondata dall'*arrossamento scarlatto* scuro, quasi uniforme: nello stesso tempo essa è gonfia.

A differenza del morbillo, la faccia è poco colpita, o, se è colpita, rimangono sempre liberi i dintorni della bocca e del mento (LEUBE ed altri).

Sulla *lingua da scarlattina,* v. pag. 377. Con il nome di *linee della scarlattina* si indica un solco lineare a decorso trasversale sulla superficie dell'unghia alla sua radice: con l'accrescersi dell'unghia, in circa 6 mesi, raggiunge il margine libero (cfr. FEER).

Sull'*istologia* dei prodotti scarlattinosi — focolai infiammatori acuti e produzione di essudato ora sieroso, ora cellulare, ora cellulare-emorragico — v. KACK: nell'essudato predominano i leucociti polinucleati. Le squame constano di parti di epidermide incompletamente corneificate, contenenti essudato.

La scarlattina la cui base anatomica è posta dagli uni nelle *fauci,* mentre per altri si tratta di una *malattia generale* con localizzazione dell'agente sulla superficie della pelle e delle mucose, ha uno *stadio d'incubazione* di 5 giorni, ed uno *stadio prodromico* di 1-2 giorni, accompagnato fin dal principio da *febbre alta* (v. Angina). Lo *stadio eruttivo,* in cui compare l'esantema, comincia nel 1.° o 2.° giorno di malattia. L'esantema raggiunge il suo acme *(stadium floritionis)* al 2.°-4.° giorno di malattia, e *svanisce nello spazio di* 3-4 *giorni,* dopo di che la pelle appare bruno-giallastra.

La *desquamazione,* che di rado è forforacea, ma per lo più è *lamellare,* comincia alla fine della 1ª. od al principio della 2ª. settimana, ed è finita entro 14 giorni. La *durata totale della malattia,* dallo stadio prodromico sino alla fine dello stad.

desquamationis, ascende a 2-3-5 settimane. — *Forme atipiche* dell'esantema sono: la *scarlattina papulosa*, dalla quale deriva la *vescicolosa*. Nella *scarlattina emorragica* seu *septica* (poichè sopravviene una infezione settica) si formano, nelle regioni affette, delle emorragie grandi fino ad un tallero od al palmo d'una mano: contemporaneamente si formano foruncoli e piccoli ascessi, di rado una eruzione simile a pemfigo.

Per le *complicazioni* della scarlattina cfr. Difterite delle fauci, pag. 420. Nefrite scarlattinosa (che incomincia per lo più nella terza settimana) pag. 880. Si ha pure endocardite, più raramente artrite (cosidetto reumatismo scarlattinoso, del pugnetto e delle dita, cfr. Heubner), ecc. Cancrena simmetrica a pag. 1346.

Dubbio è tuttora se gli agenti della malattia siano *streptococchi*, che Baginsky ritiene come reperto costante in essa.

Mallory descrive *corpi simili a protozoi* che avrebbe trovato in 4 casi nella cute: v. anche Gamaleïa: Field non potè confermare tali reperti.

b) Hebra indica col nome di **eritema exsudativum multiforme** una forma d'iperemia congestiva, annoverata fra le infiammazioni leggiere. Si formano delle macchie rosse, che impallidiscono sotto la pressione del dito, piane od appena un poco prominenti, talora accompagnate da emorragie. Esso si differenzia dall'e. volatile seu fugax, consistente solo in un'iperemia. L'eritema presenta forme molto varie; basta nominarle; e. anulare, e. gyratum, e. iris (nel centro d'una macchia che s'ingrandisce appare una nuova macchia), e. papulosum, e. urticatum, e. vesiculosum, e. bullosum. Speciali forme dell'eritema vescicolare sono: l'herpes circinnatus, un cerchio di vescicole intorno ad un centro in via di regressione, e l'herpes iris, un cerchio di vescicole ordinate intorno ad una vescicola centrale.

Eziologicamente si devono considerare: *a)* le svariatissime *irritazioni esterne della pelle*, che possono essere di natura meccanica, termica e chimica, e conducono alla formazione dell'e. traumatico. Come esempio di quelle appartenenti a questo gruppo, menzioniamo: lo sfregamento degli abiti, l'influenza della temperatura alta od abnormemente bassa, dell'olio di croton, della cantaridina, dell'unguento cinereo (e. venenatum): l'e. *mercuriale* è spesso a macchie e particolarmente localizzato al tronco; è raro che esso sia *generalizzato*, accompagnato da febbre e da sintomi di avvelenamento da Hg. (stomatite): è costituito da punticini, fittamente aggruppati, piccolissimi, rosso vivo, e può confondersi con la scarlattina: esito grave, eventualmente e rapidamente mortale: v. Zumbusch ritiene che verisimilmente si tratti di un processo settico (porta d'entrata, cavità buccale?) *b)* Alcuni eritemi si formano per l'*uso di medicamenti* (chinina, antipirina, acido salicilico, cloralio idrato, ecc.): lo stesso si ha nella pellagra per l'uso di mais guasto cfr. Vollmer, v. Neusser. *c)* Altri eritemi si formano per causa *ematogena nel decorso di malattie infettive* (pioemia, tifo, roseole, endocardite). *d)* Anche per *malattie del sistema nervoso centrale,* come anche per *disturbi della digestione,* specialmente *nei bambini,* si formano eritemi. *e)* Si ha pure un e. essudativo *idiopatico,* che si istituisce forse sulla base di una nefrite (cfr. Sachs).

L'**erythema nodosum s. dermatitis contusiformis s. urticaria tuberosa** è distinto da uno sviluppo acuto di bozze e tuberosità, grosse da un pisello ad un pugno, rotondeggianti, poco prominenti, compatte, estremamente dolorose, con periferia rosso-rosa e centro rosso-azzurro; oppure da macchie più grandi, piane od un poco prominenti, di color rosso. In pochi giorni i nodi possono risolversi per riassorbimento dell'infiltrato, con metamorfosi del colore, simili a quelle d'una emorragia. Eventualmente si può anche avere formazione d'ascessi o cancrena. — *Eziologia*: la malattia si produce *indipendentemente* o *in unione di malattie infettive:* così come complicazione eventuale del reumatismo articolare, scarlattina, morbillo, pioemia, tifo. Alcuni suppongono un'*origine embolica* di questa malattia della pelle (Lett. in HOFFMANN). — *Localizzazione*: esso colpisce per lo più le gambe ed il dorso dei piedi; meno frequentemente gli avambracci, le coscie, le natiche. Possono parimente esistere, nelle stesse regioni od in altre parti del corpo, macchie d'e. exsudativ. multiforme. — *Decorso:* nei primi 8-14 giorni appaiono sempre nuovi nodi, e la malattia dura 3–6 settimane. Spesso v'è dolore delle articolazioni e delle ossa. Di rado manca la febbre nei casi gravi.

Ha molta somiglianza coll'e. nod. la purpura s. peliosis rheumatica (v. pag. 1322)

E. *nodoso sifilitico*, v. pag. 109.

Nell'**Erythema induratum** (BAZIN) che si osserva per lo più in giovani donne, si trovano generalmente nelle *gambe*, nel corio, nodi duri grossi come una ciliegia o una noce, di colorito rosso o rosso bluastro che scoppiando — raro — lasciano fuoruscire un contenuto giallo. *Istologicamente* si trova circa a livello delle gh. sudoripare un infiltrato cellulare perivascolare, e atrofia nel tessuto adiposo sottocutaneo. Il reperto di nodi prominenti, con cellule epitelioidi e gigantesche simili a quelle tubercolari, fan pensare ad alcuni — almeno per una parte dei casi — a una forma di tubercolosi cutanea (E. *ind. scrofulosorum*): in tale senso parlano pure le interessanti esperienze sulla produzione dei tubercolidi cutanei, di GOUGEROT e LAROCHE. Alla guarigione residuano chiazze brune (cfr. KRAUS, ALEXANDER, HIRSCH, SCHIDACHI Lett.)

c) **Urticaria** *(orticaria)*. Consiste nella formazione di *ponfi*, che producono violento prurito e bruciore, grandi come un polpastrello o più, di color rosso-rosa o bianchi lucenti, leggermente rilevati, orlati di rosso, che appaiono rapidamente e più rapidamente scompaiono, senza lasciar tracce. L'orticaria cronica, con continue eruzioni d'orticaria (u. recidiva) o con maggiore durata individuale dei singoli ponfi (u. perstans), si chiama *orticaria maligna (Cnidosis)*.

Il *plateau* può, in conseguenza della compressione dei vasellini dovuta alla infiltrazione sierosa dello strato superiore del corpo papillare, essere bianco-splendente *(u. porcellanea)*. Se nei ponfi per accumulo di siero si formano vescicole o si producono noduli con infiltrazione sierosa, si parla di *u. vesiculosa* o *papulosa*. I ponfi si possono trovare pure sulla mucosa delle vie superiori. Da tutte le varie specie di O. si deve distinguere l'*u. pigmentosa,* affezione congenita e rara in cui si producono in quasi tutto il corpo macchie rosse brunastre e gialle *(u. xanthelasmoidea)*, che spariscono solo dopo decenni, mentre le eruzioni dell'orticaria si perdono popo 1–2 anni. Nella macchia si trovano *istologicamente*, oltre alla pigmentazione dell'epitelio, quasi solo degli accumuli di *mastzellen* per lo più a sede perivascolare (RAAB).

Cause: l'orticaria può prodursi *a)* **idiopaticamente**, *u. esterna* provocata da *irritazione esterna diretta* della pelle, per pulci, cimici, pidocchi, bruchi, zanzare, contatto con ortiche; nel qual caso si tratta in parte di puntura, in parte d'una irritazione riflessa dei nervi vasali, provocata dal prurito, che produce formazione di ponfi anche in altre regioni oltre quella che è stata direttamente irritata. Così una sola puntura di pulce può cagionare un'orticaria diffusa. Anche lo sfregamento sulla pelle di certe sostanze chimiche provoca l'orticaria, cfr. BAUM. Talora la si può pure provocare istantaneamente con lo sfregamento dell'unghia *(u. facticia)*. — Altre volte l'orticaria si produce *b)* **sintomaticamente**, *u. interna*, provocata da *irritazione dei nervi del gusto e del tratto gastro-intestinale*. Dei *cibi* nomineremo solo le fragole, i gamberi, le ostriche, il caviale, la salsiccia; delle *bevande* lo champagne; dei *medicamenti* il chinino, l'antipirina (esantema medicamentoso) (KAPOSI). Anche altre malattie della pelle preesistenti, ed il marasma *(pruritus senilis)*, inoltre le più diverse malattie gastriche, e perfino patemi d'animo, disturbi della sfera genitale, ecc., possono provocare l'orticaria.

Sec. PHILIPPSON, TÖRÖK e VAS, e le ricerche sperimentali di TÖRÖK e HÁRI, nell'orticaria si tratterebbe verosimilmente di un *edema* infiammatorio provocato da sostanze chimiche per azione diretta sui vasi cutanei. (Gli esantemi medicamentosi possono comparire pure sotto forma di eritema, roseole, papule, ponfi, vescicole, di rado come emorragia: ciò si osserva con l'uso dei più svariati farmaci come digitale, morfina, chinina, ac. salicilico, antipirina, arsenico, calomelano, unguento cinereo: v. pag. 1325 ecc.).

2 — Dermatitis combustionis et congelationis (scottatura e congelamento).

a) **Dermatitis combustionis (scottatura).** Si distinguono vari gradi nell'intensità della scottatura. *Scottatura di I grado, d. combustionis erythematosa.* Può venir provocata da 35°-40° R. ed anche dal sole. Si forma un'iperemia attiva, con conseguente paresi dei vasi sanguigni e loro riempimento passivo per parte del sangue. Il mediocre gonfiore e la colorazione giallastra dimostrano una leggiera essudazione. — *Scottatura di II grado; d. combustionis bullosa.* L'epitelio è necrotizzato negli strati superficiali, oppure in tutto lo spessore; dai corpi papillari fuoresce un abbondante essudato, che solleva l'epitelio in bolle uni- o multiloculari, *bolle da scottatura.* La buccia può essere completamente staccata, oppure aderire. In seguito avviene il disseccamento, oppure il corion suppura. Solamente laddove le papille sono state distrutte dalla suppurazione per azione di microrganismi, si forma più tardi una cicatrice. — *Scottatura di III grado, d. combustionis escharotica.* La cute è escarizzata, direttamente mortificata. La pelle è cotta, bianca e bollosa, oppure si ha carbonizzazione, o disseccamento coriaceo. Nelle escare, talora brune, si vedono figure arborescenti, bruno-cupe, corrispondenti al contenuto carbonizzato di vasi sanguigni superficiali (*). La guarigione avviene, dopo il distacco della parte necrotica, solo per formazione di granulazioni e cicatrici; le cicatrici da scottatura appaiono dentellate, raggiate, rattratte; oppure rilevate, cordoniformi, e come reticolate.

Esistono *diverse specie di vescicole da scottatura*: le une si formano per via puramente meccanica per pressione di un liquido che si trova nel corion sotto forti pressioni, le altre per un processo di fluidificazione: l'epitelio cade in preda a una degenerazione reticolare.

Sec. WEIDENFELD, si devono distinguere le comuni bolle da scottatura in cui il corion arrossato e dolente costituisce la base della vescicola (scottatura di II grado) e quelli in cui la cute che si trova sotto la bolla è bianca, indolora ed escarizzata

---

(*) È importante, per la medicina forense, il fatto che questa iniezione vasale non si vede, se si scotta la pelle d'un cadavere (E. HOFFMANN), eccezion fatta delle regioni con iperemia da stasi. Particolari sui criteri per la d. d. fra scottatura in vita e post mortem, in REUTER (Lett.), WESTENHÖFFER, V. SURY.

(scottatura di III grado): queste ultime guariscono naturalmente con produzione di cicatrici.

La *morte improvvisa* o quella che si ha precocemente, quasi sempre nelle 24 ore, anche in casi di scottature leggiere che interessino *circa* $^1/_3$ *della superficie del corpo* o nelle scottature di III grado occupanti $^1/_8$-$^1/_6$ della superficie del corpo (WEIDENFELD), son dovute, secondo l'opinione di molti autori, un tempo dominante, ad *alterazioni del sangue*. Essa sarebbe consistita fra l'altro in una *distruzione di eritrociti* (WERTHEIM) provocante l'emoglobinemia (PONFIK). Secondo altri WELTI, SILBERMANN, MARKUSFELD e STEINHAUS, SALVIOLI, ecc. avrebbe importanza precipua la formazione di *trombi multipli* nei vasi specialmente polmonari.

Inoltre si trovano di frequente alla sezione: alterazioni degenerative nei reni, polmoni, cuore, fegato, stomaco: in una parte dei casi si trova pure l'*embolia adiposa* in tutti gli organi vitali, e particolarmente nel polmone (FOÀ, CARRARA, ecc.). FOÀ trovò pure embolia di megacariociti. Questo A. considera come causa di morte in molti casi, un' *azione sul sistema nervoso*. WEIDENFELD (Lett.) parla pure di *shoch nervoso,* di alterazioni sanguigne dirette, di perdita di siero — spec. nelle scottature di 2.° grado, WILMS — ma ritiene come la più frequente causa di morte, e così pure SCAGLIOSI, una *intossicazione* da sostanze tossiche prodottesi nei tessuti combusti o, come si esprime WILMS, una alterazione del ricambio per i prodotti di distruzione delle albumine. Pure DOHRN ammette nella morte precoce da scottature una somiglianza con una intossicazione, e WILMS osservò anche un abbastanza tipico movimento febbrile che egli riporta a un riassorbimento di sostanze pirogene. La maggior parte dei più recenti lavori si accosta pure alla teoria tossica (spec. PFEIFFER) mentre HELSTED (Lett.) torna a sostenere l'importanza precipua della lesione sanguigna (Lett. in App.).

Le *ulceri duodenali*, spesso multiple, si trovano sec. BIRCH-HIRSCHFELD in circa il 20 % dei morti dopo parecchie settimane (Lett. in PARASCANDOLO); MARCHAND e l'A. non poterono confermare tale reperto.

Nei **colpi di fulmine** si trovano scottature al punto d'entrata e d'uscita del fulmine e lungo tutto il suo decorso, sulla cute migliore conduttrice della massa del corpo.

Mentre al punto d'entrata si trovano escare profonde, spesso rotondeggianti, corrispondenti all'abbrucciatura del vestito, le *figure del fulmine* della cute, ramificate, non seguenti il decorso dei vasi, si presentano superficiali, epidermiche. All'egresso si trovano nella cute, per lo più, numerosi piccoli buchi a margini carbonizzati.

Le **scottature da raggi Röntgen** che si hanno in seguito a irradiazioni prolungate o frequenti, determinano alterazioni acute e croniche che possono manifestarsi quasi improvvisamente dopo una settimana. Quelle acute constano di eritema, formazione di vescicole, necrosi (con conseguenti *ulceri,* v. pag. 1349, come quelle d'una ustione di 3.° grado) e nei casi più lievi, solo in una caduta di peli (rinascono dopo 6-8 settimane). Le alterazioni croniche son dovute ad una *distrofia* grave della cute (KIENBÖCK), *dermatite da raggi X*, con caduta di peli, atrofia delle ghiandole e della cute, con pigmentazione anomala, fessuramento delle unghie, ulceri dolorose.

Sulla base di tale dermatite si possono sviluppare *carcinomi* anche multipli (v. fig. in PORTER e WHITE, PORTER e istologia in WOLBACH: v. anche COENEN). Cfr. anche pag. 1349.

Anche nelle prolungate **irradiazioni con la lampada di Finsen** nel trattamento del Lupus, si hanno iperemia, essudazione, formazione di vescicole, emigrazione di leucociti: per trattamenti ripetuti, il tessuto luposo si distrugge e la regione cicatrizza (cfr. DOUTRELEPONT). Trattamento dei carcinomi cutanei con il met. FINSEN, v. SCHLASBERG.

Le **irradiazioni del Radium Becquerel** dopo un passeggero arrossamento — come nelle scottature — provocano un *processo distrofico-necrobiotico*, che porta alla produzione di un'ulcera (cfr. GOLDBERG e LONDON, GUYOT, Lett.). Ricerche sul trattamento del cancro con il radium, v. in EXNER, Lett. e a.

b) **Dermatitis congèlationis (congelamento).** Anche in questa si distinguono 3 stadî: quello dell'infiammazione eritematosa, della formazione di bolle, e della necrosi dovuta a coagulazione del sangue. Le congelazioni di *I grado* si mostrano per lo più come *geloni (perniones)*, cioè tumefazioni infiammatorie circoscritte della pelle, specialmente nelle mani, piedi, orecchie. Ne sono colpiti sopratutto gli individui anemici. Vi si unisce spesso formazione di bolle ed ulcerazioni torpide *(Pernio ulcerans) (II grado)*. Nella congelazione di *III grado*, le parti, ricoperte da bolle oppure solamente pallide, marmoreggiate d'azzurro, sono mortificate a profondità molto varie *(necrosi da freddo, gangraena congelationis)*.

Più tardi segue la demarcazione: possono andare perduti organi periferici, come singole falangi delle dita dei piedi, le orecchie, il naso, e perfino intieri membri.

L'infezione settica della ferita può produrre la morte. Se il corpo è stato esposto lungo tempo ad un freddo intenso (p. es. se un ubbriaco, d'inverno, rimane a giacere all'aperto), tutte le funzioni vitali vengono depresse tanto che ne segue la morte *(morte da assiderazione)*. Se le persone assiderate vengono portate presto in un luogo caldo, la morte può avvenire improvvisamente.

3 — Miliaria.

Si distinguono (secondo KAPOSI) 3 forme: Nella **m. rubra** compaiono, in modo acuto, delle piccole vescicole colla base rossa; nella **m. alba** il contenuto delle vescicole è torbido, opalescente. Si tratta d'un esantema prodotto dal sudore (HEBRA), quindi di *eczema sudamina*. L'involuzione avviene con una leggera desquamazione, dovuta al distacco della buccia delle vescicole. La **m. cristallina** è un particolare esantema cutaneo consistente in efflorescenze grosse quanto un grano di miglio, simili a goccie di rugiada, che compaiono sul tronco (petto, addome) od anche altrove, in gran quantità. Sono formazioni vescicolari, aventi sede principalmente nel rivestimento epiteliale delle ghiandole sudoripare. La guarigione avviene per rigenerazione dell'epitelio, dopo che la buccia della vescicola è stata asportata dal sudore. Possono seguire nuove eruzioni.

Secondo HEBRA, essa è *l'espressione d'un processo metastatico*, perchè l'infezione spesso appare nel decorso tardivo di varie malattie infettive (tifo, febbre puerperale, reumatismo articolare, endocardite, esantemi acuti).

Nella **miliaria epidemica** — forma rara — si ha la formazione di vescicole con profuso sudore, febbre alta: si tratta di una forma morbosa forse infettiva, epidemica, di eziologia oscura (Lett. in IMMERMANN, SCHOLTZ); cfr. anche VIGNOLO, WEICHSELBAUM, Lett.

4 — Herpes.

L'herpes è, secondo WILLAN, un'affezione cutanea a decorso ciclico, che appare in modo acuto, caratterizzata dalla formazione di gruppi di vescicole trasparenti, piene d'un liquido limpido come acqua, che per lo più si dispongono in corrispondenza del decorso di nervi cutanei determinati. Dapprima si formano dei noduli, dai quali rapidamente si formano delle vescicole, il cui contenuto s'intorbida ed è formato da siero, fibrina, corpuscoli del pus. Dopo ore, o dopo alcuni giorni, le vescicole disseccano: si formano delle croste, sotto le quali l'epitelio si rigenera, per cui la crosta viene eliminata. Secondo la *localizzazione* e la *genesi* si distinguono:

Herpes labialis s. facialis: sulla bocca, labbra, naso; si presenta specialmente nelle malattie febbrili, sopratutto nella polmonite, più di rado nel tifo e nella meningite cerebro-spinale.

Herpes praeputialis s. progenitalis: sul prepuzio, sul glande e sulle labbra pudende.

Herpes iris e circinnatus: sono forme dell'eritema essudativo multiforme (pag. 1325).

Herpes zoster (zoster) è la forma di gran lunga più importante di herpes. Consiste nella formazione di numerosi gruppi di *noduli*, che sono circondati da un piccolo alone rosso, e rapidamente si trasformano in *vescicole* concamerate, che seguono il territorio di diffusione dei nervi cutanei, e per lo più compaiono sopra *una* sola metà del corpo, sul tronco, sulla testa o sulle estremità; il contenuto delle vescicole si dissecca dopo alcuni giorni. L'affezione, che è accompagnata da violenti dolori nevralgici, viene attribuita, dopo v. BÄRENSPRUNG, a malattie dei *gangli spinali* corrispondenti (le quali, in parte, sono infiammazioni provenienti da organi vicini, ad es. per carie della colonna vertebrale); inoltre a malattie di *nervi periferici* (le quali possono parimente essere provocate da focolai infiammatori nei dintorni dei nervi, come anche da traumi, per es. ferite d'arma da fuoco, contusioni nelle fratture, oppure da tumori): e così pure a malattie del *cervello* e del *midollo spinale* (p. es. meningite cerebro-spinale, ecc.). Si ammette che qui la malattia della pelle si sviluppi con l'intervento delle fibre nervose trofiche. Ammettono altri che il *territorio di diffusione* sia rappresentato dalle *arterie* e che i nervi siano colpiti solo secondariamente (PFEIFFER, v. WASIALEWSKI, Lett.). Si parla pure di uno zoster riflesso che colpisce un territorio nervoso e cutaneo in rapporto con un organo interno ammalato: intermediarie sarebbero le fibre del *simpatico* che dall'organo (ad es. un rene) vanno al midollo, da questo nei gangli spinali a mezzo di uno speciale segmento, e da questo alla periferia: uno stimolo che segua tali vie può lasciarsi dietro uno zoster (Lett. in HEDINGER). Come *momenti eziologici* valgono inoltre le intossicazioni (avvelenamento da ossido di carbonio, e forse anche da arsenico), e le malattie infettive (pioemia, febbre intermittente, ricorrente). Altri casi di zoster si formano « idiopaticamente », talvolta in epidemie, e sono talora contagiosi. Rapporto con la poliomielite acuta v. pag. 1270. (Lett. in App.).

5 — Pemfigo.

Sotto questo nome si comprendono eruzioni cutanee di varia etiologia, nelle quali si formano, per cause ignote, forse spesso infettive, delle *bolle* piene di liquido, la cui grossezza va da una lenticchia ad un uovo d'oca.

Le bolle, che si distinguono per la loro sede molto superficiale dalle altre vescicole (erpete, eczema), sono dovute alla raccolta di essudato nell'epidermide. Da principio multiloculari, esse divengono ben presto uniloculari. Il loro contenuto è chiaro, acquoso o vischioso: più tardi per lo più torbido (per corpuscoli del pus, cellule epiteliali), purulento e talora emorragico. La sorte delle bolle è varia. In taluni casi esse si disseccano e si raggrinzano; si formano croste, sotto le quali l'epitelio si rigenera; non ne residuano cicatrici, ma solamente forti pigmentazioni passeggere *(pemphigus vulgaris)*.

In altri casi la buccia si distacca, e si forma un'*erosione*, nel cui fondo stanno solo le cellule più profonde della rete malpighiana. Ciò è del pari frequente nel p. volgare: avviene facilmente la rigenerazione. In altri casi ancora si formano bolle flaccide, con contenuto scarso, alla cui base, al contrario di quel che avviene nel p. vulgaris, non ha luogo rigenerazione di epitelio sul corion. Se il corion è messo a nudo, si copre di croste **(p. foliaceus)**.

Se contemporaneamente si necrotizzano singoli strati del corion, si ha il **p. diphthericus** (p. cachecticus). Se sul corion denudato si formano delle vegetazioni flaccide, secernenti un liquido ben tosto rancido, in parte anche disfacentisi, si parla di **p. papillaris vegetans** (NEUMANN). I reperti di bacterî nelle bolle (DEMME ed altri) non permettono ancora nessuna affermazione sicura sull'*eziologia*: però oggi molti tendono ad ammettere la teoria infettiva (Lett. in App.).

Clinicamente si distinguono varie forme di pemfigo: acuto e cronico.

a) Il **pemfigo acuto o febbrile** si presenta (secondo KAPOSI) sopratutto nei bambini, talora in forma epidemica, con o senza febbre. Le bolle, della grandezza da un pisello ad una fava, sono irregolarmente distribuite sulla faccia, sul tronco, e sulle estremità. Dopo una durata di ore o giorni esse disseccano, ne segue formazione di croste: più tardi rimangono macchie pigmentate. Decorso con nuove eruzioni, nello spazio di 8-10 giorni. Questa forma si chiama *pemphigus (contagiosus) infantum*.

b) Il **pemfigo sifilitico** si presenta sopratutto nei neonati (v. pag. 1360); raramente lo si ha negli adulti (per es. sopra nodi ulcerati).

c) **Pemfigo cronico volgare**. Sulla pelle e sulle mucose vicine compaiono periodicamente, accompagnate da febbre, delle eruzioni di bolle. Esso si presenta nei bambini e negli adulti. Talvolta l'aggruppamento delle bolle è causa di una particolare denominazione, p. es. *p. disseminatus, circinnatus* (formante dei circoli) o *gyratus, serpiginosus* (formante delle linee serpeggianti, ecc.). Il pemfigo può assumere incidentalmente un *carattere difterico*.

Decorso: il p. vulgaris non complicato può finire in 2-6 mesi, con *guarigione* duratura (p. vulg. benignus); oppure più tardi compaiono nuove eruzioni. Le forme *maligne* del p. vulgaris, che per lo più conducono tosto *a morte*, risultano d'un continuo succedersi d'eruzioni e producono la cachessia, oppure si trasformano nel p. fogliaceo, o nel p. difterico, o nel p. papillare vegetante.

d) **P. fogliaceo**. Le bolle rilassate s'ingrandiscono, s'avvicinano; la buccia distaccata delle bolle viene facilmente rimossa, ed il corion viene messo a nudo. Questo trasuda ed è ricoperto di croste simili a vernice. In mesi od anni, può esserne occupato l'intiero corpo. Gl'individui divengono marantici. L'esito è quasi sempre *letale*. Sulla mucosa delle vie superiori, talora anche sulle congiuntive, si formano parimente efflorescenze bollose.

e) Il **p. papillare vegetante** è *la forma più maligna*. Si formano dei gruppi di vescicole, grandi come una lenticchia e più; poi, mentre alla periferia erompono nuove eruzioni, il centro si affonda per lo scoppio della bolla, e si copre d'una crosta. Quindi il primitivo fondo della bolla vegeta, e si forma, come s'è detto sopra, una piaga grigiastra sporca, ricoperta da vegetazioni flaccide, condilomatose e papillari. (Scambio con papule sifilitiche! v. fig. in RILLE). Nelle forme più gravi, che finiscono *in pochi mesi colla morte*, il processo progredisce in maniera serpiginosa; esiste sempre, alla periferia, un orlo sollevato a guisa di bolla. Poichè la *mucosa della bocca e delle fauci* può *essere colpita per la prima*, si fanno facilmente *confusioni colla sifilide.* Nella bocca le efflorescenze persistono come erosioni o come patine simili ad afte. Se il p. p. veg. proviene da un p. vulgaris, spec. dal circinnatus, è ancora possibile la guarigione (Lett. in WIEGMANN).

f) Col nome di **p. neuroticus** vengono indicati dei casi di p. che si presentano incidentalmente in malattie del sistema nervoso. Molto variabile è lo stato del midollo spinale e del simpatico in questi casi (SCHWIMMER ed altri); citeremo, come, esempio, la formazione di eruzioni pemfigoidi nella mielite inveterata, e di bolle nella neurite, e finalmente il p. lebbroso. Da ciò non consegue un'origine neuropatica del p. tipico, del quale per lo più non si tratta nei casi suddetti (cfr. SCHLESINGER) (Lett. in App.).

(Nella **epidermolysis bullosa** compaiono, al momento del parto o subito dopo (Dermatitis exfoliativa neonatorum), più spesso quando i bimbi imparano a camminare, delle *vescicole* provocate da *traumi* leggeri, ma *prolungati,* da strofinamento. Il contenuto di esse è chiaro o emorragico. La patogenesi molto oscura: si ammette un facile distacco dell'epidermide, un'aumentata eccitabilità delle pareti vasali per cui si ha facilmente una essudazione. Lett. in LUITHLEN e BERGER).

6 — Eczema.

6. **L'eczema** (*) è una malattia cutanea molto frequente, clinicamente poco definita, la quale ha decorso acuto o cronico.

L'eczema è provocato sopratutto da *irritazioni esterne di varia natura,* per es. di natura medicamentosa (sublimato, acido fenico, iodoformio, trementina, ecc.), termica (e. solare degli alpinisti) o meccanica; talora anche da cause di natura infettiva (così per infezione da bacilli tubercolari in alcuni casi d'eczema negli scrofolosi). I disturbi di circolo nella pelle favoriscono la formazione dell'eczema (v. *e. cruris nelle varici*, pag. 114). Alcuni eczemi sono d'oscura eziologia. In certe famiglie l'e. è ereditario. SCHOLTZ ritiene costante per il quadro tipico dell'eczema, specialmente per gli stadi acuti e per le esacerbazioni, una infezione da stafilococco (St. pyog. aureus) (Cfr. JADASSOHN, UNNA, VEIEL).

L'eczema incomincia (secondo KAPOSI) con tumefazione puntiforme o diffusa, ed arrossamento della pelle *(e. erythematosum),* o con noduli pruriginosi *(e. papulosum).* Poi esso può regredire; oppure si formano delle vescicole *(e. vesiculosum),* e si arriva, per scoppio delle vescicole, o perchè queste vengono grattate, all'uscita d'un liquido sieroso o sieropurulento sulla superficie; allora l'eczema trasuda *(e. madidans).* Poi per disseccamento dell'essudato, si possono formare sulla superficie, delle croste *(e. crustosum).* Se si raccoglie, sotto le croste, un secreto abbondante, siero-purulento, si ha l'*eczema impetiginosum* (oggi si separa questa forma come un'unità morbosa appartenente all'*impetigine*, v. sotto). Se la secrezione cessa, la pelle posta sotto le croste si ricopre di un rivestimento epiteliale ben aderente: se poi la crosta viene eliminata, rimane scoperta la pelle ancora arrossata e desquamante *(e. squamosum).*

Decorso. Può aversi la restitutio ad integrum, la quale spesso avviene lasciando una pigmentazione bruna, oppure si hanno delle recidive, dalle quali spesso si svi

(*) ἔκζεμα eruzione, da ἐκζέω bollire.

luppa un eczema cronico. Le alterazioni istologiche dell'eczema acuto corrispondono a quelle dell'eritema papuloso e dell'erpete.

Gli **eczemi cronici** conducono sempre a *pigmentazioni* a chiazze o a striscie, e ad *ispessimento dell'epidermide e del corion,* in cui la superficie può essere coperta di croste, squame, lamine di epitelio. Per *ipertrofia* più forte del *corpo papillare,* la superficie diviene verrucosa, scabra.

Nei gradi più alti d'ipertrofia del connettivo, cutaneo e sottocutaneo, e dell'epitelio, si hanno alterazioni simili all'*elephantiasis arabum*. Nella cute, il cui connettivo è sclerosato, si trovano vasi sanguigni e linfatici dilatati, e scomparsa delle ghiandole sebacee, dei follicoli piliferi, delle ghiandole sudoripare. Nel tessuto sottocutaneo, il tessuto adiposo è sostituito da connettivo calloso. Tutto ciò si vede colla massima frequenza nell'ulcus cruris.

Gli eczemi cronici della pelle della testa (provocati da pidocchi o ad essi associati) possono, nelle donne, condurre ad un completo appiccicamento dei capelli, sì da formare come un feltro *(plica polonica)*. Ma ciò si può vedere anche per es. in Slesia ed altrove, e così anche in Svizzera.

L'**erythema intertrigo,** consistente in un arrossamento diffuso, e l'**eczema intertrigo,** trasudante, dovuto a distacco dell'epidermide, sono *forme speciali dell'eczema,* che si presentano sulle pieghe genitali, sulle mammelle pendenti, ecc. Nei *lattanti* questo eczema può causare *gravi distruzioni ulcerose.*

7 — Impetigine.

Mentre un tempo si parlava di eczema impetiginoso, oggi l'impetigine si ritiene come una forma morbosa completamente a sè. Si distingue: *a)* una *impetigo staphylogenes* (UNNA) che s'inizia come piccole *vescicole purulente* in rapporto con i follicoli: si formano in seguito piccole *pustole* follicolari e perifollicolari che si trasformano poi in croste di colorito sporco. *Sede*: Viso (regione della barba), mani e braccia negli *adulti*. *b)* Semplice *impetigo contagiosa* (*I. vulgaris,* UNNA): si inizia con piccole *vescicole,* appiattite, flaccide, grosse circa quanto un pisello, con un contenuto limpido o leggermente torbido.

Esse scoppiano, l'essudato coagula e si forma una *crosta* trasparente gialla come miele: alla periferia possono formarsi nuove vescicole, le croste però predominano. Guarigione dopo il distacco delle croste, con chiazze cutanee rosse. *Sede:* viso e mani, specialmente nei bambini. Facile è la trasmissione da un bambino a un altro. Riguardo all'*eziologia,* si tratta per lo più di una infezione cutanea da stafilo- e streptococco o da uno solo di essi (cfr. SCHOLTZ).

8 — Vaiuolo. Variola.

Per vaiuolo s'intende (secondo KAPOSI) una malattia contagiosa acuta, che è caratterizzata da un decorso tipico e da un'eruzione di noduli, vescicole o pustole, che appare su tutta la pelle, accompagnata da febbre e da altri fenomeni generali. Il vaiuolo è l'effetto di un'infezione del sangue da virus vaiuoloso.

Variola vera. Dopo una **stadio d'incubazione**, di circa 2 settimane, comincia improvvisamente, con febbre alta, lo **stadium prodromorum:** questo è accompagnato talora (non sempre) da un esantema (roseola variolosa), il quale consiste in un arrossamento scarlattinoso (forma eritematosa), oppure in emorragie puntiformi della cute (forma emorragica). Dopo un periodo prodromico, ordinariamente di tre giorni, la malattia entra nello **stadium eruptionis**. Sorgono sulla pelle, con sensazione di dolore, dei *noduli* duri, conici, rosso-vivi, grandi come un grano di miglio e più diffusi sul tronco e circondati da un largo alone iperemico. La *faccia* ed il *cuoio capelluto* sono colpiti pei primi e maggiormente; nelle nuove eruzioni sono colpiti anche il tronco e le estremità. Quelle parti che prima della malattia sono state irritate od a lungo compresse (p. es. da un cinto ernario), sono per lo più occupate da pustole particolarmente fitte (v. confluens). Poi si formano sui noduli già apparsi delle *vescicole* limpide, molte delle quali mostrano una depressione centrale, l'*ombelico*. Con ciò incomincia lo **stadium floritionis** (6.° giorno di malattia). Da principio il contenuto delle vescicole è sieroso, chiaro. Al 9.°-10.° giorno, esso per lo più è già *purulento:* la vescicola è divenuta *pustola* (stadio di suppurazione), l'ombelico sparisce. Il contorno della pustola è intensamente rosso ed edematoso. Il viso può essere tumido e gonfio, irriconoscibile. Con ciò è raggiunto l'*acme del processo*. La febbre aumenta di nuovo. Anche sulle mucose delle vie superiori appaiono delle pustole. Col 12.°-13.° giorno, nei casi leggieri, incomincia lo **stadium exsiccationis**; la febbre diminuisce, l'apice delle pustole si affonda (ombelico secondario), e, poichè il contenuto e la buccia si fondono e si disseccano, si formano delle *croste* appianate, brune. Il gonfiore nei dintorni diminuisce. Dove le pustole sono rotte, il che avviene qua e là, specialmente sulla faccia, si forma una crosta gialla. Fin dal 16.° giorno molte croste si distaccano già, sul palmo delle mani e sulla pianta dei piedi rimangono, per 3-4 settimane, delle macchie rosse o brunastre, spesso un po' sollevate. Per altro, la decrostazione è finita su tutto il corpo al principio della 4.ª settimana. La pustola, per solito, lascia sulla pelle solo una macchia brunastra; talora, però (v. sotto), vi lascia una leggiera depressione bianca, lucente *(cicatrice vaiolosa)*

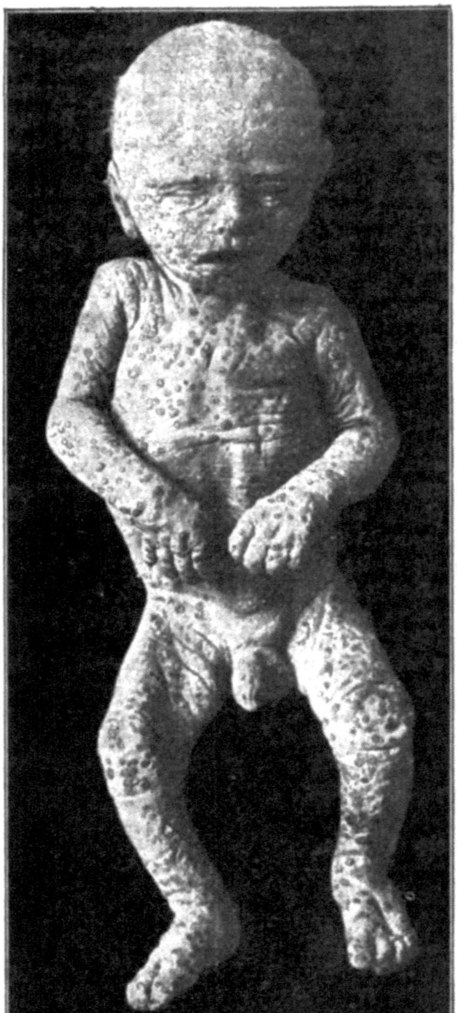

Fig. 669.
Infante con vaiuolo vero. Museo di Basilea.

Costituzione microscopica dell'efflorescenza vaiuolosa tipica (vedi fig. 670). L'efflorescenza ha sede nell'epidermide. Sotto l'influsso del virus vaioloso si produce rigonfiamento, intorbidamento, ed in parte necrosi da coagulazione delle cellule della rete malpighiana al di sopra delle papille. Dai vasi delle papille, circondati da cellule rotonde, penetra un essudato nell'epitelio; e quindi nel focolaio, che si rigonfia mano mano fino a divenire una *vescicola ombelicata,* si formano degli scompartimenti. Gli scompartimenti sono formati in parte da zolle di cellule degenerate, in parte da grosse travate di cellule malpighiane unite l'una all'altra, in parte da cellule epiteliali nucleate, stirate ed assottigliate. L'ombelico si produce per il fatto che la maggior parte delle travate epidermiche, disposte verticalmente, è situata nel centro. Verso il basso, la pustola è limitata ancora dalle cellule interpapillari della rete di Malpighi, ed in parte anche dal corion messo a nudo. Il corion è infiltrato di piccole cellule. Man mano che la vescicola, per l'invasione dei cocchi piogeni, si trasforma in *pustola (pustula purulenta),* le pareti divisorie della vesci-

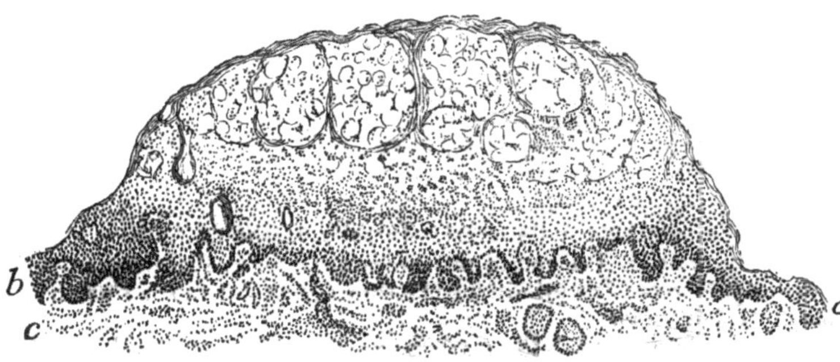

Fig. 670.

Sezione di una **pustola vaiolosa** *a,* strato corneo; *b,* strato mucoso dell'epidermide; *c,* corion con le sue papille, con infiltrazione parvicellulare. La pustola è costituita da un sistema di cavità nell'epidermide di cui rimangono residui sotto forma di trabecole; le maglie sono ripiene di essudato sieroso o di corpuscoli purulenti. Ingr. con la lente.

cola moltiloculare vengono distrutte, sicchè ne risulta una pustola uniloculare. Poi, il contenuto e la buccia della pustola si addensano e si disseccano, per cui si formano delle *croste.* La crosta viene eliminata, poichè l'epitelio dei residui rimasti in posto e delle parti vicine, prolifera, il che avviene sotto la crosta; perciò questa viene sollevata. In molti casi di variola vera (ed in quasi tutti quelli di varicella e di vaioloide) non rimangono *cicatrici*, ma solamente una *macchia bruniccia,* perchè le papille del corion sono conservate.

Se la buccia della pustola viene sollevata per una più abbondante formazione di pus, ed il corion, per infiltrazione purulenta, cade in necrosi od in cancrena, si roducono delle *pustole* profonde, *difteriche o cancrenose,* per cui il corion è ricoperto da una patina necrotica giallognola, oppure è trasformato in una massa di colore sporco. In questo caso rimangono delle profonde **cicatrici vaiolose**. Queste si possono vedere con particolar frequenza anche nella *variola confluens,* sopratutto al *viso* (pinne nasali).

Atipie della variola. 1. Nella **variola haemorrhagica (vaiuolo nero)**, che una forma atipica grave (KAPOSI), e si presenta per lo più negli individui giovani robusti, si devono distinguere *due forme. a)* Nella **purpura variolosa** si presenta un arrossamento color porpora scuro, simile a scarlattina, seguito da *emorragie nella pelle,* per cui si formano delle macchie azzurro-nere su fondo rosso-porpora, che, in poche ore, crescono fino a raggiungere una grandezza considerevole. Di regola il decorso è *mortale,* per lo più in 24-36 ore. Alla sezione si trovano emorragie in tutti i tessuti ed organi interni. *b)* Nella **v. haemorrhagica pustolosa,** nei noduli, che incominciano in modo tipico con necrosi dell'epitelio ed essudazione, si formano al 1.° ed al 2.° giorno delle *emorragie che ne riempiono la cavità.* Talora possono presentarsi delle macchie, come in *a).* Anche qui per lo più avviene presto la morte.

Fra gli organi interni, partecipano molto spesso al vaiuolo: (1) le vie respiratorie; v. laringe (pag. 219), trachea (pag. 228), polmoni (pag. 280). Si trovano spesso processi degenerativi ed infiammatorii — (2) nel miocardio (pag. 44), reni (pag. 881), fegato (pag. 614), testicoli (pag. 967). Spesso si ha anche osteomielite vaiolosa (pag. 927). Sovente se ne trovano solo piccolissimi focolai. Non di rado si presentano (3) forti emorragie nelle ovaie, nelle tube, nell'utero (pseudomestruazione).

2. La **vaioloide** è una *forma leggiera di vaiuolo,* che già prima della suppurazione giunge al disseccamento.

La **varicella** è una *malattia a parte.* Dopo uno stadio prodromico febbrile, di 24 ore, si formano, già al secondo giorno, delle vescicole limpide come acqua, a buccia sottile, su fondo arrossato. Molto spesso manca la formazione dell'ombelico. Come residui visibili, possono rimanere macchie bianche lattee a livello della cute circostante o su essa sporgenti.

Il **vaiolo vaccino** che si ha quasi solo nelle vacche da latte, con sede quasi esclusiva nelle mammelle, si comporta anatomicamente come l'efflorescenza vaioloide. Non esiste un vaiolo vaccino primitivo, ma esso deriva dal vaccino umano trasportato dalle mani dell'uomo.

Anche il **vaiolo inoculato** (variola vaccina) prodotto dalla vaccinazione (Jenner 1796) con linfa di vacca vaiolosa *(linfa animale)* (nelle mungitrici di latte si presenta anche sulle mani e sugli avambracci), così come il *vaiolo da inoculazione* riprodotto nell'uomo con la linfa degli individui vaccinati, si comportano *istologicamente* come il vero vaccino.

Tuttora aperta è la questione sull'*agente* della malattia. Sec. Wasielewski è molto verisimile l'importanza eziologica dei *corpuscoli di* Guarnieri, *cytorychtes,* che si trovano negli epiteli e che si possono trasmettere al coniglio (cornea) con la linfa; Councilman, Mayrath e Brinckerhoff e collaboratori, confermano pienamente l'importanza etiologica del cytoryctes. Aldershoff e Broers però ritengono i corpuscoli di Guarnieri così variabili di forma, dimensione e colorabilità, non come gli agenti della malattia, ma come il prodotto di una specifica reazione cellulare provocata da un virus tuttora ignoto. Volpino ammette che una certa quantità dei corpi del vaccino siano racchiusi da speciali prodotti reattivi cellulari (corpuscoli del Guarnieri) mentre la parte maggiore di essi, dotati di mobilità, trasmissibili formanti il costituente più grande del virus stesso, rapidamente si distrugga nell'interno delle cellule (v. anche Casagrandi): nel pus delle pustole si trovano gli ordinari cocchi piogeni. Il *contagio* si trova nelle croste, nello sputo, nel secreto nasale degli affetti ed anche secco è vitale molto a lungo (il pus delle pustole anche per anni). Anche nel *cadavere* il virus rimane ancora attivo. Lett. in App.

9 — Psoriasi.

La psoriasi è, secondo la definizione di Kaposi, quella malattia della pelle, estremamente cronica, che è caratterizzata da squame lucenti, bianche, secche, poste, in forma di piccole sporgenze puntiformi, o di piastre più grandi, a disco, sopra un fondo leggermente sanguinante, rosso, a netti confini. Le efflorescenze primitive sono eguali nelle forme assai variabili della psoriasi, cioè, si formano dei noduli grandi come una capocchia di spillo, rosso-bruni, che in pochi giorni si coprono di squame epidermiche bianche, facilmente distaccabili.

Se si formano molti noduli contemporaneamente, si ha la **psoriasis punctata.** Per allargamento periferico si formano dei dischi più grandi, leggermente tumidi, grandi fino ad un centesimo, simili a spruzzi di calcina, coperti di squame (**ps. guttata** e **nummularis**). In alcune settimane, avanzandosi l'orlo arrossato, si possono formare dei dischi grandi come un tallero, oppure le placche confluiscono in figure a carta geografica, od in modo diffuso (**ps. figurata e diffusa**). Se il processo progredisce alla periferia, mentre guarise al centro, si ha la **ps. anularis**; e se molti di tali circoli confluiscono formando delle linee serpeggianti, si ha la **ps. gyrata.** — Se avviene la *guarigione* di singole placche, la parte rimane colla colorazione normale, oppure pigmentata. — **Localizzazione.** La psoriasi può presentarsi in tutte le regioni dell'integumento. Sono preferite le superficie estensorie del braccio, del ginocchio, il cuoio capelluto, i dintorni del sacro. Qui si trovano quasi sempre delle macchie, coperte di squame sporche, spesse.

La pianta del piede ed il *palmo della mano,* al contrario di quel che avviene nella psoriasi sifilitica (v. pag. 1361), anche nella psoriasi universale rimangono liberi, nel maggior numero dei casi (eccezioni, v. ad es. in PICCARDI). A queste nuove vedute si oppongono quelli che osservarono una certa frequenza della lesione anche in tali parti (Cfr. BURGENER-JADASSOHN, Lett).

Microscopicamente il corpo papillare e le parti vicine del corion si mostrano infiltrati, ed i vasi sanguigni sono dilatati. Anche le papille possono ingrossarsi per proliferazione (I. NEUMANN). Secondo KAPOSI, l'affezione primitiva è quella del corpo papillare. Le cellule dello strato corneo si distaccano via via in forma di squame, in mezzo alle quali entra dell'aria, per cui esse appaiono bianche o persino argentine splendenti. La corneificazione è contemporaneamente alterata, le cellule si disseccano e la coesione degli strati cellulari è diminuita.

L'*eziologia* non è conosciuta; si suppone un' origine micotica (LANG). L' eredità è l'unico momento eziologico sicuro. La malattia *non è contagiosa.* Nei bevitori le recidive sono più frequenti e più gravi. La terapia (arsenico e iodio) non guarisce la malattia, può solo combattere le singoli eruzioni (cfr. RIECKE, Lett.).

Per la *psoriasi sifilitica* v. pag. 1361.

10. La **prurigo** è una malattia della pelle, che per lo più appare già nei primi anni e che dura generalmente per tutta la vita: in essa appaiono, in eruzioni ripetentisi cronicamente, dei *noduli fortemente pruriginosi,* grandi come una capocchia di spillo, i quali, in principio, sono incolori o rosso-chiari. Più tardi i noduli, lesi dal grattamento, divengono più grandi, ne fuoriesce un po' di sangue e di siero, che si disseccano in una piccola crosta gommosa, gialla o bruniccia. Nell' ulteriore decorso si formano, per l' intenso grattamento, escoriazioni, *pustole,* pigmentazioni bruno-cupe, lineari o diffuse, e si produce un ispessimento della pelle (specialmente sulle gambe) con tumefazione dei gangli linfatici corrispondenti alla regione colpita (gangli inguinali ingrossati).

Sede prediletta: la superficie estensoria delle estremità, con intensità crescente dall'alto al basso; inoltre il tronco. La superficie flessoria delle ginocchia, gomiti, ascelle, regione inguinale, sono sempre libere da noduli. L'*eziologia* è oscura. Alcuni annoverano il prurigo tra le nevrosi.

11. **Il lupus erythematosus** (CAZENAVE) **od eritema centrifugo** (BIETT) non ha nulla a che fare col lupus propriamente detto. Si for-

mano delle *macchie* sollevate, rosse, grandi da un grano di pepe ad una lenticchia, il cui centro è depresso, ed è coperto da una squametta gialla, secca, oppure privo di squame, liscio come una cicatrice. Queste macchie rappresentano una specie di *efflorescenza primitiva* del lupus erythematosus (KAPOSI). Sono sede prediletta di quest'affezione: naso, guance, orecchie, cuoio capelluto, dita delle mani e dei piedi.

Nell'ulteriore decorso si hanno due forme della malattia:

a) **Lupus er. discoides.** Mentre il contorno rilevato, per lo più munito di puntini neri da comedoni o di sbocchi ghiandolari beanti, si avanza perifericamente, si formano, mentre il centro corrispondentemente si atrofizza, nel corso di molti mesi, dei *dischi contornati di rosso,* che possono crescere fino alla grandezza di un palmo d'una mano. Il processo può guarire dopo un periodo della durata di anni.

b) **Lupus er. disseminatus.** Più raramente si formano numerosi e discreti focolai, l'efflorescenza tipica si presenta sotto forma di *noduli* sottocutanei grossi come la capocchia di uno spillo o una lente, duri, distinti: essi si fanno prominenti alla superficie come *papule cutanee* (BOECK). La papula si *rammollisce al centro* e tale regione (Pusfocus di BOECK) si trasforma in una *crosticina* che si distacca dopo qualche giorno, con esito in guarigione con *cicatrice* profonda. Frequenti sono le recidive. Atipica è la trasformazione dei noduli in nodi grossi lisci o infossati. In casi rari questi si trovano disseminati quasi dappertutto. Rarissimamente si ha un'eruzione universale *totale* acuta con febbre, nella quale si formano dei nodi più grandi, e per lo più l'esito letale (KAPOSI). (Sulla coincidenza fra pneumonite e l. er. ac. v. KRAUS e BOHAC Lett.).

L'*essenza del processo* consiste secondo NEUMANN, KAPOSI ed altri, in un'infiammazione (che produce degenerazione ed atrofia) di tutti gli strati della cute, alla quale partecipano anche tutte le parti ghiandolari. L'affezione come il cosidetto erythema induratum, v. pag. 1326, e il lichen scrof., v. pag. 1339, fu classificata fra i **tubercolidi**, prodotti dalle *tossine* tubercolari (BESNIER, BROECK, ROTH, ALEXANDER, JULIUSBERG, Lett.; esper. di GOUGEROT-LAROCHE, ZIELER); sec. PICK (Lett.) e TÖRÖK, ciò non sarebbe giustificato: sec. HIDAKA, esso varrebbe solo per *b).* Il *decorso* è molto cronico: può durare 10–20 anni. L'*esito* è, localmente, quasi sempre una trasformazione cicatriziale della pelle. Alcune macchie spariscono tuttavia senza raggrinzamento cicatriziale.

12 — Lichen (*).

Una volta il termine di lichen aveva un significato molto largo. Adesso un tal nome è riservato alle malattie cutanee affatto croniche, nelle quali si formano dei noduli che, salvo che per il loro ingrandirsi e desquamarsi, rimangono invariati, ed eventualmente s'involvono, per cui non si sviluppano oltre in vescicole e pustole. Si distinguono varie forme:

a) Nel **lichen ruber planus** si formano (secondo HEBRA) dei noduli piatti, ombelicati, rosso-vivi, nella fiorizione con superficie liscia, lucente come cera, che compaiono disseminati senza una disposizione determinata. Primitivamente sono colpite le estremità; poi il tronco. Mancano sintomi scrofolosi: esso compare anche

(*) λιχήν, λειχήν = lichene.

relativamente spesso nella mucosa buccale. — Nel **lichen ruber acuminatus** (KAPOSI) si formano dei noduli arrotondati, rosso-bruni o rosso-chiari, grandi da una capocchia di spillo ad un grano di miglio, duri, che hanno sede dapprima sopratutto sul ventre e sul petto, e che vanno sempre più fondendosi fino a formare delle superfici desquamanti. Nel corso di anni, tutto il corpo può venire coperto. Papule acuminate, consistenti, ruvide si formano invece nel *L. ruber verrucosus*. *Istologicamente,* in tutt'e due le specie di lichen ruber, i *follicoli piliferi* ed i loro dintorni sono la sede principale della malattia. Nelle efflorescenze *giovani* si trova dilatazione dei vasi, infiltrazione cellulare, pigmentazione nel corion, mancanza di pigmento nella rete di MALPIGHI; nelle efflorescenze *più antiche,* iperplasia dello strato corneo e della rete di MALPIGHI. Lo strato granuloso consta di 7 invece che di 2-3 serie di cellule, e la pigmentazione ed infiltrazione del corion è ancora più forte. Nel *L. r. verrucosus* si hanno nell'epitelio processi di ipercheratosi, che però passano in sottordine agli infiltrati del corion. Molto spesso si trovano dilatazioni cistiche delle gh. sudoripare (cfr. JULIUSBERG, Lett.).

Esiste anche una forma *atrofica* del *L. r. pl.* (*Lichen atrophique,* HALLOPEAU) con grave distruzione regressiva del tessuto e alterazioni simili a cicatrici. DARIER chiama questa forma « *Lichen scléreux* »: può derivare anche dal L. r. pl. tipico (BESNIER e a., ZARUBIN, Lett.) (Lett. in RIECKE, BETTMANN).

b) **Lichen scrofulosorum** o meglio **Scrofuloderma miliare** (NEISSER). Si formano gruppi e accumuli di noduli dapprima bianchi opachi poi rossi, rosso-bruni, con leggiera desquamazione, di rado con piccole vescicole purulente all'apice.

Può aversi una localizzazione al tronco mista con acne (cachecticorum): colpisce specialmente (secondo alcuni, esclusivamente) individui con *tubercolosi* cronica. *Ogni nodulo corrisponde a uno sbocco follicolare ed ai suoi dintorni;* nei follicoli piliferi si trovano elementi cellulari ed essudato, e così pure intorno ad essi e nelle gh. sebacee. Accanto a questi *infiltrati perifollicolari* si osserva *ipercheratosi:* masse di strato corneo occupano lo sbocco dei follicoli e formano la squametta. Il *decorso* del processo è benigno: i noduli possono scomparire completamente. Mentre HALLOPEAU e BOECK sono dell'avviso che si tratti di un'affezione tuberculo-tossica e classificano il L. scr. nel gruppo dei tubercolidi, SACK, JACOBI e WOLFF, gli ultimi due in base al reperto di *bacilli tubercolari,* considerano la malattia come una *tubercolosi perifollicolare.* Anche il quadro istologico in un certo numero di casi, particolarmente per l'osservazione di noduli cellulari con elementi epitelioidi e giganteschi ricorda il tubercolo o il lupus. Si può quindi classificare il L. scr., almeno in una parte dei casi, fra le vere *tubercolosi cutanee.* KLINGMÜLLER (Lett.) lo ritiene come un prodotto delle sostanze tossiche prodotte dai b. tub. senza che per questo la comparsa dell'eruzione debba esser legata alla presenza di bacilli vivi o morti. Le ricerche sugli animali dettero finora risultati negativi (V. anche tubercolidi a pag. 1338).

13 — Erisipela.

La risipola è una infiammazione acuta della pelle, provocata per lo più da uno streptococco (FEHLEISEN), che di regola assume rapidamente una grande estensione, ed è accompagnata da fenomeni generali febbrili. Gli streptococchi, caratterizzati dalla disposizione in lunghe catene, entrano per le ferite della cute, e probabilmente possono anche essere trasportati dal sangue in determinate parti della pelle. La ferita può essere così insignificante da non essere affatto avvertita dal malato.

I batterî si localizzano sopratutto nei vasi linfatici e negli spazi linfatici connettivali (v. RECKLINGHAUSEN, LUKOMSKI) degli strati superficiali del corion, ed hanno questa particolarità, che non producono suppurazione (flemmone), ma solo una viva *infiammazione cellulare-essudativa* della pelle e del tessuto sottocutaneo. Si stabilisce un'iperemia infiammatoria, un'infiltrazione cellulo-sierosa o cellulo-fibrinosa della cute, la quale si estende fino nel tessuto adiposo sottocutaneo; in piccola parte si ha anche degenerazione del tessuto.

La pelle appare tumefatta, liscia, lucente, intensamente rossa: l'arrossamento si avanza perifericamente. Il rossore e l'infiltrazione spariscono rapidamente così come sono apparsi (in 2-3 giorni) e, già al 4.° giorno, la parte può essere inalterata, oppure divenire rosso-bruna, detumefarsi e desquamare. Ma per lo più la malattia dura 8-14 giorni.

Poichè i follicoli piliferi vengono dall'essudato staccati dalle guaine della radice, i peli perdono le loro connessioni e, nelle parti coperte di capelli, segue il *defluvium capillorum*. — Se l' *infiammazione è più intensa,* si ha una *r. vescicolosa,* in cui le cellule della rete di Malpighi si rigonfiano e si fluidificano. Nella *r. pustolosa* il contenuto delle vescicole diviene purulento; nella *r. crostosa* esso si dissecca in una crosta. Nella *r. cancrenosa* una parte del tessuto, per causa d'un'infiltrazione cellulare più abbondante, si necrotizza. La *r. flemmonosa* rappresenta un passaggio verso il flemmone.

Nel *sangue* degli ammalati di risipola si trovano degli streptococchi (von Noorden). La *localizzazione prediletta* della r. è la faccia *(erys. faciei)*: di qui la r. si spinge spesso sul cuoio capelluto, collo, nuca *(e. migrans)*.

Risipole ripetute nello stesso punto (viso, che si fa simile a una maschera, gambe, nell'ulcus cruris) possono produrre *elefantiasi*. La maggior parte delle risipole finisce colla guarigione. — *L'inoculazione della risipola sui tumori maligni* (Busch, Volkmann, Janicke e Neisser, Kolaczek) provoca, nelle parti dove i micrococchi sono penetrati in gran numero, una necrosi parziale del tessuto (involuzione). Talora una risipola intercorrente favorisce la *risoluzione di gomme* (Strack, Lang ed altri).

14. Il **flemmone della pelle** è un'infiammazione acuta e diffusa della pelle e sopratutto del tessuto sottocutaneo, la quale di regola è accompagnata da suppurazione e, se l'infiammazione non regredisce subito nello stadio iniziale, produce una fusione purulenta più o meno estesa del tessuto (fluidificazione del tessuto nel pus, che agisce come un fermento). Nei punti dove la pelle è sottile, essa può avere un aspetto simile a quello che ha nella risipola. Quindi il flemmone vien detto anche *pseudorisipola,* benchè l'infiammazione nella risipola abbia un carattere molto fugace e non produca distruzione di tessuto. Talora nel flemmone si ha tumefazione infiammatorio-edematosa, con sollevamento dell'epidermide in forma di *bolle*. Per la combinazione dell'edema infiammatorio (giallognolo e più denso in confronto del semplice liquido idropico, acquoso e quasi incoloro) e della suppurazione, si parla anche di *edema purulento*.

L'infiammazione colpisce spesso, oltre le parti sottocutanee profonde, anche i tessuti vicini, come le aponeurosi, le guaine tendinee, il tessuto intermuscolare e persino il periostio. Non di rado s'accompagna con linfangite, tromboflebite, infezione generale settico-piemica.

Colla suppurazione del tessuto va spesso unita una *necrosi infiammatoria*, e si giunge alla formazione di **ascessi**, che contengono dei brandelli di tessuto necrotico, e possono perforarsi all'esterno.

Un flemmone localizzato alle dita vien detto **patereccio**, e si parla di *p. cutaneo e sottocutaneo* e, se vi è anche l'infiammazione periostea, di *p. periosteo:* se ha sede sotto l'unghia si parla di *p. subungueale.*

Eziologicamente, nel flemmone si deve prendere in considerazione sopratutto il più comune germe della suppurazione a carattere progressivo, cioè lo *streptococcus pyogenes,* ed inoltre lo staphyloc. piog. aur. I batterî o pervengono primitivamente in ferite chirurgiche aperte, oppure giungono nella pelle per ferite spesso insignificanti. Nella piemia possono aversi anche flemmoni *metastatici.* Altri speciali bacteri entrano ordinariamente in giuoco in varie **forme gravissime di flemmone**, tra le quali ricorderemo quei casi in cui si ha un edema infiammatorio, diffuso in una vasta regione, p. es. in un intero braccio o in un'intera gamba **(edema maligno)**, che presto passa in cancrena con produzione di gas **(cancrena fulminante)**; quivi può mancare ogni traccia di suppurazione (HITSCHMANN e LINDENTHAL). La pelle è di un colorito che ricorda quello di un cadavere assai putrefatto, vescicolosa, o a brandelli, crepitante alla pressione, il tessuto pieno di vescicole gasose che al taglio si riempiono subito di un liquido brunastro, sieroso emorragico; i muscoli sono di colore sporco, bruni, come cotti, poi asciutti come esca o umidi, pastosi, quasi fluidificati. Se non interviene, il più presto possibile, l'opera del chirurgo (amputazione), ne segue la morte, coi fenomeni di un avvelenamento grave. In una parte di questi casi in cui si ha un'infiltrazione emorragica spec. dei muscoli (e la temperatura non è diminuita in confronto alle parti vicine, il colorito rosso rame, bruniccio, v. HEYDE) si tratta d'infezione dovuta ad un *microorganismo anaerobio,* il *bacillus oedematis maligni* (GAFFKY, KOCH). Vi sono anche delle forme di flemmone in cui tanto l'edema che la suppurazione hanno poca parte, predominando lo sviluppo di gas **(phlegmone emphysematosa).** Le parti possono essere crepitanti, dare al tatto l'impressione di un cuscino di piume (colorito plumbeo e fredde, v. HEYDE) ed all'incisione lasciar uscire molta aria. Si trovarono dei *bacilli anaerobii* (E. FRÄNKEL), che rassomigliavano a quelli del carbonchio sintomatico e dell'edema maligno, ma pure erano diversi da essi. Anche le *varietà gasogene del bacterium coli commune* possono aver parte nel flemmone gasoso (v. DUNGERN). Sec. ALBRECHT si ha il quadro tipico di questa affezione in casi di *infezioni* miste di cocchi e di bac. anaerobi. (Altri particolari in UFFENHEIMER, STOLZ, FRÄNKEL, GHON e SACHS).

Il **flemmone senza bacteri piogeni** (cosidetta *suppurazione asettica)* può essere provocato dall' iniezione sottocutanea di quantità anche minime di *olio di croton* o di *trementina.* — [Anche per *morsicature di serpenti* si hanno talora, nelle parti profonde del tessuto sottocutaneo, delle tumefazioni edematose acute, le quali, senza passare di solito in suppurazione, possono guarire rapidamente] (Sui veleni dei serpenti v. CALMETTE).

Si indica con il nome di *flemmone ligneo (Phlegmon ligneux,* RECLUS) un processo infiltrativo del collo, di durezza lignea e che solo assai tardi si rammollisce, in cui la pelle si fa sagrinata, rossastra e violacea. Può scambiarsi con un tumore maligno. Si tratta verisimilmente di un processo infettivo (cfr. KUTZRUTZOFF).

15 — Acne, furuncolo, antrace.

a) Sotto il nome di **acne** si comprende un'*infiammazione*, che conduce alla formazione di pustole o di noduli grossi come un grano di miglio, la quale ha sede *intorno ad un follicolo pilifero, come* *anche intorno alle ghiandole sebacee che gli appartengono.* Dal nodulo rosso si può spremer fuori sego o pus. La ghiandola sebacea, e talora anche il follicolo pilifero, sono distrutte dalla suppurazione. L'acne si presenta su tutta la pelle, eccettuate la palma della mano e la pianta del piede.

I vari gradi dell'infiammazione hanno condotto alla divisione di varie forme: **acne punctata**, noduli con un comedone in mezzo; *a. pustolosa*, noduli suppuranti; a. **indurata**, noduli con infiltrazione infiammatoria, dura all'intorno (anche con plasmacellule e cellule giganteschc: v. EHRMANN, FICH). Dopo l'uso prolungato di *iodio, bromo o cloro* compaiono gli *esantemi da medicamenti* (da escrezione) sotto aspetti diversi, fra cui anche quello di *pustola di acne* con cerchio rosso. Nel bromismo, specialm. nelle gambe, compaiono anche formazioni tuberose (SCHAFFER). Si parla di *iodio* o *bromoderma tuberoso* (Lett. in FISCHEL, SOBOTHA e in app.). CHIARI descrisse una dermatite acniforme necrotica nell'uremia.

L'**acne mentagra** o **sycosis** o **follicolitis barbae**, si accompagna con formazione di noduli o pustole, dovute ad una *più forte infiltrazione*, ed a *suppurazione del follicolo pilifero e dei suoi dintorni.* Le efflorescenze sono sempre traforate da un pelo. Delle pustole confluenti e disseccate possono formare croste più grandi. La causa speciale di questa sicosi *vulgaris* è lo *stafilococco piogeno aureo* (Lett. in EHRMANN) (nella sicosi parassitaria si trovò il tricophyton tonsurans; v. pag. 1369).

L'**acne rosacea**, deve essere distinta, eziologicamente ed anatomicamente, dall'acne ordinaria.

L'**acne rosacea** colpisce il viso, specialmente il naso (guancie, fronte) principalmente nei bevitori di vino (naso iperplasico dei beoni), ma anche per cause ignote. Le *forme più leggiere* consistono in un *arrossamento del naso, delle guance*, della fronte *e del mento.* Dapprima l'arrossamento è solo fuggevole, poi si fa permanente e compaiono fini reticoli vasali. Ogni tanto si formano pustole d'acne e ciò, spesso, solo dopo anni dalla comparsa del rossore. Nelle forme gravi si formano delle macchiette rosso-porpora ricche di vasi, *dei noduli, delle sporgenze, dei cercini* sul naso e sulle guancie. — *Microscopicamente* si trova, accanto alle lesioni delle gh. sebacee, simili a quelle della comune acne, una dilatazione del reticolo vasale nei diversi strati della pelle. — I casi assai gravi vengono indicati col nome di **rhinophyma** od anche di **elefantiasi del naso** (v. fig. 671). Microscopicamente si trova un ingrossamento enorme delle gh. sebacee, i cui condotti escretori possono essere zaffati da secreto, e i cui dintorni sono in preda a infiltrazione infiammatoria e a iperplasia fibrosa. Tali casi fanno l'impressione piuttosto di una elefantiasi molle con iperplasia delle gh. sebacee, quasi di una *neoformazione* benigna di connettivo ricco di vasi e di *gh. sebacee* enormemente ingrossate e talora cistiche (v. BRUNS, Lett. in EGGER), che si può asportare anche con la *decorticazione.*

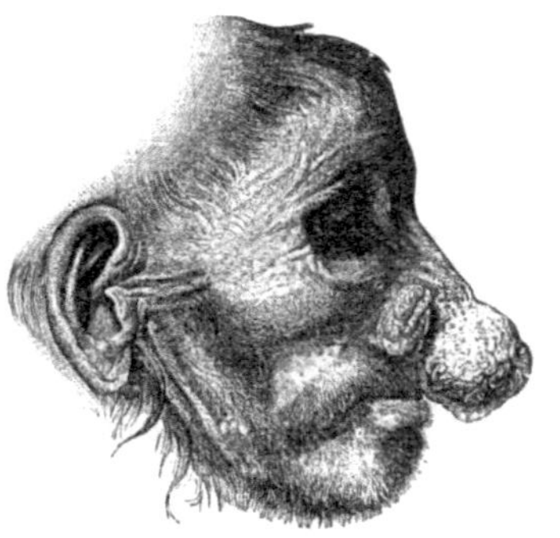

Fig. 671.

Rhinophyma o **elefantiasi nasale** in uomo di 46 a. morto per carcinoma dello stomaco. Vedi I.-D. H. S. EGGER, Basilea 1905.

b) Il **furuncolo** è un flemmone circoscritto della pelle, con decorso tipico, che si sviluppa intorno ad una ghiandola sebacea o ad un follicolo pilifero o, ciò che anzi dev'essere specialmente frequente (KOCHMANN), nei dintorni delle ghiandole sudoripare. Il furuncolo si distingue dall'acne e dall'impetigine per la maggiore intensità dell'*infiammazione*, che produce *suppurazione e necrosi parziale*, come anche perchè s'estende al tessuto sottocutaneo.

Il furuncolo comincia con una *tumefazione* dura, fortemente arrossata e tesa, in forma di nodo. Si forma, *sulla parte alta di essa*, *una vescicola* con contenuto siero-purulento. La tumidezza si appunta nel mezzo in forma di cono, ed *attorno ad un punto grigio-biancastro si forma un alone suppurante*. Finalmente il pus fuoriesce, e la parte centrale viene *eliminata* in forma d'un *turacciolo necrotico* sequestrato nel pus dal tessuto sano; dopo di che si forma una *perdita di sostanza in forma di foro*, la quale in qualche giorno si riempie di tessuto di granulazione, mentre la suppurazione va mano mano cessando. Esso lascia una cicatrice puntiforme pigmentata o priva di pigmento. Sede di predilezione: nuca e natiche, genitali esterni.

c) **L'antrace** si distingue dal furuncolo per la sua maggiore estensione ed intensità. Esso si comporta anatomicamente come un complesso di furuncoli riuniti.

La tendenza a progredire perifericamente è caratteristica per l'a. e lo distingue clinicamente dal furuncolo. Il decorso è più lungo, l'eliminazione di tessuto cancrenoso è molto più notevole che nel furuncolo. La pelle può, in conseguenza dell'espulsione di turaccioli necrotici, essere traforata come un crivello, o diviene cancrenosa in toto, molle-untuosa; oppure si dissecca e vien più tardi sollevata dal pus, dopodichè si forma una superficie granuleggiante.

Per lo più anche l'antrace resta *circoscritto alla cute ed al tessuto sottocutaneo*. Però vi si può unire un *flemmone di carattere cancrenoso*. Poi una *setticemia* può produrre la morte.

Eziologia delle affezioni descritte sotto a-c: le *pustole acneiche*, il *furuncolo* e l'*antrace* contengono, come in generale le infiammazioni che hanno tendenza a rimaner circoscritte, per lo più *stafilococchi* (*) (cfr. anche *impetigine* a pag. 1333) e, accidentalmente, anche streptococchi, bac. piocianei, e varietà di proteus. I furuncoli colpiscono talora individui perfettamente sani per lo più giovani. La formazione più frequente di numerosi furuncoli *(furuncolosi)* si vede nei *diabetici*, nei quali si presentano accidentalmente anche varie altre malattie della pelle, come la cancrena, ecc. *Sperimentalmente*, GARRÈ produsse sopra se stesso dei furuncoli strofinandosi con stafilococco aureo la pelle, intatta, dell'avambraccio. Quindi bisogna ammettere, che i cocchi piogeni si possano introdurre, lungo i peli, nel dotto escretore delle ghiandole cutanee, nella pelle intatta. Ciò si può anche sperimentare sopra se stessi *nelle autopsie*. A ciò corrisponde anche il fatto che si può preservarsi da tali infezioni, strofinandosi il dorso della mano e i dintorni delle articolazioni con vaselina o simili. Gli « *ascessi cutanei multipli* e *torpidi* dei lattanti » si pro-

(*) I. KOCH ha dimostrato con la prova dell'emolisi che 90 % degli stafilococchi che si trovano sulla cute normale sono saprofiti inocui, e che solo il 3-5 % sono veri piogeni. La produzione di emolisine nelle piastre di agar-sangue di coniglio va di pari passo con la virulenza: ma sarebbe per gli stafilococchi patogeni isolati da focolai purulenti maggiore che non in quelli della cute (sull'importanza dell'emolisi quale pietra di paragone della virulenza, v. p. 1135).

ducono per la penetrazione di stafilococchi nella cute lungo la via dei dotti escretori delle gh. sudoripare (Lett. in LEWANDOWSKY). Sulla *metastasi* abbastanza rara di *cocchi* nei vasi sanguigni della pelle — ad es. nell'osteomielite — v. UNNA, FRAENKEL; cfr. anche pag. 1322.

S'indica col nome di **pustola maligna** o **carbonchio** un'infiammazione locale della pelle, provocata da infezione con bacilli del carbonchio. La porta d'entrata più frequente è costituita da piccole lesioni delle mani, delle braccia, del viso; talora delle punture di mosca possono trasportare l'infezione. Il « carbonchio » si sviluppa, entro 14 giorni dall'infezione, sotto forma d'una piccola *macchia* livida, che ben presto si trasforma in una *bozza* dura, di color rosso o giallo, e di estensione molto variabile (fino alla grandezza d'un uovo di gallina). Su questo nodulo si può formare una vescicola ripiena di pus o di sangue e pus, una pustola giallognola o nerastra (la cosidetta *pustola carbonchiosa)* dalla quale talora può provenire un esteso *flemmone (edema carbonchioso)*. Una parte della pelle può anche trasformarsi in un'*escara* di colore sporco, che si approfonda, cosicchè le parti circostanti formano intorno ad essa un baluardo; nei dintorni, che sono spesso poco alterati o in altri casi infiltrati, si possono formare delle pustole gialle o rosso-azzurre.

Sec. TREUTLEIN l'infezione si può avere anche a pelle intatta lungo i follicoli piliferi.

Microscopicamente, il corpo papillare ed il corion si mostrano infiltrati fino al tessuto adiposo. *Nelle parti più superficiali*, sopratutto nel territorio del corpo papillare, v'è principalmente un *essudato liquido*, siero- o fibrino-emorragico, che per lo più contiene un numero straordinariamente grande di bacilli del carbonchio (v. fig. 3, tavola I, nell'appendice) e che è causa della formazione delle vescicole per fluidificazione e sollevamento dell'epitelio, mentre *negli strati profondi* predomina principalmente l'*infiltrazione* di leucociti polinucleati, ed i bacilli possono mancare: quanto più si fa abbondante il siero, tanto più difficile è il reperto di bacilli.

Decorso della pustola maligna. Se il processo non produce rapidamente, per una infezione del sangue proveniente dalla pustola, la morte (fatto molto raro), rimanendo invece localizzato (come avviene il più delle volte), il tessuto infiltrato per la maggior parte si necrotizza, viene demarcato, e ne segue formazione di tessuto di granulazione e di cicatrici.

Sono forme rare: *a)* il cosidetto **edema carbonchioso esterno**, che consiste in un'infiltrazione edematosa, senza formazione di bozze circoscritte; nelle bozze edematose possono apparire, in modo acuto, delle escare cancrenose, nere (BOLLINGER). È raro anche il **carbonchio embolico della pelle**, con comparsa di macchie emorragiche, noduli e vescicole, sopratutto sul viso e sul tronco (WALDEYER, WEIGERT).

La pustola maligna produce raramente un'**infezione generale** (bacilli nel sangue), in cui si può avere anche (secondariamente) una partecipazione della mucosa dello stomaco o dell'intestino. L'infezione generale consegue molto più spesso ad infezione primitiva del *tubo digerente* (v. pag. 461 e 552) e del *polmone* (pag. 280). (Lett. sul carbonchio in SOBERNHEIM).

16 — Necrosi e cancrena della pelle (*).

La *necrosi semplice*, o *cancrena secca* (mummificazione), si presenta colla massima frequenza come mummificazione senile, specialmente nelle dita dei piedi, ed è dovuta ad alterazioni vasali: il tessuto morto s'imbibisce d'emoglobina e si fa asciutto, la cute si raggrinza, si fa bruniccia, nero bluastra, nera. Si può avere mummificazione anche in marasmi di varia specie (come nel tifo). Altre volte la necrosi della pelle si produce embolicamente (nei vizî di cuore). Per l'arrivo di germi della putrefazione si producono nei tessuti dei processi che portano a un rammollimento per putrefazione: si ha cioè la *cancrena umida*. Può aversi cancrena anche in conseguenza di congelamento, scottatura di terzo grado, causticazione da acidi minerali o da alcali, applicazione d'impacchi anche di soluzioni deboli (1-2 °/₀) di acido fenico (specialmente sulle dita delle mani e dei piedi), distacco traumatico di lembi di pelle; inoltre nel diabete (nel quale la gangrena si forma essenzialmente sopra un fondo arteriosclerotico con consecutiva trombosi, (ISRAEL, HEIDENHEIN F. KÖNIG), e così anche in conseguenza d'intossicazioni (cfr. ergotismo, c. spatica).

Anche in conseguenza d'un'*endoarterite sifilitica* si può avere cancrena spontanea, spec. dei piedi (HAGA, ELSENBERG): si osserva per lo più in uomini giovani o di media età.

Una forma speciale è la **cancrena da decubito (decubitus)**, che si ha in quelle parti della pelle che sono esposte ad una pressione; cioè, colla massima frequenza, sul *sacro, sui trocanteri*, sui *calcagni*, sull'angolo della scapola; ma anche talora in vari altri punti, in cui la pelle giace quasi direttamente sulle ossa. La debolezza del cuore favorisce la formazione del decubito. La pelle diviene da neroazzurra a nera secca, poi di color sporco, simile ad esca, di aspetto sudicio. La cancrena giunge attraverso il tessuto sottocutaneo, le aponeurosi e i muscoli, fino alle ossa.

Col nome di **cancrena degli ospedali o cancrena nosocomiale** *(difteria fagedenica delle ferite)* si indica un processo flogistico con rapida distruzione cancrenosa dei tessuti, che può colpire, in seguito ad un'infezione (*bac. anaerobio*, MATZENAUER) qualunque ferita: a preferenza, anzi, le ferite molto piccole (perfino le punture di sanguisuga). Il contorno della ferita diviene grigio-giallastro sporco e cancrenoso.

Nell'**ergotismo**, avvelenamento da segale cornuta (secale cornutum), e precisamente nella forma cancrenosa di esso, si può giungere fino alla colorazione neroazzurra ed alla mummificazione, ed eventualmente fino alla cancrena, specialmente nelle dita delle mani e dei piedi, con distacco parziale. Nelle parti del corpo necrotizzate, i vasi sono ripieni di sangue coagulato. [Si parla di forma *cancrenosa* per distinguerla dalla *forma convulsiva* dell'ergotismo: esse possono anche presentarsi unite; secondo KOBERT, il veleno essenziale ed attivo della segale cornuta è, nella prima, l'acido sfacelinico, nella seconda la cornutina].

(*) Le parole *necrosi* e *cancrena* vengono usate anche promiscuamente. Così si parla generalmente di necrosi o di cancrena da acido fenico (cfr. CZERNY), benchè si tratti d'una cancrena secca, d'una mummificazione.

Il **malum** od **ulcus perforans**, detto anche, per la sua sede preferita, **mal perforant du pied** (Nèlaton), incomincia per lo più *alla pianta dei piedi, specialmente intorno alla faccia inferiore delle dita,* sotto forma di un ispessimento circoscritto, simile ad un occhio pollino, spesso di durezza cornea. Poi si forma una perdita di sostanza rotondeggiante, nettamente circoscritta, che in molti casi ha tendenza a penetrare come ulcera imbutiforme a margini sottoscavati a picco, e rapidamente nelle parti profonde, talora fino alle ossa ed alle articolazioni. È un'affezione indolora, ostinata, facilmente recidivante: l'eziologia non è unica. Il m. p. si ha in conseguenza di lesioni meccaniche, ed inoltre di *vascolite obliterante* di singole arterie del piede, attribuita all'arteriosclerosi ordinaria o ad un sclerosi sifilitica od alcoolica (cfr. Léwai, Sternberg ed altri). In altri casi, in cui l'ulcera è secondaria a malattie del midollo spinale o dei nervi periferici, come talora nella tabe, nella siringomielia, nella spina bifida, nei traumi spinali e nella paralisi generale, si parla di infiammazione *trofoneurotica o di ulcerazione neuroparalitica* (Duplay, Morat, H. Fischer ed altri). Però, queste cosiddette influenze trofoneurotiche sono per la maggior parte ipotetiche (cfr. Cassirer). Compressioni, disturbi di sensibilità, angiosclerosi, sono i fattori principali. Pure nella lebbra si può osservare il m. p. In alcuni casi si osservò *atrofia dei nervi, disturbi della sensibilità* (anestesia ed analgesia) e *disturbi trofici* (ipertrofia dell'epidermide, ecc.) nei dintorni dell'ulcera. Questa malattia si ha *già nei bambini* (Lett. in Thomasczewki). Lett. sul m. p. vedi nella rivista di Adrian; v. anche Levy.

La **cancrena simmetrica** può presentarsi tanto quale malattia *a sè (malattia di* Raynaud), quanto *in seguito ad altre malattie,* specialmente *nervose:* siringomielia, tabe, tumori del midollo spinale o delle radici di nervi, epilessia, isterismo, morbo di Basedow, ecc. La c. s. fu osservata anche, incidentalmente, in o dopo malattie infettive (tifo addominale e petecchiale, scarlattina, (Potpeschnigg), infezione puerperale, (Etienn e Wormser), pneumonite (Seidelmann), influenza, sifilide, ecc., può essere qui anche unilaterale. (Si pensa a uno spasmo dei piccoli vasi). Zambaco la identifica con la lebbra; ma contro ciò Babes protesta energicamente. Per l'eziologia hanno importanza le embolie, le trombosi autoctone arteriose da arterite, le trombosi venose.

Alcuni autori indicano col nome di **malattia di Raynaud** solamente la c. s. *primitiva.* Però questa distinzione non è possibile (Oppenheim), poichè anche nel decorso di altre malattie nervose, tabe, siringomielia, tumori midollari (Calmann), sclerosi multiple, ecc., può comparire la c. s. Si distinguono 3 *stadi* nel **quadro** completo **della malattia di Raynaud** e cioè: *a)* la *sincope* (ischemia regionale), in cui le dita delle mani, ed eventualmente anche quelle dei piedi, divengono ceree e fredde; *b) l'asfissia locale* (cianosi regionale), in cui la parte diviene da azzurra a nera, e *c) cancrena,* che finisce col distacco della parte (per lo più falangi ungueali della mano). La base fondamentale della malattia è oscura (v. sopra). La malattia di Raynaud suole di regola essere accompagnata da terribili dolori. Per lo più essa finisce dopo un *accesso,* durato varî mesi, che percorre gli stadî sunnominati, ma essa può anche regredire ancora prima del terzo stadio, come si possono avere attacchi ripetuti. Raramente sono colpite anche altre parti del corpo (punta del naso, natiche, orecchie) (Lett. e clinica in Oppenheim, nei lattanti in Beck v. anche Kolisch).

Dalla m. di R. si separa un'altra affezione che non si presenta ad attacchi, ma con un'asfissia delle estremità progressivamente sviluppantesi, la *Acrocyanosis chronica, anaesthetica* (Cassirer). Si ammette che sia in rapporto con lesioni del sistema nervoso (Lett. in Oppenheim).

La *cancrena cutanea acuta multipla* probabilmente a base nervosa *(cancrena multipla neurotica)* può comparire improvvisamente senza che preceda alcun sintomo locale; l'eziologia è parecchio oscura: nelle isteriche si pensa anche ad artefatti provocati ad es. da soda caustica. V. Lett. in Ehrmann; v. anche Dinkler. Sulla vera *difteria cutanea,* Lett. in Scheller: cfr. noma dei genitali pag. 1100.

Viene detta **ainhum** una malattia dei negri, descritta in Brasile (SILVA LIMA, WUCHERER, CLARK), nella quale il 4.° o 5.° dito del piede mostra uno strozzamento anulare, si gonfia, si fa cancrenoso e cade spontaneamente mentre il resto dell'organismo rimane sano. ZAMBACO suppone, certamente senza buoni argomenti, che anche qui si tratti di lebbra.

Lett. sul cap. *Necrosi* e *Cancrena* in App.

17. **Ulcera cutanea (ulcus).** Bisogna qui distinguere le ulcerazioni che si formano pel disfacimento di granulomi infettivi *specifici* e di veri *tumori* della pelle, e le ulceri cutanee *semplici*. Le prime verranno trattate nei capitoli corrispondenti. L'ulcera semplice è (secondo KAPOSI, RIEHL) una perdita di sostanza posta allo scoperto, che si forma per la distruzione di un tessuto alterato e che produce un secreto. Il tessuto che la delimita è rappresentato da tessuto suppurante, con infiltrazione infiammatoria, e da tessuto di granulazione; se non che quest'ultimo non produce subito la cicatrizzazione, ma, come il tessuto suppurante e con infiltrazione infiammatoria, ha tendenza al disfacimento. La differenza con una piaga ben suppurante e granuleggiante, dopo questa spiegazione, viene da sè. Le cause di questa distruzione progressiva dell'ulcera, e rispettivamente della sua tarda cicatrizzazione, consistono o in influenze dannose esterne (sfregamento, compressione), o nel terreno su cui si forma l'ulcera (disturbi di circolo nelle varici, callosità), od in cattive condizioni generali dell'organismo (p. es. anemia generale e marasma, diabete); oppure la causa è nell'ulcera stessa perchè essa è permanentemente infetta, o si torna ad infettare continuamente, o perchè il tessuto ulcerato ha in sè la tendenza alla distruzione (nella tubercolosi, lebbra, sifilide, così come nelle neoformazioni maligne ulcerate).

In ogni ulcera si distinguono: il fondo, i margini, il contorno, la forma, la grandezza. **Forme** molto comuni **di ulcera cutanea**, che hanno importanza pratica, sono:

a) L'**ulcus cruris** *(ulcus varicosum, ulcera della gamba)*, cfr. pag. 113, fig. 76.

In conseguenza della stasi venosa, dell'infiltrazione edematosa ad essa dovuta, e della distensione dei tessuti, la pelle diviene estremamente delicata, cosicchè anche da escoriazioni piccole e superficiali (che possono essere dovute a traumi affatto insignificanti) si sviluppano delle perdite di sostanza, dapprima superficiali, poi più profonde, che divengono ulceri atoniche. Le granulazioni che si producono, torpide, rossochiare e secernenti piccola quantità di liquido sieroso, non possono, finchè dura la malattia fondamentale, produrre una guarigione duratura. Se le ulceri cicatrizzano, le cicatrici sono per lo più sottili e facilmente ritornano ben presto ad ulcerarsi. Col tempo le ulceri possono raggiungere un'estensione enorme, e sul fondo possono trovarsi allo scoperto le ossa. Talvolta anche sui margini, che sono per solito appianati e sottili, si formano forti callosità ed induramento lardaceo *(ulcera callosa)*, per cui i margini possono essere sollevati a guisa di baluardo. Il contorno è spesso di colorito cianotico, edematoso, desquamante; più tardi con pigmentazione bruno-scura a macchie o diffusa, e di durezza callosa: talora il piede e la gamba si fanno elefantiasiaci (fig. 672).

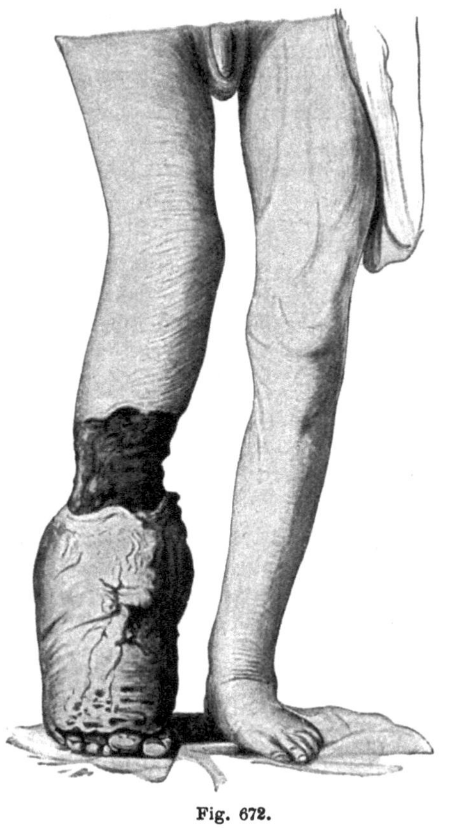

Fig. 672.

Elefantiasi nell'**ulcus cruris**, durante da 16 a. Ospedale di Liestal.

Per la *periostite* ed *osteite ossificante*, osservate così frequentemente nell'ulcus cruris, cfr. pag. 725. Talora vi si unisce una *necrosi* superficiale o perfino una *osteomielite*.

Sono frequenti, nelle ulceri inveterate, le *proliferazioni epiteliali atipiche*, che consistono nell'approfondirsi di zaffi epiteliali tra le granulazioni, senza che la superficie sia coperta abbastanza dall'epidermide. Non è raro anche lo **sviluppo di carcinomi** sopra un ulcus cruris florido, o nelle cicatrici d'un ulcus. Si formano allora, corrispondentemente alla grande estensione dell'ulcera, dei carcinomi ulcerati, spesso molto estesi fin da principio (cancri cornei), i quali spesso infiltrano anche la tibia, producono con relativa frequenza delle *fratture spontanee*, e danno metastasi.

b) **L'ulcus molle, ulcera molle**, *ulcera venerea contagiosa* (SIGMUND), non ha nulla in comune colla sifilide, però può combinarsi con un'affezione sifilitica primaria. È un'affezione locale contagiosa, che per lo più viene trasmessa da un individuo all'altro per mezzo del coito e per ciò si osserva colla massima frequenza nella sfera genitale, ma accidentalmente anche in qualunque altra regione della pelle (gambe, mani, braccia, viso). Nel punto infettato dal secreto dell'ulcera si sviluppa, in 24 ore, un nodulo cellulare, circondato da un alone infiammato e rosso, che mostra ben tosto un contenuto purulento, sicchè si trasforma in una pustola. Pel distacco della buccia della pustola si forma un'ulcera profonda, crateriforme, il cui margine, rotondo o dentellato, appare come scavato con un punteruolo; il fondo è ineguale e coperto di masse di tessuti mortificati. Il fondo e i margini dell'ulcera, finchè questa s'ingrandisce per mortificazione progressiva (stadium destructionis), sono tumefatti per l'infiammazione, ma molli. L'ulcera suppura fortemente; *il pus è per lo più infettante in alto grado,* e produce spesso *autoinoculazione*, con che si spiega il fatto che quasi di regola si formano « ulceri veneree » multiple. Più tardi l'ulcera si deterge, tutto il tessuto necrotico viene eliminato, e l'ulcera si trasforma in una piaga sana, non più infettante (stadium reparationis).

Il *decorso* si estende, per solito, a 6-7 settimane in tutto (KAPOSI).

Come *complicazioni* si possono avere: risipola, difterite delle pieghe, cancrena (che produce l'**ulcera fagedenica**). Nell'*ulcus gangraenosum*, si trovano, sec. MATZENAUER, bac. anaerobi, positivi al GRAM, agenti anche della cancrena nosocomiale. L'ulcera non complicata lascia dietro di sè, dopo la *guarigione,* delle **cicatrici** per lo più superficiali. Talora le *ghiandole linfatiche* della regione si tumefanno, e per lo più si ha ben presto una linfadenite *purulenta* (**bubboni**). **Reperto batteriologico**: UNNA dimostrò, nel secreto e nei tessuti dell'ulcera molle, uno *strepto-bacillo.* Verosimilmente esso è identico al **bacillo di Ducrey Krefting**, che forma delle lunghe catene di bastoncini, le quali stanno in parte dentro, in parte frammezzo alle cellule dell'ulcera molle. Quasi generalmente si ritiene che tale bacillo sia il germe specifico dell'ulcera molle (PUSEY, KRUSE, BRUSCHKE ed altri). Le culture (agar p. 2, sangue di conigli p. 1) e le inoculazioni in animali e nell'uomo sono oggi riescite (LENGLET, BESANCON, GRIFFON e LESOURD, TOMASCZEWSKY: prime culture su agar sangue umano, v. RILLE). I **bubboni**, nell'ulcera molle, contengono, in parte del pus perfettamente sterile, non inoculabile, in parte bacilli di DUCREY-KREFTING, virulenti, ed allora si può, col contenuto dei bubboni, riprodurre delle ulceri molli tipiche. Il pus sterile, secondo KREFTING, è privo di bacilli, ma secondo BUSCHKE può anche contenere talora dei bacilli specifici avirulenti; secondo ADRIAN anzi li contiene sempre. Il decorso *clinico* dei bubboni avirulenti è benigno e rapido; i bubboni virulenti, per contro, che suppurano ben presto, si trasformano spesso, nel corso di settimane, in ulceri crateriformi. Gli ordinari piogeni non hanno nessuna importanza nell'insorgere del bubbone da ulcera molle (cfr. TOMASCZEWSKI, Lett.).

(THALMANN esprime l'opinione che una parte delle *ulceri molli serpiginose* siano provocate dal gonococco, che si può trovare nel sottocutaneo come piogeno: cfr. anche SALOMON).

La cosidetta **ulcera da raggi Röntgen** si produce per il penetrare di leucociti negli aggruppamenti cellulari della cute, che degenerano sotto l'influenza delle irradiazioni. Le cellule dell'epidermide sono quelle che degenerano più rapidamente e più gravemente (SCHOLTZ): in minor grado quelle delle ghiandole e dei vasi della muscolatura e del connettivo. Di grande importanza per la cronicità dell'ulcera sono con ogni verisimiglianza le lesioni dei vasi sanguigni, che GASSMAN indica come degenerazione vacuolare dell'intima e della muscolare e che l'A. potè confermare nei preparati dello stesso GASSMANN. MÜHSAM (Lett.) osservò endoarterite obliterante. Spesso l'ulcera è preceduta da una specie di eczema solare. Dall'ulcera possono derivare **carcinomi** che sono spesso *multipli* (più dita, ambo le mani), colpiscono per lo più gente giovane ed hanno poca tendenza all'infiltrazione ghiandolare e alla metastasi (cfr. fra gli altri ALLEN, WYSS, PORTER e WHITE, Lett. ROWNTREE, COENEN, ROSENBACH). Vi si possono sviluppare anche dei *sarcomi* (PELS, LEUSDEN). Sulla *dermatite da raggi* RÖNTGEN, v. pag. 1328.

18 — Granulazioni e granulomi.

Col nome di **granuloma** s'indica una proliferazione simile ad un tumore, la quale consta di un tessuto di granulazione ricco di cellule e di vasi.

Tessuto di granulazione e sua trasformazione in tessuto cicatriziale, v. pag. 7 e 8.

a) Alcuni granulomi si sviluppano, senz'altra causa conosciuta, in conseguenza di traumi anche insignificanti *(granulomi traumatici)*; sul tratto di pelle colpito s'innalzano delle vegetazioni molli, papillari o fungose. Una forma notevole di granuloma si vede talora nei neonati, in forma di *masse di granulazioni* compatte, rosso-vive, che raggiungono la grandezza d'un pisello, nella *ferita ombelicale*; questi granulomi ombelicali sono in parte, come dimostrò KÜSTNER, *diverticoli da prolasso* che hanno relazione col dotto onfalo-mesenterico e contengono otricoli ghiandolari (v. pag. 496): in altri casi si tratta di *adenomi* veri originatisi da residui del dotto onfalo-mesenterico (MINTZ e a., HERZENBERG, Lett.).

Del resto si hanno anche tumori ombelicali autoctoni che sono *adenomi delle ghiandole sudoripare* (W. v. NOORDEN).

Interessanti sono i **granulomi teleangectasici** *a corto peduncolo, o fungiformi* — granuloma pediculatum — che compaiono sul palmo della mano, nel viso, nella pianta del piede, più di rado nella spalla o nella regione scapolare, per lo più in seguito a lesioni: sono rotondi, con tendenza alle emorragie, più consistenti dei comuni bottoni di granulazione, di volume vario fra la capocchia di uno spillo e un uovo di colomba, quasi sempre solitari, e in una parte dei casi si devono ritenere come **botriomicosi.** (La botriomicosi è una malattia specifica conosciuta particolarmente nei cavalli: in essa, nei granulomi infettivi cutanei, si trovano micrococchi in accumuli simili a grappoli d'uva — βότους uva —). Mentre DELBET, CHEVASSU e LENORMANT fanno complete riserve sulla botr. dell'uomo, LETULLE ritiene che l'agente di essa sia un'ameba che forma, morta, una massula rotonda ialina: per il raggrupparsi di queste massule si formerebbero i caratteristici granuli gialli.

La forma purulenta è un fatto puramente secondario per l'infezione di stafilococchi. Altri invece, ad es. KÜTTNER, ammettono come essenziale solo il reperto di stafilococchi che per una particolare disposizione assumerebbero la forma a grappolo e pensano quindi a una infezione subdola da stafilococco (D. diff. con sarcomi, spec. melanotici e con gli angiosarcomi — come tali interpretò recentemente REITMANN i gr. teleang. — può essere clinicamente difficile). Lett. in KREIBICH.

Del **granuloma fungoide** (AUSPITZ), o **Mycosis fungoides** (ALIBERT) si possono distinguere due forme. Nella forma classica (α) dopo uno *stadio prodromico* di *eczema* vescicoloso o squamoso (così detto sintomo prefungoide) che può durare molti anni, si formano nella cute e nel sottocutaneo *infiltrati* multipli pianeggianti a nodi, rotondi o a mezza sfera: essi si trasformano poi (nel breve stadio fungoide) in *tuberosità* simili a tumori, di colorito rosso cupo, a fungo, spesso con corto peduncolo o in forma di pomidori (schiacciati a focaccia, leggermente lobati), grosse quanto una noce o quanto un pugno, con superficie liscia o ulcerata, di consistenza molle — elastica, che hanno spesso una buccia — come i pomodori — e un contenuto semifluido: possono formarsi anche dei tumori papillari. Sono per lo più colpiti uomini in buona età. Nella micosi fungoide d'emblée (β) manca lo stadio prodromico eczematoso. Il numero dei nodi è per lo più minore, la limitazione loro più netta.

In casi gravi compaiono nodi su tutti i tegumenti: in altri la malattia si localizza ad es. al viso, nella cavità ascellare o in una gamba. Spesso e facilmente si ha in seguito a una necrosi da compressione della buccia una invasione secondaria di bacteri e l'*ulcerazione* o la *icorizzazione* del nodo: altri nodi anche grossi come una piccola mela possono *regredire spontaneamente* in breve tempo, spesso dapprima centralmente, mentre ancora si conservano le parti periferiche a mo' di vallo, di sfera, di semisfera o di ghirlanda: ne possono residuare *cicatrici*. (Nei sarcomi ciò non si verifica, anzi essi hanno tendenza a un accrescimento progressivo). Gli ammalati, raggiunto lo stadio fungoide, muoiono per lo più in 2-3 anni per *marasma* o per *sepsi*. *Mancano* di solito *metastasi* in organi interni: quando esse esistono, UNNA parla di linfosarcoma originatosi sul fondo del granuloma: i casi però di PALTAUF con metastasi nella pleura, nei polmoni, nello stomaco, nelle gh. linfatiche sarebbero di un vero e proprio granuloma fungoide. Le *gh. linfatiche* esterne ed interne possono presentarsi iperplastiche.

Istologicamente la neoformazione consiste di un tessuto molto lasso (e quindi simile al tessuto linfoide) composto prevalentemente da cellule rotonde o fusate: le cellule rotonde hanno scarso protoplasma e grosso nucleo: scarsi sono i leucociti, più abbondanti le mastzellen. I *vasi sanguigni* non solo si conservano, ma i capillari anzi si dilatano (all'opposto di quanto si ha nella tubercolosi e nella sifilide). UNNA rileva specialmente la derivazione dell'affezione dal connettivo dello strato subpapillare proliferante e la sua vera natura granulomatosa (in contrapposto agli infiltrati). Sulla *eosinofilia* nella formola ematologica, v. SPIETHOFF. L'**eziologia** è sconosciuta: si suppone un' origine infettiva (Lett. in WOLTERS, v. ZUMBUSCH, HERXHEIMER e HÜBNER, PALTAUF).

Quanto vi si trovò finora di bacterî (streptococchi nei tumori cutanei ulcerati) è di natura accidentale: nei nodi non ulcerati non si trovano microrganismi (LASSAR e DOENITZ e a.).

Il granuloma fungoide che s'avvicina alla maggior parte dei tumori infettivi (v. anche UNNA) si deve separare: *a)* dai *sarcomi a cellule rotonde* e *fusate*; alcuni parlano nel gr. fung. di « sarcomatosi cutanea » (KAPOSI): contro tale ipotesi sta la mancanza di metastasi nelle gh. linfatiche e negli organi interni: le cellule sarcomatose poi non sono così poliforme; *b)* dal *linfo-sarcoma* (pag. 186); *c)* dai *linfomi aleucemici* e *leucemici* (pag. 178 e 180). (Alcuni parlano infatti di parentela con la leucemia o con la pseudolucemia: v. per contro BRANDWEINER).

(Sulle alterazioni cutanee leucemiche e pseudoleucemiche, v. Lett. in LINSER). Sul *granuloma pernio*, cosidetto *Lupus pernio*, v. pag. 1353.

III — Granulomi infettivi.

1 — Tubercolosi della pelle.

In essa dobbiamo distinguere varie forme: *a)* Il **lupus** (o *lupus vulgaris)* è la forma più frequente di tubercolosi cutanea, una forma cronica caratterizzata dalla comparsa di nodicini corrispondenti a un conglomerato di tubercoli miliari, posti in un tessuto infiammato. Il processo predilige il sesso femminile, si inizia per lo più nell'infanzia, ed ha sempre un decorso estremamente lungo. Esso colpisce colla massima frequenza il viso (naso, guancie, labbro superiore, palpebre, padiglione delle orecchie); però si mostra anche in altre parti, su regioni scoperte come sulle estremità. Le *mucose* vicine possono partecipare secondariamente ad un lupus cutaneo primitivo. Però avviene anche spesso che un lupus primitivo delle mucose (p. es. del naso) colpisca secondariamente la pelle.

Esso può originarsi anche da un focolaio tubercolare giacente sotto la cute che poi guarì, così in seguito a tendovaginite, orchite, epididimite tub., a tubercolosi dei gangli linfatici nel lupus del gomito: l'aderenza con le ossa guarite fa pensare al rapporto con una malattia ossea (cfr. LANG).

La forma di tubercolosi chiamata **lupus** può essere limitata all'affezione cutanea, oppure combinarsi con fenomeni tubercolari di altri organi, spesso con quelli che formano il quadro della cosid. scrofola (cfr. pag. 177) (Lett. in FORCHHAMMER).

Istologicamente il lupus è caratterizzato (fig. 673) dalla formazione d'un tessuto di infiltrazione flogistica, che contiene dei *noduli* tipici (tubercoli): gli elementi cellulari del primo sono costituiti da leucociti e da plasmacellule. I nodi si distin-

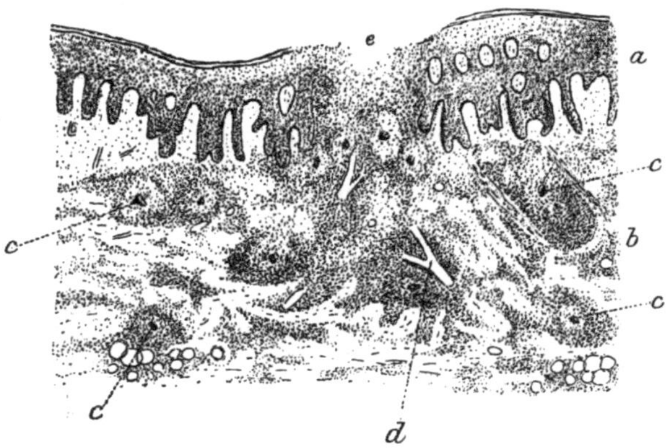

Fig. 673.

Lupus vulgaris. *a*, epidermide che qua e là prolifera e manda degli zaffi nelle parti profonde: specialmente a destra, nella figura, anche sezioni trasverse di papille. *b*, cute colla neoformazione luposa; nel tessuto cellulare si differenziano dei nodi di cellule epitelioidi che contengono molte cellule giganti *(c)*. *d*, Rivestimento cellulare perivascolare; *e* ulcera. Deb. ingr.

guono bene nel tessuto ricco di elementi perchè le singole cellule e gli accumuli si presentano come forme rotonde epitelioidi e in parte si trasformano anche in cellule gigantesche con numerosi nuclei. I *tubercoli* contengono solo scarsi bacilli tubercolari colorabili con lo ZIEHL (HIDAKA, Lett.), ma sempre però i bastoncelli e i granuli di MUCH (BOAS e DITLEVSEN). I focolai cellulari possono trasformarsi in una massa omogenea o finemente granulosa, *caseificare*. Il tessuto di granulazione ha per punto di partenza i dintorni dei vasi sanguigni, e si espande spesso in forma di manicotto cellulare lungo i maggiori vasi della cute, ma penetra anche nel tessuto sottocutaneo come pure nelle papille. Dove esso progredisce, le fibre elastiche si distruggono (residui di esse calcificate e contenenti ferro possono trovarsi nell'interno delle cellule gigantesche). Le formazioni epiteliali della pelle, specialmente la rete di Malpighi, nella parte affetta dal lupus proliferano spesso in modo non trascurabile; più tardi l'epidermide può essere infiltrata e distrutta: non di rado essa *prolifera* ancora per quanto non in modo abbondante; la rete manda degli zaffi nella cute, sicchè si formano delle proliferazioni epiteliali atipiche, che ricordano il cancro (*).

(*) W. BUSCH, diede a tali casi il nome di *forme di lupus epiteliomiformi;* il decorso, tuttavia, non è maligno, ma eguale a quello del lupus ordinario. Si può anche produrre secondariamente nei margini o nel fondo di un *lupus* ancora *florido,* un **cancro** (carcinoma luposo); l'A. p. es. ne esaminò uno della palpebra. La comparsa del carcinoma si manifesta *clinicamente* col fatto che il tipico processo distruttivo del lupus, che è lento, diviene ad un tratto rapido. Rare sono le metastasi: tardiva la cachessia. Anche nelle *cicatrici lupose* può svilupparsi il cancro. (Statistica in ASHIHARA, SEQUEIRA: v. anche ZWEIG).

In un certo stadio i nodi non fanno prominenza, ma però talvolta si possono palpare; si formano degl'*infiltrati*, che producono sulla pelle della *macchie* liscie o desquamanti, da azzurro-cupo a rosso-bruno, molli, grandi da una capocchia di spillo ad una lenticchia *(l. maculosus)*. Se in queste macchie hanno luogo degenerazione caseosa e riassorbimento del tessuto luposo, esse si raggrinzano, e si formano delle depressioni cicatriziali, appianate, con epidermide screpolata, desquamante *(l. exfoliatus resolutivus)*. Se nella cute si sviluppano dei noduli prominenti sulla superficie, rosso-azzurri, multipli, grandi da un grano di miglio ad un pisello, si parla di *lupus tuberculosus nodosus* s. *tumidus*. Raramente questa forma regredisce ancora per cicatrizzazione interna *(l. fibrosus)*. Il *lupus nodosus hypertrophicans* è caratterizzato da prominenze ancora maggiori, formate da una proliferazione diffusa ed abbondante, nella cute e nel sottocutaneo, del tessuto di granulazione e del connettivo, unita a formazione di noduli. Talora si formano delle proliferazioni non rotondeggianti ma papillari, in parte sotto l'epitelio, per una più attiva proliferazione del corpo papillare, in parte sul fondo d'un'ulcera: si ha forte proliferazione dell'epitelio; la superficie è ricoperta da croste e squame epiteliali *(l. papillosus s. verrucosus)*; questa forma si vede specialmente sulle mani e sui piedi.

Talora il lupus si presenta coll'aspetto dell'*elephantiasis arabum*; talora anche sul viso come *l. follicularis* (Fox), con efflorescenze acneiformi, gelatinose, bruniccie, senza fenomeni infiammatorî (Finger).

Nella rara forma *tumorale* si producono neoproduzioni grosse anche come una piccola mela, molli, ben delimitate, di un colorito rosso livido (Lett. in Heuck).

(Il **lupus pernio** si sviluppa specialmente sul viso, più di rado sulle mani o sulle orecchie: si tratta di focolai simili a tumori ben delimitati che hanno una certa rassomiglianza con i geloni per la forte iperemia venosa e l'abbondante vascolarizzazione alla periferia e al centro. Un tempo lo si riteneva una sottospecie del l. vulgaris che per stretti rapporti con i vasi portava alla stasi venosa e all'ectasia vasale (Neisser, Jadassohn). Kreibich e a., come Ehrmann, Polland, Bloch, gli danno una posizione speciale poichè le sue caratteristiche (mancanza di bac. tubercolari, mancanza della necrosi centrale, la netta delimitazione dei noduli incapsulati da connettivo, il reperto di scarse cellule giganti, la mancanza di una infiltrazione reattiva all'intorno, l'integrità dell'epidermide) lo distinguono dal l. vulgaris. I focolai sono costituiti quasi solo da cellule gigantesche. Zieler distingue: a) *casi puri, granulomi* infettivi cronici che non hanno nulla a che fare con la tubercolosi, **granuloma pernio**, e *b)* casi combinati con la tubercolosi. Grouwen recentemente risostenne l'antica ipotesi.

Se i noduli superficiali si rompono verso l'esterno, ciò che è molto frequente, si giunge, per il sopravvenire di suppurazione, alla necrosi e alla formazione di ulceri, che sono ricoperte da pus e da croste, e nel cui margine si formano nuovi noduli *(l. exulcerans, vorax, exedens)*. Le ulceri possono ingrandirsi in superficie ed in profondità. *Quasi di regola si ha la distruzione ulcerativa dell'infiltrato luposo.*

Se le ulceri guariscono, rimangono delle cicatrici *deformanti*, *per lo più rilevate.* Sono anche frequenti, specialmente nella faccia, le *perdite di sostanza.* In casi gravi di lupus diffuso, l'intero viso è coperto di cicatrici, ed il naso, le labbra, le palpebre sono in gran parte distrutte. È caratteristico per il lupus il fatto che spesso *nelle cicatrici si ha una nuova infiltrazione.* La guarigione spontanea (risoluzione) è molto rara (*). Per solito il processo, lasciato a sè, dura, interessando sempre nuove regioni (nel naso distrugge anche lo scheletro cartilagineo) per tutta la vita del paziente. Se intorno ad una cicatrice luposa posta al centro si formano nuovi noduli periferici, si ha il *lupus serpiginosus.*

Il lupus (per lo più papillare) può portare **nelle estremità**, per produzione di estese e gravi cicatrici sclerotiche *(L. sclerosus)*, all'elefantiasi da stasi linfatica. Se dalla pelle si approfonda alle guaine tendinee, al periostio, alle articolazioni si possono produrre delle *mutilazioni lupose*, con distruzione di falangi (per lo più basali) *(l. mutilans)*, ed inoltre delle *deformazioni* pel rattrarsi delle cicatrici, degli arresti di sviluppo, delle alterazioni delle ossa ed articolazioni vicine (sublussazione, lussazione, contrattura) (cfr. KUTTNER, GÜTERBOCK).

Secondo AUDRY, nel lupus delle estremità si potrebbe, nella maggior parte dei casi, attribuire l'affezione cutanea a malattie tubercolari delle parti più profonde ossa ed articolazioni).

b) Nel cosid. **scrofuloderma** (tuberculosis subcutanea) che si presenta, specialmente nei bambini scrofolosi, sul viso, sul collo, sulla nuca, ma anche negli individui vecchi in qualunque regione della pelle, si formano nel *tessuto sottocutaneo* e negli strati profondi della cute dei focolai nodulari e dei cordoni di tessuto di granulazione tubercolare, che contengono scarsi *bacilli tubercolari* e tubercoli con cellule giganti, e che *colpiscono la pelle secondariamente.*

La pelle al principio è ancora mobile: ma quanto più si fondono insieme i nodi sottocutanei, tanto più essa si fa aderente, sottile, di colorito rosso-azzurro. Il tessuto tubercolare si necrotizza rapidamente e su vasta scala, il che si deve attribuire ad un'intensa produzione di veleni dei bacilli tubercolari (azione della tubercolina). I focolai caseificati si fanno molli come ascessi, la pelle assottigliata è largamente sottoscavata, spesso rotta in più punti, e ne esce un liquido giallo, tenue, oppure una massa caseoso-purulenta. Così si formano delle *ulceri sinuose,* molto torpide, con margini lividi e fondo necrotico, per la guarigione delle quali si possono avere delle cicatrici a ponte e stellate attraversate da fistole profonde come nella sifilide.

Origine. *L'infezione del tessuto sottocutaneo* può provenire da una *ghiandola linfatica vicina,* oppure da *fistole* tubercolari (dell'ano, d'un'articolazione, d'un osso, ecc.). UNNA dà il nome di scrofuloderma a tutte le *affezioni tubercolari secon-*

(*) In alcune cicatrici che all'apparenza si direbbero guarite, si può dimostrare clinicamente del *tessuto luposo,* che reagisce ancora alla tubercolina. Sul trattamento del l. con il metodo FINSEN, v. p. 1328.

darie della pelle, e quindi anche alle *fistole tubercolari cutanee* che versano permanentemente da un focolaio tubercolare interno del detrito tubercolare di tessuti, e che UNNA chiama « uno scrofuloderma che perfora a cilindro la pelle ».

In una forma speciale di tubercolosi cutanea, descritta da RIEHL, si producono nella cute degl'infiltrati, che più tardi danno luogo a delle vegetazioni fungose, oppure si ulcerano, mentre manca la formazione di noduli *(tubercolosi fungosa).* DOUTRELEPONT descrisse una forma che si presenta con nodi solitari o multipli, simili a tumori.

Per il *lichen scrofulosorum* v. pag. 1339; sul cosidetto *Lupus erythematodes,* v. pag. 1337.

c) **Tubercolosi miliare ulcerosa** *(tubercolosis ulcerosa propria cutis)*: si formano noduli miliari, che ben presto caseificano e si distruggono per ulcerazione. L'ulcerazione è appianata, con *fondo* rossochiaro o giallognolo e su esso possono vedersi dei noduli miliari; il *margine,* sinuoso e finemente eroso, può apparire scabro pei noduli miliari che lo invadono, ma in generale è poco infiltrato. Per il progredire serpiginoso e per la distruzione dei tubercoli (linfoidi) che si presentano assai presto come noduli macroscopicamente netti, l' ulcera s'ingrandisce. I dintorni sono poco infiltrati. *La quantità dei bacilli tubercolari è di regola molto grande. — Localizzazione:* le ulceri prediligono, per lo più nei tisici, la pelle (e le mucose) posta in vicinanza degli orifizii naturali: sono per lo più collegate con un processo tubercolare progrediente di organi interni e si producono per *autoinoculazione* di secreti ed escreti contenenti bacilli.

Se esse si presentano solitarie, p. es. sul pene, può aversi, se l'ulcera si fa cronica, e con fondo e margini induriti, qualche somiglianza col carcinoma: BAUMGARTEN descrisse una tubercolosi cutanea disseminata in forma di piccole *escrescenze papillomatose.* HELLER, LEICHTENSTERN, HEDINGER ed altri (Lett. in JADASSOHN) nella *tubercolosi miliare generale,* videro sulla pelle dei finissimi puntini rossi e delle papule coniche ed appuntite, le quali in parte regredivano rapidamente, ed in parte si trasformavano in vescicole e bolle a contenuto giallo e torbido, e rappresentavano i *tubercoli miliari ematogeni* (contenenti bacilli tubercolari) *della pelle.* Lo stesso si ha nel *l. follicularis disseminatus faciei* (Lett. in LÖWENBERG); tali osservazioni dimostrano che è possibile anche una *genesi ematogena* della tuberculosis ulcerosa propria cutis (v. istologia in LEINER e SPIELER).

d) Una specie di tubercolosi cutanea, caratteristica per la sua origine particolare (cioè da inoculazione) e per altri rispetti, è il **lupus da inoculazione,** la forma più nota del quale è il **tubercolo anatomico,** la verruca anatomica *(verruca necrogenica tubercolosa* o *tuberculum anatomicum),* che colpisce specialmente gli anatomici, gl'inservienti d'anatomia, e le altre persone che hanno occasione d'infettarsi con cadaveri di tisici. I bacilli tubercolari s'inoculano nelle piccole lesioni della pelle. I tubercoli anatomici formano dei *noduli bluastri con una crosta superficiale,* a decorso cronico, derivanti da una pustola o da una ulcerazione, o con carattere papillare. Essi hanno sede quasi solamente sul dorso della mano e sull'avambraccio. Sono *la forma più benigna del lupus,* e talora regrediscono spontaneamente.

Microscopicamente si vede una proliferazione infiammatoria del corpo papillare, caratterizzata da tubercoli ed ispessimento e proliferazione atipica dell'epidermide. Raramente è leso anche il sottocutaneo. Oltre a scarsi *bacilli tubercolari* (KARG ed altri), si trovano spesso anche dei *cocchi piogeni*; essi possono produrre suppurazione del tubercolo, *formazione di pustole,* e talora anche *linfangite.* Raramente si ha *tubercolosi dei gangli linfatici.* — RIEHL e PALTAUF descrissero col nome di **tubercolosis verrucosa cutis** una forma di *lupus da inoculazione* che colpisce sopratutto i macellai e le cuoche che maneggiano carni di buoi tubercolosi; è un'affezione tubercolare papillare a focolai, benigna come il lupus volgare, sebbene, come NEISSER osserva, assai più facilmente che nell'ordinario lupus verrucosus, si trovino bacilli tubercolari nei focolai composti di tessuto di granulazione con cellule giganti. FABRY la vide sul dorso delle mani di minatori di carbone e interpreta oggi l'affezione non come una vera tubercolosi, ma come un tubercolide. L'A. vide uno splendido caso di questo genere sotto forma d'un tumore bernoccoluto, grosso come un uovo di piccione, sulla *pianta del piede* d'un uomo di 52 anni. JORDAN osservò seguire relativamente spesso la tubercolosi dei vasi linfatici. (Alle *tubercolosi da inoculazione* appartengono anche le affezioni tubercolari della pelle che sono dovute a perforazione dei lobuli delle orecchie, circoncisione rituale, fregamento con saliva nel tatuaggio, lavatura di biancheria infetta di tubercolosi, ferite con sputacchiere di tisici rotte, infezioni da aghi di siringhe nei morfinomani tisici (BRUNS), ecc.; la tubercolosi da inoculazione della pelle si presenta per lo più in questi casi sotto forma di tubercolo anatomico o di ulcera. L'infezione generale è rara, e si ha, per lo più, solo negli individui ereditariamente predisposti: essa può essere più frequente nella tubercolosi da circoncisione).

Sui **tubercolidi** cfr. le Oss. a pag. 1339 a proposito del **lichen scrofulosorum,** e a pag. 1326 a proposito dell'**erythema induratum.** Alle affezioni cutanee tubercolari benigne o ai tubercolidi appartiene anche la **folliclis** (BARTHÉLEMY, che pensava a una malattia primitiva dei follicoli); essa è caratterizzata dalla comparsa a poussée di noduli grossi quanto un grano di miglio o un fagiolo nella profondità della cute: essi spariscono poi lasciando una leggera colorazione bruna della cute o si ulcerano e guariscono poi con piccole cicatrici bianche. Si parla pure di *tubercolidi papulo-necrotici.* Sede di predilezione: orecchio (orlo del padiglione), gomito, ginocchio, dorso del piede, reg. lombare. ALEXANDER ritiene la *folliclis,* come l'*erythema induratum,* prodotti da piccoli depositi di bac. tubercolari attenuati circolanti, e ammette che nell'organismo si trovino sempre focolai tubercolari. Per un'origine bacillare parlano anche le inoculazioni con esito positivo nelle cavie di LEINER e SPIELER. Lett. in ALEXANDER, ZIELER; v. anche LEINER e SPIELER.

2 — Sifilide.

Noi tratteremo ora: 1.° la *manifestazione iniziale* della sifilide, cioè l'*affezione primaria* che ha luogo nel punto dell'infezione da virus sifilitico; 2.° i sifilodermi, la *sifilide della pelle,* la sifilide cutanea propriamente detta, cioè le dermatosi che si sviluppano come sintomi dell'infezione sifilitica generale.

A. **L'affezione sifilitica primaria.** La manifestazione iniziale della sifilide può svilupparsi nelle regioni genitali e paragenitali, ma anche nelle extragenitali, in qualunque punto della superficie del corpo, p. es. sulle dita, intorno ai capezzoli, sul cuoio capelluto, sulle pinne nasali, sulle palpebre, ed inoltre nella bocca, e perfino sulle tonsille; essa è unica o multipla.

In quest'ultimo caso, per lo più non si tratta di sviluppo *contemporaneo,* ma di sviluppo successivo. Così p. es. in un caso di SACK, in cui v'erano 15 affezioni primarie sul pene e sullo scroto, si trattava di un'auto-inoculazione favorita dalla scabbia e da una balano-postite.

L'affezione primaria prende varie forme. Le più importanti sono: a) *sclerosi iniziale*, più comune; *b*) la *papula iniziale*, più rara.

Nella *sclerosi iniziale* si devono distinguere: la sclerosi semplice, l'erosa, l'esulcerata e la cancrenosa; e parimente nella *papula iniziale:* la semplice, l'erosa, e l'esulcerata. Così abbiamo già 7 forme: se anche ad esse aggiungiamo ancora con LANG, 8.° l'infiltrato leggermente depresso, 9.° l'erosione con aspetto d'erosione semplice, e 10.° la ragade, nemmeno così avremo esaurite tutte le forme, perchè vi sono ancora, p. es., combinazioni con affezioni non sifilitiche, come con l'ulcera venerea semplice (ulcera molle) *(chancre mixte)*, ed inoltre con la variola vaccinica *(sifilide da vaccinazione)*.

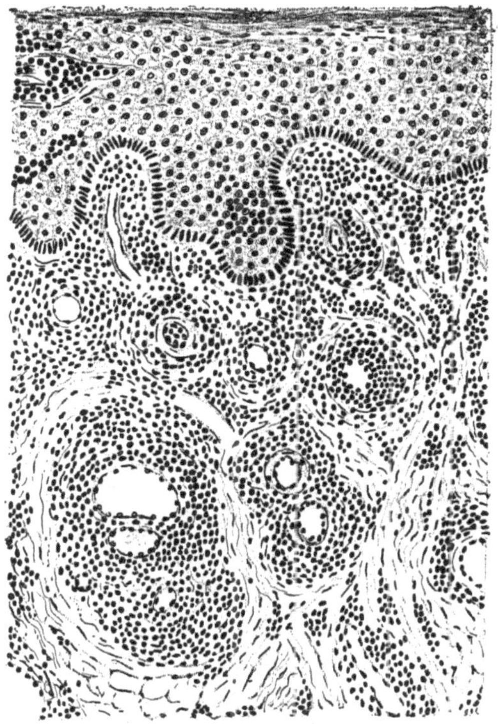

Fig. 674.

Da una **sclerosi iniziale sifilitica** del prepuzio, piatta, emisferica, escisa in vita. Nel corion, specialmente nelle papille, infiltrazione cellulare sopratutto perivascolare, ma anche interstiziale, e proliferazione del connettivo. La parete dei vasi sanguigni è infiltrata da cellule. I fascetti di fibrille non infiltrati sono ialini (sclerotici): anche singole pareti vasali sono ispessite e ialine. L'epidermide è, in parte, infiltrata di leucociti (principio di erosione). Medio ingr.

La *sclerosi iniziale (a)* si sviluppa, dopo uno stadio d'incubazione che dura press'a poco 3 settimane, sotto forma d'un infiltrato poco arrossato, a limiti netti, che alla palpazione è poco dolente e di consistenza cartilaginea (spesso come una piastra posta nella pelle, o come un foglietto di pergamena). Per lo più essa è appiattita: più raramente è sferica, emisferica, cilindrica, fusiforme, ecc.

Istologicamente si trova (fig. 674) una *infiltrazione* fitta, ben delimitata dal tessuto circostante, costituita da linfociti e, se dura da un certo tempo, prevalentemente da *plasmacellule* (v. pag. 8), fatti importanti per la diagnosi differenziale con l'ulcera molle a limiti meno netti e in cui abbondano i leucociti. Costantemente si trova pure una *proliferazione delle cellule connettivali fisse*. Il processo dapprima è *perivascolare*, ma più tardi è anche diffuso tra i vasellini, nel corpo papillare ed in tutta la cute, ed in parte anche nel sottocutaneo; si vedono le ricordate cellule incolore e fusate, tra le quali possono esservene talora delle epitelioidi, e perfino delle giganti affatto isolate. I piccoli *vasi* sanguigni, ed in prima linea le vene, sono circondati da infiltrazione cellulare (perivascolite), e presentano proliferazione in tutte le tuniche, specialmente nell'intima (endovascolite), il che può condurre all'obliterazione completa. Però nelle vicinanze immediate della sclerosi, i vasi sanguigni sono completamente indenni. I *fascetti di* *fibrille* ancora visibili *della cute* appaiono colpiti da sclerosi ialina (v. fig. 674): ciò contribuisce essenzialmente a produrre la durezza della sclerosi iniziale. I *vasi linfatici* sono talora circondati dall'infiltrato, in cui compaiono anche numerosi capillari sanguigni neoformati: non di rado il loro lume è pure completamente zaffato di cellule rotonde ed epitelioidi (RIEDER, NOBL); si ha così una peri- ed endolinfangite.

L'*epidermide* nella parte infiltrata penetra qua e là tra le papille in zaffi irregolari e clave. Il limite verso il corpo papillare può essere confuso e cancellato; dal corion penetrano allora delle cellule nello strato epiteliale infiltrandolo; e questo si assottiglia sempre più e si esfoglia, fino a che infine viene a mancare del tutto **(erosione)**. La parte si presenta come una soluzione di continuo appianata, rossa e come verniciata, che colla cura si ricopre facilmente di epidermide, pure persistendo l'infiltrato.

Sull'importanza eziologica del reperto della *spirochaeta pallida* si è oggi favorevolmente pronunziata la maggioranza degli studiosi (SCHAUDINN, HOFFMANN 1905). La spirocheta pallida è l'agente della sifilide (fig. 473); essa si trova negli strisci e nelle sezioni nella maggior parte delle lesioni primitive e può confermare la diagnosi (la sua importanza è messa in dubbio da SALING, che la ritiene particolari fibrille nervose terminali coartate. W. SCHULZE, SIEGEL e a.). La realtà delle spirochete vivacemente mobili verso 3 direzioni si può facilmente riconoscere con l'illuminazione in campo oscuro; si possono pure vedere facilmente bianche su fondo nero col metodo dell'inchiostro di China di BURRI (sol. di inchiostro di China distesa e asciugata, mescolata con una goccia del secreto da esaminare) (si osservi però che guidati dal solo criterio della somiglianza morfologica, si può esser troppo presto portati alla diagnosi di spir. pall.). Sulle culture della spir. v. SCHERESCHEWSKY e MÜHLENS: v. anche NOGUCHI.

Dimostrazione delle spirochete nelle sezioni: *antico metodo di* LEVADITI: piccoli pezzi di tessuto fissati in sol. di formalina 10 %, 24 ore in alcool a 96°, passaggio in acqua distillata fino a che i pezzi s'affondano; 3 giorni in sol. di nitrato d'argento 1,5, 3 % a 37°. Breve lavaggio in acqua; 42 ore in acido pirogallico 4, formalina (40 %) 5, acqua distillata 100. Lavaggio in acqua. Sezioni al congelatore o inclusione in paraffina o celloidina. Spirochete bruno-nere, o nero cupo (impregnate dall'argento). Colorazione di contrasto non è possibile.

Si ha *esulcerazione* della sclerosi se, oltre all'epidermide, si distrugge anche la cute, infiltrata e denudata dall'epitelio. Questa forma, l'*ulcera dura di* HUNTER *(ulcus durum)*, è molto comune ed è dovuta all'intervento dei cocchi piogeni. Si forma un'ulcera appianata, a coppa, con fondo duro, circondata del tutto od in parte da un margine duro, nettamente delimitato. Il fondo dell'ulcera è di colore sporco, coperto da resti di tessuto, o d'un bel rosso, granuleggiante.

L'ulcera secerne una piccola quantità di *pus* mucoso. Raramente, del tessuto di granulazione vegeta dal fondo fin sopra il livello della pelle circostante *(ulcus elevatum)* riempiendo l'ulcera. Si dànno anche dei casi in cui l'*infiltrato iniziale* si trasforma in una *gomma* e diventa un'*ulcera serpiginosa*.

Nella *papula iniziale* (b) l'infiltrazione e la neoformazione cellulare risiedono sopratutto nel corpo papillare. Il nodulo, invece di espandersi verso la cute ed il sottocutaneo, si spinge verso l'alto. Le papule iniziali piccole, fino alla grandezza d'un pisello, sono spesso emisferiche, rosse, livide; quelle più grandi sono piatte, conformate ad altipiano (papule sifilitiche piane o larghe). Le papule iniziali sono meno consistenti delle sclerosi.

Si differenziano dalla sclerosi per l'integrità dei vasi linfatici. La diffusione dell'infiltrato segue le diramazioni dei grossi rami arteriosi: delle vene partecipano solo i rami più grossi in forma di peri- e di endoflebite.

Guarigione dell'infezione primaria. La *sclerosi* si risolve, con una medicazione opportuna, solo in molto tempo, settimane o mesi; però talora rimane ancora per degli anni un ispessimento del connettivo. Talvolta rimane sul membro un punto poco pigmentato, con atrofia cicatriziale. In simile maniera anche le *papule* giungono per lo più al riassorbimento completo; raramente subiscono un'organizzazione duratura.

B. **Sifilide cutanea.** Le dermatosi sifilitiche si presentano come sintomi della sifilide sia ereditaria che acquisita. La loro conoscenza è tanto più importante, in quanto che esse costituiscono il primo sintomo sicuro dell'infezione generale.

Osservazioni generali sulle forme della sifilide cutanea.

Secondo la descrizione di Kaposi le varie forme sotto le quali ci si presenta la sifilide (macchie, noduli, pustole, ulceri con squame e croste) non si distinguono da talune dermatosi, simili ad esse e non sifilitiche (volgari), nè per il polimorfismo delle efflorescenze, nè per la localizzazione (sulle superficie flessorie), nè per la mancanza di prurito, perchè tutto ciò si ha nelle une e nelle altre. Esistono, invece, 3 **fatti caratteristici,** *comuni a tutte le diverse varietà della sifilide:* 1. Si formano, nel corion e nel corpo papillare, degl'*infiltrati cellulari* (in parte anche neoformazioni di cellule connettivali) *omogenei, compatti, nettamente delimitati.* La netta delimitazione è dovuta al fatto che qui non v'è un alone infiammatorio che costituisca un passaggio graduale verso le parti circostanti. 2. *Le cellule sono labili, incapaci di produrre un'organizzazione duratura, subiscono fasi regressive e si distruggono.* Le masse cellulari o cadono in degenerazione grassa e vengono riassorbite, o si distruggono per suppurazione. 3. Sono costanti la direzione e l'ordine con cui si sviluppano gl'infiltrati cellulari e le alterazioni regressive: *l'infiltrato s'ingrandisce in direzione centrifuga, la distruzione incomincia al centro e progredisce verso la periferia.*

Secondo questo concetto, il *nodulo sifilitico,* **la papula,** costituisce il **tipo fondamentale.** Noi vediamo in essa un infiltrato cellulare compatto, nettamente delimitato, nel corpo papillare e nel corion. L'infiltrato sporge un poco sul livello della pelle, è lucido perchè l'epidermide è tesa, sodo e rosso-bruno (in conseguenza della fuoruscita di sangue dai vasi ingorgati). Poi si appalesano le alterazioni regressive: la parte centrale si affonda; l'epidermide al disopra di essa si raggrinza e si risolve in squame. La parte periferica, per contro, rimane soda, tesa, lucente, ed è nettamente delimitata verso la pelle sana. Se quanto abbiamo or ora schizzato avviene per delle papule fitte e vicine le une alle altre, le quali dapprima sono distinte (ogni papula con una squametta centrale) e poi confluiscono, si ha il quadro della **psoriasi diffusa** (plantare e palmare). Nella **roseola sifilitica** bisogna modificare un po' i 3 criterî accennati. L'infiltrato è insignificante. La roseola costituisce il primo gradino della papula, colla quale spesso si combina. Se la distruzione centrale avviene con una suppurazione insignificante e superficiale, si formano facilmente delle croste, poichè il secreto s'impasta coi frammenti d'epitelio. La distruzione purulenta può anche condurre alla formazione di vescicole purulente, le quali coronano allora le papule. Secondo che si formano vescicole o bolle, si ha l'**erpete** od' il **pemfigo sifilitico.** Anche nelle **ulceri cutanee sifilitiche,** col loro aspetto caratteristico, si possono dimostrare le 3 proprietà cardinali. L'ulcera si presenta come una perdita di sostanza centrale in un nodo, rispettivamente in un infiltrato. Il margine ed il fondo sono perciò ancora circondati dall'infiltrato, duro, di consistenza lardacea. Il margine è consistente, nettamente delimitato verso le parti circostanti, e può essere un po' sottoscavato. L'ulcera, quasi innicchiata nelle masse cellulari, si ricopre d'una crosta; se questa viene sollevata da liquido, si forma sotto di essa, per il progredire della distruzione, una nuova crosta più larga della prima; se ciò si ripete, si ha il quadro della **rupia sifilitica** (ῥύπος lordura). Una crosta centrale elevata è circondata da cerchi di croste degradanti a tetto, e poste più profondamente, talora anche più grandi (fino alla grandezza d'un tallero) (KAPOSI). Non perciò manca l'orlo d'infiltrazione periferica e, dopo il distacco della crosta, diviene visibile l'ulcera sifilitica caratteristica. Se la zona d'infiltrazione non è estesa a tutta la circonferenza, ma solamente a $^2/_3$ di essa, si può avere sul terzo libero, per distruzione dell' infiltrato specifico, una guarigione, progrediente dalla periferia, per formazione di tessuto di granulazione e di cicatrice. Allora, mentre le altre parti si distruggono, si ha la *forma a rene dell'ulcera,* e, se ciò si ripete sopra ulceri vicine, si ha il quadro dell' **ulcera sifilitica serpiginosa.**

Noi vogliamo ora far seguire, schizzandole appena, le **forme principali della sifilide della pelle**; *a*) **roseola sifilitica** *(esantema, eritema sifilitico, sifilide maculosa).* Macchie piane che solo parzialmente spariscono alla pressione e che non prudono, leggermente prominenti, grandi da una capocchia di spillo ad un'unghia, rosse, a margini non netti. Sede prediletta: tronco e superficie flessorie delle estremità. Sono rare sul dorso della mano e del piede. Durano per giorni, senza subire ulteriori mutamenti di forma; e spariscono senza desquamazione in 3–4 settimane, per lo più senza lasciar traccia; è raro che durino dei mesi, nel qual caso lasciano delle macchie brune che persistono a lungo.

Sulle pelli brune la roseola è poco visibile. Per una più forte infiltrazione si produce la *sifilide maculo-papulosa*, frequente nel periodo iniziale.

La roseola è *per lo più il primo sintomo manifesto della sifilide costituzionale.* Essa appare 6–12 settimane dopo l'infezione, *ed inoltre* come *sintomo recidivante* durante il primo anno, spesso in forma di roseola anulare, serpiginosa, girata, ecc. Una localizzazione importante è, secondo LANG, quella nel sacco prepuziale e sul glande. La roseola, in questo caso, è spesso cagione di una *infiammazione sifilitica del glande* (balanite), che si può facilmente prendere per una balanopostite ordinaria se la roseola è già sparita dal resto del corpo, o se si tratta d'un eritema sifilitico recidivante che colpisca solo il glande. Però si possono riconoscere accanto all'arrossamento diffuso provocato dal sego decomposto, gli infiltrati sifilitici a margini netti, circoscritti, appianati, che sono erosi e dai quali proviene la maggior parte del secreto. Nelle parti pelose (testa, sopracciglia, cavi ascellari, pube) la roseola può produrre il *defluvium capillorum.* Per lo più si formano delle piccole chiazze, più raramente delle vaste superfici calve. Colla roseola possono già coincidere delle *alterazioni di organi interni:* affezioni delle mucose, irite, nefrite, orchite, tumor di milza, ecc.

Le *maculae* spariscono talora lasciando dietro a sè chiazze lisce, prive di pigmento *(leukoderma syphiliticum):* esso è importante praticamente poichè tali chiazze durano mesi e anni e sono un indice sicuro della pregressa esistenza di papule.

b) **Sifilide papulosa (sifilide nodulare).** Si distinguono 2 forme: la *s. a grosse papule* o lenticolare, e la *s. a piccole papule* o miliare La s. lenticolare papulosa, combinata colla roseola, è spesso il primo sintomo della sifilide costituzionale. Le papule possono svilupparsi da efflorescenze roseolari. Esse formano dei noduli nettamente delimitati, rosso-bruni (rosso-prosciutto), sodi, lucidi, un po' prominenti. Nelle regioni non umide le papule rimangono asciutte, e desquamano solo moderatamente. Nelle regioni umide si sviluppano delle papule umide. Se questa dermatosi sifilitica durante la sua involuzione permane a lungo nello stadio della desquamazione, si ha la sifilide papulo-squamosa.

Talora si giunge anche alla formazione di pustole o di croste *(sifilide papulo-pustolosa* o *papulo-crostosa)*. La sifilide papulosa è *la forma più comune di eruzione recidivante nei primi* 5–10 *anni*. In principio essa è piuttosto universale, negli anni seguenti è piuttosto locale. Talora, in casi gravi, si formano delle papule giganti isolate.

Le *localizzazioni preferite* delle papule sono: il tronco, il viso (spec. mento e solchi naso-labiali), la pelle della testa, specialmente al limite dei capelli **(corona venerea)**. Le papule sono frequenti anche agli angoli della bocca; inoltre ai genitali, perineo, ano, cavi ascellari, superfici flessorie delle grandi articolazioni. Sul palmo della mano e sulla pianta del piede le papule formano solamente dei piccoli arrossamenti circoscritti e delle infiltrazioni affatto piane, sulle quali v'è uno strato di *epitelio corneificato,* molto aderente, che poi continua per molto tempo a desquamare. Per lo più sono colpite *tutt' e due* le palme o *tutt' e due* le piante, e talora le palme e le piante insieme [**psoriasis palmaris et plantaris o syphilis papulosa palmae et plantae** (*)]. Non di rado si hanno *recidive* sotto forma di questo sifiloderma; ma esso può anche essere il *primo sintomo* della sifilide costituzionale. Sulle pieghe di passaggio delle dita dei piedi si hanno talora delle papule ulcerate. La psoriasi, quando dura a lungo, lascia una colorazione brunosporca.

I **condilomata lata seu papulae latae, plaques muqueuses o papule umide, segreganti** (p. madidantes) si sviluppano in quelle regioni che sono inumidite, bagnate, da secrezioni fisiologiche o patologiche. Così le vediamo in quei punti dove vi sono pieghe della pelle, come i genitali esterni, l'ano, i cavi ascellari, le pieghe mammarie, i capezzoli nelle donne allattanti, gli angoli della bocca ed i dintorni dell'ano nei poppanti, ecc. Esse formano delle papule grandi da un centesimo ad un tallero, a disco, a forma d'altipiano, talora confluenti, da principio più o meno arrossate, coperte da un detrito grigio, secernenti un liquido viscido, diventando spesso più tardi bluastre ed asciutte. Esse possono anche *ulcerarsi.* Sono proprie delle *recidive sifilitiche* che si osservano specialmente nei *primi due anni;* però possono presentarsi anche più tardi. (Anche dopo 10–30 anni e anche in casi relativamente ben curati, Fournier). Sono *in alto grado capaci di trasmettere il contagio;* per autoinoculazione contagiano i punti della pelle che si trovano di fronte. Talora costituiscono un' **affezione primaria** equivalente ad una sclerosi iniziale (v. pag. 1357), poichè esse, come le vere papule, sono trasmissibili. Questo ha *importanza pratica,* perchè, se esse si presentano in poppanti e sulle mammelle di nutrici, si può domandare se sono indizio d'una recidiva d'una sifilide già inveterata, o se rappresentano un'affezione primaria d'una sifilide inoculata da 3-6 settimane (Kaposi). La **risoluzione** delle papule può durare da settimane a mesi.

(*) Diagnosi differenziale colla psoriasi volgare, v. p. 1337.

La *sifilide a piccole papule,* il cosiddetto *lichen syphiliticus,* si ha specialmente negli individui mal nutriti (scrofolosi). Si formano delle papule piccole, appena miliari, rosso-brune, disposte in ammassi od in gruppi ed in linee circolari, di durata più lunga delle papule lenticolari. L'involuzione avviene con forte desquamazione: la guarigione spesso con piccole cicatrici, in forma di fossette superficiali, puntiformi.

c) **Sifilide pustolosa**; per fluidificazione purulenta (per l'intervento di stafilococchi) si formano, dalla sifilide papulosa, delle pustole. Ciò avviene specialmente negl'individui deperiti. Si distinguono una sifilide *a grandi pustole* ed una *a piccole pustole.* Nella prima si formano delle pustole grandi fino ad una fava; possono aversi, le une accanto alle altre, papule sormontate da pustole *(sifilide papulo-pustolosa)* e papule senza pustole; altre papule mostrano una crosta centrale *(sifilide papulo-crostosa).*

La sifilide pustolosa si presenta α) talora già nel periodo recente, come *primo sintomo* accompagnato da febbre **(sifilide maligna)**: in essa può mancare completamente il periodo secondario maculo--pustoloso: è caratterizzata ancora dalla comparsa di diverse ulcerazioni estese nella cute e nelle mucose già nei primi periodi, per lo più già nel 1.° anno. Compaiono inoltre febbre, anemia, dolori di testa, gonfiori periosteali. Vi sono dei casi ribelli a ogni terapia: il reperto di spirochete nei focolai tipici manca, ma la trasmissione alle scimmie è ancora possibile (cfr. BUSCHKE). β) come *eruzione recidiva della sifilide recente;* queste eruzioni possono essere *universalmente* diffuse. γ) Le *recidive tardive* pustolose, per contro, sono *localizzate* (naso, fronte, capillizio). Il decorso è di regola *torpido* (al contrario di quello delle pustole volgari). Pel distacco della buccia della pustola, o della crosta, ne risulta un'*ulcera* con fondo e margini leggermente infiltrati. La guarigione avviene con una *cicatrice* affondata, liscia, più di rado sporgente. Talora la base dell'ulcera produce delle proliferazioni papillomatose, e presenta vegetazioni drusiformi, coperte di croste od escoriate, che per solito tornano poi a regredire *(framboesia syphilitica)* (*) [framboise=lampone].

Una forma caratterizzata dalla speciale grandezza delle pustole è il **pemfigo sifilitico.** Una forma simile alla varicella, risp. variola levis, viene indicata col nome di **varicella sifilitica** (pustola ombelicata); una simile all'acne e disposta intorno ai follicoli piliferi, con quello di **acne sifilitica** (decorso lungo, formazione di ulceri, guarigione con cicatrici profonde). [L'a. s., secondo LANG, dev'essere ben distinta dall'*acne necrotica* (BOECK). In un caso di quest'ultima specie, visto dal-l'*Autore,* l'acne colpiva specialmente il tronco e le gambe, i sollevamenti nodulari esistevano appena, e per contro s'erano formate, in punti leggermente arrossati, delle escare situate al livello della pelle (necrosi secca)]. Le pustole che si formano a poco a poco, grandi fino ad un tallero, provenienti da un infiltrato appianato, producono la **rupia** (cfr. pag. 1360). Essa appare, per lo più, nello stadio avanzato della sifilide. Spesso si ha in tal caso *una sola* pustola rupiosa. Le **complicazioni** che possono trovarsi nel resto del corpo, oltre le macchie e le papule, nella sifilide pustolosa, hanno parimente tendenza alla *suppurazione* (irite, periostite, osteite, ecc.).

d) **Sifilide gommosa,** la *gomma sifilitica* propriamente detta.

(*) *Framboesia tropica* con reperto di *spirochaete pertenuis* (CASTELLANI) v. in MAYER; si deve distinguere dalla lue (cfr. SCHILLING).

La sifilide gommosa, la *gomma*, si distingue dalla *papula* per la sua struttura più perfetta, in quanto che in essa si forma un vero tessuto di granulazione con vasi, in parte atto a trasformarsi il tessuto cicatriziale, cfr. pag. 1305.

Le *gomme* si dividono in *superficiali* e *profonde*: oppure si parla di sifilide cutanea gommosa, nella quale si hanno infiltrati e nodi per lo più multipli, disposti a gruppi, grossi da un pisello ad una fava e più, e di gomme sottocutanee. Tutt'e due le forme possono trasformarsi l'una nell'altra. Nelle *gomme sottocutanee* si fanno dei nodi, che dapprima sono mobili rispetto alla cute, più tardi penetrano in essa. Le gomme, da principio, sono duro-elastiche, più tardi molli e dolenti alla pressione.

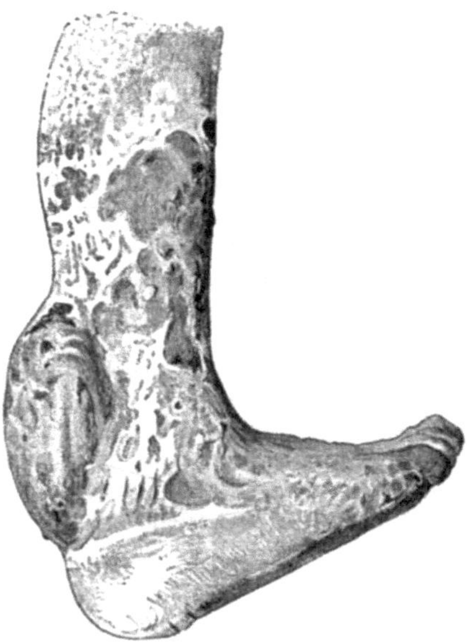

Fig. 675.

Gomma callosa con aspetto di tumore (diagnosticata clinicamente come sarcoma) sulla parte posteriore della gamba destra, coperta d'ulceri serpiginose, con numerosi fori sulla sommità della prominenza, i quali, nella sezione, corrispondono a gomme ulcerate, la cui grandezza raggiunge varî centimetri. Sull'altra gamba v'erano delle cicatrici disposte serpiginosamente, fortemente pigmentate di bruno. Donna di 58 a. con carie secca del cranio e pachimeningite gommosa. Tubercolosi polmonare. Oss. dell'A. all'Allerheiligen-Hospital di Breslavia.

α) Le **gomme cutanee superficiali** sogliono avere un decorso molto lungo, e costituiscono per lo più degl'infiltrati piani, duri (straordinariamente simili alle sclerosi iniziali). Esse si possono, nei casi più benigni, risolvere, lasciando un assottigliamento cicatriziale ed un infossamento della pelle, bianco e splendente. Ma molto spesso si giunge alla formazione dell'ulcera, **ulcera gommosa,** con fondo sporco, e margini ripidi, netti, « come tagliati col punteruolo », talora anche sottominati. L'ulcera è molto dolente. Molto spesso si alternano, senza interruzione, guarigione di focolai vecchi, e formazione di nuovi. Ciò avviene spesso con una manifesta disposizione dei nodi a circoli, ovali, anelli, archi, spirali o a forma di rene o di falce. Le *cicatrici,* a fossetta appianata, della sifilide superficiale aggregata, corrispondentemente alla loro origine dall'unione di gomme distinte, sono separate le une dalle altre da un graticcio di pelle normale e sono molto caratteristiche (v. fig. 675). Dalle gomme riunite l'una all'altra si forma *una* grande cicatrice rattratta. Le cicatrici originate da sifilide ulcerosa profonda, seguita da abbondante formazione di granulazioni, si fanno spesse e sporgenti.

I difetti similcicatriziali che si formano per il riassorbimento di infiltrati sifilitici superficiali (spec. di gomme), *maculae atrophicae,* appartengono più specialmente a una *atrofia* generale del tessuto cutaneo.

β) Le **gomme profonde (sottocutanee)**, al contrario delle superficiali, nelle quali prevale lo sviluppo in superficie, formano dei nodi voluminosi, fino alla grossezza d'un pugno, al disopra dei quali la pelle rimane a lungo inalterata e mobile; più tardi, essi sono fissati alla cute od alle parti sottostanti. Per lo più si formano solo singoli nodi che risiedono a preferenza sulla fronte, sulla nuca, sul dorso, e sulle gambe. Dopo lungo tempo **si** rammollisce il centro della **gomma**, poi anche la periferia: si ha consistenza pseudo-fluttuante. All'incisione se ne svuota una massa viscosa, filante, gommosa. Per degenerazione grassa della massa rammollita si può avere il **riassorbimento** della gomma; se tale degenerazione colpisce solo il centro, questo si affonda. I resti delle gomme possono anche caseificarsi e calcificarsi, ed essere incapsulati da connettivo. Molto spesso avviene l'**ulcerazione**, e si forma un'**ulcera** sifilitica **profonda**, i cui margini sono rosso-bluastri, ispessiti, tagliati nettamente e sottoscavati, ed il cui fondo è coperto di brandelli necrotici ed infiltrati. Non molto spesso le vegetazioni calloso-gommose assumono l'*aspetto di tumori,* il che conduce a fatali confusioni con tumori maligni (v. fig. 675).

Nella *guarigione* il margine si fa inclinato, il fondo granuleggia e secerne del pus schietto. Il risultato è sempre una *cicatrice,* che per lo più è *prominente,* ed il cui contorno è spesso pigmentato. V. la **figura** di una gomma sottocutanea a pag. 1305.

I sifilodermi gommosi, il cui *decorso* per solito è lungo, ma talora anche assai rapido, producono spesso delle distruzioni enormi, specialmente al naso, alle labbra, al cuoio capelluto, alle mani. Possono seguirne necrosi delle cartilagini e delle ossa vicine, mutilazioni ed erosioni di grosse arterie.

Le gomme cutanee appaiono ordinariamente negli *stadî tardivi della sifilide,* e sono ritenute come prodotto caratteristico della sifilide tardiva. Ma talora si presentano anche prima (ed anche insieme ai sifilodermi secondarî). Spesso si hanno contemporaneamente formazioni gommose nel sistema osseo, nel sistema nervoso, alla bocca, alle fauci, alla laringe, al naso, ecc. Negl'infiltrati, persistenti molto a lungo, di gomme non completamente riassorbite, possono più tardi prodursi, in rari casi delle *formazioni lupose.*

È raro che l'*ulcera gommosa si trasformi in un* **carcinoma**. Il carcinoma può anche presentarsi *accanto a nodi gommosi,* specialmente nella lingua (v. Langenbeck). (Anche nei punti, *dove prima v' è stata un' affezione primaria od un sifiloderma,* può svilupparsi più tardi un carcinoma; cfr. nella lingua pag. 382 e 392).

[Alcuni dermatologi distinguono il *sifiloderma tuberoso* (il s. raggruppato, nodulare e nodoso, o papula terziaria) dalla *gomma propriamente detta.* Tutt'e due queste forme della sifilide cutanea terziaria s'identificano con sufficiente esattezza con ciò che altri (Lang, Kaposi, ecc.) indicano col nome di *gomma superficiale della pelle* o *cutanea vera,* e *gomma profonda sottocutanea.* Se il sifiloderma raggruppato si possa distinguere dalla gomma così nettamente come fanno Unna e Tommasoli, non lo si può ancora dire. Può essere giustificata la divisione clinica in *sifiloderma tuberoso* (con comparsa a gruppi, spesso a forma serpiginosa, con distruzione ulcerosa, in una parte dei casi — s. tubero-ulceroso — per usura successiva della pelle, con tendenza alla espansione in superficie e alla guarigione centrale e con progresso della malattia alla periferia) e in *gomma propriamente detta* (con comparsa solitaria, ulcerazione per perforazione della pelle, tendenza alla forma sferica, senza tendenza alla guarigione centrale)].

(Per la *diagnosi differenziale* dobbiamo ricordare le **sporotricosi** (de Beurmann) e le **emisporosi** (Gougerot e Caravin) di cui già parlammo a pag. 762 e su cui torneremo ancora (pag. 1372); si hanno alterazioni che si possono scambiare tanto con *processi gommosi,* quanto con quelli *tubercolari,* tanto più che tali funghi difficilmente si possono dimostrare nei tessuti.

Anche i **tripanidi**, lesioni cutanee dei bianchi colpiti dalla malattia del sonno (tripanosomiasi) e che si presentano ora come papulosi, ora a plateau, ora ulcerosi, hanno una grande rassomiglianza con la sifilide (cfr. Thiroux e pag. 1375); anche il *bottone d'Oriente* (*Leishmaniosis ulcerosa cutis*, cfr. pag. 1375) come pure la **blastomycosis cutis** si possono scambiare con la sifilide (cfr. caso di FINGER).

I sifilodermi nella sifilide ereditaria o meglio **congenita**. Per l'importanza pratica di queste alterazioni dovute alla trasmissione della lue dai genitori al bimbo nell'utero, ne tratteremo qui, brevemente, in modo speciale. a) *Sintomi precoci*: essi appaiono alla nascita o nelle prime 3 settimane di vita come sifiloderma *maculo-papuloso*, senza differenze sostanziali dalla sifilide acquisita, con ragadi agli angoli della bocca, all'ano, alle pieghe interdigitali (cfr. pag. 1361). È più raro il *pemfigo sifilitico;* in esso si sollevano, su papule piane ulcerate, delle bolle purulente più grandi. Secondo KAPOSI, è particolare e caratteristica un'infiltrazione diffusa alla pianta del piede ed al palmo della mano, la cui pelle appare perciò tutta quanta rosso-bruna, secca, lucente come raso, e qua e là ragadosa (v. altre notizie sulla sif. cong. a pag. 1361). b) *Come fenomeni tardivi di una sifilide ereditaria* si hanno gli stessi infiltrati gommosi e sifilodermi ulcerosi della sifilide acquisita.

Hanno inoltre speciale **valore patognomonico per la sifilide ereditaria**: *a)* Le **affezioni oculari**, e cioè la *cheratite interstiziale*, e sopratutto la *coroidite areolare* (focolai atrofici e pigmentazioni nella coroide). *b)* Certe **deformità dei denti** (erosione degl'incisivi superiori interni, in forma d'un'intaccatura centrale, a mezzaluna, sul margine inferiore). *c)* Delle **fini cicatrici lineari** (secondo altri solo *pseudo-cicatrici*) disposte a raggi *intorno alla bocca* e agli *occhi* e sulle guancie, pieghe nasolabiali, e mento. LANG le interpreta come cicatrici di processi distruttivi pregressi; SILEX le ritiene retrazioni della pelle, prodotte dalla trazione dei muscoli e divenute stazionarie per un'alterazione dovuta alla sifilide, POOR, come vere cicatrici, conseguenze di pregressi infiltrati. L'*antica triade di* HUTCHINSON (malformazioni dei denti, escavazioni semilunari della parte tagliente degli incisivi, spec. dei due med. superiori; cheratite, sordità labirintica) non fornisce una prova sicura di sifilide ereditaria. Però essa *può* presentarsi nella sifilide ereditaria (LANG). Molto caratteristiche possono essere anche le alterazioni del *naso* (l'intero naso è troppo piccolo od ha forma di sella, oppure il naso è ricalcato su sè stesso o come rientrato nella propria radice; v. pag. 202). Non ci si può affatto fondare sopra altri caratteri (persistenza dell'habitus infantile, tibie a sciabola). Cfr. anche *ossa,* pag. 753, polmoni, pag. 325, fegato, pag. 633.

3 — Lepra.

La *lebbra*, lepra Arabum, Elephantiasis graecorum, è una malattia infettiva specifica, cronica, che dà luogo, nella pelle (e nelle mucose limitrofe), alla formazione di macchie giallo-rosse fino al bruno scuro, e ad infiltrati duri, appiattiti, diffusi oppure a nodi, raramente a vescicole. Sono colpite a preferenza la faccia e le estremità, poi anche i nervi. Inoltre spesso si producono iperestesie e anestesie, e molteplici alterazioni anche degli organi interni e, salvo rare eccezioni, la lepra conduce, per un marasma specifico, direttamente o indirettamente, alla morte.

Il **bacillo della lepra** (ARMAUER HANSEN 1880, v. Fig. 8, Tav. I App.) è il vero agente specifico e l'uomo ne è l'unico ospite. (SUGAI comunicò recentemente sulla trasmissione della lebbra nei mammiferi). La lepra è trasmissibile da uomo a uomo. Probabili porte d'entrata sarebbero il più delle volte la mucosa del naso e quella della bocca (confr. pag. 204). L'ereditarietà non fu dimostrata. L'isolamento dei leprosi è l'unico mezzo, di esperienza secolare, per combattere la diffusione della malattia. La lepra fu ritenuta finora inguaribile (v. atti della Conferenza internazionale per la lepra, Berlino, 1897): oggi si ha speranza di riuscirvi (Conf. inter. per la lepra, Bergen, 1909).

Si debbono distinguere 2 forme principali di lepra: *a*) la lepra *nodulare (cutanea); b*) *anestetica, dei nervi* indicata anche col nome di forma *trofoneurotica* o *nervosa*. Secondo Kaposi, si dovrebbe aggiungere una terza, la forma maculosa. Si hanno anche altre suddivisioni, sulle quali ritorneremo in seguito.

a) La *lepra nodulare, l. tuberosa,* ha la sua sede principale nel viso, (fronte, naso, labbra), sulle parti terminali (sopratutto dorsali) delle estremità, e specialmente anche sullo scroto e sul prepuzio.

Sec. Hansen e Looft ne sarebbero immuni la cute del capo coperta di capelli, il glande, il palmo della mano e la pianta del piede: Rille (Lett.) osservò però un caso di l. tuberosa con localizzazione alla pianta del piede (Somiglianza con la lue).

Essa comincia per lo più alle sopracciglia (i peli cadono) con la formazione di *macchie* (*l. maculosa*), che sono dovute ad essudati cellulari, straordinariamente ricchi di bacilli, nella cute e nel sottocutaneo. Le macchie sono, per l'iperemia, rosse o brune, color seppia, o bronzate e lucenti come se fossero verniciate con colore a olio. Col tempo gli infiltrati regrediscono parzialmente e si lasciano addietro delle macchie appianate e irregolari, bianche o grigio-ardesiache fino al bruno *(morphaea alba* e *nigra)*, o di entrambe le specie cosicchè la pelle appare variegata.

La pelle può anche retrarsi in forma di cicatrice. Le macchie possono scomparire al centro mentre progrediscono alla periferia. *Questa forma può evolvere in seguito trasformandosi tanto nella tuberosa quanto nell'anestetica.* Con straordinaria lentezza, nel corso di mesi e spesso solo dopo anni, gli infiltrati si elevano in forma di *nodi* in diversi punti del corpo. Questi possono, quando siano assai ravvicinati, confluire in placche o in rilievi a superficie bernoccoluta, alti tre centimetri.

Il *viso*, coi rilievi della fronte, colle labbra ingrossate, cogli ispessimenti nodosi del naso, delle guance, del mento, coi lobuli delle orecchie trasformati in spesse tuberosità trasparenti, può assumere l'aspetto della così detta *facies leontina (leontiasis)*. È frequente la propagazione alla congiuntiva e alla cornea (cecità). Le mucose del naso, della bocca, della faringe, della laringe presentano spesso alterazioni (vedi i rispettivi organi). Degli organi interni sono colpiti il fegato e la milza; raramente i testicoli, le membrane sierose, il midollo delle ossa (certamente per la via del sangue per la quale parla la *bacillemia* come osservarono de Beurmann e a.); gli altri organi, cosa curiosa, sono risparmiati (Hansen): però di rado si osservarono lepromi anche nell'intestino, polmoni, reni, eccezionalmente nel pancreas, surrenali, ovaio (GLÜCK), in breve in quasi tutti gli organi interni. La *morte* avviene spesso per setticemia.

In taluni casi i nodi rimpiccoliscono spontaneamente o scompaiono lasciando una cicatrice, nel qual caso si verifica *degenerazione grassa, non caseosa*, al contrario di quanto avviene nel processo tubercolare. Non di rado, sotto l'azione di cause esterne, si formano *ulcerazioni (l. ulcerosa)*, che sono contraddistinte dal decorso assai cronico: nel corso di parecchi anni possono finalmente scomparire. Spesso si rivestono di epidermide per poi nuovamente aprirsi. Sopratutto nelle estremità si verificano non di rado infiammazioni complicanti, che conducono a necrosi e a caduta di singole parti ossee o di interi segmenti *(lepra mutilans)*.

Molto spesso la neoplasia leprosa invade i *nervi* e si propaga in senso centripeto nell'epi- e perineurio (THOMA); così si possono produrre anestesie spesso di grande estensione. Anche per la via linfatica avviene diffusione del processo, e le ghiandole sottomascellari ed inguinali possono formare dei grossi nodi (con tendenza alla degenerazione grassa).

Microscopicamente i lepromi sono costituiti, all'inizio, di tessuto di granulazione che attraversa il corion in forma di travate disposte a rete e parte dal tessuto che circonda vasi sanguigni e dalla loro parete. Laddove sono più abbondanti i vasi sanguigni, cioè negli strati più superficiali del derma, ed anche attorno ai follicoli piliferi ed alle ghiandole della cute, ivi si sviluppano più abbondanti le travate cellulari. Più tardi esse confluiscono a formare l'*infiltrato cellulare leproso della cute* e penetrano nel *tessuto adiposo sottocutaneo* ove si sviluppano gli infiltrati più voluminosi. Fra le *cellule del tessuto di granulazione leproso* predominano dapprima le forme rotonde; più tardi esse si sviluppano in cellule più voluminose, le così dette **cellule leprose** (VIRCHOW), grosse, rotonde od ovali e con inclusioni tondeggianti, a guisa di vacuoli, oppure di aspetto totalmente ialino. Queste cellule *assumono assoluto predominio;* esse possono confluire nelle così dette zolle leprose (NEISSER). Accanto ad esse si vede anche qualche cellula gigante del tipo di LANGHANS (v. fra gli altri SCHÄFFER, Lett.). Le cellule leprose sono anche la sede principale dei **bacilli della lepra** (HANSEN, NEISSER, CORNIL ed altri), che si trovano in *numero sterminato,* in cumuli, a guisa di mazzi di sigari o in nastri continui, cosicchè le cellule ne sono totalmente riempite (v. fig. 8, tav. I). I bacilli si trovano anche *frammezzo* le cellule. Le **cellule leprose coi loro bacilli** sono *assolutamente caratteristiche per la diagnosi differenziale colla tubercolosi e colla sifilide* (THOMA) (*). I *bacilli della lepra* rassomigliano assai a quelli della tubercolosi, si colorano come questi (confr. pag. 295) però più facilmente e più rapidamente, decolorandosi anche più facilmente e, a differenza dei tubercolari, lasciandosi colorare anche in soluzioni coloranti semplicemente acquose. Tali caratteri differenziali non hanno però un'importanza assoluta. ARNOING e LEWANDOWSKY usano la colorazione di MUCH con la quale si riesce a dimostrare la presenza dei bacilli anche nella forma anestetica, ciò che prima non si era riesciti ad ottenere. YAMAMOTO trovò che con l'impregnazione argentica sec. VOLPINO e BERTARELLI, i bac. della lepra restavano incolori, quelli della tubercolosi si coloravano in nero.

(*) Secondo BERGENGRÜN e KANTHAK, le cosiddette cellule leprose sarebbero solo trombi bacillari nei vasi linfatici, che ecciterebbero gli endoteli a proliferare e ad ingrossarsi in ammassi protoplasmatici. I bacilli potrebbero casualmente trovarsi qualche volta anche nelle cellule. Tale ipotesi ha però trovato dei contradittori.

b) Lepra maculo-anaesthetica. In questa forma l'anestesia si può produrre nel dominio dei nodi e delle macchie, oppure si producono (insieme con altri fenomeni di lepra od anche, ciò che caratterizza appunto i casi netti, senza visibili alterazioni della pelle) delle vescicole di pemfigo *(pemphigus leprosus)* che lasciano, dopo guarite, dei tratti di pelle lucenti e anestesici, o dànno luogo ad ulcerazioni superficiali o profonde (KAPOSI). Nelle regioni completamente anestetiche la pelle e i muscoli si atrofizzano: facilmente si formano lesioni che danno esito ad ulceri. In tal modo, od anche per un semplice processo di atrofia che consuma i tessuti, avvengono delle *mutilazioni* di diversa specie. Così per es. può distaccarsi in breve tempo un intiero piede o un'intiera mano (v. anche pag. 762).

Come *causa dell'anestesia* si deve ammettere in una parte dei casi l'invasione diretta del processo leproso nelle *fibre nervose nel dominio delle macchie e dei nodi* della cute. In un'altra parte, esiste una **lepra nervorum** autonoma, che conduce ad atrofia di singole fibre e a parestesie (iperestesia, anestesia) ed a consecutivi disturbi trofici della pelle che si fa liscia e lucente, perde i peli e le ghiandole, e le unghie cadono o si rompono o si fan nodose (ossa, v. pag. 762. Articolazioni, pag. 834) (cfr. HANSEN e LOOFT, Lett.).

Sui rapporti del **complesso sintomatico di Morvan** (pag. 1263) e della **cancrena simmetrica del Raynaud** colla lepra e sull'opinione di ZAMBACO, che tende a ritenere per lepra tutte le mutilazioni insolite ed anche l'**ainhum**, e sull'opposto parere di BABES, vedi pag. 1263 e 1346. Lett. sulla lebbra in A. v. BERGMANN (figg.), HANSEN e BABES.

4. **Rinoscleroma**; per questa affezione, che può condurre alla formazione di nodi, duri, grigio-rossi e coperti dall'epidermide, nella pelle del naso e delle parti vicine, e che si sviluppa nella mucosa nasofaringea e laringotracheale, confr. in « naso » (pag. 204).

5. **Morva** (malleus). Allorchè un *punto leso* della pelle si infetta con morva (morva del naso o della cute del cavallo), può svilupparsi un *processo locale* che può condurre a flemmone, suppurazione, cancrena, linfangite, linfadenite, formazione di pustole e di ulcerazioni; oppure si sviluppa un'*infezione generalizzata* (confr. pag. 203); in quest'ultima che, nella forma acuta (Lett. in ARZT), può avere il decorso di una setticemia, si possono produrre negli organi — solo di rado nella milza e nei reni — per *via ematogena*, focolai embolici simili più a focolai purulenti che a nodi, e nella *cute* si possono formare in gran numero *pustole*, di grandezza diversa, da un seme di canapa a un pisello (possibile equivoco col vaiuolo!), dei *furuncoli*, dei *nodi emorragici* e degli *ascessi* di vario volume (possibile equivoco colla sifilide pustolosa e gommosa!). Allorchè i focolai cutanei, si aprono si formano delle *ulceri* irregolari, con margini coperti di pus.

6. L'**actinomicosi** della pelle si sviluppa il più spesso nelle guance e nei dintorni della mandibola e del collo (in seguito ad affezione boccale), poi al tronco, specialmente al dorso (nell'actinomicosi della colonna vertebrale, delle coste, dei polmoni), al ventre e alla regione inguinale (nell'actinomicosi dell'intestino) (confr. pag. 329 e seg.; 384 e seg.; 762). Molto rara è l'*actinomicosi cutanea primitiva* in seguito a ferite (cfr. MARCUS), che in parte si manifesta col quadro di ulcerazioni croniche, simili talora alle ulceri sifilitiche, in parte analogamente al lupus, con eruzione di nodi e con spiccata tendenza alla guarigione spontanea (v. LIEBLEIN). RAVANT e PINOY descrivono come una nuova forma di *discomicosi cutanea* una affezione prossima all'actinomicosi, ma prodotta da un agente diverso, dal fungo di BOSTROEM e ISRAEL, dal *discomyces Thibiergi*). Se l'affezione callosa fistolosa si propaga alle ossa del piede e della gamba, si produce, come nel caso di TUSINI, un

quadro simile al **piede di Madura**. Nel quale si tratta di una malattia a decorso molto cronico, endemica nell'India e in altri paesi tropicali, osservata anche sporadicamente in Europa: essa è prodotta da un fungo simile all'actinomices (KANTHAK), ma privo di clave e che penetra in piccole lesioni cutanee. Secondo CAMINITI, esso sarebbe la *streptothrix rubra* (VINCÉNT): l'eziologia non è però unica (cfr. REYNIER et BRUMPT); Lett. in BABES, OPPENHEIM; cfr. anche DÜBENHOFER.

IV — Malattie della pelle prodotte da funghi ifo- e schizomiceti: dermatomicosi.

A. Micosi localizzate alla cute.

a) **Favus (tinea favosa).** Si formano nel cuoio capelluto, specialmente dei bambini, dei dischi rotondi *(scutuli del favo),* di volume variabile da quello di una lenticchia a quello di un soldo, di color giallo-zolfo, provvisti di una depressione centrale e traforati per lo più da un pelo (nella cui guaina il parassita attecchisce più facilmente, UNNA), e con odore di muffa. È una malattia *contagiosa.*

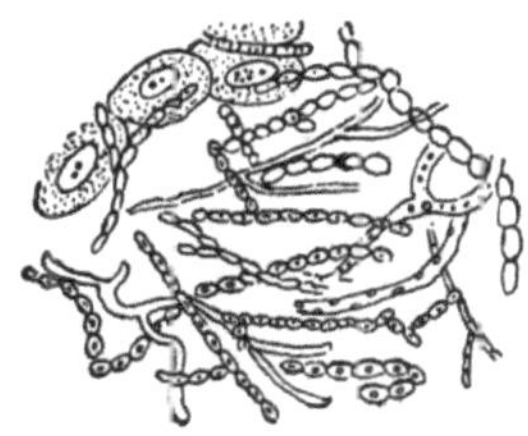

Fig. 676.
Achorion Schoenleinii: da uno scutulo di favo. Filamento e catenelle di spore: in alto, a sinistra, 3 cellule epiteliali. Forte ingr.

Lo *scutulo* (spesso 1-1,5 mm.), alla cui superficie sovente si trova ancora uno strato di epidermide, è costituito come si vede in preparati in acqua, glicerina o potassa, da filamenti del fungo e da conidî, — entrambi assai polimorfi — a cui si mescolano masse di detrito, cellule purulente, micrococchi; si può considerare (secondo UNNA) come una vegetazione del fungo entro lo strato corneo, ossia come l'espansione orizzontale dei filamenti del fungo verticalmente ascendenti. Il fungo che è causa del favo è l'**achorion Schoenleinii** (scoperto nel 1839, il primo fungo osservato nell'uomo, fig. 676). Il fungo presenta un *micelio* costituito da filamenti, in parte provvisti e in parte privi di setti, curvati e con gemme laterali. All'estremità dei filamenti si separano delle *spore*, che spesso formano catenelle a rosario. *Il micelio predomina sulle spore.*

Allorchè il rivestimento epidermico si distacca dallo scutulo, appaiono allo scoperto gli ammassi del favo, asciutti e bianco-gialli: togliendo lo scutulo al malato rimane una superficie rossa, umida. Alla lunga si verifica nei punti colpiti una completa scomparsa dei peli. Il fungo penetra nello scapo del pelo, nel bulbo e nelle guaine radicolari; i peli, che appaiono privi di lucentezza, come impolverati, cadono con grande facilità o si piegano sull'epidermide: nel corion si ha un'infiltrazione più o meno abbondante.

Il fungo può invadere anche le *sopracciglia,* propagarsi ai punti *provvisti di sola peluria* ed attaccare anche le *unghie.* L'unghia è compenetrata dalle vegetazioni giallo-zolfo, caseifica, si rompe, si sgretola, si fa opaca **(onychomycosis favosa).** Sul *favo totale,* cfr. TALAT (figg.) e PLAUT (Lett.).

Secondo QUINCKE, UNNA, il favo sarebbe dovuto a parecchie specie diverse di Achorion; PICK, WAELSCH, SCHOLTZ ed altri ammettono solo uno sviluppo pleomorfo di un unico fungo, l'*Achorion Schoenleinii.*

b) Le malattie cutanee dovute al **trichophyton tonsurans** si presentano diversamente a seconda che colpiscono parti provviste o prive di peli. Il *trichophyton* (che, secondo GRUBY, SABOURAND e a. e anche sec. le ricerche di HALGAND E KRÖSING ed altri dovrebbe essere diviso in più gruppi) è costituito da sottili filamenti con poche ramificazioni e scarsi conidii; esso non forma scutuli. Il fungo cresce dai follicoli entro la sostanza del pelo. Nei primi stadî i peli sono invasi da filamenti del micelio (grande somiglianza con l'Achorion) più tardi sopratutto da *spore* o *conidî* rotondi, ovali, allungati, aggruppati per lo più a catena. Nei punti privi di peli, il fungo giace negli strati profondi dello strato di Malpighi.

Herpes tonsurans (trichophytia superficialis) nei punti privi di peli: si manifesta con la forma vescicolare *(H. tons. vesiculosus)* o in forma di macchie rosse desquamanti, di dischi e di cerchi *(H. tons. maculo-squamosus)*. L' H. tons. vesiculosus corrisponde all'*h. circinnatus* ed è caratterizzato da cerchi costituiti da singole vescichette che stanno su di un fondo rosso e sono disposte intorno a un centro squamoso. Nell'*h. tons. mac. et squam.* si producono, secondo KAPOSI, prevalentemente al limite dei capelli verso la nuca, dei cerchi di grandezza variabile da quella di un centesimo a quella di uno scudo, rossi, che impallidiscono alla pressione e che desquamano e scompaiono nel senso del loro sviluppo, dal centro alla periferia. Esso può presentarsi in forma di un'eruzione acuta generalizzata nel tronco e nelle estremità.

Trichophitia superficialis delle parti coperte di peli, varietà a piccole spore della tricofizia, cosidetta **microsporia**. È una malattia epidemica e infettiva, e molto frequente in talune regioni (Inghilterra, Francia, Belgio), ma che fu osservata anche in Isvizzera, Germania, Vienna (cfr. HIS, PLAUT, GLASER, CHAJES nelle epidemie in Basilea, Amburgo, Berlino, Schöneberg) nei ragazzi delle scuole, per lo più femmine: è caratterizzata da chiazze squamose del cuoio capelluto con scarsi capelli spezzettati, grigie, rotonde. (Si distingue un *mikrosporon* ADOUINI e un *mikr. canis. s. lanosum*; se si tratta di questo la diffusione al tronco è più grave, più frequente e per lo più ad anelli. Per i particolari microscopici, culturali ecc. v. PLAUT e CHAJES, ecc.). La malattia è molto cronica: con la pubertà si osservò spesso una guarigione spontanea. (Trattamento con i raggi X, v. SABOURAND, BERGER e BLOCH, Lett. STEIN, ecc.).

Trichophytia unguium, onychomyconis tricophytica. Quando il tricophyton si propaga alle unghie, esse perdono la lucentezza, si ispessiscono, si sfogliano, si rompono.

Herpes (trichophytia profunda) tonsurans capillitii o **Kerion Celsi** (κηρίον miele). *Sul cuoio capelluto* si formano dei punti di calvizie rotondi, grandi persino quanto uno scudo, entro i quali i peli sono asciutti e fragili. Alla fine non rimangono che monconi di peli inegualmente mozzati su di un fondo ricoperto di squame. Il margine della tonsura è rosso. Dopo la penetrazione del fungo nella *guaina del pelo* si possono produrre pustole e croste e *nodi* con *ascessolini* con abbondanti *cellule gigantesche* e cumuli di cellule epitelioidi *(tubercoloidi)* ben distinte, in un tessuto di granulazione, anche nel sottocutaneo.

Difficile è il reperto del fungo nelle sezioni. Punti di calvizie vicini possono confluire. La maggior parte del cuoio capelluto può diventar calva, tuttavia si può anche aver prima la *guarigione*.

Sycosis parasitaria è una **trichophitia profonda** nella *barba*. Si inizia come forma superficiale, ma tosto si converte in una forma profonda accompagnata da gravi processi flogistici. Per la violenta infiammazione dei follicoli si producono noduli, pustole, ascessi, croste e proliferazioni papillari dolentissime simili a tumoretti, pastosi, da cui sporgono qua e là monconi di peli facili ad estirparsi e che nella loro parte radicolare sono ricoperti da una guaina bianco-grigia o bianco-giallastra. Decorso di setticemia. Per lo più restitutio ad integrum. Eccezionalmente solo vi si unisce il Kerion Celsi.

Trichophytia ekzematosa, ekzema marginatum (HEBRA). Si sviluppa specialmente nello scroto e nella vicina pelle della coscia: è caratterizzato dalla formazione di piccoli nodi e vescichette alla periferia dentellata di un'area cutanea dapprima pigmentata in bruno e che impallidisce in seguito al centro. Sec. KAPOSI e a. essa appartiene all'h. tonsurans.

Tinea albigena (cfr. NIEUWENHUIS). È una dermatite cronica superficiale che colpisce spec. la palma della mano e la pianta del piede, spesso simmetricamente, formandovi noduli e vesciche: appartiene pure al gruppo delle tricofizie. Le cicatrici che da ultimo si formano, portano a una caratteristica decolorazione (da ciò il nome). Può colpire anche le unghie.

Tinea imbricata. È una malattia epidermica propria delle isole del mare del sud. Il fungo prossimo al trichophyton (o, sec. altri, un vero *Aspergillus*, v. WEHMER) prolifera nella rete Malpighiana. L'epidermide colpita in zone concentriche *circolari*, si stacca dalla cute sotto forma di piccole lamelle. Esse rimangono aderenti per il margine unito alla periferia e si ha così un aspetto ricordante gli embrici; da ciò il nome. Di regola è colpito tutto il tegumento del corpo ad esclusione del viso (Buone fig. in R. KOCH). Sulle *tricofitosi tropiche*, v. CASTELLANI.

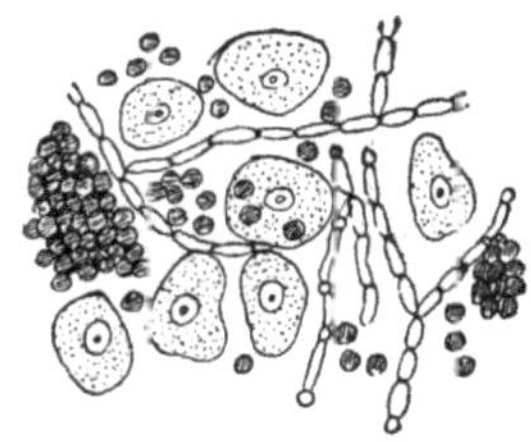

Fig. 677.

Mikrosporon furfur. Forte ingr.

c) **Pityriasis versicolor**; è prodotta dal *mikrosporon furfur* (v. fig. 677) e si sviluppa quasi esclusivamente sulle parti del corpo, coperte dai vestiti, che sudano abbondantemente, soprattutto al petto, al dorso, all'addome, sulle superfici di contatto delle mammelle pendule, allo scroto e alle coscie: si formano punti o macchie giallicce, o rosse fino al bruno-rosso per iperemia, che possono estendersi sopra larghe superfici cutanee con disegno irregolare ricordante le carte geografiche; la pelle è ricoperta di piccole *squame*, simili a crusca.

Nelle lamelle epidermiche distaccate per raschiamento, si trovano filamenti di micelio fittamente intrecciati con piccole ramificazioni e fra essi gruppi di spore sferiche con un punto splendente, v. fig. 677.

L'affezione (difficile da guarire) spesso scompare solo dopo molti anni; non si trova nelle persone attempate (KAPOSI) e nemmeno nei bambini.

d) Nell'**erythrasma** (che si manifesta nelle superfici di contatto del testicolo colla coscia, nelle pieghe della mammella e in vicinanza di questi punti, in forma di macchie rosse, gialle o brunicce, pruriginose sotto l'azione del sudore, di una lucentezza untuosa) si trova il *mikrosporon minutissimum* (BÄRENSPRUNG), simile al mikrosporon furfur: di questo è però più piccolo e più tenue.

B. Micosi che possono generalizzarsi.

1. *Ifomiceti:*

a) **Sporotricosi** prodotte dallo *sporotrichum* DE BEURMANN (1903): assumono sulla pelle aspetti molto diversi, simili ora alle lesioni terziarie della *sifilide*, ora alla *tubercolosi*: da ciò pure la loro importanza pratica. La forma più comune è quella detta *Spor. cutanée gommeuse,* che si presenta sotto forma di focolai multipli disseminati: si formano nella cute e nel sottocutaneo *nodi* consistenti che ingrossano sempre più (fino a raggiungere il volume di una nocciola e più), aderiscono con la pelle, si rammolliscono al centro e quindi si aprono largamente (come le gomme) oppure regrediscono prima lasciandosi dietro una grossa macchia pigmentata. In un'altra forma conosciuta con il nome di *lymphangitis sporotrichotica gummosa*, si trovano cordoni consistenti partenti da una *lesione primitiva* (in una estremità o nel viso, *chancre sporotrichosique*), che formano qua e là nodi grossi; questa lesione, dal lato puramente clinico, è assai difficile da distinguersi da quelle analoghe tubercolari: lo stesso dicasi per le altre *sporotricosi tubercoloidi*: mancano però gli ingrossamenti ghiandolari e il polimorfismo della sintomatologia è nelle sp. assai maggiore.

Oltre che la pelle, le sp. possono colpire i *più diversi organi*, muscoli, mucose, ossa, articolazioni (v. pag. 762), ciò che contribuisce pure all'errore di diagnosi con la sifilide e la tubercolosi e ciò tanto più facilmente in quanto la sp. si sviluppa frequentemente nei tubercolosi.

Istologicamente si trova una caratteristica intima mescolanza di tessuti tubercoloidi e sifiloidi — la necrosi però passa in sott'ordine — e di processi suppurativi. (Particolari in Arndt). Serve bene alla *diagnosi* la prova culturale che facilmente si ha nell'agar maltosio a temperatura ambiente non al disotto di 15°: lo sviluppo caratteristico si ha in 4-6 giorni: microscopicamente vi si vede un fitto intreccio di filamenti rettilinei o incurvati e ramificati con innumerevoli spore ovoidali con corto peduncolo. L'inoculazione intraperitoneale in *ratti* maschi produce dopo 2-3 settimane una tipica *epididimite* e funiculite sporotricotica; ne possono essere colpiti tutti gli organi. La sporotricosi può essere una malattia affatto locale o accompagnarsi con sintomi generali (febbre, dimagramento): quando i funghi siano trasportati per via ematogena può essere anche mortale. Guarigione con trattamento iodico (Lett. in B. Bloch e fino al 1910 in Arndt: v. anche Kren e Schramek, de Beurmann e Gougerot (Lett.)).

b) Sulla **emisporosi**, una nuova micosi che macro- e microscopicamente ha una grande rassomiglianza con la tubercolosi e che è prodotta dall'*hemispora stellata* Vuillemin, v. Gougerot e Caravin, v. anche pag. 762.

2. *Blastomiceti*.

Blastomicosi. Rare nell'uomo, frequenti negli animali sono le *malattie cutanee* ad andamento straordinariamente cronico, prodotte da blastomiceti patogeni. O si formano *nodi* (follicoliti con distruzione centrale) che poi cicatrizzano trasformandosi in chiazze lisce alla cui periferia compaiono nuovi nodi rosei, o si formano *infiltrati simili a tumori*, che danno poi luogo a cicatrici profonde crateriformi con margini sollevati e un secreto grigio o bruniccio contenente il fungo. Talora si formano anche focolai *papillomatosi* estesi che ricordano il lupus papillaris. Siccome le *gh. linfatiche* regionali possono compartecipare al processo, le parti che le circondano essere in preda a una infiltrazione molle, e la pelle rompersi, si possono falcilmente commettere *errori di diagnosi* con il *sarcoma* e il *carcinoma*.

Anche negli *organi interni* (polmoni, reni, milza, ecc.) come nelle *ossa* (pag. 762), si possono trovare focolai di tessuto di granulazione *metastatici*, simili a tumori o ascessi. L'esito nella diffusione generale è mortale. Il tessuto di granulazione è straordinariamente ricco in cellule gigantesche: forte è la reazione degli epitelî, che proliferano dando quadri simili al carcinoma e sono attraversati da cavità ascessuali. I germi specifici si possono dimostrare facilmente. Scarsa è la tendenza alla produzione di connettivo contrariamente a quanto si verifica nell'actinomicosi.

Dimostrazione dei blastomiceti: colorazione con fucsina di Ziehl Nelsen molto diluita: *culture* in birra o su barbabietola spalmate di lanolina (cfr. v. Petersen). Busse (Lett.) e Buschke per primi ottennero la cultura pura di tali microrganismi dai focolai infiammatori e con esperienze sui topi ne dimostrarono la patogenicità. V. anche figg. e Lett. in Ricketts e Finger (Blastomiceti e *tumori maligni* v. Sanfelice e Leopold).

V — Malattie cutanee prodotte da parassiti animali (dermatozoonosi).

Fra i parassiti si debbono distinguere col KAPOSI 2 *gruppi*: 1. *Quelli che abitano, esclusivamente o temporaneamente, la pelle umana, veri parassiti, dermatozoi,* quali l'acaro della rogna (Acarus scabiei), l'acaro dei follicoli piliferi (Acarus folliculorum), la Pulex penetrans, la Filaria medinensis, il Leptus autumnalis, la zecca (Ixodes ricinus). Si dovrebbe aggiungere l'echinococco, che, al pari del cisticerco, si osserva anche nel tessuto sottocutaneo e, secondo l'opinione di parecchi autori, l'agente patogeno dell'epithelioma molluscum. 2. *Quelli che solo temporaneamente vivono sulla pelle per procurarsi il loro nutrimento,* rimanendo pel resto nella immediata sua vicinanza (sui peli, negli abiti), *epizoi.* Essi sono: il pidocchio (pidocchio del capo = Pediculus capitis, la piattola = Pediculus pubis, il pidocchio delle vestimenta = Pediculus vestimentorum) la pulce (Pulex irritans), le cimici (Cimex lectularius), le zanzare ed altri insetti.

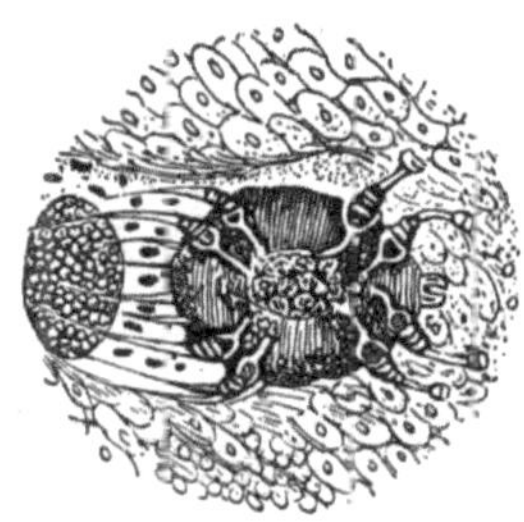

Fig. 678.
Acaro femmina con un ovo, in una galleria dell'epidermide. Un po' schematizzato da KAPOSI.

L'azione dei parassiti sulla pelle è in parte diretta, in parte indiretta, per effetto del grattamento in seguito al prurito da essi provocato. Essi hanno importanza anche come trasmettitori di germi patogeni: le cimici ad es. trasmettono i tripanosomi (cfr. Lett. in SANGIORGI).

La **scabbia** o **rogna**, malattia cutanea contagiosa, che dà luogo a vivo prurito e grattamento, è dovuta alla presenza nell'epidermide di un acaro, l'*acarus scabiei* (Sarcoptes hominis), grande come la capocchia di uno spillo, simile nelle forme ad una tartaruga.

I maschi dell'acaro (lunghi 0,25–0,3 mm., larghi 0,15–0,2) meno numerosi delle femmine (grosse circa il doppio) non scavano gallerie proprie, ma stanno nelle piccole fossette della cute in vicinanza delle gallerie scavate dalle femmine. La femmina fecondata penetra *nello strato corneo,* che attraversa in direzione orizzontale od *obliqua,* mai perpendicolare, e rimane in esso là dove questo strato è spesso (TORÖK, UNNA): nei punti con strato corneo sottile (SCHICHA) essa giunge fin nella profondità della rete malpighiana. Le gallerie così prodotte, in cui le femmine depongono a intervalli le loro *uova* (20–50 e più) ed anche i loro escrementi, possono raggiungere una lunghezza di 1–3 cm., hanno decorso curvilineo, sono alquanto rilevate e presentano alla loro estremità, là dove risiede l'acaro, un piccolo rilievo a bottoncino. Dalle *uova* si sviluppano in 6 giorni delle *larve,* che, per le così dette gallerie, giungono alla superficie della pelle e quindi si scavano un breve nido, in cui esse compiono 3 volte in poche settimane la muta della pelle (dopo la prima muta acquistano il 4.° paio di piedi) fino a raggiungere la maturità sessuale; quindi si scavano nuove gallerie. Il pericolo della *trasmissione* per mezzo di una femmina fecondata è particolarmente grave al caldo (letto), perchè allora gli acari migrano alla superficie. Al freddo, durante il giorno, gli acari se ne stanno quieti. (In ambiente umido, uova e larve sopravvivono circa 4 settimane: fuori del corpo all'aria riscaldata a 50°–70°, muoiono certamente in 3/4 d'ora).

Per la diretta azione irritante degli acari, e pel grattamento, si producono efflorescenze di varia specie, noduli e pustole, che si combinano poi, in seguito a ripetuti grattamenti, con croste, emorragie ed escoriazioni (Istol. in VOLK).

Le **sedi principali** delle gallerie degli acari sono i punti ove la pelle è delicata, le faccie laterali delle dita, la faccia interna della radice della mano, il lato estensorio delle articolazioni del gomito e del ginocchio, le natiche, le pieghe dell'ascella, i piedi (fra le dita).

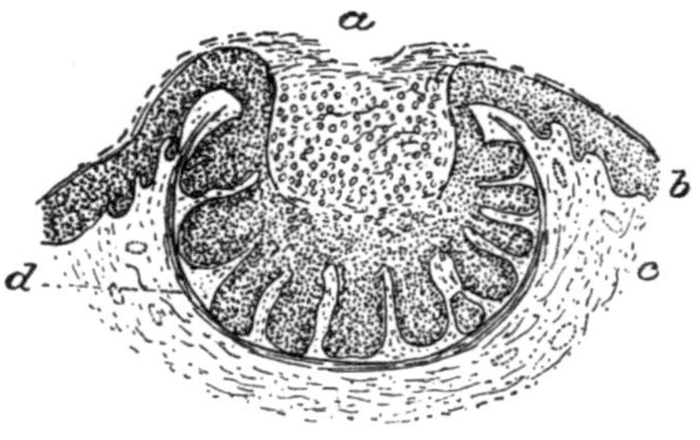

Fig. 679.

Mollusco contagioso. Nel mezzo la proliferazione epiteliale simil-ghiandolare, in essa i corpuscoli del mollusco; in alto, *a*, apparente dotto escretore con epiteli corneificati e « corpuscoli », *b*, epidermide, *c*, connetttivo della cute che forma in *d*, uua specie di capsula al mollusco. Semischematica.

Il **molluscum contagiosum** *(epithelioma contagiosum, epithelioma molluscum)* è una formazione simile a un tumore, che secondo l'opinione, non universalmente accettata, di alcuni autori (BOLLINGER, NEISSER ed altri), sarebbe dovuta a coccidi, ma che è, ad ogni modo, trasmissibile. Si producono delle efflorescenze biancastre, di lucentezza cerea, quasi trasparenti, grandi da una capocchia di spillo fino ad un pisello, simili a verruche o a vaiuolo con un ombelico centrale (come nella varicella).

Queste formazioni si osservano *abbastanza frequenti,* sopratutto nei bambini, in un punto qualsiasi (pene, scroto, labbra pudende, tronco, lato flessorio delle estremità, viso, collo, nuca) isolate o aggregate in gran numero. — Esse perdurano per settimane, mesi ed anni, e possono alla fine scomparire spontaneamente. — Non sono pruriginose nè dolenti.

Sulla sezione, il mollusco (v. fig. 679), che spesso si lascia enucleare in totalità, presenta una *struttura lobata,* che ricorda una ghiandola sebacea ipertrofica, essendo formato di *masse epiteliali* separate da setti fibrosi. Il corpo papillare e la cute sono compressi; questa attornia il mollusco come una capsula. Nel mezzo si trova una specie di cavità in cui si spingono gli zaffi e in cui stanno i « corpuscoli » e cellule corneificate.

La formazione delle masse epiteliali sarebbe provocata, secondo la *teoria parassitaria, da parassiti* (protozoi), che penetrano nelle cellule della rete malpighiana, nella quale, per l'ingrossarsi degli infossamenti preesistenti, si determina la formazione di lobi. I parassiti si presentano dapprima come piccoli corpi protoplasmatici entro gli epitelî, poi diventano granulosi e riempiono completamente le cellule epiteliali, mentre i loro granuli aumentano di numero e si ingrandiscono. Il nucleo della cellula, che è respinto fin da principio alla periferia, va poco per volta scomparendo, mentre la cellula acquista, fin dalle prime fasi, una membrana ben limitata che avvolge il parassita, il quale è ora diviso in un gran numero di formazioni finemente granulose. I « *parassiti* » stanno da principio negli epitelî dei singoli lobi, ma più tardi, per la spinta dell'epitelio proliferante, si raccolgono verso il mezzo del mollusco, ove si vedono frammezzo ad epitelî piatti, a goccioline adipose e a cristalli di grassi, come *corpicciuoli ovoidali, privi di nucleo, di una rifragenza cerea,* nudi o circondati da un involucro epidermico: i così detti **corpuscoli del mollusco.** JULIUSBERG, osservò la filtrabilità del virus del m. cont. umano; O. ISRAEL, TÖRÖK e TOMMASOLI UNNA, KROMAYER ed altri sono contrarî a questa teoria parassitaria, e ritengono le *formazioni « parassitarie » come alterazioni degenerative cellulari;* SABELLA risostenne la natura parassitaria di tali formazioni; KNOWLES osservò epidemie familiari.

Nella **malattia di Darier** *(psorospermosi follicolare vegetante),* una *dermatosi* straordinariamente cronica, si producono piccole croste, di color giallo-grigio sporco o bruno, e delle escrescenze simili a piccoli corni cutanei, molto aderenti. Più raramente si producono tumori più grossi, trasudanti. Si tratta di una cheratosi delle gh. dei follicoli piliferi e del bulbo; il processo si origina dall'epidermide, la cui rete s'approfonda nel corion poco infiltrato, si propaga all'apertura ghiandolare che s'allarga e si riempie di cellule incompletamente corneificate. Si parla di *keratosis follicularis.* Nell'epitelio dei punti corneificati, DARIER trovò dei « corpicciuoli rotondi » omogenei, molto rifrangenti che egli considera come *psorospermi*; questi infettando la pelle, vi produrrebbero proliferazione dell'epitelio con forte corneificazione ed infiammazione superficiale. Altri (BUZZI e MIETHKE, BOECK, UNNA, KROESING, PETERSEN, BUKOVSKY) ritengono questi corpicciuoli come cheratoialina ed eleidina, sostanze che si trovano nelle cellule corneificate, o formazioni *idropiche* che si producono nel corso del processo di corneificazione patologica (v. SACHS), Lett. in BIZZOZZERO.

Il **bottone d'oriente** o **bottone d'Aleppo** è una affezione cutanea osservata nei paesi caldi e trasmessa da una puntura di insetti *(bouton des pays chauds)*: incomincia con una papula su cui si sviluppa una pustola e poi un'ulcera senza tendenza alla cicatrizzazione. La papula può essere primitivamente multipla: DE BEURMANN nè contò 12 sopra una gamba. Si forma un tessuto di granulazione che si diffonde nella cute e che quindi suppura: nel pus e nel tessuto si trovano protozoi, simili ai corpi di LEISHMANN-DONOVAN del Kala-Azar (v. pag. 157); WRIGHT li chiama *Helcosoma tropicum,* NATTAN, LARIER e NICOLAIDES, *Piroplasma tropica,* MARZINOWSKI *Ovoplasma orientale,* REINHARDT (Lett.) *Leishmania tropica.* De BEURMANN (Lett.), seguendo LAVERAN, invece di bottone d'oriente o di *Aleppo,* o di *Biskra* o di *Dehli* o di *Bagdad,* preferisce parlare di **leishmaniosis ulcerosa cutis.** Per l'azione di questi corpi si formano dei particolari macrofagi, radunati in ammassi. Il tessuto della papula contiene numerosi leucociti e plasmacellule e negli strati profondi produce noduli contenenti cellule gigantesche (REINHARDT). V. anche BETMANN e v. WASIELEWSKI.

Sui **tripanidi** nella *tripanosomiasi* (v. pag. 142), che in parte ricordano le dermatosi sifilitiche, in parte quelle della *durina* (malattia dei cavalli) e che consistono in roseole, *eritemi* maculosi, circinnati, serpigginosi e anche nodulari, cfr. anche pag. 1364 e v. GERY.

VI — Pigmentazione e assènza di pigmento anormali.

A. **Pigmentazioni abnormi** della pelle, circoscritte o diffuse, dipendono: 1) da un aumento del pigmento normale delle cellule della rete malpighiana e del corion; 2) da depositi di pigmenti ematici o biliari (v. pag. 677); 3) da una sostanza colorante introdotta dall'esterno (tatuaggio v. pag. 172) o proveniente dal sangue.

Riguardo a quest'ultima forma, si deve ricordare l'**argiria**, che è prodotta dall'uso interno protratto di nitrato d'argento. Per deposizione di argento in forma diffusa o granulare — come nella membrana propria delle ghiandole sudoripare — nella cute e precisamente per lo più profondamente sotto la rete o all' altezza delle gh. sebacee (*non* nella rete; anzi l' epitelio ne rimane completamente libero e spicca fortemente sul derma pigmentato) si produce una *colorazione grigio-ardesiaca, bronzata, tendente al grigio azzurro fino al bruno nero*, specialmente nelle parti della cute esposte alla luce. Sec. KANITZ (Lett.) le fibre elastiche sono le portatrici principali di queste deposizioni argentiche (v. anche DOHI, KINO) in second'ordine vengono le membrane proprie compatte (membranae propriae, guaina connettivale del pelo, parete connettivale delle gh. sebacee, perimisio, perineurio). Anche *negli organi interni* (confr. rene, pag. 909) l'*argento* si deposita sempre *nel connettivo* (RIEMER). Un'*argiria locale* si può produrre sulle mani nei lavoratori in argento o per applicazione di nitrato d'argento.

A seconda dell'eziologia si possono distinguere parecchi gruppi:

a) Al primo appartengono le *pigmentazioni locali congenite* o per lo meno sviluppate su base congenita, come formazioni simili a tumori, ricche di cellule, conosciute col nome di nei pigmentati *(naevi pigmentosi)* o di lenticchie *(lentigines)* o di *efelidi*, come pure di *xanthoma* o *xanthelasma*.

Queste saranno descritte, in riguardo alla loro struttura istologica, nei tumori; qui vogliamo solo abbozzarne l'*anatomia macroscopica*:

I **naevi pigmentosi** sono nèi congeniti bruni o neri (nèi materni), la cui superficie può essere liscia *(n. spilus)* o prominente *(n. prominens)* o verrucosa *(n. verrucosus)*. I nèi, lisci o verrucosi, possono esser fittamente coperti di peli *(n. pilosus)*. Il volume dei nèi pigmentati è generalmente piccolo: ma talora si osservano nèi pelosi che si estendono sopra ampie superfici cutanee.

Le **lenticchie, lentigines**, diventano evidenti soltanto dopo la nascita, raggiungono il volume di una testa di spillo e di una lenticchia e non scompaiono più: appartengono alle verruche molli. Le **efelidi** sono piccole macchie giallo-brune, non prominenti, che diventano più evidenti sotto l'azione della luce, sulle parti scoperte, ma si trovano anche sulla cute rimanente, sopratutto nelle persone a pelo rosso e a colorito della pelle roseo; possono scomparire o persistere. Microscopicamente nelle cellule basali, eventualmente anche negli strati superiori, si trova del pigmento melanotico e numerosi melanoblasti nei corpi papillari; mancano però accumuli e cordoni di cellule.

Nelle macchie bluastre, *macchie mongoliche* (BÄLZ) — che si trovano alla parte superiore della rima ani verso il dorso, grosse come uno scudo, senza ectasie vasali — si trovano grosse cellule pigmentate fusate o stellate negli strati profondi del corion. SCHRAMEK (Lett.) ritiene le chiazze, nonostante alcune eccezioni, come una stigmata della razza gialla.

Lo **xantoma (Xanthelasma)** si osserva o sotto forma del frequente **X. palpebrarum** *(a)* — talora ereditario, localizzato alla cute delle *palpebre* in forma di macchie gialle ben delimitate — o come il più raro **X. multiplex** *(b)*, *xantomatosi*, talora pure familiare (ARNING) in cui si formano chiazze gialle o brune o noduli o nodi simili a tumoretti (unici o in pochi esemplari) *(X. planum, tuberosum)*. I noduli hanno un volume che varia dal grano di canapa, alla lente, al fagiolo e prediligono la superficie estensoria del braccio e della gamba, e particolarmente del gomito e del ginocchio. Si tratta di ammassi di *particolari cellule grosse*, che nei preparati fissati in alcool appaiono simili a favi, quasi schiumose, nelle sezioni al congelatore ripiene di una sostanza grassa riconosciuta come birifrangente da STOERK e chiamata « protagone » o anche etere composto glicerico (cfr. PINKUS e PICK, PRINGSHEIM KAWAMURA, Lett.). Le cellule xantomatose derivano dalle cellule connettivali, specialmente dalle avventiziali e dagli endotelî.

Lo x. multiplex è per lo più collegato a malattie di organi interni, specialmente con quelle che s'accompagnano con ittero, di più col *diabete*, fatto importante per la diagnosi. Gli **x. en tumeurs** sono veri neoplasmi, lobati, che raggiungono il volume di un uovo di pollo: sulla superficie di taglio possono apparire variegati grigio-trasparenti, bruno-chiari e bianco-torbidi, fatto caratteristico dovuto ad accumuli di cellule xantomatose. Prediligono il ginocchio e il calcagno, derivano dal sottocutaneo e possono aderire ai tendini e al periostio o alla capsula articolare. Son ritenuti rari. Variabile è la struttura istologica: oltre alle caratteristiche cellule xantomatose in cui si trovano, a luce polarizzata, zolle e granuli birifrangenti, son costituiti da cellule sarcomatose che possono essere polimorfe, con numerose cellule gigantesche a molti nuclei: noi vi trovammo ripetute volte numerose cellule pigmentate contenenti ferro (v. anche KAMMER). Low osservò dei x. tub. mult. con focolai nelle guaine tendinee e forse anche nel cuore. Cfr. anche pag. 1317: tumori delle guaine tendinee).

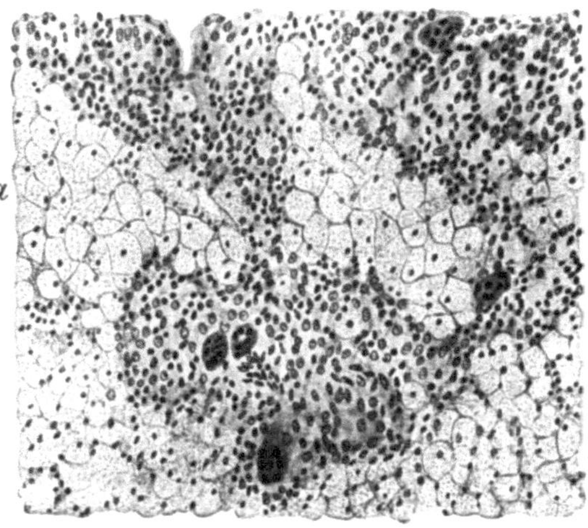

Fig. 680.

Sarcoma a cellule gigantesche xantomatoso da un tumore del calcagno che interessava il periostio. *a*. cellule xantomatose (contenenti sostanza birifrangente); *b*, cellule sarcomatose polimorfe con cellule gigantesche. Forte ingr.

b) Col nome di **cloasma** si intendono delle macchie giallicce o brunastre, a superficie liscia, di diversa grandezza e forma. Queste pigmentazioni si producono talora in condizioni fisiologiche, come nelle donne durante la gravidanza (sulla fronte, sulle pinne del naso, sulle guance), talora anche in diverse malattie, per es. in quelle dei genitali femminili *(chloasma uterinum)*; questo cloasma sintomatico scompare dopo il climaterio.

Per *cloasma cachettico* si intendono delle macchie brune, simili a quelle del cl. uterino, od anche una tinta scura diffusa della pelle, che si sviluppa talora negli individui cachettici (tisici, cancerosi, bevitori, vagabondi, ecc.). Si possono vedere dei casi che ricordano i gradi più intensi di cute bronzina (confr. pag. 847).

Un altro gruppo è prodotto da *azioni termiche, tossiche, traumatiche* sulla cute.

Col nome di **chloasma caloricum** si designa la colorazione bruna, passeggera, della pelle, dovuta ai raggi solari. Lo stesso effetto può avere l'aria viva, fredda e mossa. Il **chloasma toxicum** si produce per l'applicazione di alcune sostanze irritanti (cataplasmi senapati, impiastro cantaridato e altre): la pigmentazione dura talora tutta la vita. Il **chloasma traumaticum** è una pigmentazione bruna fino al nero, dovuta sopratutto al grattamento, diffusa o a punti o a strisce. Nelle malattie cutanee pruriginose, sopratutto per la presenza di insetti di diversa specie, raramente manca il cloasma. Esso può prodursi anche per altre cause (per es. per legature strette). Molti chiamano la pigmentazione scura *melasma*. Spesso si osserva melasma sulle gambe eczematose La *pigmentazione si produce* per precipitati granulosi di pigmento sanguigno, che si diffonde nel tessuto. Nello stesso tempo si osserva deposito di pigmento nelle ghiandole linfatiche regionali (il più spesso le inguinali, JADASSOHN).

Riguardo alla *colorazione bronzina della cute del* **morbus Addisonii**, *melasma suprarenale* confr. pag. 847 nelle « capsule surrenali »: sul **diabete bronzino**, cfr. pag. 628.

La **melanosi**, pigmentazione bruna di una cute per il resto normale, si osserva per l'uso dell'*arsenico,* sparisce solo dopo settimane o mesi. Sulla melanosi, quale quella che si trova in casi di melanosarcomatosi, cfr. pag. 1397.

Nello **xeroderma pigmentosum**, forse congenito (probabilmente per una sommazione di disposizioni embrionali patologiche) per lo più familiare (Lett. in SCHONNEFELD), (KAPOSI, LUKASIEWICZ, MATZENAUER, LÖWENBACH, ADRIAN Lett., ROUVIÈRE, Lett.), si formano in modo acuto, nella primissima fanciullezza, dei nodi locali infiltrati per lo più — non senza eccezioni — in regioni esposte alla luce; si iniziano come chiazze rosee, ma molto rapidamente si pigmentano in *bruno* e raggiungono il volume di una lenticchia o di un pisello o, per confluenza, si fanno più grosse ancora. Si pensa anche a una ipersensibilità specifica a raggi chimicamente agenti o a una sensibilità precoce della cute (FORSTER). Nell'epidermide, specialmente nello strato basale, si trova del pigmento privo di ferro, apportatovi probabilmente da cromatofori muniti di prolungamenti, che stanno in gran numero nel corion. In queste *chiazze pigmentate* si formano poi in parte, per una distruzione degenerativa del tessuto che colpisce tanto il collageno che le fibre elastiche, delle *parti bianche liscie, simili a cicatrici* con o senza stelle vasali da teleangectasie, in parte delle *verruche cornee* per ipercheratosi dello strato corneo. Inoltre possono prodursi tanto dei grossi *angiomi* piani o fungiformi (con eventuale trasformazione in *angiosarcoma* endoteliale, WESOLOWSKI), quanto dei *carcinomi* ulcerosi sulle verruche cornee (KREIBICH). COUNCILLMANN e MAGRAHT li pongono in raffronto con certi carcinomi di vecchi e con quelli da raggi X (v. pag. 1828.), in cui le proliferazioni epiteliali si sviluppano in dipendenza di alterazioni atrofiche o d'altro genere della cute e che hanno di comune con i xerodermacarcinomi la *mancanza* quasi costante di *metastasi*. I sarcomi possono essere pigmentati o privi di pigmento: nel primo caso verosimilmente i *cromatofori* della pelle trasportano il pigmento in essi contenuto nelle cellule tumorali (WESOLOWSKI). Lo xeroderma pigmentosum colpisce pure spesso gli *occhi* e parti vicine (cfr. BAYARD).

B. Leucopatia o leucoderma o atrofia pigmentaria.

Quando la pelle è priva del pigmento normale, si parla di leucopatia. Questa è congenita *(albinismo)* o acquisita *(vitiligo)*. Una leucopatia generalizzata congenita prende il nome di albinismus universalis. Vi ha assenza di pigmento nella rete malpighiana ed anche nel bulbo e nello scapo dei peli.

Gli **albini** hanno una pelle trasparente bianca o rosea, e peli sericei giallicci o quasi bianchi. Anche l'*iride* e la *coroide* e la *retina* sono prive di pigmento e trasparenti (grande sensibilità alla luce e nistagmo). L'alb. univ. si trova precipuamente nelle razze scure. (Sec. DALPÉ il letto ungueale negli albini non raggiunge la sommità dal dito, ma per lo più si arresta a metà: cfr. anche RILLE). L'assenza parziale, congenita, del pigmento, **albinismus partialis** (SCHECKEN), si osserva specialmente nei negri. Però si trovano anche nei bianchi queste macchie congenite bianche, per es. nei peli **(poliosis, leukothrichia circumscripta).**

La *vitiligo* è la forma idiopatica della leucopatia acquisita; si osserva più spesso nei negri che nella razza caucasica. Negli stadî iniziali compaiono in un punto qualsiasi delle chiazze bianche, nei cui immediati dintorni la pelle acquista un colorito bruno scuro: anche i capelli sono in tale regione scoloriti. Poi queste macchie rotonde ed ovali vanno sempre più ingrandendosi; il pigmento è ricacciato alla periferia, e forma, attorno ai tratti pallidi, un bordo concavo scuro. Più tardi, quando lo scoloramento è molto progredito, i tratti scuri risaltano sempre più fra le chiazze bianche, che spesso hanno confluitc, e si potrebbe essere indotti a considerare come patologici piuttosto i tratti bruni che i bianchi. L'intera pelle può essere così chiazzata e, dopo molti anni, totalmente decolorata, salvo poche strisce scure, pigmentate.

Istologicamente si rileva assenza di pigmento nei tratti bianchi, aumento di pigmento nelle cellule del reticolo malpighiano e dei peli entro ai tratti scuri: nel corion si trovano poche cellule migranti con pigmento. Le *ghiandole linfatiche vicine* possono essere leggermente colorate in bruno. L'*eziologia* è ignota.

A differenza del *leucoderma sifilitico*, si trovano nelle chiazze bianche della *vitiligo,* parti pigmentate isolate, residui dell'antico pigmento o prodotte da deposito di pigmento nuovo (LANG).

Leucopatie acquisite locali si osservano spesso come residuo di diversi processi infiammatori con esito in cicatrice, come ad es. in seguito a guarigione di furuncoli, di vaiuolo, di lupus, di lepra, di sifilide, dopo escoriazioni e pediculis, ecc.

La *decolorazione* può avvenire per *trasporto* del pigmento, da parte delle cellule migranti, in altri punti della cute o nelle ghiandole linfatiche, oppure si distruggono le cellule pigmentate della rete malpighiana e, in seguito ad atrofia del corion e della rete, vengono a mancare gli elementi che producono e conservano il pigmento (KAPOSI).

E praticamente importante il **leukoderma syphiliticum** (SIMON, NEISSER) costituito da macchie grosse come una lenticchia o come un centesimo, con contorno bruno-chiaro, che possono confluire in figure a contorni ciclici, e si trovano sopratutto nei punti che sono normalmente più ricchi di pigmento. Nelle donne è più frequente che negli uomini: esso si osserva sopratutto alla *nuca*, al collo (collana di Venere) poi nei punti dove i vestiti aderiscono maggiormente (ai lombi). Nei soggetti bruni il leucoderma è più evidente. *Queste macchie rappresentano la fase involutiva di una sifilide maculosa o papulosa:* il l. può essere anche *idiopatico:* si forma per lo più nel corso del primo anno dall'infezione. Il leucoderma guarisce molto lentamente (per deposito di nuovo pigmento), spesso solo dopo parecchi anni, durante i quali l'assenza di pigmento è l'unica alterazione locale. Più rare sono le *cicatrici.* Poichè queste macchie si distinguono (secondo LANG) per la localizzazione, per le dimensioni e per la disposizione dalle leucopatie dovute ad altre cause, *esse hanno un valore bene accertato nella diagnosi di pregressa sifilide* (Lett. in BRANDWEINER).

Una rara forma di leucodermia a chiazze in cui si producono nella cute completamente normale chiazze liscie, bianco-cretacee, è prodotta da una alterazione del connettivo degli strati sup. della cute (Lett. in RIECKE).

VII — Ipertrofie congenite della pelle.

Col nome di **callo** *(callositas, tyloma)* si intende una ipertrofia circoscritta dello strato corneo dell'epidermide, che si produce nei punti esposti ad una continua o ripetuta pressione (mani, piedi). Si parla di *tylosis* o *keratodermia palmae et plantae* quando si tratta di una formazione di callosità *diffusa:* questa può comparire indipendentemente da pressioni, essere congenita o con una base neurotica o tossica (ad es. per uso di arsenico, SCHÜTZ). DUBREUIL vide svilupparsi un cancro su di una cheratosi arsenicale. L'**occhio pollino** (clavus) è parimente un'ipertrofia dello strato corneo, ma a questa si aggiunge un appiattimento, uno spostamento del corpo papillare (fig. 681).

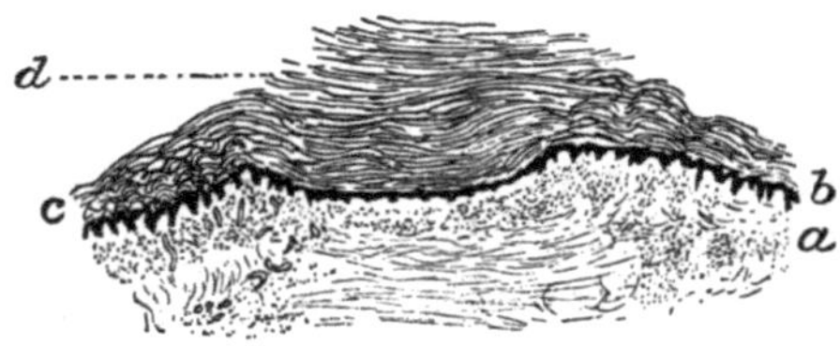

Fig. 681.

Occhio pollino, semischematica; *a*, corion; *b*, corpo papillare con la rete malpighiana; *c*, strato corneo ipertrofico; *d*, deposizione cornea stratificata.

Nel **corno cutaneo** (cornu cutaneum) lo strato corneo ipertrofico si solleva in forma di una escrescenza simile ad un corno.

Il corno cutaneo si può presentare come una formazione semplicemente ricurva o spirale, che può raggiungere una lunghezza di parecchi pollici ed uno spessore di parecchi centimetri. Si può produrre solitario o multiplo sul *capo* (specialmente sul naso), sul *dorso della mano* od anche per es. sul pene. Può formarsi *sulla pelle sana* e su *cicatrici* (da scottature e da eczemi), su *ateromi,* od anche *associarsi al carcinoma.* H. BURCKHARDT (Lett.) lo ritiene un epitelioma. Esso è più frequente nelle femmine che nei maschi. (Maggiori particolari sulla struttura del corno cutaneo vedansi in « pene », Lett. in App.).

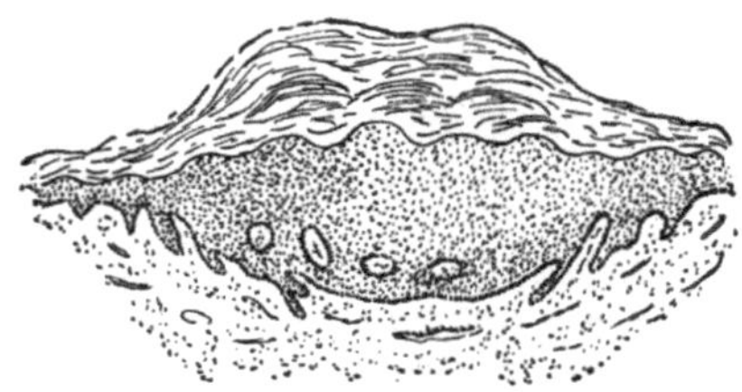

Fig. 682.

Verruca dura plana (infectiosa). Semischematica, cfr. testo.

L'**ordinaria verruca dura (verruca vulgaris)**, che si osserva soprattutto nelle mani (alla nocca, intorno all'unghia) nei bambini e talora anche negli adulti, dipende da una proliferazione dell'epitelio, a cui si può anche associare un ingrossamento delle papille. Si distingue pure una *verruca dura plana* (juvenilis) ed una *v. d. verruciformis s. papillaris.* La verruca vulgaris è acquisita e inoculabile (confr. JADASSOHN).

Istologicamente la verruca si inizia, secondo UNNA, come un ispessimento discoidale dello strato spinoso e corneo (acantoma *) (vedi fig. 682). Una verruca comple-

(*) ἄκανθα spina.

tamente sviluppata è costituita da uno stroma papillomatoso, che si espande in alto e si risolve in un certo numero di papille filiformi, e che è ricoperto dall'epidermide, in cui lo strato spinoso e il corneo sono ispessiti. La complicata divisione in papille non è il prodotto di una proliferazione attiva delle papille del corion, ma è dovuta a una suddivisione del corion per parte dell'epitelio proliferante. Negli stadî successivi la verruca si screpola; si distaccano lembi di tessuto corneo dagli spazî interpapillari e la struttura papillomatosa diviene perciò evidente (fig. 683).

Secondo UNNA, la verruca è un *tumore epiteliale benigno dell'epidermide*, a cui, volendo evitare i possibili equivoci che potrebbero sorgere dal termine di epitelioma, dà il nome di *acantoma* (AUSPITZ), perchè il processo iperplastico colpisce lo strato spinoso; all'*acantosi* sussegue tosto *ipercheratosi*.

Il **condyloma acuminatum** (confr. fig. 548 in « pene »), si osserva specialmente sui genitali esterni e nei dintorni dell'ano (nei punti permanentemente umidi). Si possono produrre delle escrescenze a cavolfiore del volume di una testa di bambino.

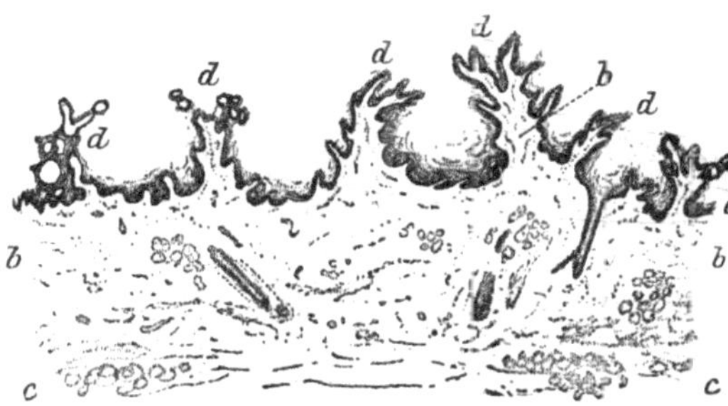

Fig. 683.

Gruppo di vecchie verruche *che nel distacco dello strato corneo più superficiale mostrano evidente la loro struttura papillomatosa. b,* corion con ghiandole; *d,* formazioni papillari che fanno prominenza sul livello della superficie cutanea (*a*); *c,* tessuto sottocutaneo con tessuto adiposo Ingr. con la lente.

(Ne può derivare un carcinoma, raro (cfr. osserv. dell'A. a pag. 1108)).

Il condiloma acuminato risulta, *all'esame microscopico*, di papille ramificate, il cui numero va sempre più aumentando collo svilupparsi del condiloma e il cui complesso costituisce lo stroma connettivale, ricco di vasi sanguigni e linfatici ed anche di cellule fusate e di « mastzellen »; questo stroma è ricoperto da un alto strato di epitelio in attiva proliferazione, il quale è in gran parte molle, non corneificato (al contrario di ciò che vedemmo nelle verruche) (v. fig. 548). Perciò, stando al carattere istologico, possiamo dare al condiloma il nome di *fibroepitelioma papillare*. Secondo UNNA, il condiloma è un tumore epiteliale, *un puro acantoma*. Esso comincia con un ispessimento discoidale dell'epitelio, e, quantunque in seguito l'aumento di volume sia in parte dovuto alla proliferazione del connettivo, pure, secondo UNNA, la forma del tumore dipende esclusivamente dalla *proliferazione attiva dell'epitelio, che va continuamente separando nuove papille dalle papille primitive proliferanti*.

L'**akanthosis nigricans** (UNNA) o *dystrophie papillaire et pigmentaire* (DARIER), una rara malattia che fu meglio studiata recentemente, consiste nella formazione di rilievi multipli, simili a verruche, bruni, neri, di aspetto ruvido e asciutto. Possono esserne colpiti i più diversi punti della pelle, specialmente dell'addome, ma anche le mucose della bocca e del naso. Nello strato spinoso, che è enormemente proliferato, si trova del pigmento bruno, così pure nella cute, che presenta inoltre accumuli di leucociti e dilatazioni dei vasi. Lo strato corneo è molto ispessito, ciò che dà luogo all'aspetto ictiosico o sagrinato della superficie.

È curioso il fatto che l'ac. nigr. si sviluppa con relativa frequenza nel corso di gravi malattie interne, specialmente neoplasmi maligni degli organi addominali. (Su 13 casi raccolti da SPIETSCHKA, 9 riguardavano donne, 4 uomini, 5 volte esisteva carcinoma dello stomaco, 3 volte dell'utero e 1 volta della mammella); vedi letteratura in BURMEISTER, BOGROW, PRIBRAM. Secondo l'ipotesi di DARIER (a cui si associa COUILAND), il tumore addominale agirebbe, per la sua sede, sul nervo simpatico, e così produrrebbe la dermatosi (Lett. in JANOWSKI).

Agli **acantomi** dell'epitelio di rivestimento appartiene anche l'**epithelioma molluscum** (pag. 1374).

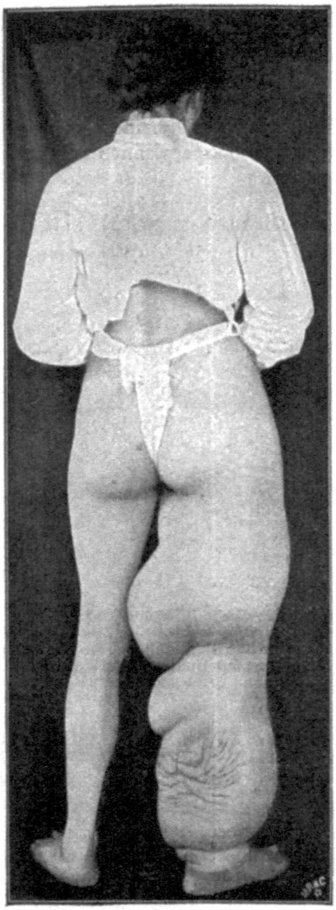

Fig. 684.

Elephantiasis cruris lymphangiectatica: ragazza di 19 a. Sviluppo graduale, senza processi flogistici. Da una fotografia del collega O. HILDEBRAND.

L'elefantiasi acquisita, pachydermia acquisita, è un ispessimento iperplastico della cute, del sottocutaneo e non di rado anche dell'epidermide. In alcune regioni tropicali e subtropicali si sviluppa endemica, in Europa solo sporadica e qui di regola per cause diverse che non laggiù.

Sede principale della malattia sono le estremità inferiori (specialmente la gamba), i genitali maschili (pag. 1001) e femminili (pag. 1107). Nei casi gravi la *gamba* od anche l'intiero arto inferiore, la cui circonferenza può essere 2–3 volte aumentata, si trasforma in un massiccio e mostruoso cilindro, che si continua, in linea retta e senza divisione, col dorso del piede anch'esso rigonfiato *(piede di elefante)*. Anche il tessuto intermuscolare è interessato dalla proliferazione connettivale; tessuto muscolare, grasso, nervi vanno poco per volta scomparendo. Le ossa possono essere anch'esse irregolarmente ispessite da una periostite ossificante. Nel connettivo della cute si possono sviluppare osteomi. Riguardo all'*elefantiasi del pene, dello scroto e dei genitali femminili*, vedi questi organi.

Le parti della pelle elefantiasiche sono talora dure *(e. dura)* e costituite in tal caso da connettivo lardaceo-duro formato da fasci di fibrille incrociantisi ed intrecciantisi, talora molli *(e. mollis)*, bianco-grigie, costituite da un tessuto gelatinoso edematoso. La struttura non è dappertutto eguale; in qualche punto si può persino trovare un tessuto di granulazione ricco di cellule. La *superficie della pelle* ora è liscia *(e. glabra)*, ora papillare *(e. papillaris* o *verrucosa)*, ora tuberosa *(e. tuberosa)*, nella qual forma si sviluppano focolai di iperplasia dura della cute e del sottocutaneo. Lo strato corneo può essere ispessito e squamoso come nell'ictiosi. Talora la pelle è bruna o pigmentata in nericcio *(e. fusca, nigra)*.

La superficie può essere ulcerata (e. ulcerosa) e intensamente trasudante. Si osservano anche vere **linforragie**, specialmente nella forma caratterizzata da ampî e varicosi vasi linfatici (**e. lymphangitica s. limphangiectasica**), particolarmente comune ai genitali, ma che si trova anche, ad es., nelle gambe.

Eziologia. **a)** L'elefantiasi può essere congenita o si può riportare a una *predisposizione congenita* o *ereditaria*, sebbene lo sviluppo mostruoso delle parti colpite avvenga solo molti anni dopo la nascita (fig. 684). Si tratta di un ispessimento quasi tumorale della cute, corrispondente ora a fibromi con linfangectasie o emoangectasie, ora a neurofibromi: della forma di essa chiamata appunto elefantiasi lobata, si è già parlato a pag. 1294. **b)** L'*elephantiasis Arabum*, endemica nei tropici, è provocata per lo più dalla *filaria sanguinis* (LEWIS), che vive parassita nei vasi linfatici, dando luogo a stasi e ad infiammazione cronica della pelle, a ingrossamento ghiandolare *(E. filariosa)*: colpisce particolarmente le due *gambe* e specialmente i genitali maschili. **c)** Altri casi, indicati con il nome di *el. nostras*, sono prodotti da *infiammazioni croniche* e *ripetute* della pelle, di carattere erisipelatoso, linfangioitico od eczematoso: fan seguito ad esse disturbi di circolo specialmente della linfa, tumefazione e iperplasia del tessuto. L'influenza della *stasi linfatica* si può ben dimostrare ad es. in casi di e. vulvae o scroti da distruzione dei gangli inguinali, o di e. del braccio (fig. 77) da estirpazione dei gangli ascellari o da infiltrazione di essi da cancro della mammella, ad es. (Altre forme di elefantiasi spesso enormi delle labbra e del clitoride si sviluppano *spontaneamente*). Pure le forme di elefantiasi che si sviluppano in seguito a un *lupus sclerosus* delle estremità (pag. 1353) o a una tubercolosi cutanea superficiale (pag. 120) con partecipazione dei vasi linfatici, talvolta anche a *ulceri sifilitiche* (fig. 675), dipendono da stasi linfatica con conseguente iperplasia connettivale. L'E. che segue a varici e a ulceri varicose in cui non mancano anche infiammazioni della cute, linfangite, stasi linfatica, si indica con il nome di *Pachydermia phlebectatica* o di *El. phlebectatica* (fig. 672 e 76). Lett. in App.

La **sclerodermia** è una rara malattia cutanea, localizzata o diffusa, in cui la pelle, in seguito ad ipertrofia e sclerosi del connettivo, diviene in breve tempo tumida e dura *(sklerema elevatum)*. Più tardi il punto ammalato può atrofizzarsi, divenir sottile, piatto, pigmentato, teso come pergamena e troppo corto *(skl. atrophicum)*. Poichè la pelle atrofica, retratta, aderisce saldamente ai tessuti sottostanti (muscoli ed osso), ne risultano, specialmente alle articolazioni, degli accorciamenti, delle contratture. Anche la respirazione può essere ostacolata. Inizia il quadro spesso una *sclerodactilia simmetrica*, con sintomi analoghi a quelli della m. di RAYNAUD. L'eziologia è sconosciuta: molti la ritengono una *trofoneurosi* (SCHWIMMER; Lett. in LUITHLEN).

Si dà il nome di **sclerema neonatorum** *(sclerema del grasso)*, ad una affezione dei neonati, in cui la pelle di tutto il corpo si indurisce, senza presentare alterazioni anatomiche strutturali. LANGER cerca la causa di queste alterazioni nella solidificazione del grasso (mescolanza di oleina, palmitina e stearina), che qui sarebbe più ricco di stearina e palmitina, con punto di fusione più alto (46° e 53°), che non negli adulti, non rimanendo liquido al di sotto dei 45° C; colla perdita di liquido e coll'abbassamento di temperatura (nel colasso) il grasso del bambino si rapprende a causa del suo punto di solidificazione più alto. Secondo KNÖPFELMACHER, la percentuale di acido oleico del grasso sottocutaneo aumenta gradatamente e abbastanza regolarmente nel poppante: nel 12.° mese raggiunge la cifra dell'adulto (65 %). Già nel 2.° mese di vita il contenuto di acido oleico è così elevato che solo raramente si produce lo sclerema. Dopo 6 mesi il suo sviluppo è impossibile (Lett. in LUITHLEN).

VIII — Ipertrofie su base congenita, naevi e tumori della pelle.

L'**ictiosi** è una malattia cutanea che si presenta nei primi mesi della vita, ereditaria, non contagiosa, in cui, per un'anomalia di accrescimento che colpisce essenzialmente l'epidermide, si producono in essa degli ispessimenti lievi o gravi, di assai vario aspetto.

Nei rari casi di **ichthyosis congenita** *(hyperkeratosis diffusa congenita)* la pelle appare ricoperta di lamelle cornee poligonali, talora ombelicate, che sono divise le une dalle altre da fessure e solchi che si incrociano nelle più varie direzioni e che circondano specialmente le articolazioni; queste lamelle risultano da uno spesso strato di epitelio corneificato, che contiene peli di lanuggine. Gli strati cornei si affondano anche nelle guaine dei peli dilatate. L'epidermide ispessita (6–10 mm.) si screpola e si divide in lamelle. HEBRA paragonò l'aspetto della

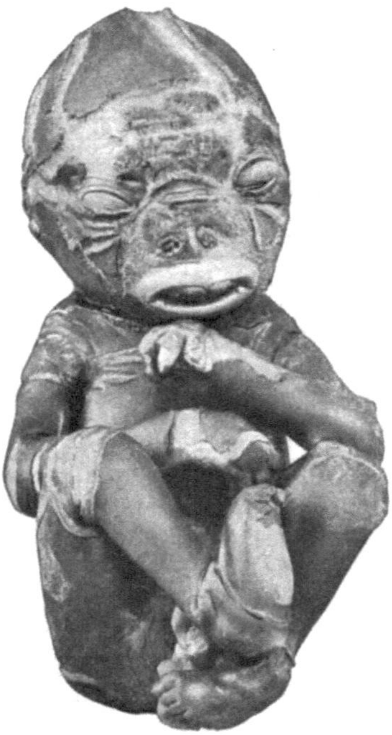

Fig. 685.

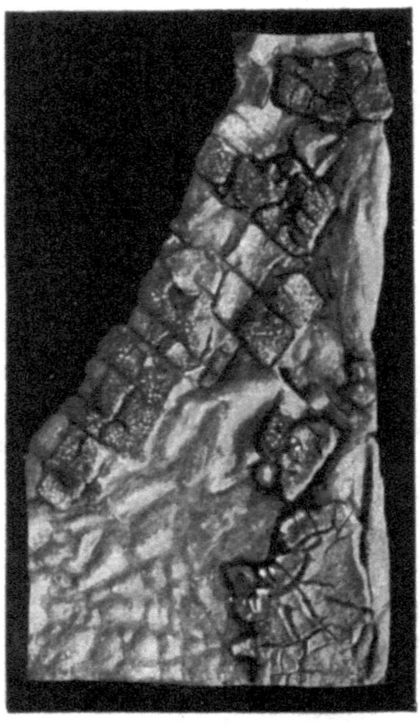

Fig. 686.

Fig. 685. — **Ichthyosis congenita**, neonato. Museo di Gottinga. 1/2 gr. nat.
Fig. 686. — Pezzo di cute con **ispessimento ictiosico** dell'epidermide. Basilea 9/10 gr. nat.

pelle, bruno-rossa, lucida come raso e come inverniciata, a quella di un porcellino semiarrostito. Per la rigidità della pelle, che divien troppo stretta, le dita della mano e del piede rimangono troppo corte; la bocca è rigida e beante. L'*ictiosi congenita,* per l'aspetto a coppa delle lamelle cornee, venne anche detta *scutelatio* (Lett. in RIECKE, HUEBSCHMANN, FULCI). Importante eziologicamente è la consanguineità.

Nella ictiosi che si sviluppa nella prima infanzia e dura per lo più tutta la via (keratosis), la pelle è ruvida, asciutta, ricoperta di squamette, di lamelle o di spesse piastre epidermiche, oppure di verrucosità cornee. Le masse sono di color bianchiccio, verdastro o nerastro; i solchi e le linee della pelle sono approfonditi.

Si distinguono diversi gradi e forme di **ictiosi**: nell'**icht. simplex**, secondo Kaposi, il lato estensorio del braccio e della gamba è disseminato di nodetti rosa-pallidi, grossi come una testa di spillo, che portano al centro un piccolo rilievo squamoso, rimosso il quale si rende visibile un peluzzo arrotolato sopra sè stesso *(lichen pilaris)*. Più frequenti sono le forme in cui la pelle è ricoperta da lamelle bianco-sporche o grigie, grandi da una lenticchia ad un soldo, ombelicate al centro *(i. scutelata)*, rilevate e trasparenti come mica alla periferia; la cute presenta un assai evidente disegno a mosaico *(i. nitida, i. nacrée,* madreperlacea). Molto rara è la vera **i. hystrix** *(hystricismus)* in cui dagli scudi piatti si sviluppano delle protuberanze pigmentate simili a corna o a spine. In parecchi casi si ha una disposizione *lineare* (v. Stowers, figg.). Molte forme che vanno sotto il nome di ichthyosis hystrix, sono, secondo Unna, soltanto naevi lineares (neuropathici cornei; vedi più avanti). Nella **porokeratosis** le formazioni cornee si limitano ai dotti escretori delle ghiandole sudoripare (Mibelli, Lett.): l'affezione cronicissima è ereditaria. Con il nome di **keratoma hereditarium** *palmare* e *plantare* si indica un ispessimento corneo di tali regioni (cfr. in Vörner). L'ictiosi che rimane localmente circoscritta si può anche chiamare *verruca ictiosica* (sopra delle papille allungate lo strato corneo si ispessisce formando dei coni voluminosi). (Lett. sull'ictiosi in Gassmann).

Nèi e tumori della pelle.

1 — Neoformazioni connettivali.

a) **Fibromi della pelle** si presentano talvolta in forma di nodi *solitarî*, cutanei e sottocutanei, a superficie liscia o bernoccoluta. Se si formano piccoli tumori composti di papille che si allargano verso l'alto e sono ricoperti da un abbondante strato corneo (fig. 687) è molto usata la denominazione di *fibroma papillare*, ma meglio si parla di *tumori fibroepiteliali* verrucosi o papillari. Altri fibromi sono fungiformi o piriformi peduncolati, *f. pendulum*, e si trovano a preferenza sulla schiena e sulla superficie interna delle coscie e del braccio. La consistenza è dura o molle. Rari sono i fibromi molli, e *multipli,* che alla sezione appaiono composti di fasci sfioccati o a disposizione concentrica, di volume variabile, piccolissimi o grossi (pesanti parecchie libbre), prominenti, chiamati anche per la loro mollezza *fibroma molluscum* (*).

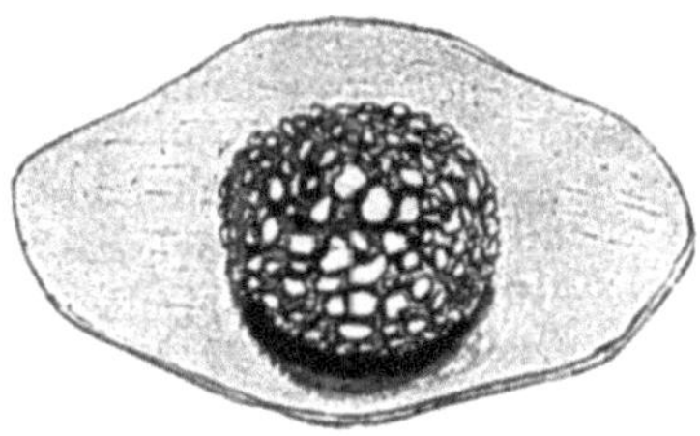

Fig. 687.

Cosidetto fibroma moriforme papillare, fibroepitelioma del monte di Venere. Gr. nat. Museo di Breslavia.

I fibromi multipli della cute sono per lo più *neurofibromi* (pag. 1293). Un f. mollusco *solitario* può appartenere alle *formes frustes* della neurofibromatosi.

(*) Ricordarsi per la diagnosi differ. la *cisticercosi cutanea* (p. 1314): i nodi sono però di consistenza più marcata.

Se a un neurofibroma diffuso si associano ispessimenti elefantiasici, lobati della pelle, si parla di **elefantiasi lobata**, *e. neuromatosa, e. mollis*, *pachydermatocele* (v. pag. 1383).

Coll' appellativo di **elefantiasi fibrosa semplice** (ipertrofia cutanea semplice, pachidermia), si distingue dall'e. neuromatosa e da altre elefantiasi, quella forma nella quale s'ipertrofizzano le parti connettivali della pelle e del tessuto sottocutaneo. L'epidermide può essere normale od ispessita.

Col nome di nèi neuropatici, o *nèo nervoso* (TH. SIMON), o **papilloma neuropatico** (GERHARDT) o **naevi unius lateris** (v. BÄRENSPRUNG) o **naevi lineares** (UNNA) o **nei sistematizzati** (JADASSOHN), si indicano dei nèi verrucoso-papillari, in parte pigmentati, oppure delle forme solo somiglianti a nèi, ictiosiche, che hanno una disposizione in linee, le quali corrisponderebbero in parte alle linee di confine dei distretti nervosi cutanei di VOIGT (L. PHILIPPSON); altri autori negano una tale disposizione (HALLOPEAU): BLASCHKO spiega l'origine e la localizzazione di questi naevi ammettendo anomalie di sviluppo delle linee limitanti i dermatomi (i dermatomi sono le singole sezioni a cintura corrispondenti ai segmenti primordiali, da cui si forma la cute): v. anche POLLAUD. Sec. JADASSOHN, WERNER la maggior parte dei nevi sistematici sarebbe localizzata nella direzione delle correnti dei peli. Una parte dei nèi sistematizzati è costituita da nèi delle glandole sebacee o sudoripare (v. pag. 1397).

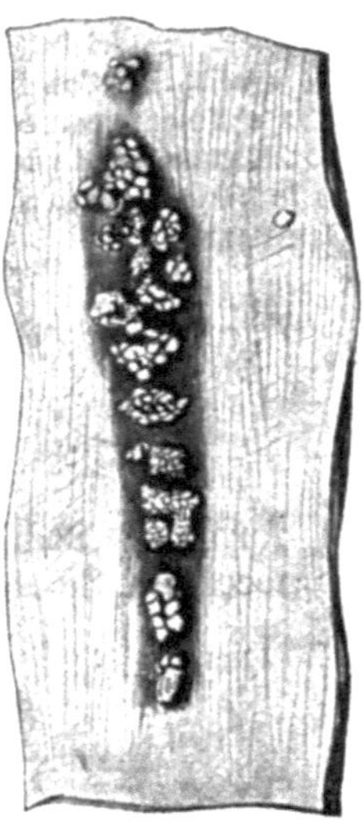

Fig. 688.

Nèi verrucosi papillari sistematizzati (lineari) della cute del collo: donna di 56 a. lavoratrice in una fabbrica. Basilea. Gr. nat.

Il *cheloide* (*) è un tumore consistente ed elastico, con lucentezza cicatriziale, liscio o bernoccoluto, e con prolungamenti biforcati (in modo da ricordare le chele di un gambero). Si forma apparentemente *spontaneamente*, per lesioni insignificanti (strofinio, UNNA), e in questo senso il cheloide è persino ritenuto da taluni autori di origine sempre traumatica (WILMS, LEXER): oppure risulta da una cicatrice evidente (*cheloide cicatriziale*), ma anche qui contribuisce una predisposizione congenita. Nel primo caso il corpo papillare può essere inalterato e ricoperto di epidermide normale, sebbene possa subire nell'ulteriore sviluppo un processo di appiattimento.

Il cheloide s'inizia in forma di proliferazione connettivale nel corion, ma è assai ricco di *cellule fusiformi*, che spesso sono disposte lungo i vasi. (La somiglianza col sarcoma, dovuta all'abbondanza delle cellule, ha contribuito a far nascere l'idea che il cheloide consista in un fibrosarcoma cicatriziale). Nell'ulteriore sviluppo compare un'enorme formazione di *sostanza intercellulare collagena*, che, dapprima fibrillare, diventa poi omogenea. Non si produce invece nessuna traccia di fibre elastiche (SCHÜTZ, JOSEPH, WILMS, GOLDMANN). (L'A. potè confermare tale reperto ad es. in un cheloide del dorso del piede — causticazione da calce — in un giovine di 20 anni). Perciò il tessuto del cheloide si differenzia dal connettivo normale e dal connettivo *dei fibromi* e delle *cicatrici ipertrofiche*. Il cheloide tipico a completo

(*) χηλή = pinza di gambero, chela.

sviluppo, si presenta costituito di larghi fasci fibrosi omogenei, fittamente disposti, tra cui sono collocati degli elementi cellulari. Le fibre possono avere una direzione parallela alla superficie e al maggior asse del tumore. Nei cheloidi veri le gh. cutanee e i peli si conservano sempre: sec. TOMASCZEWSKI possono mancare invece in quelli cicatriziali. Altri, ad es., HEIDINGSFELD, non poterono fra i due dimostrare differenze istologiche.

Un'altra *differenza dal tessuto delle cicatrici ipertrofiche* è data dal fatto che queste sono dolenti e si continuano gradatamente colle parti circostanti, mentre il cheloide, indolente, è nettamente circoscritto rispetto al tessuto sottocutaneo, e si estende anche al di là del distretto leso, conservando però delle dimensioni limitate. Dopo l'asportazione il cheloide recidiva localmente, e cioè nuovi cheloidi si formano in poche settimane sulla nuova cicatrice, ma non si hanno mai metastasi.

Nei *negri* si hanno spesso dei cheloidi, del volume di un pugno, in seguito a colpi di staffile, punture di foraorecchi, ecc., ma anche spontaneamente: in ambo i casi si pensa a una predisposizione congenita. Altri cheloidi si hanno su cicatrici da ustioni, ulcerazioni, ferite da fendenti, ecc. I cheloidi veri prediligono la regione sternale: sec. SCHRAMEK (Lett.) nel 50 % dei casi s'iniziano ivi, più spesso alla pubertà o subito dopo e nelle ragazze. Spesso si trovano dei ch. *multipli*: vale a dire dopo una lunga esistenza di un cheloide sternale, altre ne seguono sul petto, schiena, avambraccio e addome. Talora ne fu osservata l'*ereditarietà*.

b) I **miomi** (leiomiomi) della pelle sono rari e possono apparire già nei primi anni, contrariamente a quanto suol valere per le altre parti del corpo (supposta predisposizione congenita). Costituiscono dei noduli verrucosi, solitarî oppure piccoli e multipli: di rado raggiungono il volume di una noce. Ne sono punto di partenza le fibre muscolari dei vasi (HESS) o gli arrectores pilorum (JADASSOHN), oppure la muscolatura delle gh. sudoripare (NOBL, GUTMANN e SOBOTKA, Lett.). Rarissimi sono i *rabdomiomi* (SCHMORL).

TIELER e HAYN descrissero anche un mioma sarcomatode.

c) I **(lipomi)** del tessuto sottocutaneo sono frequenti. Hanno sempre struttura lobulare, che spesso si apprezza già dall'esterno; i lobi e lobuli sono tenuti insieme da setti connettivali. Le singole cellule adipose sono sovente tanto grandi che si possono scorgere ad occhio nudo.

Lipomi di rilevante circonferenza e peso, il cui accrescimento ad un certo stadio diventa stazionario, specialmente nell'età avanzata, si originano specialmente sulla *spalla*, nel *dorso* (in cui possono aver l'aspetto di un largo zaino o di una bisaccia piriforme), nelle *natiche*, nel *collo*; inoltre nell'ascella, nella parete addominale, nella coscia, ecc. (cfr. GROSCH e STOLL). Talvolta il tumore si presenta peduncolato, multiplo o solitario **(lipoma pendulum)**.

Un lipoma in cui il connettivo è molto abbondante e consistente, si chiama **lipoma duro** o **fibrolipoma**. Se accanto al tessuto adiposo se ne forma del mucoso o del sarcomatoso, si parla di **lipomixoma** o di **liposarcoma** (raro). Altri lipomi si presentano molli al centro, ed a ciò possono contribuire dei traumi. Le cellule del tessuto adiposo diventano necrotiche, si dissolvono, e ne risulta una cavità **(cisti oleosa)** ripiena di un ammasso oleoso o sebaceo, la cui parete può essere **calcificata**. Di rado il lipoma **calcifica** in totalità; ciò può accadere anche dopo un'emorragia; per lo più si ha solo la calcificazione di singoli punti necrotici. Rara è pure l'**ossificazione** di un lipoma; l'A. però ebbe campo di osservare in una vecchia un lipoma grosso come due pugni della regione sopraclaveare con una parte interna del volume di un uovo, ossificata. I lipomi voluminosi possono venir *usurati* superficialmente in seguito a lesioni esterne (stiramenti, sfregamenti), ed anche **suppurare.** I lipomi possono esser accompagnati da una rilevante neoformazione e dilatazione dei vasi **(lipoma teleangiectasico).** La pelle che riveste i lipomi penduli può esser pigmentata in bruno **(naevus lipomatodes)** oppure fittamente coperta di peli.

Anche quando il paziente dimagra notevolmente, il lipoma può *non* subire alcuna regressione; piuttosto si ha talora una semplice atrofia se la nutrizione viene a soffrire per una torsione del peduncolo: allora la pelle al di sopra del tumore s'increspa. I lipomi sono *spesso congeniti,* e così lo sono quelli che vennero ricordati a proposito della *spina bifida* e parimente i *lipomi multipli.* Altri sono *acquisiti:* la compressione e lo strofinio possono valere come cause occasionali per lo sviluppo dei lipomi. Si trovano a preferenza nelle donne.

Nella mostruosa raccolta di adipe simmetrica dei maschi (fra 40-60 anni, Lenormant e Verdun, Lett.) conosciuta col nome di **collo grasso,** il tessuto sottocutaneo ed anche il sottoaponeurotico e l'intermuscolare diventano sede di lipomi (Madelung): a ciò si unisce spesso una produzione diffusa di cercini lipomatosi, specialmente nel sottocutaneo, pure nel dorso e nelle estremità. Alcuni separano quest'affezione dai lipomi veri, ritenendola una iperplasia del tessuto adiposo limitata a diverse regioni *(Lipomatosis regionaria,* Billroth). Ne è causa forse talora un'alterazione della tiroide (cfr. Türk). Si hanno anche dei **lipomi multipli simmetrici,** che sembrano essere in rapporto col decorso dei nervi e dei muscoli. Così l'A. vide dei *lipomi multipli in ambedue le braccia* di una donna di 70 anni molto adiposa. La pelle era sollevata in nodi da numerosi lipomi, grandi persino come un uovo di pollo, ed in parte spostabili, e le *braccia erano in modo assai irregolare bernoccolute, sollevate in cercini e fortemente ispessite.* Le parti soprastanti alla regione del carpo spiccavano, in modo straordinario, per nodi del volume di un uovo, di fronte alle mani che erano in istato normale. I lipomi si lasciavano facilmente enucleare dal grasso circostante, dalla sottocute e dai muscoli; in sezione erano molli. Un lipoma del volume di una ciliegia era calcificato (Lett. in Payr e Meissner). Secondo Askanazy, vi sono anche dei lipomi multipli che risultano da una *trasformazione lipomatosa di glandole linfatiche.*

Nella **adiposis dolorosa** *(Maladie de* Dercum*)* si trovano singoli *nodi* di tessuto adiposo o masse diffuse, *regionali* o *totali* — e in questo caso ricordano il quadro dell'*adipositas universalis* — per lo più lobate e dolorose alla pressione. Ne rimangono libere la faccia e le mani. È accompagnata da una debolezza generale del corpo e dei muscoli, nonchè da anomalie psichiche (Lett. in Weiss e Schwenkebecher). In una parte dei casi coesistono alterazioni dell'ipofisi, tra cui tumori (carcinomi) (Lett. in Strada).

d) I **mixomi** sono rari, ma si possono talora riscontrare nel tessuto cutaneo o sottocutaneo, oppure prendono origine dal tessuto connettivale od adiposo sottoaponeurotico o intermuscolare. Sono rappresentati da tumori grigi, gelatinosi, trasparenti e molli sino ad esser tremolanti, oppure consistenti e lardacei. Spesso hanno una struttura lobare, e possono raggiungere un considerevole volume. Talora sono sicuramente congeniti.

Istologicamente risultano di una sostanza fondamentale mucosa, con cellule rotonde, fusiformi o stellate, congiunte tra loro per mezzo di prolungamenti. Possono esser associati a *fibromi* o *lipomi,* o mostrare una forte degenerazione grassa delle cellule, od anche delle forme di passaggio ai *sarcomi* (mixosarcomi).

I **condromi**, in forma di tumori lobati posti nel tessuto sottocutaneo, e gli **osteomi**, sono rarissimi.

Nei vecchi si riscontrano frequentemente dei **calcoli cutanei** o sottocutanei, cioè dei depositi di calce, per lo più senza ossificazione, di cui il nucleo può esser costituito da focolai infiammatori, da secreti glandolari, da trombi linfatici e da tumori calcificati, come ad es. lipomi, linfangiomi: oppure possono originarsi anche dal connettivo o dal tessuto adiposo sottocutaneo. Lett. in O. M. CHIARI. In questi calcoli, specialmente in quelli della testa, si possono anche trovare leggieri gradi di **ossificazione** (cfr. J. SCHAFFER: si tratta in questi casi o di una metaplasia dei tessuti (ORTH) per cui le cellule connettive si trasformano in cellule ossee, la sostanza fondamentale in sostanza ossea, o di metaplasia cellulare, per cui le cellule connettivali si trasformano in osteoblasti e la sostanza fondamentale si neoforma). Contemporaneamente si può avere *calcificazione* dei tessuti, e questa può promuovere la produzione ossea. La quale si può osservare molto vanzata nelle cisti *dermoidi calcificate* della pelle come negli epiteliomi calcificati (SEHRT, Lett., STRASSBERG: v. anche MURAKAMI).

Eccezionale è la **calcinosis universalis** in cui si formano delle deposizioni calcari a mo' di cordoni o placche nel sottocutaneo, nelle fascie, nelle guaine dei nervi, circondanti i fasci muscolari, seguenti i setti connettivali (v. TILP, MARCHAND). *Concrezioni calcari* nel sottocutaneo in casi di *sclerodattilia* progressiva, v. in THIBIERGE e WEISSENBACH.

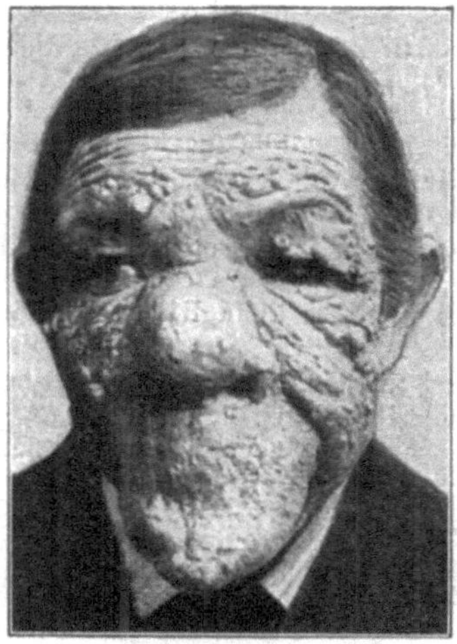

Fig. 689.

Naevus vasculosus giganteus del viso: sotto il grosso naso un enorme labbro.

e) Gli **emangiomi della pelle** od **angiomi** (*) in senso stretto sono per lo più congeniti, o compaiono durante l'epoca dell'accrescimento. Si presentano sotto la forma di una macchia sanguigna *(naevus vascolosus)* di color rosso chiaro o feccia di vino *(naevus flammeus* e *n. vinosus)*, e occupano un distretto piccolo, oppure si estendono diffusamente in superficie, con delimitazione poco netta, e con prominenza nulla o scarsa sul livello della pelle. La loro sede è negli strati superiori del corion o in qualsiasi parte di questo, e spesso anche nel tessuto sottocutaneo e profondamente nel tessuto adiposo. Possono essere multipli in una stessa regione e fra loro disgiunti nei varî strati della pelle.

Taluni emangiomi producono dei *sollevamenti verrucosi* della pelle. Altri angiomi, nei quali le parti circostanti agli spazi sanguigni subiscono un'iperplasia fibrosa, cagionano degli ispessimenti della pelle nodulari, rotondi o lobati, elefantiasici **(elefantiasi emangiomatosa)**. Come tale indica SEIFERT il caso raffigurato nella fig. 689 *(naevus mollusciformis elephantiasicus)*. Esistono però anche dei *nevi* vascolari *puri* a nodi e a lobuli voluminosi: RIECKE interpreta lo stesso caso

(*) ἄγγειον — vaso.

della fig. 689, dalle sue ricerche istologiche, come uno di tali *naevus vasculosus giganteus.*

Istologicamente, a seconda che prevale la neoformazione vasale ovvero anche la dilatazione dei vasi, si distingue: 1. *Emangioma semplice* o *teleangectasia* (*) o *emangioma plessiforme,* che risulta da larghi capillari serpiginosi a sottile parete, e da scarse vene ed arterie; *a questa categoria appartiene una parte dei nèi vascolosi.* Una forma speciale di teleangectasia è l'*eman. semplice iperplastico.*

Istologicamente si riscontrano quivi per lo più dei convoluti di *capillari iperplastici* e fra loro intrecciati (v. fig. 690 e 691 *a*), che da un lato si continuano colle pareti delle arterie, ricche di nuclei e di fibre muscolari (fig. 631 *b*), e dall'altro colle vene. Nei capillari iperplastici, gli *endotelî* (fig. 631 *a*) hanno un protoplasma più abbondante del solito, in modo da aver aspetto epiteliale, e sono disposti in più strati attorno al lume. Talvolta le pareti dei capillari sono molto ricche di cellule fusate e simili ad arteriole. Ciò costituisce la regola negli angiomi piuttosto stazionari. Spesso i capillari iperplastici formano degli *aggruppamenti, nodi* o *lobuli* (fig. 630), fittamente stipati sopratutto nel limite del sottocutaneo, e separati per mezzo di tratti connettivali o, nelle parti più profonde, anche da tessuto adiposo e tra cui decorrono grossi vasi. Nell' interno di questi aggruppamenti di vasi (che in tagli spessi fanno l' impressione di un carcinoma e possono anche esser scambiati con accumuli di glandole sudoripare) si trovano racchiusi qua e là dei tratti ricurvi di glandole sudoripare, che appaiono fortemente colorati usando colori nucleari (fig. 630, *d*). Da questi fitti nodi e lobuli, i capillari iperplastici si espandono sia nella cute, sia nel tessuto sottocutaneo. Appunto negli strati di tessuto adiposo si può seguir bene *lo sviluppo di nuovi capillari da bottoni originantisi dalla parete dei vasi preesistenti*; i bottoni, *alla cui formazione concorrono prevalentemente gli endotelî, sono prima solidi e molto spessi,* diventando più tardi cavi, e mettendosi allora in relazione col lume dei vasi.

L'*emangioma iperplastico* costituisce dei tumori congeniti, molli, compressibili, spesso appiattiti, e che si rigonfiano per l'azione della gravità e degli sforzi. Il loro accrescimento progressivo, e che spesso nulla vale ad arrestare, conduce all'ispessimento e più facilmente alla prominenza della pelle.

Possono presentarsi anche in forma di *verruche molli;* se quivi i capillari iperplastici costituiscono quasi esclusivamente dei cordoni solidi, si può anche parlare di *endotelioma emangiomatoso.* Con il nome di *Haemangioendothelioma tuberosum simplex* (Jarisch) si indicano dei nodi duri, multipli, grossi quanto un grano di canapa o una lenticchia, che si producono nei primi anni della fanciullezza o sono congeniti: microscopicamente vi si trovano formazioni tubulari o cistiche, forme di passaggio a capillari. Li ritengono altri vasi linfatici *(lymphangioma tub. multiplex)* o gh. sudoripare *(Syringo-cystadenoma)* o gh. sebacee, o follicoli piliferi. Elschnig e Guth (Lett.) appoggiano l'opinione di Jarisch. Emangiomi iperplastici regionali multipli, sottocutanei e posti nel tessuto adiposo, possono costituire (come vide l'A. nei dintorni della mammella destra di una bimba di 9 mesi) dei noduli spostabili, rotondeggianti o a forma di fava, del volume di una lenticchia o di un nocciolo di ciliegia, aventi in sezione un aspetto omogeneo, vitreo,

(*) τῆλος — lontano, ἐκτείνω = dilato.

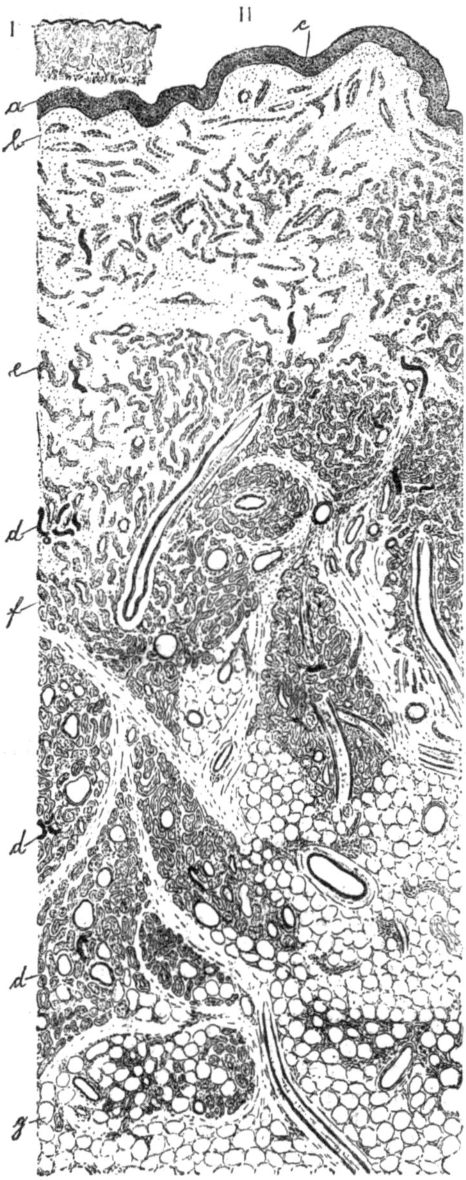

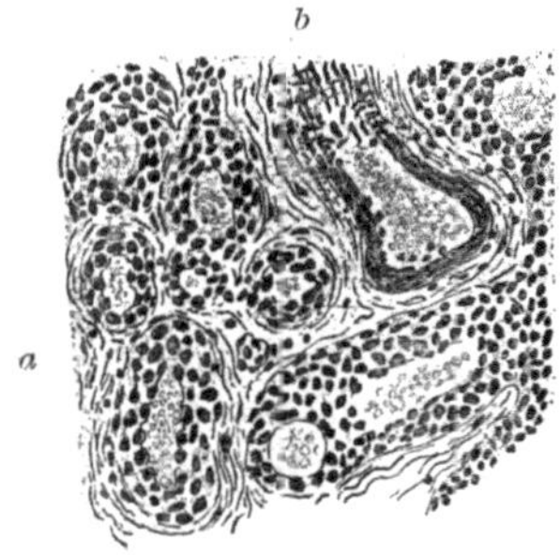

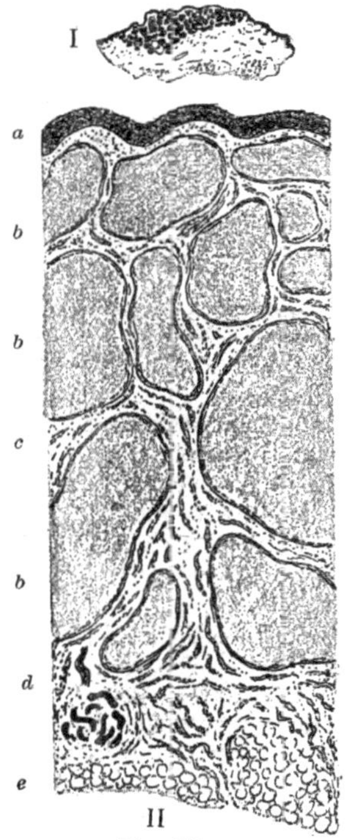

Fig. 690. Fig. 692.

Fig. 690-1. — Da un **emangioma iperplastico** (nevo teleangectasico) congenito, dalla pelle dell'addome e del petto: bambina di 9 mesi. Il tumore era grande un palmo. Inviato dal D.r AUERBACH. I: spessore del tumore in gr. nat. II. Sezione microscopica: *a*, epidermide; *b*, cute attraversata da capillari iperplastici; *c*, arterie; *d*, tratti di gh. sudoripare; *e*, capillari iperplastici al limite della cute, formanti nel sottocutaneo *(f)* e nel tessuto adiposo *(g)* nodi e lobuli. Piccolo ingr.

Fig. 692. — **Emangioma cavernoso della cute.** I. Sezione macroscopica a gr. nat. II. Porzione a piccolo ingr. *a*, epidermide; *b*, spazi cavernosi; *c*, pareti divisorie con vasi iperplastici; *d*, ghiandole sudoripare; *e*, adipe sottocutaneo.

rosso-grigio pallido, con la *massima somiglianza con piccole glandole linfatiche.* Se *si riscontrano contemporaneamente (come nel caso ora citato)* degli emangiomi cutanei, si può credere al primo momento che esistano delle metastasi. Per un'eccessiva proliferazione della parete dei vasi, si può sviluppare dall'angioma iperplastico un *angiosarcoma.* Se il tessuto interstiziale diventa molto denso, si forma un *fibro-emangioma.*

2. *Emangioma cavernoso (tumor cavernosus).* È più raro della teleangiectasia ed è costituito da un sistema di spazî sanguigni di varia forma e separati da setti. Nell'interno dei setti possono scorrere numerosi vasi non dilatati; in tali casi si può ammettere che l'em. cavernoso si sia sviluppato da una teleangiectasia (v. fig. 692). In altri casi si ha sin dal principio il tipo cavernoso.

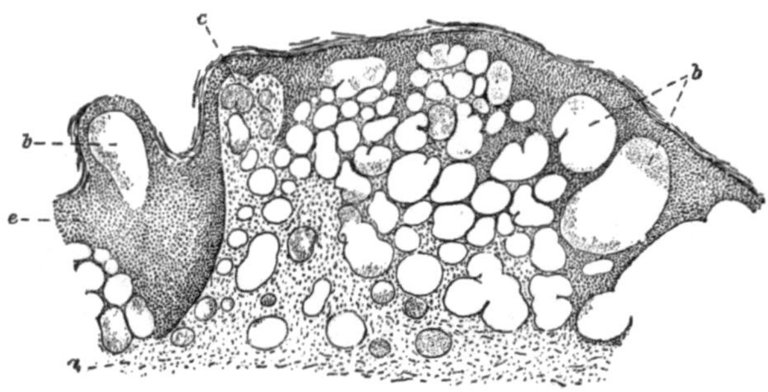

Fig. 693.

Linfangioma del corpo papillare della pelle: i vasi varicosi e cavernosi si spingono, per es. in *b*, nell'epidermide *(e)*. I vasi contengono in parte della linfa, in parte del sangue, in parte sono vuoti, *a*, corion, *c*, papilla. Medio ingr.

(Rara è la produzione di osso nello scheletro fibroso ialinizzato di un angioma cavernoso: Glaser).

L'angioma cavernoso ha *sede* nel corion, nel quale esso talvolta si estende per vasta estensione, approfondandosi sino allo strato sottocutaneo, e spesso interessando solo quest'ultimo. Può spingersi anche nel tessuto intermuscolare. La superficie cutanea può essere ineguale per la sporgenza di punti rosso-bleu scuri e di noduli appiattiti.

Rara è una sede così superficiale, nel corpo papillare, di piccoli vasi sanguigni cavernosi, quale si vede nella fig. 693. Molto spesso si ha una combinazione di ectasie vasali sanguigne e linfatiche **(ematolinfangioma)**; oppure, ed ancora più frequentemente, in una parte degli spazi di un linfangioma cavernoso entra del sangue dai capillari sanguigni. Non rare sono le *associazioni con altri neoplasmi,* e cioè con lipomi e fibromi. Molti angiomi si sviluppano in punti in cui nella vita embrionale esistevano delle fessure. Questi **angiomi fissurali**, la cui sede corrisponde per lo più alle fessure branchiali o a quelle della faccia, hanno sede superficiale od anche profonda (pigliando origine da abbozzi vascolari aberranti). Taluni angiomi s'iniziano in forma di piccole macchie rosse, che poi si estendono con una disposizione corrispondente al dominio dei nervi cutanei. Questi **angiomi neuropatici** (v. Bärensprung, Simon) si possono ad es. riscontrare nel volto, quali nei teleangiectasici corrispondenti alla distribuzione periferica del 1.° e 2.° ramo del trigemino.

Tuttora insoluta è la questione se i frequenti **angiomi senili** piccoli e numerosi siano vere neoplasie o « varici-capillari » (cfr. RAFF, Lett.; v. anche W. PICH, Lett.) Che essi si trovino spesso in casi di carcinoma (LESER) si è dimostrato erroneo (REITZENSTEIN). Sugli *angiomi racemosi*, v. pag. 102.

f) **Tumori dei vasi linfatici.** Si è voluta fare una netta separazione tra la *linfangiectasia* (dilatazione semplice dei vasi linfatici) e il *linfangioma* (neoformazione di vasi linfatici); ma in pratica non sempre si può conservare una tale distinzione. I linfangiomi della pelle si presentano cogli aspetti più varî. Si distinguono in sottocutanei e cutanei. I linfangiomi *sottocutanei* possono costituire degli ispessimenti, appiat titi, bernoccoluti, spesso di vasta estensione, e talvolta si fanno causa di un ispessimento elefantiasico delle parti colpite (fig. 684).

In sezione appaiono costituiti di larghi spazî, rivestiti di endotelio e ripieni di linfa chiara o leggermente torbida *(l. cavernoso e cistico)*. La loro parete è formata di tessuto connettivo, e spesso è assai ricca di fibre muscolari; il connettivo interstiziale contiene spesso del tessuto adiposo ed anche dei focolai linfoidi. La consistenza ne è per lo più molle, e, dopo che il tumore è stato tagliato, il sistema delle cavità collabisce. Se ha avuto luogo una forte proliferazione connettivale tra gli spazî del linfangioma cavernoso o cistico, il tumore si fa più duro, e si parla di *fibrolinfangioma*.

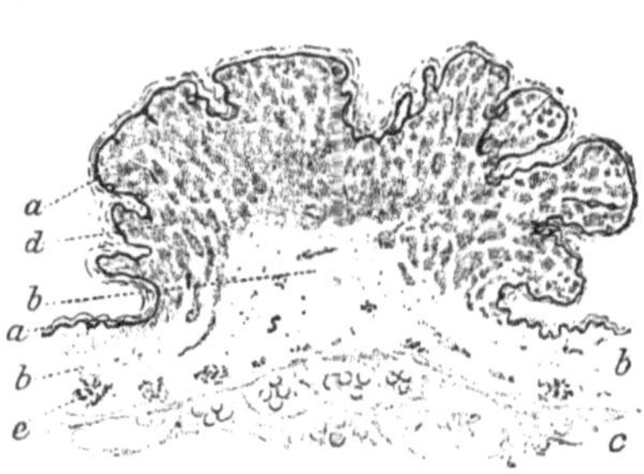

Fig. 694.

Sezione attraverso una cosidetta verruca molle bernoccoluta (**nevo ricco di cellule**). I nidi oscuri *(d)* sono costituiti dagli elementi cellulari del nevo: fra essi connettivo, *a*, epidermide, *b*, cute, *c*, sottocutaneo, *e*, glomeruli di gh. sudoripare. Ingran. di una lente.

I linfangiomi *cutanei* con sede nel corpo papillare, possono spingersi sino all'epidermide coi loro spazî rotondeggianti, varicosi e cavernosi e rivestiti d'endotelio (fig. 693). Specialmente se sopravviene un processo infiammatorio, la linfa può attraversare l'epidermide e dar luogo alla formazione di vescicole nell'epitelio. In pari tempo possono esistere anche dei larghi capillari sanguigni, e alcuni spazî linfatici possono riempirsi in via secondaria di sangue, avendosi il così detto *emato-linfangioma* (cfr. pag. 1392). Nel tessuto interstiziale stanno talvolta dei nidi di cellule pigmentate.

ALBRECHT pone a base di talune *linfangiectasie* una *malformazione* dei vasi linfatici di una regione della cute (nevo linfatico).

PALTAUF descrisse un linfangioma cavernoso della mano e dell'avambraccio sin. affatto insolito, a carattere maligno, progressivo con notevole distruzione ossea, dipendente da una malformazione dell'apparato linfatico.

In altri linfangiomi accade una proliferazione endoteliale tanto intensa, che si può *a buon diritto parlare* di *linfangioma iperplastico* o di *endotelioma linfangiomatoso.* A questi linfangiomi appartenevano, secondo le vedute prima dominanti, i *nèi pigmentosi*, le *lentiggini* e le *efelidi* (v. pag. 1376), lo *xantoma* (pag. 1376), e così pure i *nèi molli* (*) o *verruche molli* o *verruche carnose*. In queste piccole formazioni, per lo più stazionarie, si trovano nel corion dei tratti e dei nidi o focolai di grandi cellule cubiche o cilindriche, talvolta con aspetto completamente epiteliale, la cui origine si fa derivare dagli endotelî dei vasi linfatici (v. RECKLINGHAUSEN e a.) (**); talora i limiti dei nidi cellulari scompaiono qua e là completamente.

In diversi casi, colla *colorazione nelle fibre elastiche* alla WEIGERT, o con l'ematossilina di MALLORY, gli accumuli cellulari spec. negli strati profondi, o anche le singole cellule, si vedono circondati da cordoni di fibrille o da fibrille delicatissime, ciò che parlerebbe *contro un carattere epiteliale* (cfr. anche KYRLE), così come la mancata corneificazione, il fibrillamento protoplasmatico, la mancanza di cellule spinose.

I nèi molli e con molte cellule **(verruche molli)** che vennero indicati come *fibro-linfangiomi* dal RECKLINGHAUSEN, sono chiamati anche **nèi ricchi di cellule,** poichè in essi si può dimostrare un ordito ripieno di cellule in accumuli o più diffusamente infiltrate nel connettivo. La loro superficie è *liscia* o leggermente *bernoccoluta,* oppure fortemente accidentata e *papillare,* se i nidi cellulari predominano appunto nel corpo papillare (v. fig. 694). Se lo strato corneo è fortemente ispessito, la superficie del nèo diventa più dura **(verruca cornea, naevus verrucosus durus).** I depositi cellulari, nelle sottili papille ricoperte da spessi strati cornei, possono atrofizzarsi completamente di fronte al predominio dell'epitelio di rivestimento.

Nei *nèi pigmentari* (pag. 1395) i nidi cellulari sono grandi in modo speciale, e le cellule sono colorate, in parte diffusamente, e in parte da granuli gialli e bruni. I nèi pigmentari possono fare una spiccata pro

(*) Le *verruche congenite,* e i tumori cutanei in generale che provengono da germi aberranti, si classificano come **naevi**: se si vuol definire più davvicino la loro natura, si dicono nèi verrucosi, tuberosi, papillari. Istologicamente i nèi si distinguono in molte specie (n. cellulari, vascolari o ghiandolari).

(**) L'antica teoria di DEMIÉVILLE, LÖWENBACH e a. riportava le cellule dei nèi a endoteli dei vasi sanguigni, o ai peritelî, ipotesi di recente risostenuta da POLLAND. UNNA interpretò queste cellule come **epiteli** smarritisi nella vita embrionale ed il numero dei suoi aderenti è andato sempre aumentando (DELBLANCO, HODARA, KROMAYER, THAILHELFER, SCHEUBER, WAELSCH, MARCHAND, ABESSER, JUDALEWITSCH, ed altri). Naturalmente si debbono allora considerare come *naevo-carcinomi* i tumori maligni precedenti da tali nidi cellulari. SCHÜTZ, JOHNSTON, son proclivi all'ipotesi endoteliale: RIECKE (Lett.) in accordo con RIEHL, ritenendo i nèi come endoteliomi dei vasi linfatici, ne ammette l'origine connettivale: si tratta di un'origine da cellule *connettivali embrionali*, che nell'invecchiamento vanno soggette a variazioni di forma e possono anche pigmentarsi; RIBBERT considera le cellule dei nevi come un tipo speciale di cellule connettivali, per cromatofori mal differenziati senza pigmento; RIECKE crede che tale ipotesi non sia provata e che non spieghi la formazione del nevo privo di pigmento: questo ha un'importanza secondaria, come già prima aveva notato FICK non solo, ma le cellule pigmentate non sono affatto cellule del nèo, poichè la pigmentazione è in rapporto diretto con il numero dei melanoblasti (cromatofori). L'A. è dell'avviso che esistano nèi di diversa origine, endoteliale ed epiteliale, ciò che spiega pure i reperti contradditori. Di tale opinione sono anche FRÉDÉRIC (Lett.), M. JOSEPH, EHRMANN, HERXHEIMER e BORNEMANN, ecc.; DALLA FAVERA ammette di nuovo esclusivamente l'origine epidermica delle cellule del nèo e lo stesso ritiene FICK anche per una parte delle cellule pigmentate ramificate del corion di cui trovò stadi di passaggio alle cellule pigmentate del nèo (v. per contro RIBBERT cfr., anche KERL).

minenza *(n. pigmentosus prominens)* ed aver nel tempo stesso un aspetto bernoccoluto o papillare. Altri nèi verrucosi molli, pigmentati o no, sono fittamente pelosi *(n. pilosus)*. Nelle *lentiggini* (pag. 1376) si trova lo stesso quadro istologico che nelle verruche molli (ciò che non si ha nelle efelidi, cfr. pag. 1376).

Sec. Tièche i *nevi azzurri* della cute (melanomi benigni, *cromatoforomi*) sono diversi affatto dai nèi comuni: si trovano cellule pigmentate nella cute che si presenta fibromatosa.

Pei **nèi lineari, naevi unius lateris, papilloma neuropatico** cfr. pag. 1386.

Alcuni classificano fra i nevi, anche **l'adenoma sebaceum** e **sudoriparum**.

Lo **xantoma** (v. pag. 1376) è, secondo Touton, un *endothelioma lipomatodes*.

Dal lato pratico, i varî nèi pigmentati e non pigmentati sono molto importanti, perchè da essi si possono sviluppare dei tumori maligni, e cioè dei *sarcomi*, melanotici o no, e così dei *carcinomi*.

g) I **sarcomi della pelle** si originano in un punto della cute o della sottocute prima normale (talvolta in seguito a traumi) (*), oppure e più frequentemente, pigliano sviluppo da un nèo. Di rado si sviluppano da un'ulcera. I *s. primari* della pelle possono presentarsi colle forme più diverse, e sono per lo più grossolanamente lobati o in forma di un fungo peduncolato. Generalmente sono piuttosto consistenti e costituiti di *cellule fusate*, la cui grandezza può variare (sarcomi a cellule fusate grandi o piccole); di regola, quanto più queste cellule sono lunghe, tanto più il tumore è duro. Sulla superficie di taglio, i sarcomi a cellule fusate appaiono rosso-grigi o bianco-grigiastri, e spesso fibrosi e vitrei; spesso, cercando di dissociare le sezioni, si possono dimostrare già macroscopicamente i fasci cellulari intrecciati. Alcuni sarcomi a cellule fusate sono fibrosarcomi consistenti, altri sono in parte mixomatosi (mixosarcomi assai frequenti, sec. l'A. in bambini piccolissimi). Vi sono anche dei *sarcomi a cellule rotonde*, di consistenza molle, con cellule grandi o piccole; i primi sono assai spesso s. alveolari, cioè il loro tessuto è suddiviso da setti fibrosi (v. pag. 779). Altri ancora debbono considerarsi come *endoteliomi*, originatisi dai vasi linfatici (pag. 123). Spesso si tratta di *angiosarcomi (emangiosarcomi)*.

Tra questi ultimi si hanno delle *forme* relativamente *consistenti*, nelle quali degli spessi mantelli di cellule fusate sono disposti attorno a dei vasi relativamente ristretti (v. fig. 447*b* a pag. 799). Gli elementi fusati dei cilindri cellulari col vaso assiale, sono spesso disposti in vortice in causa delle varie direzioni di accrescimento; in *molti punti gli ammassi cellulari si fondono*, e l'aspetto dell'angiosarcoma va perduto, avendosi quello di *un semplice sarcoma solido a cellule fusate*. Altri angiosarcomi sono *molli e ricchi di sangue*; quivi, dei larghi capillari sanguigni possono esser circondati (come ad es. in un tumore della pelle del dorso, grosso come un pugno, studiato dall' A.) da cellule fusate disposte radialmente, oppure da grandi elementi rotondi, o da cellule con aspetto più cilindrico *(sarcoma peritelialc)*.

(*) Casistica in Löwenstein, B. 7. k. Ch. 48-1906.

Mentre in questa forma di angiosarcoma, di cui esistono altre varietà, la proliferazione cellulare parte principalmente dall' avventizia dei vasi *(sarcoma perivascolare)*, in altri casi il punto di partenza è dato prevalentemente dagli endotelî *(sarcoma endoteliale)* (v. HASLUND). I *sarcomi alveolari* non si distinguono facilmente dai *carcinomi;* tuttavia qua e là la disposizione alveolare non esiste, e vi si riscontra la struttura di un semplice sarcoma (Cfr. p. 799 e seg.) (Si usa anche la dimostrazione del comportamento delle fibre a graticcio, KURU).

Alcuni sarcomi sono *teleangectasici* e con tendenza alle *emorragie.*

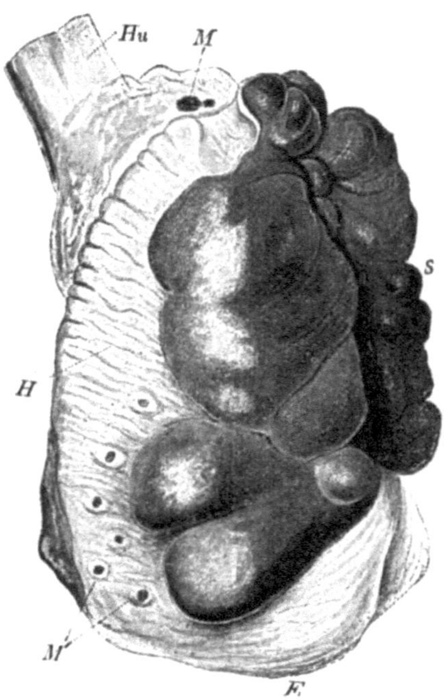

Fig. 695.

Melanosarcoma (*S*) **della cute** (*H*) del volume di un pugno, tuberoso; dalla regione del gomito sinistro (*E*). All'intorno, metastasi disseminate (*M*) *Hu*, omero. Da una cameriera di 44 a. (Metastasi nei polmoni, fegato, cervello, ossa ecc). 3/4 gr. nat. Museo di Breslavia).

Il tumore risulta di numerosi capillari, in parte enormemente dilatati: ovvero di spazî sanguigni cavernosi, tra i quali stanno le cellule sarcomatose. Queste non si formano, come negli angiosarcomi, per proliferazione della parete vasale, ma bensì da isolotti di tessuto, che stanno tra i capillari. In tali tumori si trova generalmente una grande quantità di *pigmento ematogeno contenente ferro,* di color giallo o fulvo. Sarcomi teleangiectasici e veri angiosarcomi possono essere associati.

I *sarcomi* originati dai nèi, che sono i più frequenti, si originano tanto dalle verrucche molli, pigmentate o no, quanto dai nèi pigmentati semplici e piani, della cui relazione colle neoformazioni linfatiche già si è parlato a pag. 1395. Tumori melanotici però possono originarsi in modo primitivo in una qualunque regione della cute. I sarcomi sono s. alveolari incolori o colorati per pigmentazione autoctona delle cellule (i nuclei non assumono pigmento), in parte anche per la presenza di cromatofori (v. pag. 1378): oppure si tratta di sarc. a cellule rotonde (spesso alveolari e a grandi cellule), e frequentemente anche di sarc. a cellule fusate. Anche da un puro nèo vascolare può svilupparsi un sarcoma; si ha allora a che fare colle varie forme di angiosarcoma, dianzi ricordate.

In molti casi di tal fatta, studiati dall'A., questi sarcomi, per il loro accrescimento assai lento, non avevano clinicamente un'impronta maligna.

Sarcomi pigmentarî eminentemente maligni si riscontrano talvolta in casi in cui si aveva un'associazione di nèo vascolare e pigmentario.

I melanosarcomi bruni o nericci (v. fig. 695) sono contraddistinti da un' estrema malignità; non raramente vanno soggetti a rammollimento.

In qualche mese conducono per lo più ad esito letale, con metastasi regionali e generali per la via sanguigna e linfatica: nel medesimo soggetto possono comparire nodi pigmentati, incolori o screziati.

La *pelle, tutti gli organi interni* e lo *scheletro* intiero, possono essere fittamente disseminati di nodi metastatici in parte incolori e in parte pigmentati. In particolar modo può essere colpito il fegato.

In casi rari può in questi casi aversi una *melanosi della pelle* (pigmentazione bruna o persino nera in corrispondenza di punti immuni da nodi neoplastici) od anche una *melanosi diffusa* a tutti gli organi, rimanendo risparmiato soltanto il sistema nervoso centrale. Nella pelle, il pigmento si trova nelle cellule del connettivo. Esso proviene dalle cellule sarcomatose andate distrutte: esso è *in parte deposto* nelle cellule in forma granulare, ed in parte giunge disciolto nel siero sanguigno, nei trasudati, nell'urina. Anche negli individui affetti da sarcomi melanotici e senza melanosi, si può avere *melanuria.* L'urina appena emessa ha il colore normale, ma abbandonata a sè diventa grigia o nera, in seguito a fissazione di ossigeno. Se l' urina fresca vien addizionata di percloruro di ferro o di acido cromico, si formano delle nubi nere di *melanina* per trasformazione del melanogene.

Sarcomatosi cutanea metastatica. Può svilupparsi da un sarcoma delle ossa o dell'intestino.

Il **sarcoma idiopatico pigmentoso multiplo emorragico** (KAPOSI) sembra meritare un posto a sè, e vien anche indicato quale un *sarcoide*, poichè dovrebbe classificarsi tra i granulomi e i sarcomi (DE AMICIS). Però la sua costituzione a cellule rotonde e prevalentemente *fusate* perivasali, non parla contro all'ipotesi del sarcoma (cfr. SELHORST, POLANO, EHRMANN). (Pare risenta un'influenza benefica dalla cura arsenicale). Anche altre forme di **sarcomatosi cutanee primarie** possono presentare un accrescimento limitato (JOSEPH), e persino regredire (SPIEGEL, Lett., POLLAND): esse pure debbono avere un posto a sè (cfr. PINI, POLLAND, Lett.).

In un caso di KRYSTALOWICZ i tumori avevano un carattere misto di cellule sarcomatose rotonde e gigantesche: morte dopo 3 anni; all'autopsia si trovarono nodi anche negli organi interni. L'A. ne osservò un caso in una donna di 54 a. con carattere di sarcoma a cellule rotonde, in cui si trovarono alcuni piccoli noduli metastatici polmonari.

Sulla *lymphogranulomatosis cutis*, v. pag. 182.

2 — Tumori epiteliali benigni.

Adenomi possono derivare tanto dalle ghiandole sebacee che dalle sudoripare e nella loro struttura rispondono al tipo di queste ghiandole *(Ad. sebaceum* e *Ad. sudoriparum).* Entrambi sono relativamente rari (Lett. in App).

Il reperto della membrana propria limitante gli elementi ghiandolari, differenzia gli adenomi dalle formazioni pseudoghiandolari, che non di rado si trovano nei cancri cutanei.

Le due specie di adenomi si sviluppano o come tumori prevalentemente sottocutanei o come nodosità verrucose: possono raggiungere il volume di un uovo di colomba o più. Gli ad. delle gh. sebacee (BARLOW, JADASSOHN) come pure quelli delle sudoripare (BEIER, PETERSEN) possono presentarsi talora come *nevi*, a volte anche come *nevi sistematizzati.* Gli **adenomi delle gh. sebacee** già macroscopicamente sono caratterizzati da una *struttura ghiandolare* assai elegante: alla superficie si possono osservare gli sbocchi delle ghiandole. Non di rado una parte della gh. si trasforma in aterocistoma. Quasi sempre si può riscontrare la degenerazione ialina dei vasi e del connettivo; spesso pure la calcificazione (cosidetto *epitelioma calcificato*). I tumori possono pure rammollirsi e ulcerarsi. Si può trovare pure la *trasformazione in carcinoma*, ciò che può manifestarsi già macroscopicamente sulla sezione con la perforazione della capsula connettivale. Nell'acne rosacea, spesso in vicinanza a un cancro cutaneo, come anche nel lupus, si può trovare pure atrofia delle gh. sebacee. In parecchie regioni, specialmente in vicinanza delle pieghe naso-labiali, già normalmente le gh. sebacee sono fra loro fittamente stipate.

Fu descritta anche una notevole proliferazione degli epiteli marginali degli acini ghiandolari, che dà origine a un tipo speciale di tumore epiteliale *benigno*: i dermatologi parlano di *Epithelioma adenoides cysticum* (BROOKE, WOLTERS) o di *adenoepitelioma delle gh. sebacee* (W. PICK). Difficile è pronunciarsi su questi tumori. Esistono anche sulla faccia e in genere sulla cute, dei tumori affatto simili, *benigni*, gli **epiteliomi basocellulari** che hanno in parte una struttura simile ai cilindromi: l'A. ne trovò abbastanza spesso: da altri, SPIEGLER ad es., son descritti anche come endoteliomi, ma in essi però si dimostra il rapporto con l'epitelio dei follicoli piliferi. E. HOFFMANN descrisse uno di questi casi in cui esistevano un centinaio di tumori, in parte ricordanti il pomodoro, sulla cute della faccia, della testa e del corpo. O. ISRAEL descrisse come « *epitelioma follicolare* » un tumore bernoccoluto lobato della cute coperta di capelli, derivante verosimilmente dalle *ghiandole dei follicoli piliferi*: in esso trovò corpuscoli « simili a coccidi ».

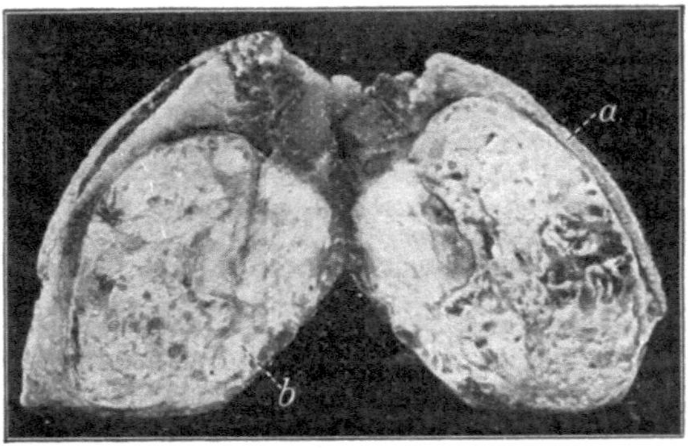

Fig. 696.

Epitelioma calcificato del dorso. In 16 a. crebbe dal volume di un fagiolo a quello attuale. Uomo di 60 a. (Oss. dell'*A.* pubblicata da MURAKAMI, Arch. f. Derm. u. Syph. 1911). *a*, cute: *b*, tumore calcificato nel sottocutaneo, con piccole cavità.

Gli **epiteliomi calcificati**, come c'insegna il complesso della letteratura (v. fra gli altri BARLOW, THORN, WALKOFF), hanno avuto interpretazioni assai diverse: si parla di endoteliomi, di adenomi delle gh. sebacee calcificati, di ateromi, di carcinomi. Essi non hanno però nulla a che fare con tutto ciò, come l'A. potè convincersi dallo studio di alcuni di questi casi (4 di essi pubblicati da MURAKAMI, Lett.): si tratta per lo più di *epiteliomi* a decorso clinico benigno, la loro origine da gh. preformate non può essere sicuratamente dimostrata, si devono verosimilmente riportare invece a elementi epiteliali profondamente situati, che potrebbero considerarsi come un primo materiale di formazione di ghiandole sebacee. Nessuna somiglianza essi hanno con i carcinomi del corio (v. pag. 1401). Han sede nel cellulare sottocutaneo, sono molto duri, i piccoli con una superficie di taglio sabbiosa, facilmente spappolabile, completamente o in parte scavata da piccole cavità irregolari; i grossi — l'A. ne vide di quelli del volume di un pugno — possono avere numerose e grosse cavità pseudocistiche *(epitelioma cistico calcificato)* con contenuto liquido chiaro incolore. Son costituiti da un complesso di epiteli con formazione di cheratoialina e di perle cornee, spesso ordinate a lobuli: essi per l'insufficiente irrorazione sanguigna tendono alla distruzione e alla deposizione progressiva di calce. Tra le masse epiteliali corrono cordoni epiteliali a mo' di setti, spesso ossificati. Per lo più si osserva l'eliminazione di masse corneificate e calcificate per opera di cellule gigantesche. La produzione di cavità avviene specialmente per un processo di fluidificazione nello stroma, talora anche nell'epitelio. Gli epiteliomi calcificati si ingrossano molto lentamente, si trovano in ogni età: nelle 4 oss. dell'A. 3 volte avevan sede nel dorso.

Gli **adenomi delle gh. sudoripare** (in parte classificati fra i nevi, v. pag. 1395) sono rari; per lo più si trovano nel viso, anche in un labbro, dove normalmente non esistono gh. sudoripare, come pure in molte altre parti (testa, petto, dorso, ombelico, (v. ivi) estremità, vulva, ecc.). In rari casi raggiungono dimensioni notevolissime (testa di bimbo). Costituiscono per lo più tumori molli, ben delimitati, in cui si possono osservare sulla sezione piccoli buchi corrispondenti ai tubuli ghiandolari dilatati. Microscopicamente risultano composti di tubuli ghiandolari tappezzati da epitelio cilindrico a doppio strato, del tipo di quello dei dotti secretori (cfr. L. PICK, Lett.). cfr. anche *Vulva.*

La *dilatazione cistica* delle gh. sudoripare porta alla formazione dei **siringocistomi** (NEUMANN) o **idrocistomi** (ROBINSON): da un aggruppamento anomalo di gh. sudoripare deriva l'*idrocistoma tuberoso semplice* (IOSEPH) (Lett. in STOCKMANN): se si formano escrescenze nelle cisti, si ha il **cistadenoma papillifero** (KLAUBER, Lett). *Carcinomi delle gh. sudoripare* v. WOLFHEIM, Lett.

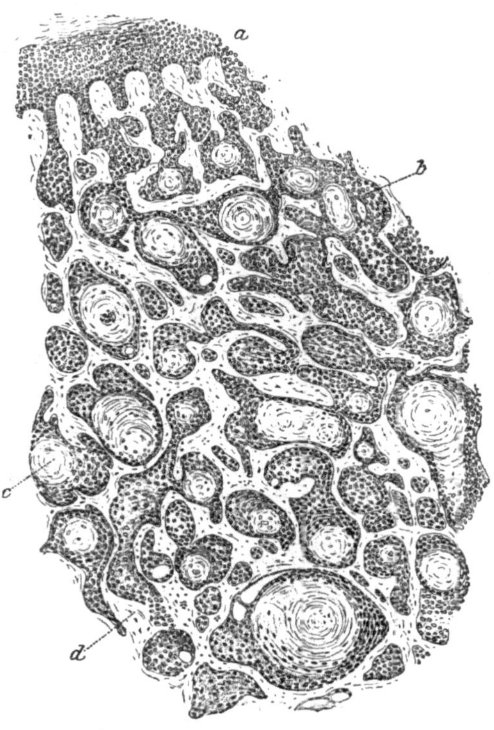

Fig. 697.

Cancro a epitelio piatto corneificato. Dalla periferia del tumore disegnato nella fig. 701, *a*, epidermide; *b*, zaffi di cellule piatte anastomizzate; *c*, perle epiteliali corneificate; *d*, tessuto di sostegno. Medio ingr.

3 — Carcinoma cutaneo.

Il **cancro a epitelio piatto corneificato** cutaneo fu chiamato un tempo in genere « **Cancroide** » in opposizione a quello **non corneificato**: il primo si indica pure come cancro cut. approfondantesi, il secondo come forma superficiale, TIERSCH. Tale differenza non è però strettissima. Meglio si parla di **carcinoma** corneificato e non corneificato. Particolari v. pag. 1401 e seg. KROMPECHER chiama il c. non corneificato (a cui appartiene anche la maggior parte dei casi descritti da BRAUN come endoteliomi fungiformi) **cancri a cellule basali**. L'A. evita la denominazione di « cancroide » poichè un tumore epiteliale a carattere maligno si deve chiamar cancro e non « simile a cancro » (cancroide).

Il cancro della pelle è un cancro ad epitelio piatto, il quale si origina dall'epitelio di rivestimento o dai follicoli piliferi o dalle glandole sebacee o da masse di epitelio aberranti (v. sopra). Nel suo sviluppo forma di regola degli ammassi cellulari solidi, che crescono per divisioni mitotiche e penetrano nel connettivo circostante (*). Ne risultano così dei focolai che appaiono in sezione regolarmente rotondeggianti, coll'aspetto di alveoli circondati da connettivo, e qua e là tra loro riuniti (fig. 697); oppure i vasi linfatici sono così completamente riempiti dagli zaffi cancerigni in proliferazione, che ne risulta un plesso cellulare ripetutamente anastomizzato *(cancro plessiforme)*.

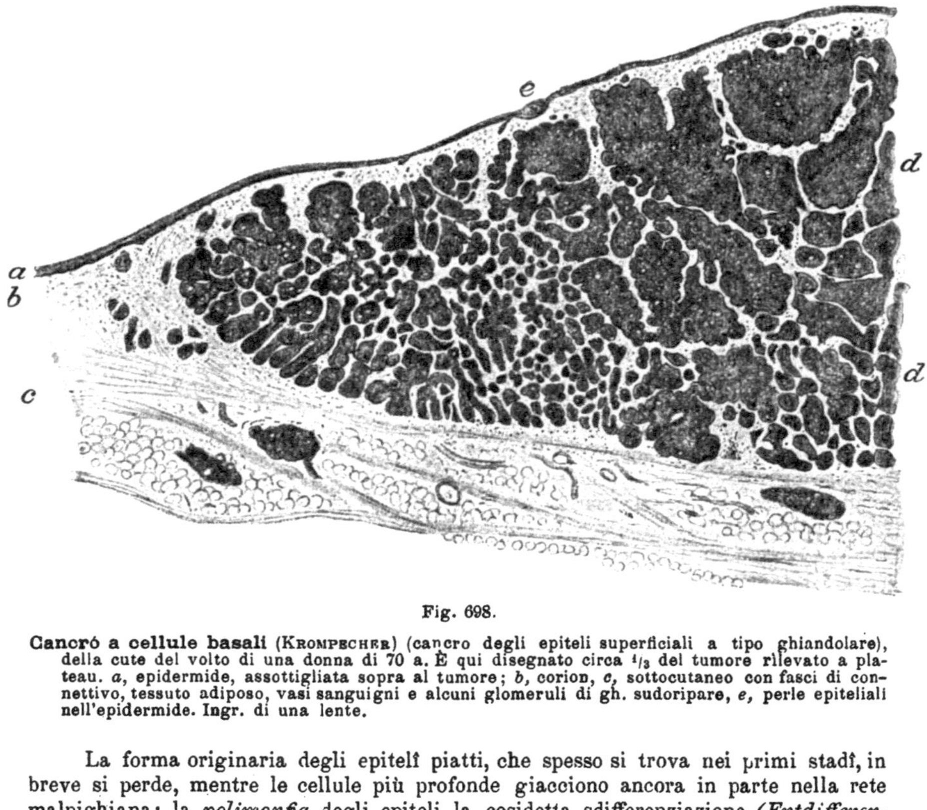

Fig. 698.

Cancró a cellule basali (Krompecher) (cancro degli epiteli superficiali a tipo ghiandolare), della cute del volto di una donna di 70 a. È qui disegnato circa 1/3 del tumore rilevato a plateau. *a*, epidermide, assottigliata sopra al tumore; *b*, corion, *c*, sottocutaneo con fasci di connettivo, tessuto adiposo, vasi sanguigni e alcuni glomeruli di gh. sudoripare, *e*, perle epiteliali nell'epidermide. Ingr. di una lente.

La forma originaria degli epitelî piatti, che spesso si trova nei primi stadî, in breve si perde, mentre le cellule più profonde giacciono ancora in parte nella rete malpighiana; la *polimorfia* degli epiteli, la cosidetta sdifferenziazione *(Entdifferenzierung)*, va poi crescendo nell'ulteriore avanzarsi verso il basso. Alla polimorfia contribuisce anche l'appiattimento reciproco a cui vanno soggette le cellule proliferanti nelle strette fessure dei tessuti. Solo le cellule più giovani degli zaffi cancerigni, cioè quelle che stanno a contatto diretto coll'impalcatura connettivale assomi-

(*) La teoria di Ribbert che viceversa ammette la penetrazione del connettivo nell'epitelio che così disgiunto prolifera in profondità, non potè trovar conferma. Lo stesso Ribbert la riserva per un piccolo gruppo di casi (*Geschwulstlehre*, p. 555). L'opinione da lui oggi emessa che la penetrazione dell'epitelio è preparata da alterazioni flogistiche sub-epiteliali, è nozione che ci è nota da tempo.

gliano ancora talvolta a quelle della rete malpighiana, essendo rotonde oppure ovali, e frequentemente disposte a palizzata, a guisa dello strato basale cilindrico dell'epidermide (v. fig. 697, 699, 700). Talora predominano le forme cellulari *piccole*, tal'altra le *grandi*, le quali spesso ricordano solo assai poco le cellule dell'epidermide normale.

Istologia delle diverse forme di cancro cutaneo. Assai frequentemente le cellule poste nelle parti centrali degli zaffi, prima nucleate e poi prive di nuclei, diventano appiattite ed assumono una disposizione *concentrica*, come le foglie di una cipolla, avendosi la *corneificazione* degli strati più interni e formandosi in tal modo le cosidette **perle epiteliali** *(perle cancerigne, corpi cornei)*. Altre volte le cellule si rigonfiano fortemente e si trasformano in *ammassi colloidali*. Se i nuclei in tali corpi stratificati concentricamente sono ancora tingibili, si ha la paracheratosi. I cancri ad epitelio piatto in cui la corneificazione avviene in larga scala, si chiamano **cancri corneificanti o cornei**; in tal caso gli ammassi neoplastici sono per lo più asciutti e friabili, e le cellule che riempiono gli alveoli si possono spesso spremer fuori in forma di turaccioli coerenti, simili a comedoni. I **carcinomi senza corneificazione** si separano dai cancri corneificati in un gruppo speciale come **cancri a cellule basali** per le caratteristiche degli elementi della rete di Malpighi: si sono riportati in parte alle cellule cilindriche dell'epidermide (cellule basali), in parte agli elementi delle gh. cutanee, specialmente dei dotti escretori, e per la loro struttura a volte *elegantemente ghiandolare*, sono anche detti *cancri dell'epitelio superficiale a tipo ghiandolare* (KROMPECHER). Si tratta di carcinomi aventi l'aspetto macroscopico di un *fungo* o di un *plateau* o di un'ulcera su essi formatasi; un tempo erano considerati come endoteliomi (BRAUN e a.), interpretazione che anche BORST accetta. BORRMANN riporta i cancri cutanei non corneificati, ad *accumuli epiteliali aberranti* nel corio o a *germi* immaturi piliferi o ghiandolari, e li chiama — istogeneticamente — *carcinomi coriali*. È però certo che una parte di questi cancri a sede subepidermica deriva da organi cutanei completamente sviluppati, da ghiandole e da follicoli piliferi. D'altra parte i carcinomi a cellule basali possono derivare anche dall'epidermide e senza corneificare diffondersi prevalentemente nel corio: troppo in là si è andato quando le figure che per un tale sviluppo parlano, si vollero costantemente riferire a un'unione secondaria del tumore con l'epidermide. KROMPECHER per la denominazione di cancro a cellule basali si appoggiava al fatto che questi tumori conservano il carattere di cellule basali, in seguito però si è decisamente scagionato dall'aver voluto, con tale denominazione, significare non altro che un fatto morfologico. Con tale limitazione si può comodamente battezzare una parte

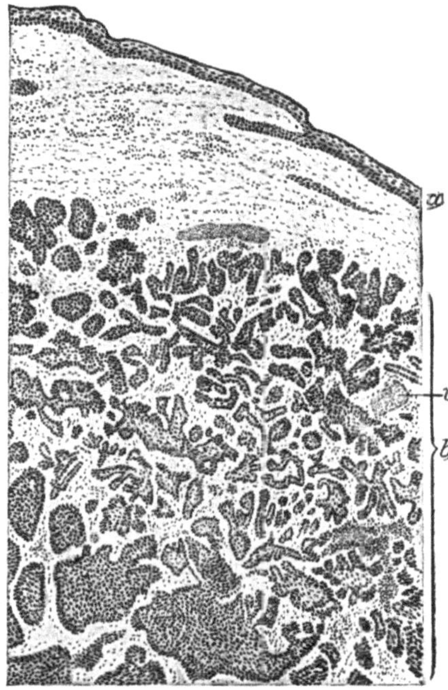

Fig. 699.

Cancro a cellule basali (KROMPECHER) dalla guancia di un uomo di 70 a. Parte in vicinanza del margine del tumore ulcerato nella sua parte centrale. *a*, epidermide, *b*, corion con il carcinoma, *v*, vena: nello stroma connettivale esiste una reazione appena apprezzabile. Ingr. circa 40 diam.

dei cancri cutanei non corneificati come *cancri a cellule basali*. Ma tale nomenclatura è per questo troppo ristretta in quanto sotto la denominazione dei polimorfi « *carcinomi di* KROMPECHER » se ne trovano non pochi in cui le cellule epiteliali non son più cilindriche ma si fanno indifferenti, *affusate*, così da rassomigliare a quelle di un sarcoma per quanto anche in essi, qua e là, specialmente al margine degli zaffi, ricompaia il carattere cilindrico degli elementi cellulari (v. figg. 698, 699, 700).

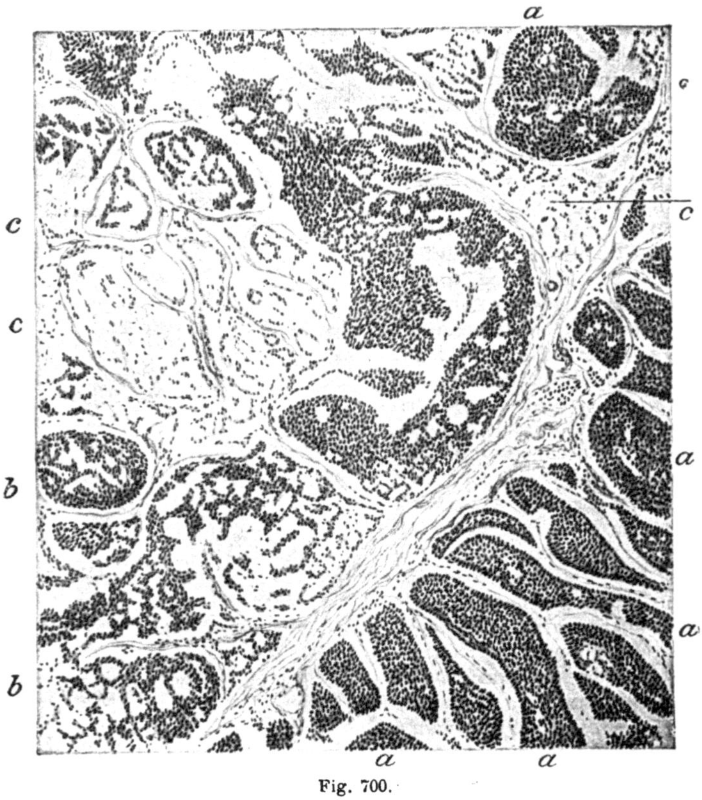

Fig. 700.

Cancro a cellule basali con notevole trasformazione ialina e mucosa dello stroma e in parte anche degli zaffi cancerigni (cosid. formazione cilindromatosa). Tumore della regione temporale di una donna di 62 a.: durava da circa 3 a.: accrescimento ultimo rapido. In *a*, zaffi grossi, tipici, circondati da nastri ialini, alcuni con piccole cavità. In *b*, notevole trasformazione ialina e mucosa, in *c*, son conservati quasi solo alcuni fasci connettivali, mentre tutti gli altri sono fluidificati. Ingr. di circa 78 diam.

Il **quadro istologico** dei *carcinomi di* KROMPECHER è molto vario. Ora si formano prevalentemente cordoni solidi e nidi talora ramificati e da cui partono prolungamenti clavati o appuntiti: i cordoni sono grossi o delicati e ai loro margini si possono per lo più riconoscere cellule cilindriche, mentre nella parte principale si trovano forme per lo più fusate (simili alle sarcomatose): le forme cilindriche possono anche mancare (v. figg. 698, 699, 700). Altre volte si formano negli zaffi fessure o cavità simili a cisti, contenenti masse necrotiche, di modo che parecchi zaffi appaiono come bucherellati da innumeri e piccoli pertugi, mentre quelli maggiori sono ridotti a un semplice orlo marginale, a nastro, di cellule ben colorabili. Si possono formare cisti macroscopicamente visibili che spesso si osservano numerose nella superficie di sezione. In tali casi, o si tratta di *una formazione di cavità per distruzione di elementi* negli zaffi o di una *trasformazione ialina* o *mucosa dello stroma*, come avviene in parecchi cosidetti *cilindromi*, caso frequente (v. fig. 700). L'epitelio può pure proliferare in istrato unico dando luogo alla produzione di ghirlande o di ripiegature più o meno circolari di cellule cilindriche.

Meno spesso si osservano anche eleganti formazioni di tubuli epiteliali fittamente stipati, più o meno contorti o rettilinei, talora perforati da un lume, che ricordano molto le gh. sudoripare e che s'accompagnano con zaffi solidi e nidi ad essi addossati e fra essi decorrenti. Naturalmente non si può qui parlare di carcinomi delle gh. sudoripare. Tali produzioni non hanno nulla di strano quando si ammetta con BORRMANN che si trovano nel corion germi aventi diverse possibilità di sviluppo.

Come già aveva notato KROMPECHER, sebbene raramente, pure si possono trovare **forme di combinazione fra cancri corneificati e c. a cellule basali:** anche

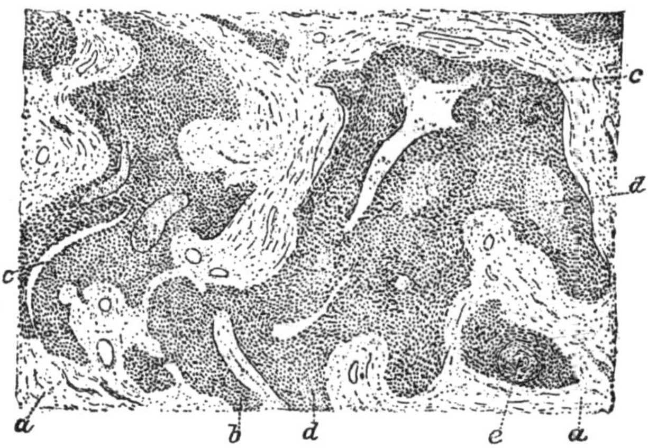

Fig. 701.

Cancro a cellule basali della regione zigomatica di una vecchia: il tumore era notevolmente ulcerato. *a*, stroma connettivale con vasi sanguigni, *b*, cordoni cellulari di elementi fusati, in *c*, con cavità, in *d*, con necrosi, in *e*, con stratificazione concentrica degli elementi piatti. Picc. ingr.

l'A. ne osservò più volte (v. anche CLAIRMONT). Con questo breve schizzo non abbiamo ancora accennato a tutte le numerose forme esistenti. Ricorderemo solo ancora il *tipo a grossi zaffi*, in cui, dentro agli zaffi, si può osservare una necrosi estesa e una fluidificazione; tali forme furono ritenute un tempo come endoteliomi (esse si trovano anche e specialmente nella portio), v. fig. 701.

Lo **stroma del cancro**, cioè il tessuto connettivo che limita gli zaffi cancerigni, non presenta alcuna particolarità degna di nota, oppure cade, come abbiamo detto, in degenerazione ialina, od entra in *proliferazione*, presentandosi talora disseminato di *leucociti* o talora anche prevalentemente da *linfociti* o da *plasmacellule*. Le fibre elastiche sono fra loro pigiate dall'invadente proliferazione epiteliale, separate e talora si possono ritrovare nell'interno dei nidi epiteliali: sec. NEUBER si ha pure una proliferazione attiva di esse. Si perdono là dove si sviluppano intensi processi flogistici nel connettivo interstiziale (ZIELER), non dove esiste solo una modica infiltrazione. Le fibre collagene si neoformano nel carcinoma. In taluni casi, il connettivo che circoscrive gli alveoli cancerigni assomiglia ad un *lussureggiante tessuto di granulazione*, che può *in seguito trasformarsi* in un connettivo ricco di cellule e poi in connettivo cicatriziale. Quanto più questa proliferazione è intensa, tanto più vivace è la diffusione del tumore, il quale sporge fortemente e, quando il tessuto interstiziale è molto ricco di cellule, ha una consistenza molle. In tal modo possono aversi nel cancro ad epitelio piatto anche delle *forme papillari,* sebbene esse non piglino origine da un papilloma. Nello stroma del cancro sono molto frequenti anche i processi infiammatori, i quali si accompagnano a vivace *formazione di pus* e possono esser provocati da irritazioni esterne. Si arriva così alla *suppurazione del tessuto interstiziale* e all'*infiltrazione purulenta degli zaffi cancerigni,* e spesso anche all'*icorizzazione* delle parti neoplastiche. Il cancro superficialmente suppurato o icorizzato si trasforma in un'**ulcera cancerigna** con margini infiltrati e sollevati a baluardo, e con fondo pure infiltrato e consistente, da cui sporgono talora delle granulazioni fungose, intersecate da zaffi cancerigni: ciò nel cancro corneificato: in quello a cellule basali, l'ulcerazione è invece per lo più superficiale, corrispondentemente alla diffusione spesso superficiale e cronica del c. stesso. Nel cancro corneificato si trova non di rado un tessuto di granulazione con numerose cellule gigantesche di forma varia, che circondano le perle come cell. giganti da corpo estraneo, penetrano talora in esse così che queste sono frantumate e in parte sostituite da tessuto di granulazione. Becher, Petersen, Schwarz parlano in questi casi di *processi di guarigione spontanea*; Borrmann, Delamare e Lecène ritengono per contro che questo potere fagocitario delle cell. giganti si eserciti solo sopra materiale già morto. Studiando tale questione e prendendo in esame non solo le cell. giganti ma anche il tessuto di granulazione penetrante negli zaffi cancerigni e attraversanteli talora completamente, l'A. ritiene che si tratti di un processo di eliminazione che può esser considerato anche come una specie di guarigione spontanea, sebbene, come osserva Orth, preceda un indispensabile alterazione delle cellule cancerigne. Questi fatti però non hanno alcun peso sull'esito, sul decorso ulteriore del carcinoma. Non di rado si trovano anche cell. giganti — cancri a epitelio pavimentoso — d'origine epiteliale, ciò che ha portato a errori di interpretazione, ad ammettere una combinazione di cancro e tubercolosi. Frequentemente ancora si trova una **distruzione grassa** delle masse cellulari. Non rara nel c. a cell. basali, è la *degenerazione ialina diffusa* con produzione di massule e cordoni negli zaffi epiteliali: più frequente la degenerazione ialina del connettivo circondante gli zaffi: amendue le forme furono indicate con il nome di *c. cilindromatoso* (fig. 700). Rarissima è pure una *calcificazione* estesa del cancro cutaneo.

Etiologia. Parecchi cancri cutanei si originano in seguito ad irritazioni chimiche croniche (cfr. *cancro degli spazzacamini* e *cancro da paraffina*: v. scroto); altri sul terreno di *cicatrici,* e specialmente in quelle da lupus, ma anche in cicatrici d'altra natura, per es. da necrosi, da decubito del calcagno (Trendelenburg); oppure il cancro si sviluppa da *ustioni* che guariscono lentamente o sulle loro *cicatrici,* e così pure da perdite di sostanza di *natura puramente traumatica* o da *ulceri da decubito,* specialmente se assoggettate a stimoli cronici. [L' A. esaminò un arto inferiore amputato in alto dal Dr. Methner ad una raggazza di 28 anni, la quale, nel 5.° anno di età, aveva ricevuta da una macchina una grave lesione ad una gamba, con atrofia consecutiva rilevantissima, di modo che l' arto non poteva esser adoperato che mediante un apparecchio di protesi, applicato al ginocchio. La compressione dell' apparecchio aveva provocato, da un anno, un' ulcera da decubito al di sopra del condilo interno del femore, che all' esame si presentò poi all' A. sotto forma di un piccolo cancro corneificante, spesso 1 cm., profondo, ulcerato e a margini consistenti. Esternamente e all'interno degli zaffi corneificati esistevano numerosissime cellule giganti]. — Il cancro si può inoltre sviluppare in seguito ad *eczema cronico, ulcus cruris* (essendo talora bilaterale), *mal perforante del piede* (Zahn, ecc.), *elenfantiasi,* e così pure da *vecchie fistole ossee rivestitesi di epidermide* [All'A. fu inviato dal Dr. Methner un cancro ad epitelio piatto sviluppatosi in un uomo di 54 anni, in una fistola che esisteva da 34 anni sul lato esterno della coscia sinitra; la fistola proveniva da una necrosi centrale osteomielitica, di cui non era stato allontanato il sequestro. Il cancro non si era rivelato che nell'ultimo anno; i gangli inguinali presentavano una notevole tumefazione: v. anche caso di REHL]. — Anche su parti in preda ad alterazioni specifiche si può sviluppare un cancro: qui ricorderemo il *carcinoma luposo* e i *cancri dei tessuti gommosi*. Il cancro può pure svilupparsi dai *porri, condilomi* o combinarsi con *corni cutanei:* quest'ultimo fatto è raro. Possono diventare carcinomatosi anche degli *ateromi,* quasi senza eccezione già prima ulcerati. I cancri della pelle a sede sottocutanea si originano talora da *fistole branchiali* (v. pag. 226 *carcinomi branchiogeni*). Per molti cancri della pelle l'origine rimane dubbia. — I cancri della pelle si presentano talvolta *multipli* in una stessa regione (per es. nel volto, nelle orecchie, nello scroto). In un caso osservato da C. KAUFMANN era probabilmente accaduto il trasporto di un cancro del dorso della mano alla congiuntiva. L'A. vide in una donna di 71 anni un cancro della pelle del viso ed uno nella regione addominale inferiore. — I cancri della pelle *colpiscono a preferenza gli individui di età avanzata;* l'A. vide tuttavia un cancro della pelle, a rapida recidiva, situato dietro l'orecchio in una ragazza di 16 anni; ed esaminò in un giovane, pure di 16 anni, la quarta recidiva di un cancro a epitelio piatto che aveva invaso la parte laterale del collo, rendendosi inoperabile; esso era cominciato 2 anni prima al disotto dell'occhio sinistro, in forma di un « porro » che il paziente si era strappato. Anche i c. da raggi X, colpiscono per lo più i giovani (v. pag. 1328).

Secondo le classiche ricerche di THIERSCH si distinguono due forme di cancro della pelle, e cioè una forma *superficiale* o piana, ed una che tende ad *approfondarsi;* le 2 forme non sono nettamente separate, essendovi delle varietà di passaggio. Una terza forma sarebbe il *cancro papillare*.

a) Il *cancro superficiale o piano* si riscontra specialmente nelle labbra (labbro inferiore, particolarmente nell'uomo), nel naso, nelle guance, nella fronte, nel padiglione dell'orecchio, ecc. Può iniziarsi come una seborrea, poi cade tosto in disfacimento alla superficie, e si presenta in forma di un'ulcera asciutta, irregolarmente rotondeggiante e ben poco profonda, circondata da un sottile orlo consistente o da un baluardo bernoccoluto. La neoformazione assomiglia talmente ad un'ulcerazione che anche oggidì viene spesso indicata colla denominazione di *ulcus rodens*. Talvolta gli zaffi cancerigni crescono in altezza, e il fondo dell'ulcera raggiunge il livello della pelle o si eleva al di sopra di esso, con dei margini duri, tagliati a picco o piuttosto degradanti *(ulcus elevatum)*. Spesso il cancro cicatrizza in singoli punti, ricoprendosi di epitelio ed apparendo guarito, mentre alla periferia l'ulcerazione seguita ad estendersi lentamente. Frequentemente il cancro si raggrinza con tanta intensità che trascina con sè *la pelle delle parti circostanti in pieghe, spesso evidentemente radiali.* Il cancro superficiale, in confronto del profondo, è relativamente benigno. Riguardo alla struttura istologica v. sopra « cancro a cellule basali », la forma più frequente del cancro superficiale. Si noti però che si hanno anche cancri di tal genere a *forma di fungo*, con minore tendenza alla distruzione.

Il **decorso** può esser estremamente cronico, e possono passare *molti anni* prima che il cancro raggiunga una certa profondità e grandezza.

La sua limitata malignità consiste in molti casi soltanto nel fatto di dare recidive locali dopo l'asportazione. (Sulla prognosi in genere più favorevole del c. a cell. basali di quello a cell. pavimentose, v. MARASSOWICH). Ma anche le recidive possono mancare. Tuttavia, il così detto cancro cutaneo superficiale può farsi strada nelle parti sottostanti attraversando la pelle (per es. nella faccia può propagarsi al cranio e alla dura), ed assumere ad un tratto un accrescimento rapidissimo, in modo da provocare enormi guasti, specialmente nella faccia.

Le *glandole linfatiche* regionali vengono non raramente infiltrate; per lo più sono dure, e spesso ben poco ingrossate. — Una forma speciale di cancro superficiale ci è data dalla *malattia del capezzolo del* PAGET (cfr. pag. 1155).

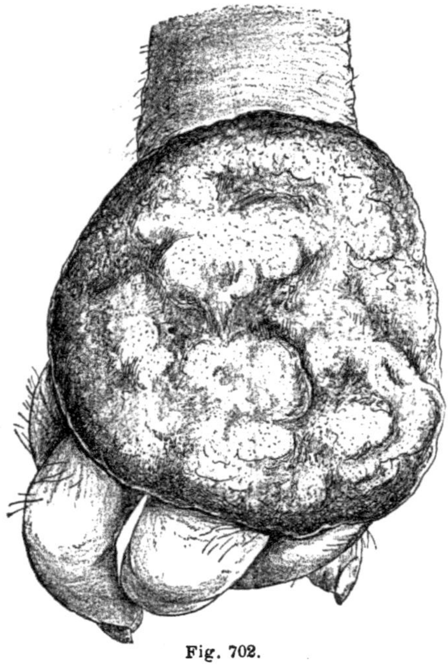

Fig. 702.

Voluminoso cancro a epitelio piatto del dorso della mano destra, superficialmente ulcerato in una donna di 71 a. Il tumore esisteva da 1 anno e 3 mesi: da nove mesi, dolori. Edema delle dita: i gangli ascellari erano trasformati in una poltiglia corneificata. Pezzo amputato dal D.r METHNER di Breslavia.

b) Il *cancro profondo* comincia parimente in forma di un nodulo superficialmente ulcerato, ma ben presto si fa evidente il carattere speciale del tumore, il quale si estende in tutti i sensi, e quindi non solo alla periferia, ma anche verso il basso e verso l'alto. Così si costituisce rapidamente un tumore bernoccoluto, d'aspetto *midollare* e in sezione piuttosto *umido,* un *fungo,* la cui superficie è ulcerata più o meno profondamente (fig. 702). Talvolta si forma un' ulcera cancerigna profonda e crateriforme: altre volte un'ulcera superficiale a contorno irregolarmente dentellato.

La pelle al di sopra del margine duro e fortemente infiltrato può esser perforata dal basso per l'intenso disfacimento grasso-caseoso od ulceroso del tessuto neoplastico, producendosi dei piccoli e numerosi *fori,* ed avendosi così *una grande somiglianza con delle gomme perforanti.* L'A. vide ciò in una enorme ulcera cancerigna della regione del poplite in una donna di 36 anni. — Il cancro profondo *cresce molto più rapidamente* del piano, infiltrando ben presto i ganglî linfatici, che si ingrossano in ammassi voluminosi e con tendenza al rammollimento e all'ulcerazione; inoltre produce con più frequenza delle metastasi negli organi interni (specialmente nel fegato).

L'infiltrazione cancerigna delle *ossa sottostanti,* e le loro *fratture spontanee,* non sono rare nei cancri profondi del labbro (mandibola) e sopratutto nei carcinomi sviluppatisi su un *ulcus cruris.* L'A. vide ciò anche in un carcinoma formatosi su una cicatrice da lupus nel braccio. — Carcinomi voluminosi, profondi, con diffusione in superficie e parecchi centrimetri di altezza, si vedono talvolta sul dorso della mano di persone di età avanzata (fig. 702), e cancri del tutto simili si riscontrano anche nel dorso del piede.

c) Il **cancro papillare della pelle** è caratterizzato dalla formazione di papille alla superficie, mentre la proliferazione epiteliale si diffonde in pari tempo in profondità. Esso si sviluppa da un fibroma papillare, oppure ha origine primitiva. In alcuni punti (labbro inferiore, naso), la superficie delle papille è spesso così fortemente corneificata che ne possono risultare degli ammassi cornei compatti che assomigliano a corni cutanei, in modo che la natura cancerigna dell'affezione può essere misconosciuta (cfr. anche H. Burckhardt). In altri punti, per es. nel pene (v. ivi), si possono formare delle proliferazioni papillari ramificate in guisa da aversi un aspetto a cavolfiore.

I **carcinomi secondari della pelle** variano naturalmente a seconda del punto da cui derivano. Essi sono specialmente frequenti nel carcinoma della mammella (v. ivi), ma si possono formare anche nel cancro dell'utero (Lett. in Offergeld) o dello stomaco, del crasso, (quando aderisce alla parete anteriore dell'addome). Stropeni ne vide in casi di carcinomi del polmone (Daus, Montier e Marre, Lett., v. anche Kreibich). Spesso si trovano localizzati come vide l'A. all'ombelico (Quénu e Longuet). Per i cancri sviluppantisi nel tragitto del trequarti, e nelle cicatrici cutanee dell'addome, cfr. pag. 597.

IX — Atrofia della pelle.

Nell'*atrofia senile* la pelle è sottile; le papille del derma diminuiscono, e in alcuni punti scompaiono completamente.

Nel derma si fanno dapprima prevalenti (secondo M. B. Schmidt) le *reti di fibre elastiche,* mentre *scompaiono i fasci di connettivo* (fasci di fibre collagene); *le fibre elastiche* appaiono più spiccatamente contorte, si avvicinano fra di loro, e poi subiscono una *degenerazione ialina,* si rigonfiano, perdono i loro contorni e possono subire un disfacimento in granuli. *Le fibre muscolari liscie* si fanno granulose torbide, si ialinizzano, i nuclei si deformano e subiscono la cromatolisi (Vignolo-Lutati). I *vasi* sono in parte obliterati, in parte invece dilatati, e spesso in degenerazione ialina o grassa o calcificati. — Nell'*epidermide* il reticolo malpighiano è assottigliato, e perciò lo strato corneo è più vicino del normale al corpo papillare, essendo nel tempo stesso asciutto e friabile, con screpolature e squame **(pitiriasi semplice)**. — Nel *corion* e nel *reticolo Malpighiano* si possono riscontrare dei *depositi di pigmento* in forma di granuli gialli e bruni. — I *follicoli piliferi* si raggrinzano; insieme con essi si atrofizzano, ed anche vanno completamente distrutte, le *glandole sebacee:* lo stesso avviene delle *gh. sudoripare.* I *peli* cadono e vengono sostituiti da una fine lanuggine *(Alopecia senilis).* Quando gli sbocchi dei follicoli piliferi vengono occlusi da ammassi epiteliali, si formano delle piccole cisti da ritenzione, che racchiudono numerosi peluzzi di lanuggine.

Particolari forme di degenerazione cutanea sono la **d. colloidea,** degenerazione locale del collageno per influenza della luce e dell'aria — « sfiorimento » — e il **pseudoxanthoma elasticum** di genesi oscura e dipendente da una distruzione locale delle fibre elastiche preceduta forse da una proliferazione (Lett. Dohi). Sede al lato flessorio delle grandi articolazioni: vi è collegata una colorazione giallastra della cute. Nell'A. cosidetta *idiopatica* la pelle per processi flogistici-cronici e atrofici diventa simile a carta da sigaretta gualcita (Rusch).

Colla denominazione di **atrofia marantica** si indica quello stato di assottigliamento e disseccamento della pelle che si presenta in individui cachettici, e che si accompagna spesso a desquamazione furfuracea *(pityriasis tabescentium).*

Con il nome di *atrophia maculosa cutis* si indica una forma rara di affezione cutanea a decorso cronico, definita da HEUSS (Lett.) come un disturbo di nutrizione regressivo con traccie minime di flogosi iniziantesi dai vasi cutanei e dallo strato papillare, accompagnato da distruzione circoscritta di elastina: si tratta verosimilmente di una dermatite autotossica (nei tubercolosi, ecc.) ematogena. Sulle *maculae atrophicae* nella sifilide, v. ivi.

L'**atrofia da distensione** si presenta specialmente nell'addome e nelle coscie, in forma di strie *(striae distensae cutis)*. Sono strie rosso-bluastre che poi diventano bianche, con aspetto cicatriziale. In corrispondenza di esse le papille sono appiattite, e i fasci del derma, tra di loro separati, dapprima reticolati, costituiscono dei tratti fibrosi assottigliati e disposti parallelamente.

Mentre LANGER ammette una semplice distensione della cute in senso letterale, SCHLEE descrisse anche delle fessurazioni cutanee. Sec. TROISIER e MÉNÉTRIER diminuisce il contenuto di *fibre elastiche* e di *vasi* nell'interno delle strie. HEUSS ritiene tale distruzione come illusoria: però la rottura e la distruzione delle fibre elastiche fu sicuramente dimostrata (UNNA): alla rottura può seguire, sec. ZIELER, una neoformazione.

La lesione appare più frequentemente nella gravidanza *(Striae gravidarum)*, poi nell'*idropisia*, nell'aumento di adipe nel pannicolo, ecc.

Le strie da distensione dei *tifosi* si chiamano per la loro sede speciale, *striae patellares*. Hanno sede sulla cute al disotto e al disopra della rotula, trasversali all'asse longitudinale della gamba, talora anche sulla superficie esterna della coscia. Son rare e si trovano anche in altre gravi malattie, nella dissenteria, nell'endocardite, nella scarlattina (BLEIBTREU), nell'osteomielite, ecc. Ne è causa una distensione della cute con minorata resistenza: ne favorisce la comparsa la sporgenza articolare. Dapprima si presentano rosso-scure, poi bianche.

Hanno un certo interesse pratico come indice di una pregressa grave malattia (Lett. cfr. fra gli altri TAUBER, BUNCH).

Con il nome di *cutis laxa* o *hyperelastica* si indica una insolitamente notevole distendibilità della cute iperelastica; con quello di *chalodermia* (χαλάω, rilasso) la formazione di pieghe profonde nella cute rilassata all'addome e alla regione glutea (KÉTLY). Lett. sulle atrofie cutanee in FINGER e OPPENHEIM.

Sulla *deg. amiloidea* della cute, v. SCHILDER (Lett.); essa si trova spesso nell'amiloidosi generale e predilige la cavità ascellare e la cute del capo. Le gh. sudoripare e sebaccee cadono particolarmente in preda a tale degenerazione. L'amiloide risiede fra gli epitelî ghiandolari e le fibre elastiche che li circondano e penetra anche in queste e nelle guaine connettivali vicine dello strato muscolare delle sudoripare. Nel follicolo pilifero risiede fra l'epitelio e le fibre elastiche. Nei corpi papillari si possono trovare « corpuscoli amiloidei ».

X — Alterazioni delle glandole sebacee, dei peli e delle unghie.

I — Ghiandole sebacee.

1. L'*eccessiva secrezione delle glandole sebacee* (*) dicesi *seborrea.*

(*) Le *glandole sebaceè* (glandole dei follicoli piliferi) appaiono nei peli grossi quali appendici del follicolo pilifero: per i peli della lanuggine vale invece il contrario, in quanto che i sottili peluzzi di essa non sembrano costituire che un'appendice delle grosse glandole sebacee (STOEHR nel suo trattato).

Il secreto risulta di *sevo,* cioè di grasso e di cellule andate distrutte. Se prevale il grasso, si parla di seborrea *oleosa,* se invece si formano degli accumuli squamosi asciutti, risultanti di sevo disseccato o di abbondanti epitelî corneificati, si parla di seborrea *squamosa.* Per impurità esterne le squame si possono colorare in grigio o in nero.

La *seborrea* è *locale* o *generale;* quest'ultima si presenta nei *neonati* e può condurre a *ittiosi sebacea* (cfr. pag. 1384). La seb. localizzata si riscontra specialmente nel *cuoio capelluto* **(seborrhoea capillitii)**, nel volto, nei genitali. Nei bambini, la così detta « **crosta lattea** » (*Gneis* dei tedeschi) è il prodotto della seborrea del cuoio capelluto; consiste di grasso, sudiciume, epidermide desquamata, e peli. Secondo KAPOSI dipende dal persistere della seborrea e della copiosa rigenerazione dell'epidermide, e si sviluppa (KAPOSI) come un residuo o un prolungarsi della seborrea e della rigenerazione epiteliale, che nel feto e nel neonato accadono in tutto il corpo *(vernice caseosa).* CZERNY invece la ritiene sintomo di una diatesi essudativa (cfr. pag. 177). Nell'*adulto* la seborrea del capillizio dà luogo il più spesso ad un continuo distacco di squamette forforacee **(pitiriasi del capo)**, e costituisce una conseguenza d'infiammazioni (per es. dell'erisipela), oppure si origina spontaneamente. Può cagionare caduta dei capelli *(defluvium capillorum)* e calvizie **(alopecia pityrodes** o *seborroica* o *forforacea*). *Altre sedi di predilezione* della seborrea sono date dall'ombellico e dai genitali.

2. La *diminuzione della secrezione sebacea (asteatosis cutis)* raramente è idiopatica; per lo più è una conseguenza di altre malattie della pelle (elefantiasi, prurigo, lichen ruber, ecc.). La pelle diventa arida e screpolata *(pitiriasi semplice).*

3. *Ostacolo meccanico all'escrezione.* Se il sevo trova impedimento a svuotarsi, la qual cosa dipende il più spesso da essiccamento del sevo fermatosi nell'apertura di sbocco, il secreto ristagna nei condotti escretori e nelle glandole (follicoli). Ne risultano così dei piccoli tumori cistici da ritenzione, fra cui distinguiamo:

a) **comedoni.** Il comedone si presenta in forma di un punto nericcio in corrispondenza dello sbocco della glandola. Colla pressione laterale si può spremerne un filamento vermiforme che risulta di epitelî degenerati come di *sevo,* e che può contenere uno o più peli. Nel secreto si trova spesso anche l'*Acarus s. Demodex folliculorum* (δημός grasso, δήξ verme) di bacteri quasi in ogni uomo nei follicoli piliferi del naso (v. DU BOIS che lo riscontrò dopo i 5 a.). [A torto, l'acaro venne considerato dal RAEHLMANN come causa di affezioni delle palpebre: cfr. HUNSCHE e Lett. in GMEINER) v. anche acarus nella mammella a pag. 1262]. Il comedone risulta dall'*accumulo del secreto* nel condotto escretore della glandola sebacea, o nel condotto comune alla glandola e al follicolo pilifero. Sede di predilezione: faccia e padiglione dell'occhio.

Se si sviluppa una infiammazione stafilococcica nella parete o in vicinanza di un follicolo pilifero e nella gh. sebacea, ciò che spesso si verifica in seguito a comedoni, si forma un nodicino rosso con un punticino nerastro nel mezzo **(acne punctata)**: se il nodulo suppura si ha l'**acne pustolosa.** Questa f. è notoriamente assai frequente durante la pubertà.

b) Il **miglio** *(grutum)* è un piccolo nodulo della pelle, bianco o rotondeggiante (ricoperto dal corion, dalle papille e dal reticolo), che risulta *dall'accumulo di cellule in uno o più lobuli di una glandola sebacea a sede superficiale.* Nelle glandole sebacee che sboccano in un follicolo pilifero, il miglio può esser costituito da una dilatazione cistica del follicolo in corrispondenza del punto di sbocco (KAPOSI). La *sede di predilezione* è data dalle palpebre, dalle guancie, dalle tempie, ed inoltre dalla faccia interna delle piccole labbra, ecc. Se si incide la pelle al di sopra, si può spremer fuori una piccola sfera liscia o bernoccoluta, che risulta di cellule epidermoidali.

c) Col nome di *ateroma (cisti ateromatosa)* vengono indicate due formazioni essenzialmente diverse e che debbono esser tenute distinte, e cioè: *α*) *Grandi cisti da ritenzione* che si formano per lo più da follicoli piliferi, più raramente da glandole sebacee, e che vengono chiamate cisti dei follicoli piliferi e delle glandole sebacee, o *cisti follicolari* (CHIARI): sono questi i *veri ateromi:* col tempo possono farsi sottocutanee e completamente indipendenti dalla pelle. *β*) Formazioni *dermoidi* ed *epidermoidi* risultanti da accumuli congeniti o traumatici di pelle o di sola epidermide, che costituiscono dei tumori solidi, formati essenzialmente di cellule staccate e stratificate con una parete costituita dall'intera cute o solo dall'epidermide, e che hanno in sezione un aspetto asciutto. Altre volte, gli ammassi del tumore si rammolliscono, e si forma una cisti, riempita di una poltiglia simile a una pappa d'orzo.

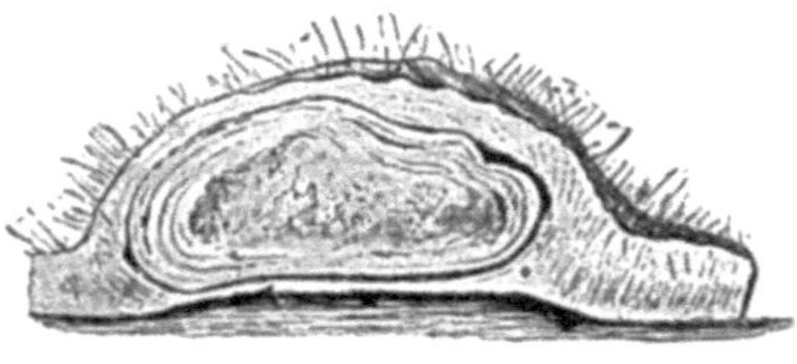

Fig. 703.

Ateroma dermoide. Sezione attraverso un grosso e vecchio **ateroma della pelle del capo a** sede profonda (cisti dermoidi). Gli ammassi di epitelio corneificato sono circondati da una membrana follicolare di connettivo così lassamente aderente alle parti circostanti che l'ateroma giace nella pelle quasi libero. Nel centro dell'ateroma sta una poltiglia simile a pappa d'orzo, risultante dalla degenerazione di ammassi cornei, e che in alcuni punti è diventata dura per calcificazione. Gr. nat. Museo di Breslavia.

Se si volesse tener conto nella nomenclatura del carattere dato dalla poltiglia orziforme, si potrebbe parlare qui di *ateroma dermoidale ed epidermoidale,* in contrapposto dell'*ateroma semplice,* cioè delle cisti follicolari. Siccome questi dermoidi in opposizione agli altri (ovaia o testicoli) non hanno uno sviluppo progressivo, CHIARI li chiama *ateromi cistici dermoidali.*

Le cisti follicolari e le epidermoidi e dermoidi a contenuto poltiglioso hanno macroscopicamente un aspetto molto simile, poichè una capsula follicolare contiene un ammasso poltiglioso, che talvolta appare stratificato a foglie.

Il *contenuto* consiste di gocciole di grasso, di epitelî corneificati, di detrito, e spesso anche di colesterina. Non vi sono rari nemmeno i peluzzi. La *superficie interna della parete* è rivestita di uno strato più o meno spesso di epitelî piatti (Cfr. anche ZIMMERMANN). Nelle *cisti da ritenzione* la superficie interna è liscia e ricoperta da più strati d'epitelio. Le cisti dei follicoli piliferi possono diventar grandi come noci e più; quelle delle glandole sebacee rimangono assai piccole, avendo il volume di un grano di canapa.

Le **cisti epidermoidee traumatiche**, che REVERDIN chiama « *Cystes épidermiques* » e GARRÉ « *cisti epiteliali* », possono raggiungere il volume di una noce, e si formano specialmente nelle dita, in seguito a lesioni che provocano un innesto di cellule epidermiche in una ferita della pelle. Nel primo caso si formano sempre delle cisti, nell'altro spesso solo un'unica grossa *perla epiteliale*. In simil guisa si possono avere dei depositi di piccoli pezzetti di pelle (epidermide con la sua matrice) in ferite della pelle, la quale cicatrizza poi al di sopra di essi. Il piccolo pezzetto prolifera, e forma una cisti rivestita o riempita di epitelio. SCHWENINGER, e indipendentemente da lui l'A. (che usò la cresta del gallo, priva di glandole) ed altri (RIBBERT, GUSZMANN. Lett. PELS-LEUSDEN, v. KÜGELGEN) riprodussero sperimentalmente queste cisti dermoidi (ateromi dermoidali). — I **dermoidi congeniti** della pelle risultano dallo strozzamento di *resti delle fessure branchiali*, o dall'*inclusione di pelle o di parti epiteliali nella profondità del corion o nel tessuto sottocutaneo*: possono acquistare il volume di un pugno, sono nettamente incapsulate, e prediligono, specialmente nella testa, nella nuca, nelle natiche, e in altre regioni del corpo, quei punti in cui durante l'epoca embrionale esistevano introflessioni dell'ectoderma, o fessure e condotti fetali rivestiti di epidermide. Evidente è la relazione dei dermoidi con le « *linee di chiusura* » della superficie del corpo, e così pure la loro *sede fissurale*. La loro *parete* mostra al microscopio *la struttura della pelle* in grado più o meno completo (a seconda che la pelle inclusa si è ulteriormente più o meno sviluppata, CHIARI): così ora si trova solo un corpo papillare ricoperto da epitelio, ora invece esistono anche le appendici della pelle. Nell'*interno dei dermoidi* si possono produrre delle proliferazioni della parete, in forma di *condilomi* acuminati: non rare sono le proliferazioni epiteliali benigne nelle cisti dermoidi (cfr. LINSER).

In seguito a stimoli esterni (traumi ecc.), gli ateromi possono *ulcerarsi*. Nei dermoidi aperti si sviluppano talora dei *corni cutanei*. Ripetute volte fu anche osservato lo sviluppo di un cancro (ad epitelio piatto) da un ateroma; per lo più si trattava di *ateromi aperti*, da anni soggetti ad irritazioni, cfr. KRISCHE, MERTENS, LINSER, ecc. (Un caso raro di dermoide chiuso con degenerazione cancerigna fu osservato dall'A.; cfr. mammella pag. 1162). — Di rado si hanno estesi processi di corneificazione e *calcificazione* degli epiteli, del tessuto connettivo, e si producono così delle tuberosità incrostate e quasi ossee.

4. *Infiammazioni* v. acne e foruncoli (pag. 1341), *ipertrofia* nel *rhinophyma* (pag. 1342), *tumori benigni* (pag. 1397): gh. sebacee come punto d'origine dei *carcinomi* (v. pag. 1398): *amiloide* (v. pag. 1408).

II — Ghiandole sudoripare.

Le *lesioni anatomo-patologiche delle gh. sudoripare*, prescindendo dalle già ricordate *miliaria* (pag. 1329), suppurazioni nella *foruncolosi* (pag. 1341), *degenerazione amiloide* (pag. 1408), *nevi* (pag. 1397) e *adenomi* (pag. 1398), sono poco conosciute per quanto clinicamente esistano diversi stati che producono fine alterazioni degli elementi secretori. Così la *mancanza totale (anidrosis*, ἱδρος; acqua), la diminuzione *(Hypirosis)* ad es. nel mixedema, nel morbo di BRIGHT, ecc.; l'aumento della secrezione *(Hyperidrosis)* che può presentarsi unilaterale in malattie nervose. Già parlammo dell'*Uridrosis* (pag. 893), secrezione di sali urici nelle nefropatie croniche. Si può pure osservare l'eliminazione di sostanze medicamentose *(Bromidrosi)* e, negli individui nevropatici, anche di sangue in seguito a emorragie nelle gh. sudoripare *(Haemidrosis)*.

III. Delle **malattie dei peli** ricorderemo: *a)* l'*area Celsi* o *alopecia areata* o *porrigo s. tinea decalvans*, che è caratterizzata dalla caduta dei capelli in punti circoscritti, circolari o a semiluna. Di solito ha poi luogo una rigenerazione dei peli, in quanto che un nuovo pelo si forma sulla papilla dell'antico, come avviene normalmente nella continua e regolare muta dei capelli dell'uomo (*).

Nella cosiddetta *forma maligna*, la caduta dei peli si estende sino ad una totale calvizie. Tuttora ignota è l'*eziologia* dell'*A. areata* come della calvizie a piccole chiazze *(A. parvimaculata)*. Si pensò a una trofoneurosi, BEHREND (Lett.) ammette un disturbo locale di circolo: verosimilmente ne son causa agenti organizzati e spec. *cocchi* (DREUW).

Sulle malattie *epidemiche dei capelli*, ad agente noto, cfr. *microsporia* (pag. 1371), *tricofizia* (pag. 1370) e *favo* (pag. 1269): v. ancora Lett. in SABOURAND.

Altre forme di **alopecia** sono: *A. adnata* rarissima, congenita *(atrichia, ipotricosi)*: possono scarseggiare o mancare completamente le gh. sebacee (v. BETTMANN, HOFFMANN, Lett. WAELSCH); essa si osserva anche come mal. famigliare (KRAUS, Lett.); *A. senilis* (pag. 1407) e *praesenilis;* follicoli piliferi e gh. sebacee si distruggono; *A. pityrodes* (pag. 1407), forma *sistematica* che si osserva talora in seguito a gravi processi morbosi locali, come erisipela, manifestazioni sifilitiche, roseola, ecc. o in seguito a *malattie generali* (*tifo*, sifilide, scarlattina, morbillo, anemia, ecc.): la papilla non è distrutta, il pelo si può riprodurre. L'*a. sifilitica* si manifesta a focolai irregolari per lo più piccoli, al massimo grossi quanto una moneta da un franco, a limiti non netti; nei focolai si conserva ancora un certo numero di capelli; in esso la pelle è di regola integra: generalmente tali regioni, dopo molto tempo si ricoprono di capelli.

b) Col nome di **tricoressi nodosa** (KAPOSI) si indica una lesione per cui si formano nei capelli dei punticini bianchi e dei nodetti provocati da una rottura longitudinale dei peli (specialmente in quelli della barba e dei baffi). Deve mettersi nella stessa categoria dello *sfibramento dell'apice*, e si considera come un effetto del disseccamento per difetto di nutrizione e di succhi (KAPOSI, MICHELSON). Ammettono altri la natura parassitaria della malattia, ipotesi da altri ancora negata (BRUHNS) (Lett. in SACK).

c) Uno sviluppo ipertrofico dei peli sta a base dell'**ipertricosi**, la quale è congenita od acquisita. In essa si producono dei *peli in punti in cui normalmente non vi è che della lanuggine*. O si sviluppano degli abbondanti peli in luogo della lanuggine fetale caduta (WALDEYER), oppure i peluzzi persistenti della lanuggine si trasformano in grossi peli, o i peli secondarî subiscono un ingrossamento eccessivo, Si distingue: α) un'*ipertricosi universale*, che si può vedere a preferenza nel volto dei cosidetti uomini-scimmie o uomini pelosi o uomini-cani. La direzione e la disposizione dei peli corrispondente alle linee ed ai vortici stabiliti pei peli da VOIGT e LANGER; β) un'*ipertricosi parziale*, la quale si suddivide in *ip. eterocrona* (peli in punti in cui esistono normalmente nell'adulto, ma a *comparsa precoce*: per es. presenza di peli al pube e all'ascella in bambini; spesso vi è anche uno sviluppo precoce degli organi sessuali (pag. 1247)) e in *ip. eterotopa* nella quale esistono dei peli dove normalmente non vi è che della lanuggine (barba nelle donne spesso in quelle divenute sterili, = virago o donna-uomo, cioè una donna con sistema pilifero ed anche altri attributi da uomo, spesso anche con anomalie dei genitali, ad es. una grossezza abnorme del clitoride — TORÖK — Lett. in FRIEDENTHAL). Sui *nèi* si vede frequentemente un forte sviluppo di peli (nei pelosi), ma ciò va tenuto distinto dalla vera ipertricosi. Un fatto simile lo abbiamo visto nella *spina bifida occulta* sotto la forma di ipertricosi sacro-lombare: sec. SCHEIN non si deve pensare in tali casi a un rudimento di coda (v. pag. 1239). — *L'ipertricosi acquisita* fu osservata in

(*) Il capello dell'uomo cresce giornalmente mm. 0,4. Sec. STIEDA nei singoli cambiamenti di capelli si formerebbe un nuovo follicolo, una nuova papilla. Dal cambiamento del capello, non dal cambiamento di colore, dipenderebbe l'incanutimento.

seguito a stimoli cutanei cronici, e in varî casi anche in affezioni del midollo spinale. Sec. HALBAN compaiono dei peli in corrispondenza della *linea alba* durante la gravidanza: v. anche JELLINGHAUS: anche nell'acromegalia si osservarono alterazioni nel sistema pilifero.

Nelle mal. febbrili e generali, diminuisce l'accrescimento in ispessore dei capelli (MATSUURA).

IV. **L'Ipertrofia delle unghie** è un abnorme accrescimento dell'unghia in spessore e in superficie. Le unghie possono acquistar la forma di artigli od essere ripetutamente incurvate come le corna di un ariete *(onicogrifosi)* (*).

Col nome di *unghia incarnata* si indica la penetrazione dei margini laterali dell'unghia troppo larga nella cute del solco ungueale; *paronichia* dicesi l'irritazione dolorosa ed infiammatoria provocata da questo fatto.

L'*onichia* è l'infiammazione del letto ungueale. Nell'*onichia sifilitica* il letto ungueale è sede di una papula o di gomma. Nella *paronichia sifilitica,* che dipende da una manifestazione iniziale, oppure dalla formazione di una papula, di una pustola o di una gomma nel decorso della sifilide costituzionale, il processo morboso si localizza nella matrice o nei solchi ungueali laterali.

Le gomme di queste parti ulcerano assai frequentemente. A seconda che la matrice e il letto ungueale vengono interessati totalmente o parzialmente, l'unghia va perduta completamente o in parte. Solo di raro accade in seguito una perfetta rigenerazione.

Per l'*onicomicosi favosa* e *tricofitica* v. pag. 1369 e 1370.

Nella *psoriasis vulgaris* (pag. 1336) si distinguono: *a)* la cosidetta ps. primitiva delle unghie (SCHZÜT, JADASSOHN), formazioni di fossette sulla superficie dell'unghia; *b)* la ps. secondaria che segue a lesioni da psoriasi del letto ungueale; si formano ispessimenti, fossette, rigonfiamenti, si produce facile fratturabilità dell'unghia nella sua parte distale.

Le notizie sulla frequenza danno cifre oscillanti fra 9 $^0/_0$ (HELLER, Lett.) e 21 $^0/_0$ (JADASSOHN, RADT).

Unghia degli *albini*, v. pag. 1378; *linee scarlattinose* v. pag. 1324: unghia a cristallo d'orologio delle dita a bacchetta di tamburo, v. pag. 740. Sulle *esostosi subungueali,* cfr. pag. 793. Altri tumori subungueali, *condromi* e spec. sarcomi, v. in WURMBRAND.

(*) ὄνυξ = unghia; γρυποῦν = incurvare.

BIBLIOGRAFIA

Spiegazione della Tavola I.ª

I. *Stafilococchi.*
II. *Streptococchi.*
III. *Bacillo del carbonchio.*
IV. *Bacillo del tifo.*
V. *Bacillo del tetano.*
VI. *Bacillo della difteria.*
VII. *Comma-bacillo (spirillo)* del *colera asiatico.*
VIII. *Bacillo della lebbra* in un leproma, in parte liberi, per la massima parte nell'interno di elementi cellulari. Cosidette cellule leprose con vacuoli o ialine, zeppe di bacilli.
IX. *Gonococchi,* in parte contenuti in leucociti, in parte liberi fra i filamenti mucosi.
X. *Bacillo della tubercolosi.*
XI. *Bacillo della morva.*
XII. *Bacillo della tubercolosi* (rossi), *streptococchi* e *micrococcus tetragenus* (bleu): dal contenuto di una caverna; ingrandimento circa 300 diametri.
XIII. *Bacillo di Friedländer*, con capsula.
XIV. *Diplococco della pneumonite* di *Fränkel-Weichselbaum* (Diplococcus lanceolatus Pneumococcus).
XV. Due *spirochete* della cavità orale, *Comma bacillo,* (spirillum sputigenum), e *bacillo fusiforme* (impregnazione argentica): da un focolaio di cancrena polmonare.
XVI. *Bacillo dell'influenza*, cultura pura.
XVII. *Bacillo della peste* in un follicolo della milza: da Dürck, Z. B. 6 Suppl Heft
I-XVII. Ingrandimento circa 1000 diam. Coloraz. rossa con la fucsina fenica, decolorazione con acidi, colorazione di contrasto con bleu di metilene in sol. acquosa.

Kaufmann.

Tavola I.

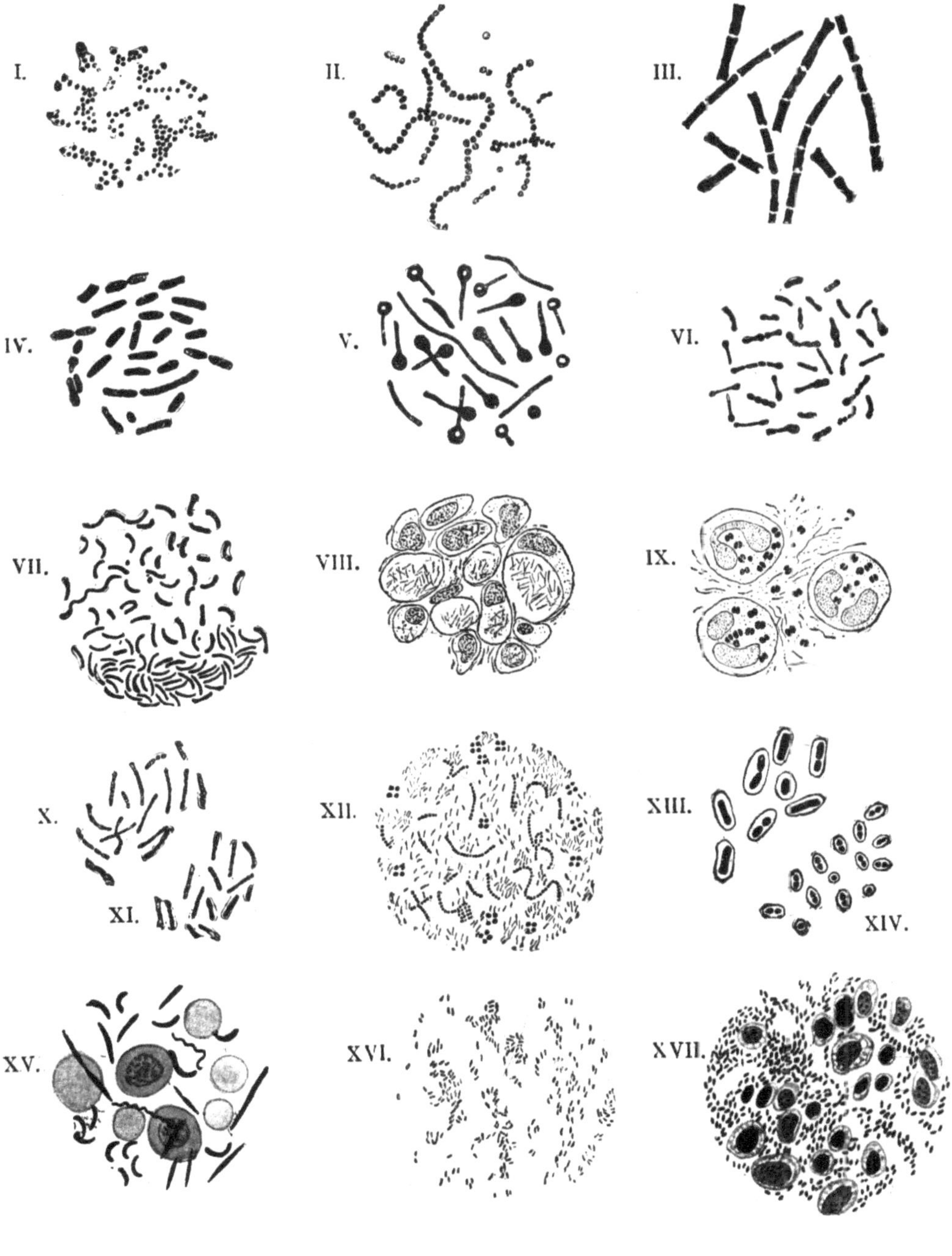

Spiegazione della Tavola II.ª

I. *Tavolette di colesterina.*

II. *a*) *Fosfato ammonico-magnesiaco*, cristalli a coperchio di cassa da morto.

b) *Ossalato di calcio*, forma a busta da lettera, ottaedri.

c) *Cistina*, tavolette ottaedriche incolore: Orina.

III. *Cristalli di gesso*, (solfato di calcio) ottenuti facendo reagire l'acido solforico su una massula calcare di un carcinoma psammomatoso dell'ovaio.

IV. *Cristalli di ac. grassi* (cosidetti aghi di acido margarinico). Forte ingrandimento.

V. *a*) *Leucina* (acido amidocapronico), druse rotonde;

b) *Tirosina* (acido ossifenilamido-propionico); cristalli aghiformi riuniti in covoni.

VI. *Cristalli di bilirubina* nel sangue, nell'ittero dei neonati. I cristalli derivano in parte da tavolette romboedriche. Forte ingrandimento.

VII. *Pigmento sanguigno:* tavolette romboedriche e aghi di ematoidina: pigmento amorfo: ingrandimento medio.

VIII. *a*) *Cristalli di urato d'ammonio:* infarto urico in neonato;

b) *Cristalli d'acido urico* in forma di cote;

c) Altri *Cristalli di acido urico:* *b*) e *c*) ottenute da *a*) con aggiunta di acido acetico;

d) *Urato d'ammonio*, forma a pomo spinolo

e) *Urato sodico* amorfo; sedimento polvere di mattone.

IX. *Urato sodico*, aghiformi: cartilagine articolare, artrite urica; forte ingrandimento.

X. Accumulo di *cristalli di urato sodico in una papilla renale*, circondato da una zona necrotica: all'esterno di questa, infiltrazione cellulare del tessuto; gotta. Ingrandimento medio.

XI. *Infarto urico in neonato.* Sezione trasversa di una papilla: due canali collettori dilatati e ripieni di concrementi. Forte ingrandimento.

XII. Cistoma papillare dell'ovaio: sezione di papille con *concrementi calcari*. Ingrandimento medio.

Tavola II.

I.

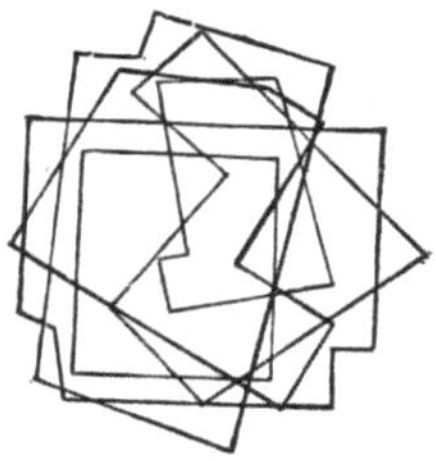

II.

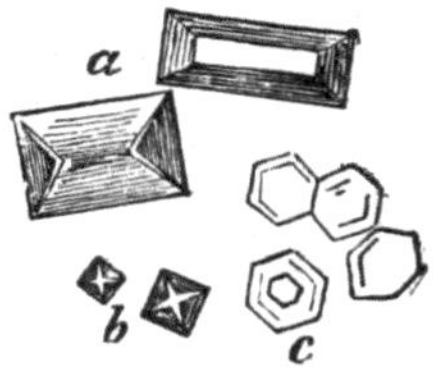

III.

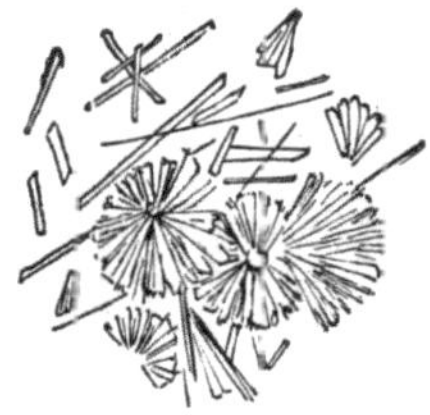

IV.

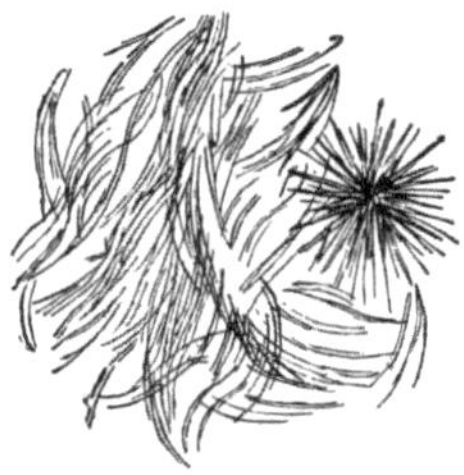

V.

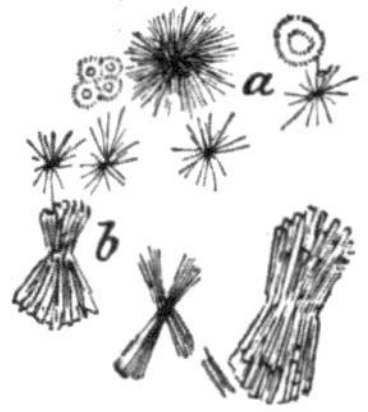

VI.

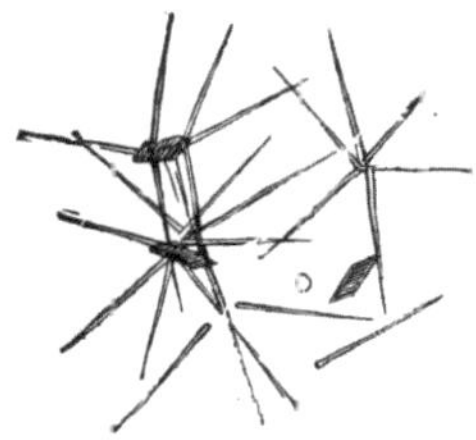

VII.

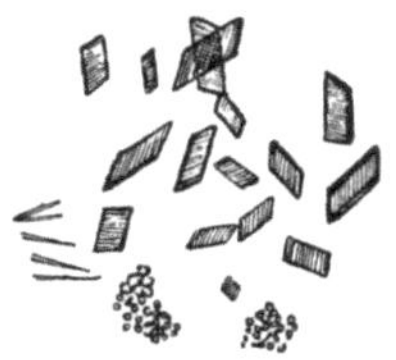

VIII.

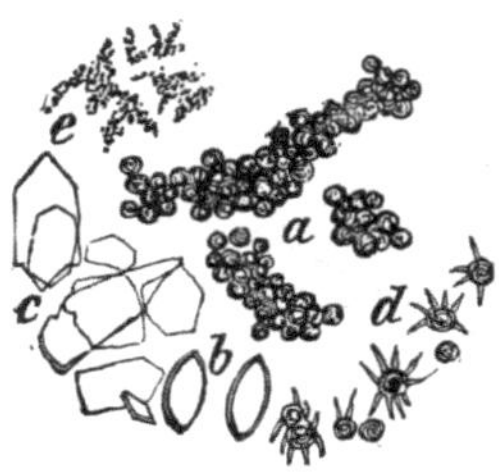

IX.

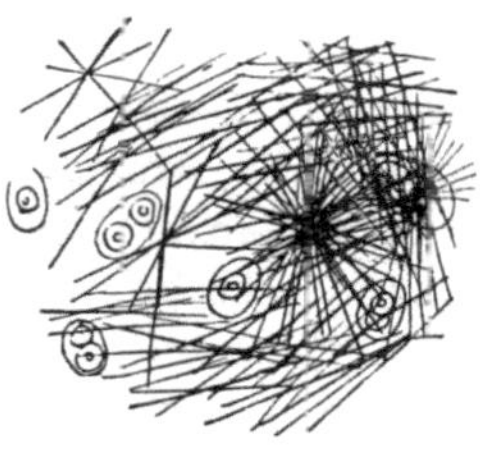

X.

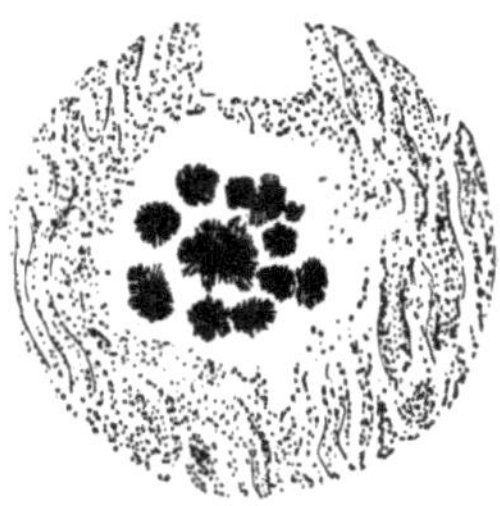

XI.

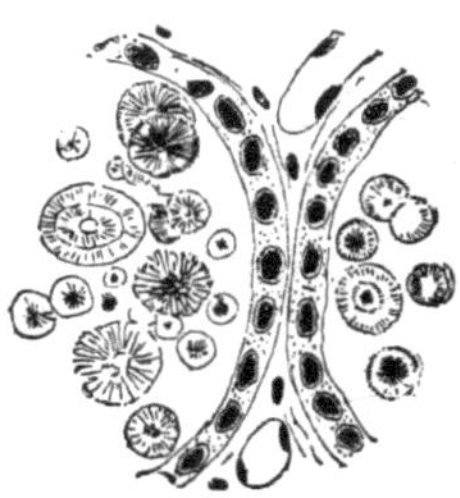

XII.

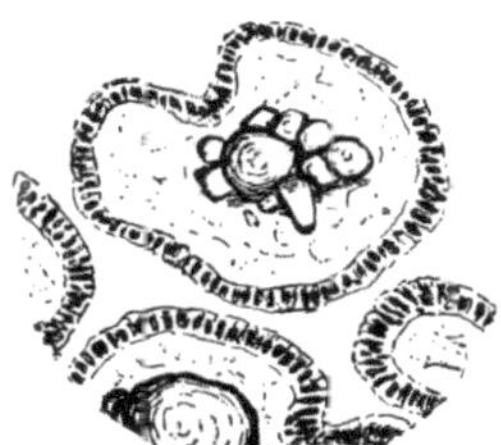

Kaufmann, *Anatomia.*

Bei Fragen zur Produktsicherheit wenden Sie sich bitte an:
If you have any questions regarding product safety,
please contact:

Walter de Gruyter GmbH
Genthiner Straße 13
10785 Berlin
productsafety@degruyterbrill.com